SAKAI CITY MEDICAL CENTER

堺市立総合医療センター

気になる病気と治療のお話

堺市立総合医療センター 編著

バリューメディカル

堺市立総合医療センターの特色

すべての患者さんに
安心・安全で心の通う
医療を提供します

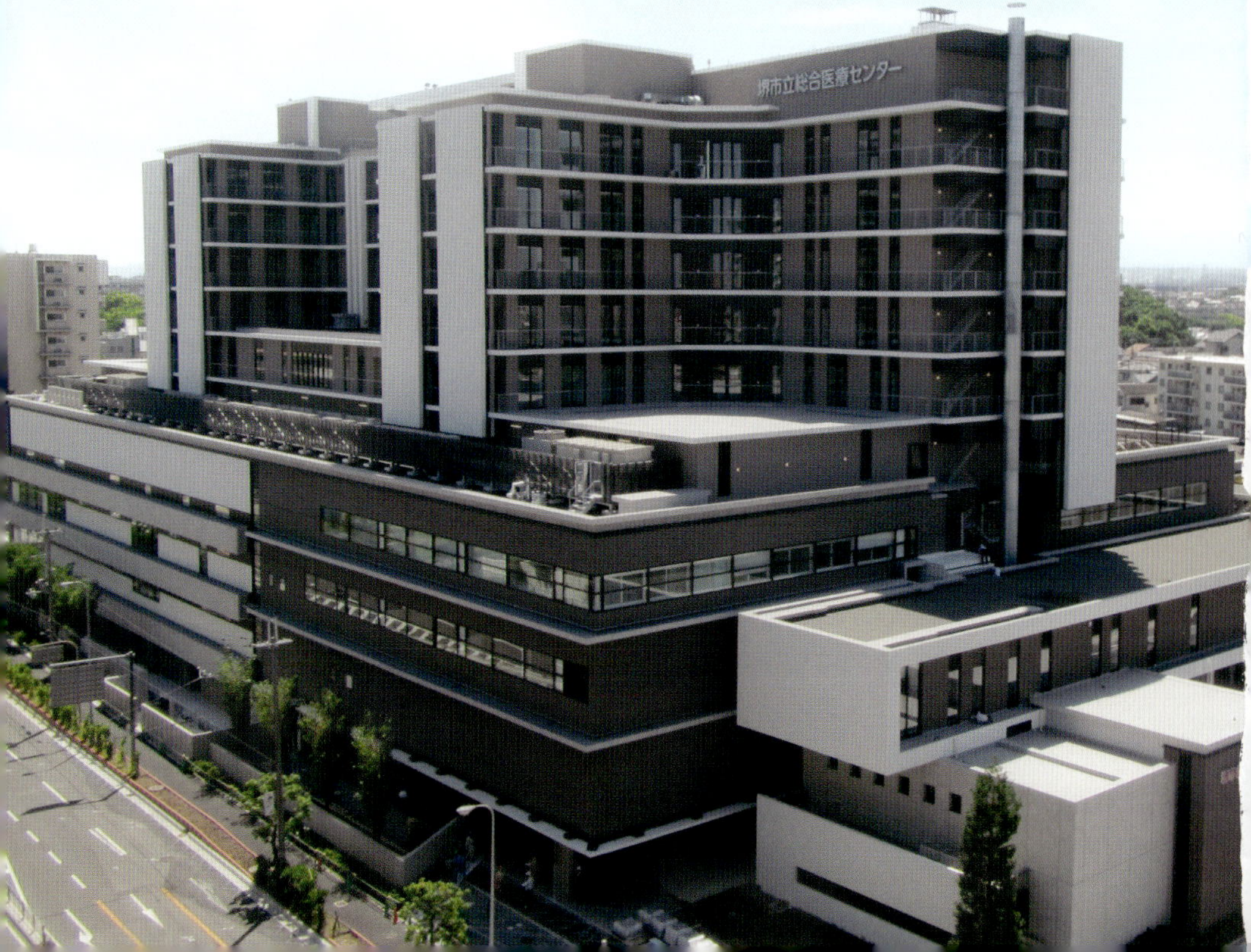

高度専門医療

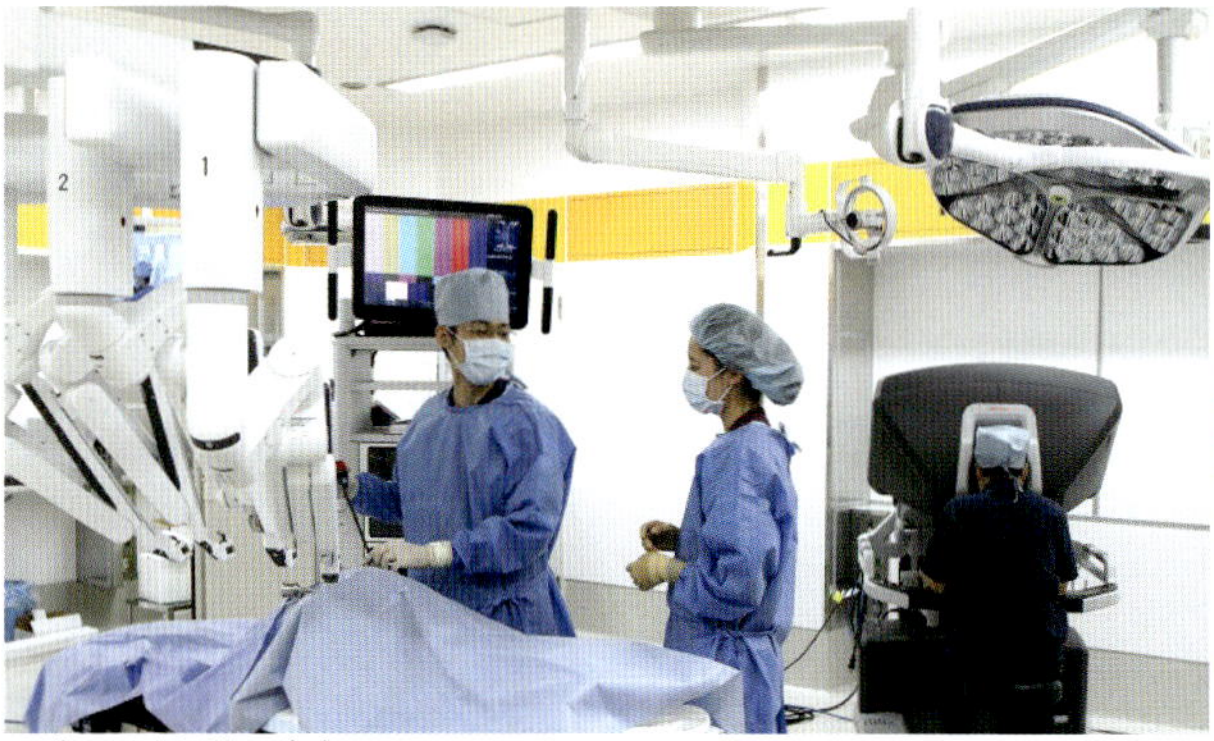
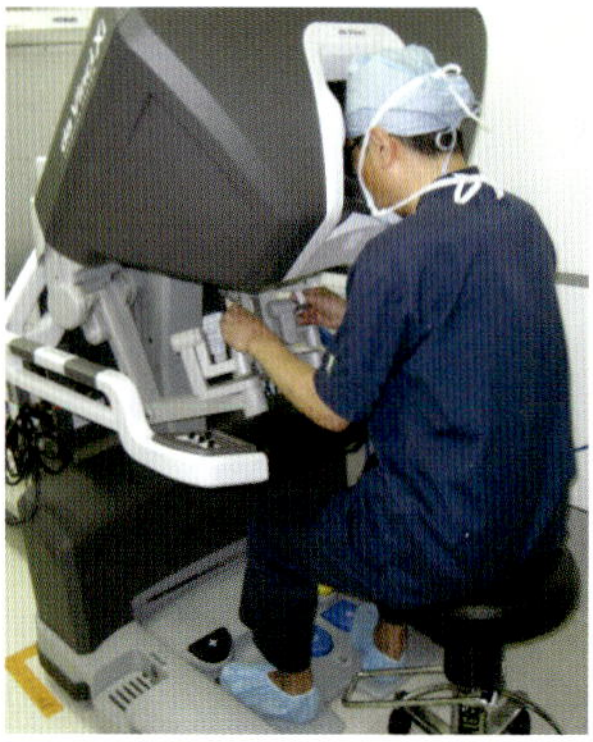
ロボット支援手術・ダビンチ

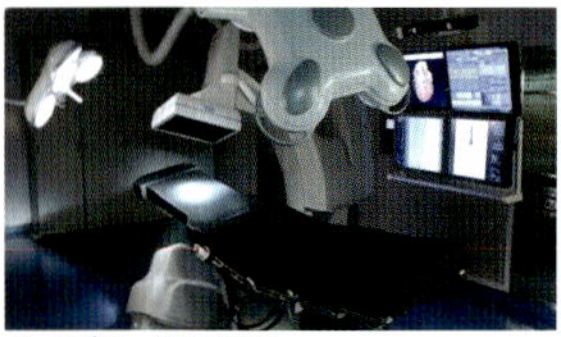
ハイブリッド手術室

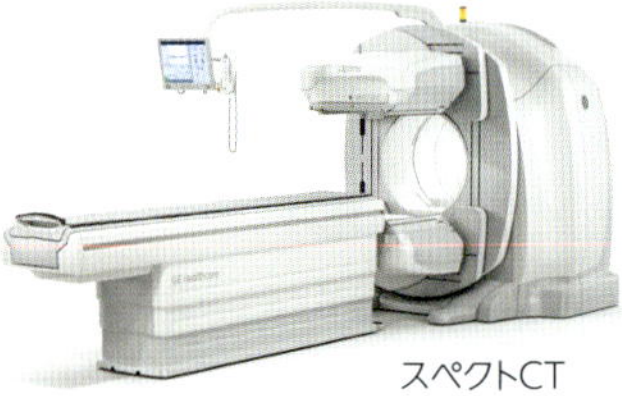
スペクトCT

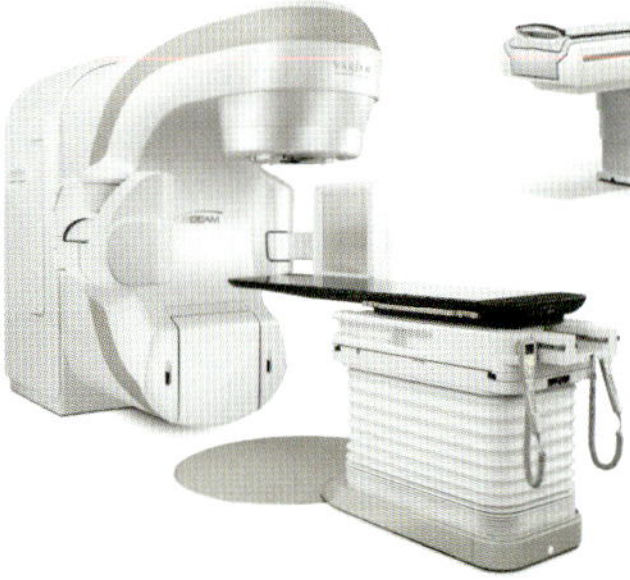
放射線治療装置

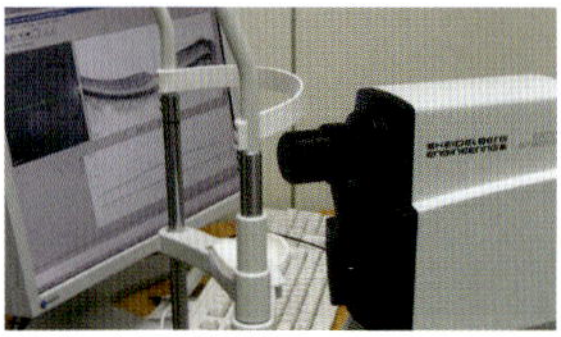
網膜三次元解析装置

心臓血管外科が行う大血管ステントグラフト留置術などを行うための、血管造影装置を配備したハイブリット（hybrid）手術室を設置しました。

また、早期発見や正確な診断に欠かせない最新鋭のCT・MRI装置のほか、最上位機種の放射線治療装置（リニアック）を配備し、強度変調放射線治療（IMRT）や定位放射線治療など高度な放射線治療を行い、従来の機種では正常組織への放射線照射による副作用が大きく、治療の適応が制限されていましたが、これらの治療法により前立腺や肺、肝臓等に適応が拡大しています。

中央手術センターには、10室の手術室を整備し、そのうち4室は腹腔鏡下手術を、ほか1室ではダヴィンチ手術を行える仕様にしており、腹腔鏡や胸腔鏡などの内視鏡を用いた患者さんの体に負担の少ない治療（低侵襲治療）を推進しています。

がん治療では、地域がん診療拠点病院として、手術療法・放射線療法・化学療法を効果的に組み合わせた集学的治療を提供し、地域のがん診療に貢献しています。

眼科部門は「アイセンター」と呼称を変え、眼科専用の手術室を完備し、設備面・スタッフ面でも充実した診療を行っています。

救急医療

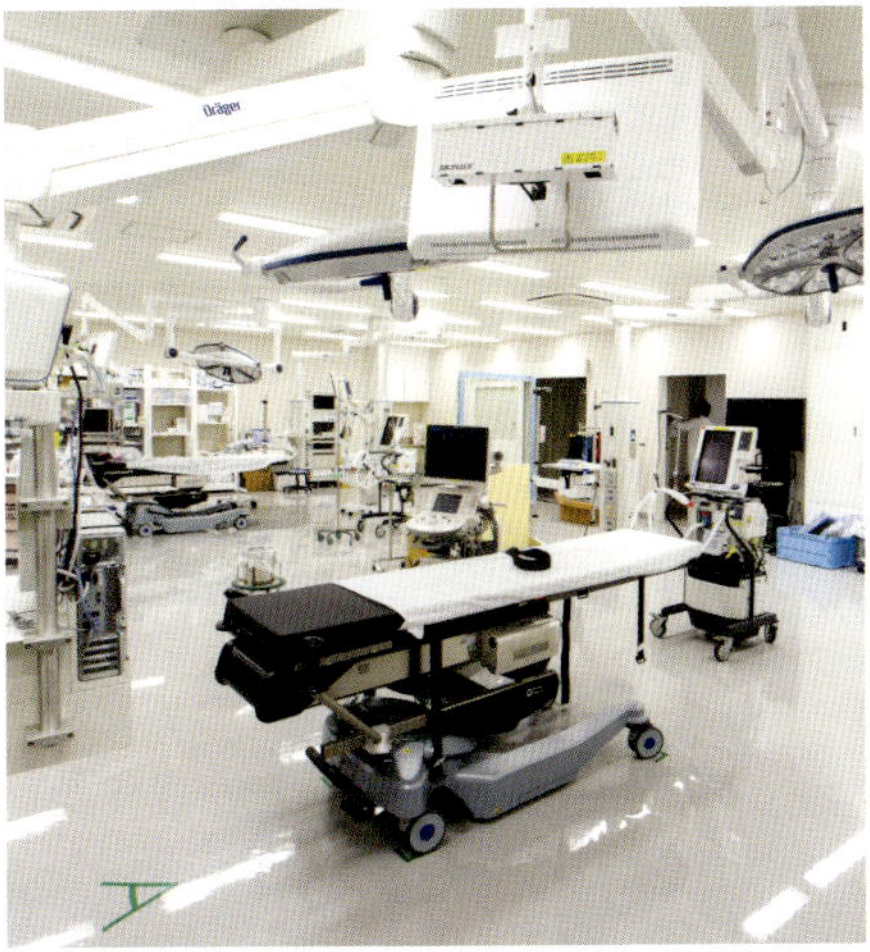

救命救急センター

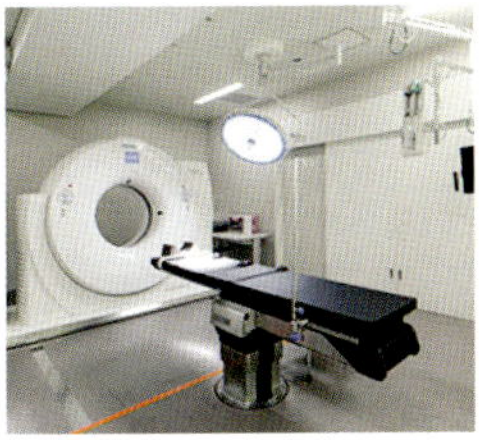

初療室に接する自走式CT

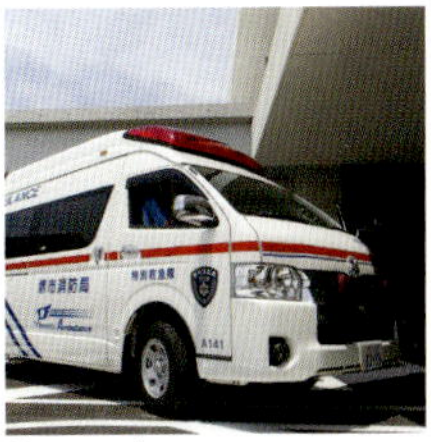

ドクターカー

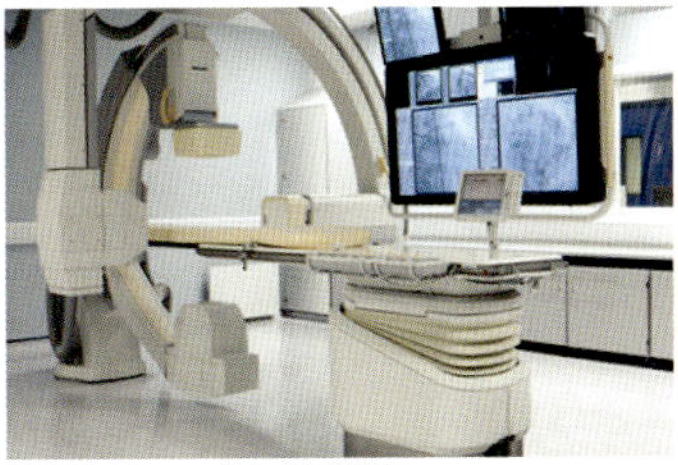

救急専用ハイブリッド手術室

堺市唯一の救命救急センターでは、地域における救急医療の最後の砦として、365 日 24 時間、疾病や外傷を問わず、幅広く救急患者の受入を行います。

1階の救命救急センターには、血管X線造影装置（アンギオ）を備えた専用の手術室を設けるとともに、汎用性の高い自走式X線断層撮影装置（CT）を配備したことで、患者さんの移動を最小限に抑え、迅速な全身の画像検査を行い、緊急の検査や手術に備えることができます。

また、3階に整備している救命救急センター専用の病床【集中治療室（ICU）8床、高度治療室（HCU）22床】には、専用の直通エレベーターで搬送することができます。

堺市消防局救急ワークステーション

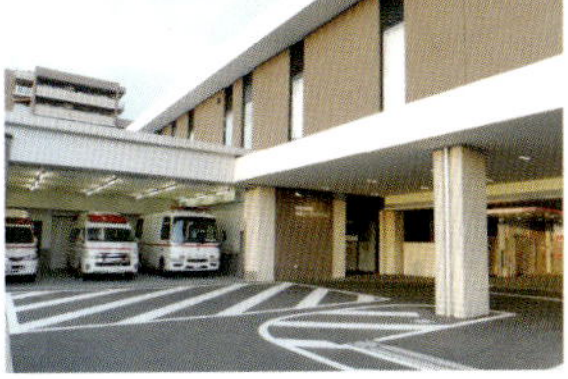

救急ワークステーション

新病院敷地内には、「堺市消防局救急ワークステーション」が併設されており、特別救急隊（フェニックスアンビュランス）が常駐しています。必要に応じて医師・看護師が救急車に同乗し、ドクターカーとしても出動しています。また、優れた救急救命士を養成するため、病院実習等を通じて救命技術の向上に努めています。これまで以上に消防局と病院側とが連携し、病院前救護体制の充実と、救命率の向上に努めていきます。

災害時医療・感染症医療

■災害時医療

災害拠点病院として大規模災害時等においても診療機能を維持確保するため、建物の基礎部分を免震構造にするとともに、防災ヘリコプターの発着も可能なヘリポートを設置しています。また、災害派遣医療チーム（DMAT）を２隊配置し、広域災害時の派遣要請に対応します。

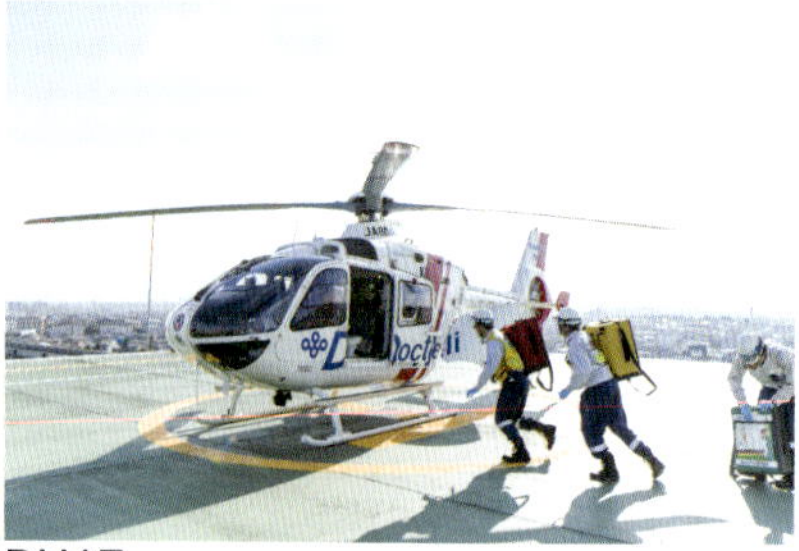

DMAT

■感染症医療

感染症患者専用の入口から感染症病棟に直接搬送する専用エレベーターを設けるとともに、感染症病棟には超高性能（ULPA）フィルターを用いた排気設備や高圧蒸気と塩素による２系統の滅菌装置を用いた排水装置を備え国内でも最高レベルの設備を整備し、地域で唯一の第一種感染症指定医療機関として、適切な医療を提供します。

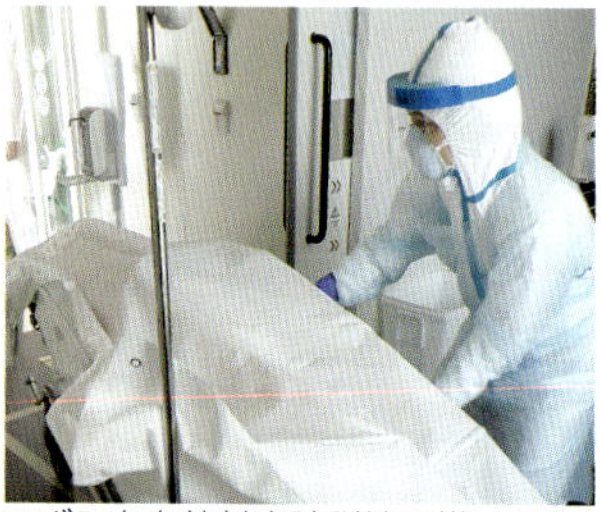

エボラ出血熱対応時訓練の様子

小児・周産期医療

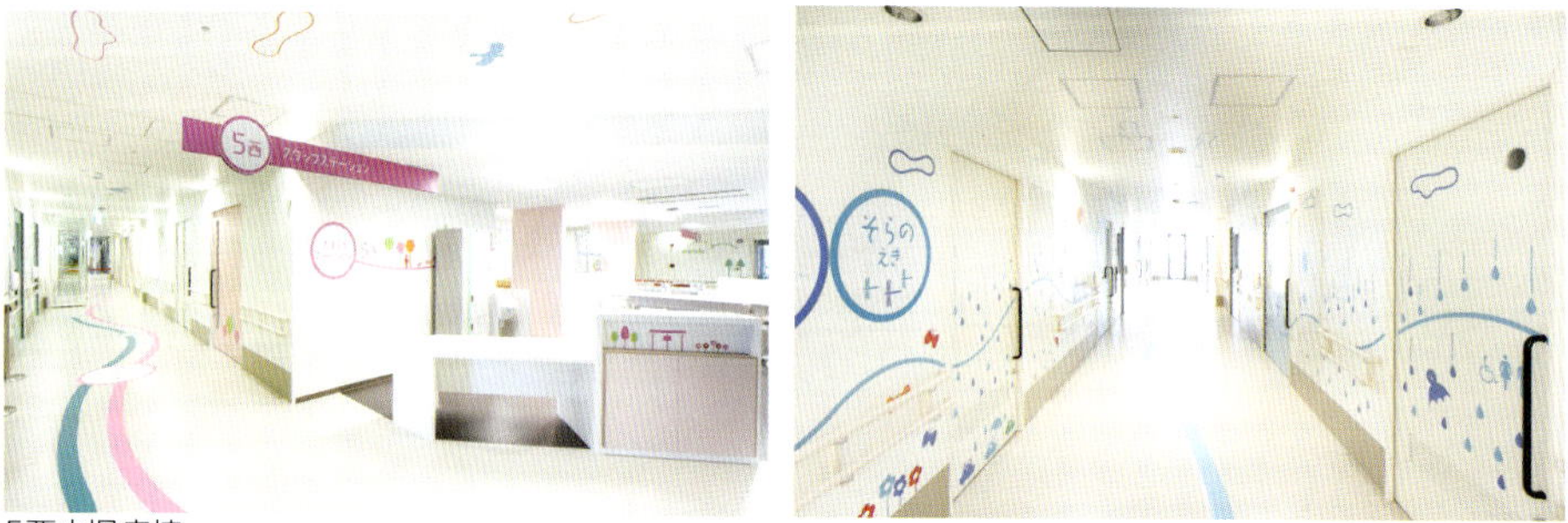

5西小児病棟

小児救急医療は、初期医療を担う堺市こども急病診療センター等に加え、小児二次・三次救急医療を担う医療機関とさらなる連携を深め、地域の小児救急医療体制の充実を図ります。

また、小児疾患全般においては地域の中心的な役割を担います。

周産期医療は、拠点機能を担う総合周産期母子医療センターや地域周産期母子医療センターに加え、地域の医療機関と連携を推進し、良質な医療を提供します。

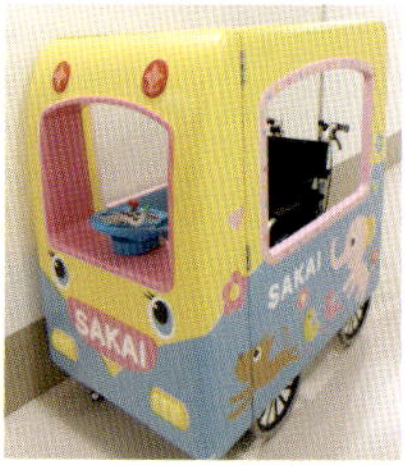

小児患者用カート
「特急“さかい”」

堺市立総合医療センター

気になる病気と治療のお話

安心・安全で心の通う医療を提供

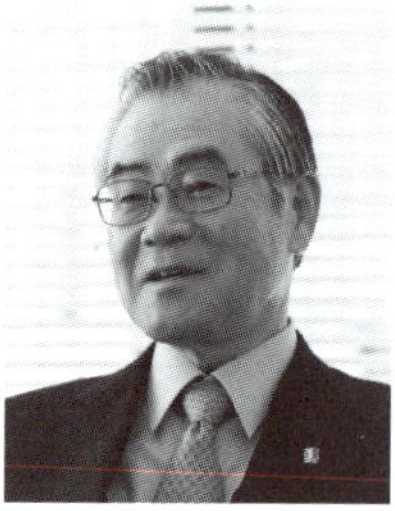

堺市立病院機構　理事長　門田　守人

このたび、堺市立総合医療センターから「気になる病気と治療のお話」をテーマに、本書を発刊しました。

本書は、体のあちこちに、ちょっと気になる症状が現れて少し不安を感じたり、この症状で受診すべきかどうか、またどんな病気の可能性があり、どのような治療方法があるか……など、誰でも気になっている病気や治療について、当センターの医師たちが皆さまの健康を願い、より多くの方に安心して治療を受けていただけるよう、身近で分かりやすく解説したものです。

誰しも、ずっと元気・健康でいたいと願っています。日頃、気になっていることの答えをぜひ、本書でお探しください。

本書が皆さまの健康に少しでもお役に立つことを祈念するとともに、今後とも、より一層、地域医療機関との連携および役割分担を図り、安心・安全で心の通う医療を提供していく所存でございます。引き続き、ご支援、ご協力を賜りますようよろしくお願い申し上げます。

健康維持と健康寿命の延伸に寄与

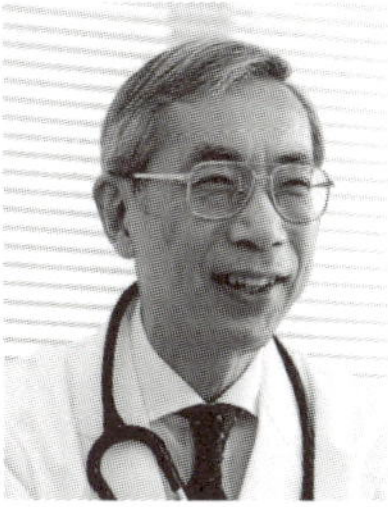

堺市立総合医療センター 院長
花房 俊昭

堺市立総合医療センターは、1923（大正12）年7月に堺市立公民病院として開院したことに始まります。そして、2015（平成27）年7月に堺市西区に移転し、「堺市立総合医療センター」として新たなスタートを切りました。

当センターは、政令指定都市「堺」において、初めて三次救命救急センターを設置しました。また、高齢化社会で多発する疾患に備えて新たに心臓血管外科を設けるとともに、堺市で初めてハイブリット手術室を完備するなど、最新の治療を可能にしました。加えて、地域医療支援病院や災害拠点病院、さらに、がん治療をはじめとする先進的な医療を行う拠点病院としての役割も担っています。

これからも当センターは、さらなる医療機能の充実や医療水準の向上に取り組み、心の通う医療を通じて皆さまの健康維持と健康寿命の延伸に寄与できるよう努めてまいります。

今後も多くの皆さまのご支援とお力添えをいただけますよう、心よりお願い申し上げます。

もくじ

刊行にあたって
安心・安全で心の通う医療を提供　堺市立病院機構 理事長　門田 守人……2
健康維持と健康寿命の延伸に寄与　堺市立総合医療センター 院長　花房 俊昭……3

第1章 市民の安全・安心のために——救命救急センター　17

あらゆる重症患者に高度医療を提供——救命救急センター　救命救急センター長・救急外科部長　中田 康城……18
1分1秒を争う救命医療！——あなたの大事な人を失わないために　救命救急センター長・救急外科部長　中田 康城……21
成人の発熱——どんなときに時間外でも受診するべきですか？　総合内科副医長　青柳 健一……25
腹痛・吐下血——こんな症状が出たら病院へ　元救急内科副部長・総合内科副部長（現独立行政法人 国立病院機構 北海道医療センター 消化器内科医長）　塚本 祐己……28
胸痛や呼吸困難になったとき　救急内科部長　小原 章敏……32

頭痛――いつも何か違うと感じたときに注意！　救急内科部長　小原 章敏……35
命にかかわることもある女性の急性腹症……37
産婦人科副医長　細井 文子　産婦人科部長　山本 敏也
こんなとき、どうする？ 子どもの不慮の事故！　小児救急看護認定看護師　山口 智子……40
やけどの手当――家庭でできること　救急看護認定看護師　久保 桂子……43
災害拠点病院として、医療を支え、命を守る……48
救命救急センター長・救急外科部長　中田 康城　看護師長　福里 富美子

第2章 最新・最適ながん治療のお話……51

がんセンター――堺市のがん診療拠点病院に……52
がんセンター長・大腸肛門外科部長　辻江 正樹
胃がんはピロリ菌治療で予防できる!?　消化器内科部長　北村 信次……56
体に負担の少ない、がんの内視鏡診断・治療　消化器内科医長　光藤 大地……59

もくじ

胃がんの診断と治療法――進行度に応じた多様な治療を実施……62
外科統括部部長・胃食道外科部長　藤田 淳也
元外科統括部部長・胃食道外科部長・外来化学療法センター長（現近畿大学医学部附属病院 上部消化管外科）　木村 豊

食道がんの最新の診断と治療とは？……66
外科統括部部長・胃食道外科部長　藤田 淳也
元外科統括部部長・胃食道外科部長・外来化学療法センター長（現近畿大学医学部附属病院 上部消化管外科）　木村 豊

ここまで進んでいる大腸がんの治療法　がんセンター長・大腸肛門外科部長　辻江 正樹……71

肝細胞がんの内科的治療とは？――RFAと肝動脈塞栓術　消化器内科医長　高橋 俊介……76

肝臓・胆道・膵臓がんの最新の治療方法を教えて　元肝胆膵外科部長　山本 為義……80

肝胆膵領域の腹腔鏡下手術の実際　肝胆膵外科部長　中平 伸……84

早く・きれいに治ることをめざして　皮膚排泄認定看護師　南部 真里恵……88

進歩が著しい肺がんのお話　呼吸器内科部長　郷間 厳……91

肺がん手術の実際とリスクとは？　呼吸器外科部長　池田 直樹……99

納得した乳がん手術を受けるために　乳腺・内分泌外科部長、外来化学療法センター長　神垣 俊二……108

再発を防ぐために――乳がんの薬物療法　乳腺・内分泌外科副部長　山村 順……111

術後の合併症や後遺症の少ない体にやさしい乳房再建術（穿通枝皮弁法）……114
形成外科部長　泉 憲

ひとりで悩まないで！　乳がんのこと　乳がん看護認定看護師　濵口　佳子……116
婦人科のがん診断と治療のお話――子宮頸がん、子宮体がん、卵巣がん……119
産婦人科部長　山本　敏也
前立腺がんはこうして治す　泌尿器科部長　高山　仁志……124
知らないと怖い皮膚がん　皮膚科部長　三浦　宏之……131
最近、気になる甲状腺がんの話題　耳鼻咽喉科・頭頸部外科部長　長井　美樹……137
ＡＹＡ世代（思春期・若年成人）のがんとは？　小児科部長　岡村　隆行……141
血液の悪性腫瘍（いわゆる血液がん）の種類と治療法……144
診療局次長・血液内科部長　柴野　賢　血液内科医長　松浦　愛
全てのがんの治療を支える口腔ケア（周術期口腔機能管理）……154
歯科口腔外科部長　小倉　孝文
外来化学療法センター――安全・快適にがん治療に専念するために……157
乳腺・内分泌外科部長、外来化学療法センター長　神垣　俊二
元外科統括部長・胃食道外科部長・外来化学療法センター長（現近畿大学医学部附属病院 上部消化管外科）　木村　豊
がんと上手につきあっていくために　がん看護専門看護師　古谷　緑……161
手術中の安全を守る麻酔科　麻酔科副医長　曾我　真弓……164

もくじ

周術期管理チームの仕事――安心して手術を受けるために
手術看護認定看護師　三淵　未央……168
「放射線治療をしましょう」と言われたら……
放射線治療科部長　池田　恢……170
放射線治療のポイントとは？――照射期間短縮を心掛けます
放射線治療科部長　池田　恢……173
ハイテク放射線治療って、どんな治療？
放射線治療科部長　池田　恢……176
注射による骨転移の放射線治療
放射線治療科部長　池田　恢……178
がん治療を支える薬の話――がん専門薬剤師の立場から
がん専門薬剤師　藤井　千賀……181
病理医は臨床医のアドバイザー
病理診断科部長　棟方　哲……184
放射線診断科医師の役割を知っていますか？
放射線診断科部長　油谷　健司……188
いつでもどこでも緩和ケア
緩和ケア認定看護師　岩瀬　有里……190

第3章　生活習慣病って、何？……193

知っておきたい糖尿病の知識と治療
腎代謝免疫内科糖尿病担当部長　藤澤　智巳……194

糖尿病とうまく付き合いましょう　看護師　大久保 多美子　看護師　伊東 文美代 …… 200
尿に異常を感じたとき――腎疾患の診断と治療 …… 204
内科統括部部長・腎代謝免疫内科部長・人工透析科部長　松浦 基夫
血液透析――腎臓の働きを代行　臨床工学科科長　藤井 宏一 …… 207
慢性疾患と上手に付き合おう　慢性疾患看護専門看護師　田中 順也 …… 209
知っておきたい食事のコツ　栄養管理科科長　前田 文 …… 212

第4章 脳脊髄神経センター …… 215

しびれで悩んでいる方へ――受診のときのチェックポイント …… 216
神経内科部長　階堂 三砂子
頭痛の性質を知って対処しよう　神経内科部長　階堂 三砂子 …… 219
てんかんと言われたら　神経内科部長　階堂 三砂子 …… 222
最近の脳神経外科手術ってどんな感じ？ 低侵襲手術って何？ …… 225
脳神経外科部長　中島 義和

もくじ

正常圧水頭症とは？　手術で治せる認知症のお話
元脳神経外科医員（現大阪大学医学部附属病院　脳神経外科）　横田　千里……227

最新の脳血管内治療とは？——切らない脳神経外科手術
元脳神経外科医長（現大阪大学医学部附属病院　脳神経外科助教）　西田　武生……231

生活を見直して脳卒中を予防しよう
脳卒中リハビリテーション看護認定看護師　竹野　道子……236

気になる背骨（脊椎）の病気のお話
副院長・地域連携センター長　河野　譲二……240

第5章　循環器病センター　249

急性心筋梗塞、狭心症、心不全の症状と治療法
循環器内科部長　塚本　幸資……250

ここまで進んだ心疾患の外科治療
心臓血管外科部長　澁川　貴規……259

心臓リハビリテーションで、生き生きと元気に
循環器内科副部長　藤川　純子……263

第6章　肺の病気　267

肺が破れるとどうなりますか？　自然気胸と膿胸の治療
呼吸器外科部長　池田　直樹……268

息苦しくなる病気、COPDって何？　呼吸器内科部長　郷間　厳……275
間質性肺炎という病気をご存知ですか？　呼吸器内科部長　郷間　厳……279
ようこそ、禁煙外来へ!!　禁煙専門指導看護師　髙畑　裕美……282

第7章　お産の話　285

安全なお産をするために　産婦人科医員　梅田　杏奈……286
安心して出産・育児ができるように　助産師　五影　靖子　助産師　梶谷　恵子……292

第8章　子どもの病気　295

特効薬のないRSウイルス感染症への対処法　小児科部長　岡村　隆行……296
けいれん性疾患――こんなときは救急車を　小児科部長　岡村　隆行……299
子どもの便秘治療――お子さんのすこやかな成長のために　小児科副医長　高柳　恭子……303
食物アレルギーの予防と最新治療　小児科部長　岡村　隆行……306
子どもが安心して手術を受けるために　手術看護認定看護師　石森　薫……311

もくじ

子育てに難しさを抱えている家族をサポート　臨床心理士　新家　亜矢子……314

第9章　年齢とともに気になる病気　319

摂食・嚥下専門外来と嚥下障害への手術治療の取り組み……320
耳鼻咽喉科・頭頸部外科部長　長井　美樹

生涯おいしく楽しく食べるために――これって摂食・嚥下障害?……325
リハビリテーション技術科 言語聴覚士　吉山　志織

パーキンソン病との上手な付き合い方　神経内科部長　階堂　三砂子……329

男性の宿命、前立腺肥大症の上手な対処法　泌尿器科副医長　武田　健……333

関節の病気になったとき　整形外科医長　栗田　正浩……336

第10章　感染症のお話　341

HIV感染症――多剤併用治療で発症率、死亡率は大きく減少……342
内科統括部部長・腎代謝免疫内科部長・人工透析科部長　松浦　基夫

「HIV/AIDS」と診断されたとき　看護師　三田 洋子 ……346

肝がんの予防のために　消化器内科副部長　藪田 隆正 ……349

感染を予防しよう　元感染症対策室次長　岡本 みちる　感染症対策室次長　西原 美里 ……357

眼科部長・アイセンター長　林 仁 ……364

眼科看護師が説明する日帰り白内障手術　副看護師長　新村 直美 ……366

網膜剥離って何？ どんな治療法があるの？
元眼科副部長（現大阪大学医学部附属病院 眼科助教）　佐藤 茂 ……370

聞いたことあるけど、緑内障ってどんな病気？

元眼科医員（現独立行政法人 国立病院機構 大阪医療センター 眼科医員）　内堀 裕昭　眼科医員　三浦 聡子 ……375

難聴の治療と上手な付き合い方　元耳鼻咽喉科・頭頸部外科医員　李 杏菜 ……379

もくじ

のどの痛み――放っておくと本当は怖い！　耳鼻咽喉科・頭頸部外科医員　原田 祥太郎……383
その口内炎の治療、間違っていますよ！　歯科口腔外科部長　小倉 孝文……385
まぶたの病気――日常生活で不便を感じたとき　形成外科部長　泉 憲……388

第12章　身近で気になる病気……391

レーザーを用いた下肢静脈瘤手術　形成外科医長　大崎 陽子……392
尿路結石症の治療と再発予防　泌尿器科副部長　芝 政宏……395
「めまい」への上手な対処法　耳鼻咽喉科・頭頸部外科部長　長井 美樹……398
関節リウマチは早めの診断・治療が大切　腎代謝免疫内科副医長　中林 晃彦……401
現代のストレス病、顎関節症の治療法とは？　元歯科口腔外科医員（現大阪大学医学部附属病院 口腔外科医員）　木田 久美子……403
胆石には、どんな治療法があるの？　元肝胆膵外科副医長（現市立貝塚病院 外科・消化器外科副部長）　星野 宏光……406

睡眠時無呼吸症候群用 口腔内装置（スリープスプリント）
医療技術科科長・歯科技工士　松下 靖弘 …… 410

医師も知らない市販薬の落とし穴
皮膚科部長　三浦 宏之 …… 413

第13章 検診・看護・薬のお話 417

がんから命を守るために
予防健診センター長　大成 功一 …… 418

患者さんに寄り添い、生きる力を支えたい
看護局長　谷口 孝江 …… 421

薬とうまく付き合うための豆知識
薬剤・技術局長　石坂 敏彦 …… 423

第14章 病院を支える 427

あなたの血液、のぞきます！――血液一滴から何が分かるの？
臨床検査技術科主査　石橋 麻里子　臨床検査技術科技師長　齊藤 孝子 …… 428

放射線技術科――安全・安心な検査を提供
放射線技術科技師長　佐久間 利治 …… 430

医療技術科って、どんなことをしているの？
医療技術科科長・歯科技工士　松下 靖弘 …… 432

もくじ

自分らしく生きるためのリハビリテーション……435
薬剤・技術局次長、リハビリテーション科科長　福島 隆伸
困ったとき、不安なときは医療相談を　医療相談員リーダー　金海 未希……437
看護相談――安心して自宅で暮らすために　看護相談師長　柳川 富久美……439
地域連携センターの役割って？　地域連携センター次長　吉田 洋子……441
当センターへのアクセス……445
あとがき
地域に目を向け、地域を支える病院へ……446
堺市立総合医療センター 副院長兼診療局長　大里 浩樹
索引（巻末）

＊所属名、役職は 2016 年 6 月 1 日現在のものです。

第1章

市民の安全・安心のために——救命救急センター

あらゆる重症患者に高度医療を提供
――救命救急センター

救命救急センター長・救急外科部長　中田《なかた》 康城《やすき》

救命救急センターとは？

堺市立総合医療センターでは、２０１５（平成27）年７月の新設移転に際し、三次救急、つまり最重症の救急患者さんの治療を行う救命救急センターを新設しました。堺市に初めて開設された救命救急センターについて説明します。

国内の救急医療は、国の方針により、初期救急、二次救急、三次救急に分かれています（図１）。初期救急は、夜間休日急病センターなど入院の必要がなく外来診療だけで対応できる比較的軽症の患者さん、例えば、発熱や下痢などで救急外来を自力で訪れる（walk-in）患者さんを診療します。二次救急は入院治療を必要とする中等症の患者さん、例えば、救急車で搬送された骨折患者さんなどを診療します。そして、三次救急が最重症の患者さん、二次救急では対応できない重篤で生命に危険がある患者さんを受け入れています。この三次救急を担当する医療施設が救命救急センターです。

最近では、救命救急センターを舞台としたドラマや映画も多く、一般市民の皆さんにも知られてきました。それらのドラマで描かれているように、救命救急センターは、その地域における〝救急医療の最後の砦《とりで》〟といえます。

待望の救命救急センター設置

救命救急センターは、現在ではおおむね人口30万人以上の地域に１か所を目標に整備が進められており、２０１５年11月１日現在、全国に２７９か所、大

図2　大阪府内の救命救急センター

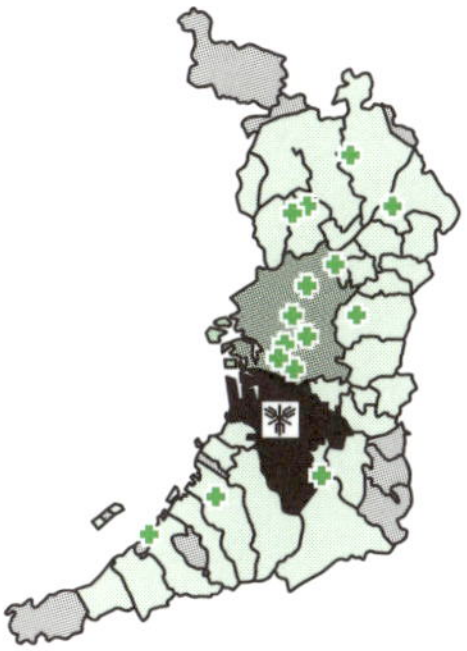

図1　国内の救急医療体制

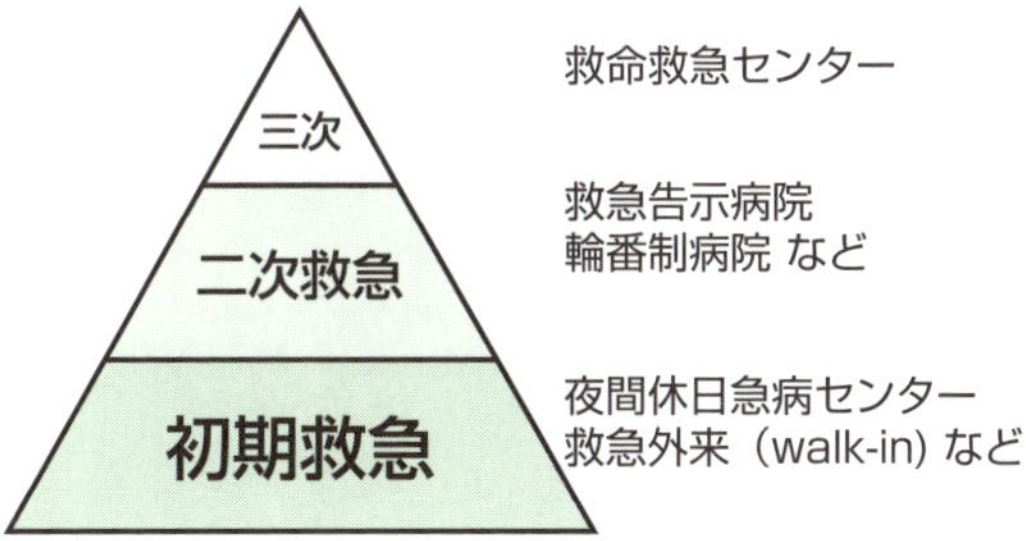

阪府内に16か所の救命救急センターがあります（図２）。

堺市は、大阪府中南部に位置する政令指定都市です。人口と面積が大阪府で２番目の規模で、人口約84万人、人口密度約５６００人／km²（２０１５年９月）の人口密集地域ですが、今まで救命救急センターがありませんでした。国内で唯一、救命救急センターが設置されていない政令指定都市でした。堺市と高石市（人口は併せて約90万人）を管轄している堺市消防局が２０１３年に管外の救命救急センターへ搬送した最重症患者数は、２４７人となっています。これらは、主に多発外傷をはじめとする重症外傷や重症中毒などの外因性疾患の患者さんです。

過去10年を見ても、同様に毎年２００人以上が近隣の救命救急センターに搬送されています。これは、搬送に時間がかかる上に、近隣の救命救急センターの負担にもなっています。ほかの地域では内因性（いわゆる〝病気〟の）最重症の患者さんや心肺停止状態の患者さんも救命救急センターに搬送されるのが普通ですが、堺市内では当院も含め二次救急病院が頑張って対応してきました。

当然、受け入れ病院側の負担になっているとともに、救急隊員が救急患者さんの搬送先を探す場合の受け入れ困難の原因にもなっています。それらを解決するため、何より、最重症の患者さんの治療をできる限り早く開始するには、堺市内に救命救急センターの設置が必要でした。

当院は、公立病院としての役割を持ち、多数の救急患者さんを受け入れています。２０１４年には堺市消防局から７２２２人と同局管内では最も多い傷病者を受け入れていますが、移転前の旧病院では、重症外傷や重症中毒の患者さ

写真　三次救急初療室

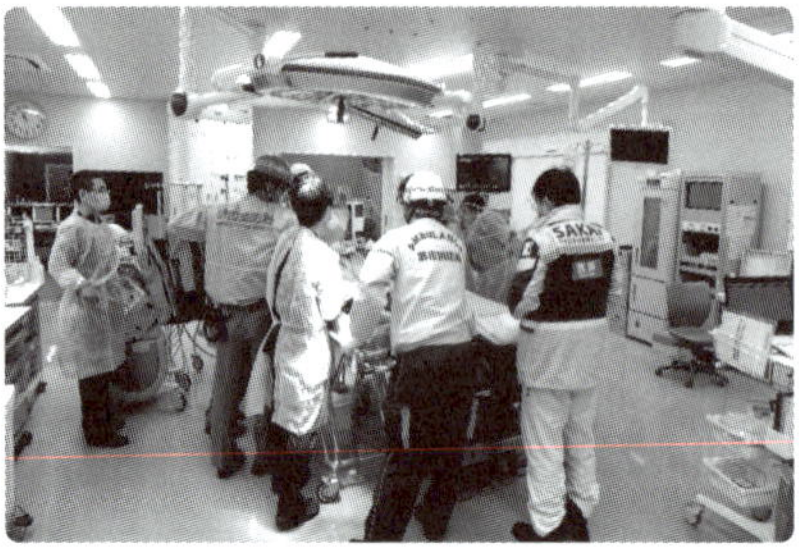

んには対応できない状況でした。

しかし、新設移転後は救命救急センターが併設され、あらゆる重症患者さん、多くの領域にまたがる外傷救急患者さんや合併症を持つ内因性重症患者さんを受け入れることが可能となりました。まさに、堺市における〝救急医療の最後の砦〟が誕生したのです。

救命救急センターの特徴

救命救急センターは、24時間365日いつでも重症患者さんを受け入れ、最先端の医療を提供するため、数多くのスタッフ（医師・看護師・他医療従事者、事務職員など）をそろえ、人工心肺装置や人工呼吸器など最新の医療機器を備えています。

当院救命救急センターでは、三次救急の経験豊富な専従医師14人（救急科専門医7人、外科専門医3人、整形外科専門医3人を含む）が、重症患者さんの来院から緊急手術、集中治療、さらには外来診療まで一貫した治療を行います（写真）。循環器内科や消化器内科などの専任医師と協力し、あらゆる重症患者さんに高度な医療を提供します。

また、当院では、救命救急センターに隣接する堺市消防局救急ワークステーションと連携し、ドクターカーによる病院前医療を充実させます。屋上へリポートもあり、ドクターヘリによる患者さんの移送にも協力します。災害発生時には、当院DMAT隊員と連携し、堺市の災害医療の中心として活動することになります。

1分1秒を争う救命医療!
——あなたの大事な人を失わないために

救命救急センター長・救急外科部長　中田《なかた》 康城《やすき》

救急隊が来るまで平均8・4分

堺市立総合医療センターは、堺市と周辺地域を守る救急医療の最後の砦《とりで》です。普通の救急病院では対応できない、間に合わないような重症患者を受け入れ、１分１秒を争う高度な治療を行います。ただ、そんな患者さんの治療には、救急隊やドクターカー（写真１）が現場に到着する前に、倒れている人を発見した皆さんがどれだけのことができるかが鍵となります。

皆さんが１１９番に通報したらどれくらいの時間で救急隊が来てくれるか知っていますか？　堺市消防局管内、つまり堺市および高石市内では、平均８・４分です（２０１４年、全国平均８・６分）。この８・４分間に皆さんができることを考えてみましょう。

不整脈や心筋梗塞《しんきんこうそく》などで心臓が急に止まった（心停止）場合、脳に酸素を含んだ血液を送れなくなります。その結果、急に意識を失うことになります。人間の脳は弱いものです。脳に酸素がいかなくなったら、脳細胞はすぐに壊れていきます。さらに、壊れた脳細胞が再生する（良くなる）ことはありません。

心停止から適切な治療が施される時間が、１分遅れるごとに社会復帰率が10%ずつ低下していくといわれています。心臓が止まっても２、３分以内に適切なＣＰＲ（心肺蘇生術《しんぱいそせいじゅつ》）が開始されたら、元気に社会復帰する可能性があります。しかし、５分以上放置されていた場合には、心臓が再び動き出しても（心拍再開しても）寝たきりや植物状態になることがほとんどです。通報から救急隊が

写真1　ドクターカー

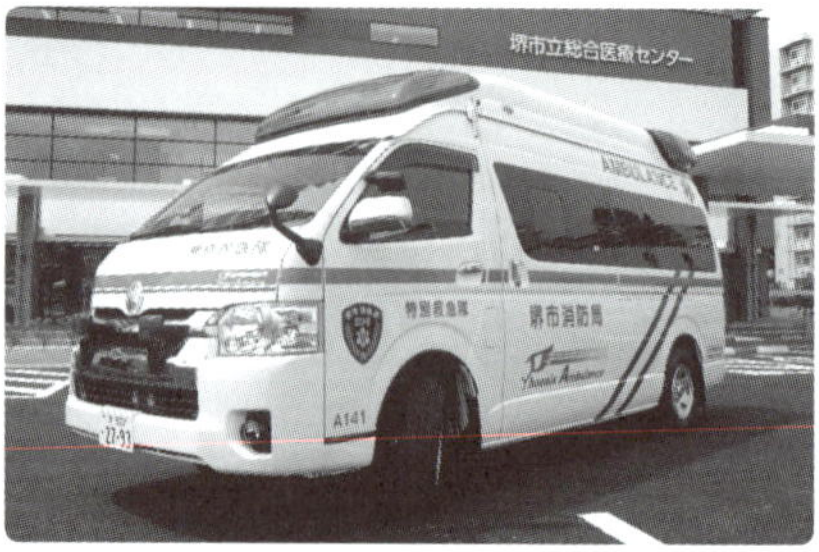

写真2　AED

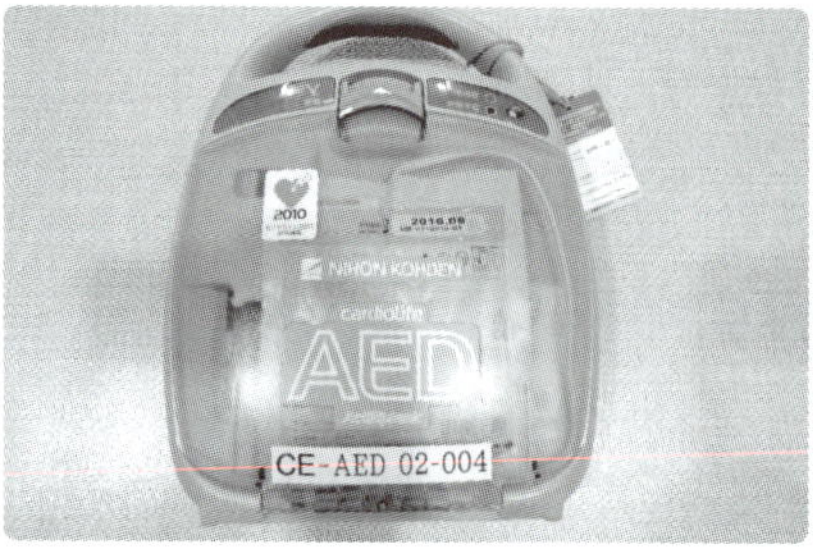

来てくれるには8分以上かかることが多いので、あなたの大事な人を失わないためには、救急隊が到着するまでを皆さん自身が頑張らないといけません。

一般市民によるCPR心肺蘇生術が大切

当院救命救急センターでは、心肺停止患者の連絡を受けた場合、ドクターカー（写真1）を出動させ、現場から最新治療を開始します。当院に到着したら、人工呼吸器や人工心肺を使用、病態によっては心カテーテルを使った検査や治療、脳のダメージを最小限にする低体温療法などを行います。ただ、心拍が再開して意識が戻り、社会復帰できた患者さんの大多数は、救急隊やドクターカーが現場到着する前に、適切なバイスタンダーCPR（偶然そばにいた一般市民によるCPR）が行われていた場合です。

急に倒れた、もしくは倒れていた患者さんを発見した場合、皆さんにお願いしたいのは、主に次の3点です。

①119番通報すること、周りの人に協力を求めること、AED（自動体外式除細動器、写真2、3）を運んできてもらうこと。

②その人の意識がなく、呼吸していない、もしくは、普通とは違う呼吸、しゃっくりのような変な呼吸を見た場合には、心停止後の異常な息継ぎ（死戦期呼吸）と判断し、心マッサージ（胸骨圧迫）を開始すること。

③AEDが到着した場合、直ちに装着しAEDの音声に従って、除細動を試みること。

写真3　AED設置イメージ

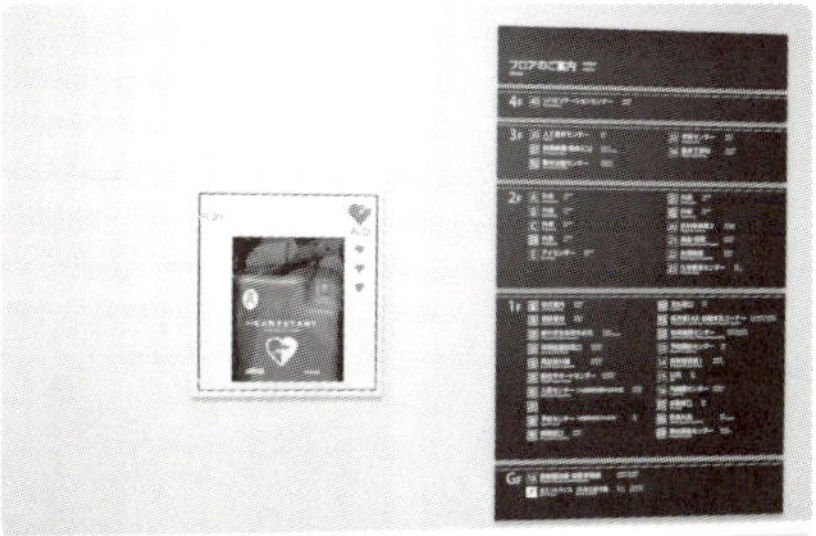

素人では判断に迷うことも多いでしょうが、１１９番通報で状況を伝えたら、通信指令員（１１９番を受けている消防職員）が具体的な方法を指示してくれるので、それに従ってください。

AEDの場所をしっかり覚えておくこと

最近、セキュリティの高い高層マンションなどに住む方も多いと思います。そのような高層階で人が倒れた場合、救急車が建物の玄関先に到着しても、救急隊が建物内になかなか入れず、患者さんに接触する時間が遅れることは珍しくありません。そういう状況では、多くは通報者自身が大慌てで、到着した救急隊にすぐ対応できないのです。もし、皆さんがセキュリティの高い建物で生活しているならば、管理人への連絡も含め、家族が急変した場合の対応について真面目に考えておきましょう。

ＡＥＤの設置が学校や駅、公共建物などにどんどん増えています（写真3、表）。管理組合として自己所有している集合住宅もあるようです。普段、通勤や散歩でＡＥＤを見かけたら、その場所をしっかり覚えておきましょう。その記憶が、一人の人生を救えるかどうかに直結します。

消防署は、通報内容で重症患者さんと判断した場合には、救急車だけでなく、消防車も出動させ、ドクターカーの出動も要請します。これは、重症患者さんの対応には多数の人員と高度な治療が必要となるからです。到着したドクターカーは、最重症の患者さんを治療しながら搬送します（写真４、５）。まさに１

分1秒を争って現場まで出動し、救命救急センターまで搬送することをめざしています。皆さんがサイレンを鳴らして赤色灯を回しているドクターカーを見かけたら、お願いです、ドクターカーの走行を妨げないでください。渋滞や交差点では、道を譲って、ドクターカーを先行させてください。皆さんの小さな協力の積み重ねが重症患者の救命につながるのです。

写真4　ドクターカー

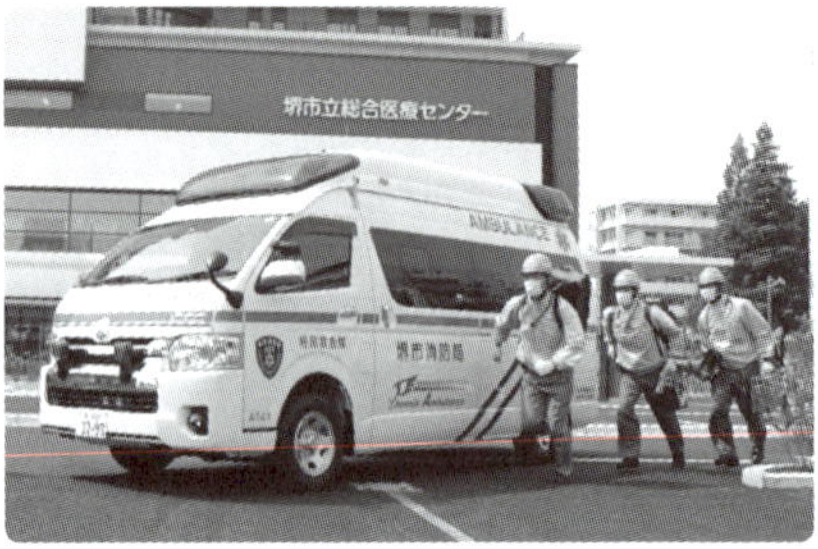

写真5　病院搬入

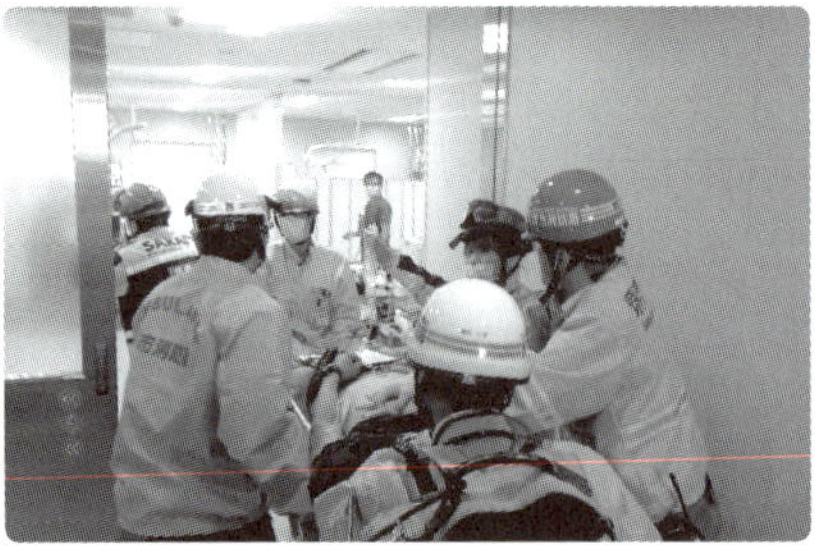

表　堺市 AED 設置場所

【公共施設】	
市庁舎・区役所	
生涯学習施設	公民館・人権ふれあいセンター等
文化施設	文化会館・市民センター等
スポーツ施設	体育館・プール等
福祉施設	健康福祉プラザ・福祉センター等
保健衛生施設	保健センター等
子ども青少年施設	青少年センター等
産業関連施設	堺伝統産業会館・産業振興センター等
公園・野外活動施設	海とのふれあい広場・大仙公園等
消防署	
保育所・幼稚園	
小学校	
中学校	
高等学校	
支援学校	
図書館	
教育関連施設	堺市教育文化センター等
【その他】	
病院・クリニック等医療機関	
各鉄道の主要駅	

※上記以外にも設置している企業や施設も多数あります

成人の発熱——どんなときに時間外でも受診するべきですか?

総合内科副医長 青柳《あおやぎ》 健一《けんいち》

堺市立総合医療センターでは、さまざまな症状の患者さんが救急外来を受診されます。

ここでは、救急外来を受診される患者さんの代表的な症状についてＱ＆Ａでお話させていただき、病院を受診される判断の参考にしていただければと思います。

Q. 39度を超える熱があります。時間外ですが、すぐに病院を受診するべきですか?

A. 熱の高さだけでは、重症度は判定できません。病気の診断や、重症度の判断は、熱以外の症状をもとにする場合が多いです。正常の場合でも、体温は朝方に最も低く、夕方4~6時に最も高くなり、その差は約０・５度あります。24時間３６５日、救急対応は可能ですが、正規の受付時間外では、可能な検査に制限があります。また、薬は原則、１日分（次の平日までの分）しか処方ができません。高熱でも元気であれば、水分をしっかりとって自宅療養し、近くの開業医の外来や、正規の受付時間内に病院を受診してください。開業医の先生が詳しい検査や入院治療が必要と判断すれば、病院へ紹介となります。ぐったりしている、水分がとれない、痛みなどの症状が強いときは、その時点で病院を受診することが必要な場合が多いです。

Q. インフルエンザが心配です

A. インフルエンザの薬（タミフルＲ・リレンザＲ・イナビルＲなど）は、症状が始まってから48時間以内に内服を開始することが必要とされています。ただし、基本的に自然に治る病気ですので、基礎疾患のない方はイン

写真　菌の同定方法。グラム染色

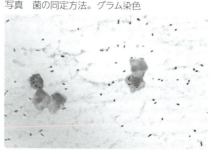

フルエンザの薬を必ずしも内服する必要がある訳ではありません。また、発熱後、ある程度の時間が経過してウイルス量が増加した状態でなければ、インフルエンザの検査では、ウイルスを検出できません（インフルエンザにかかっていても、初期には検査で異常なしという結果が出ることがあります）。インフルエンザかどうかが心配という場合は、熱が出てから12～24時間経過してから病院を受診する方が望ましいです。インフルエンザの検査は、鼻の奥を綿棒でこすって検査を行います。検査には多少の苦痛を伴います。

Q. 最近、海外旅行に行ったことを医師に伝えた方がいいですか？

A. 海外への渡航歴がある場合は、日本国外でのみ罹患《りかん》する可能性のある病気も考える必要があります。2か月以内の海外渡航歴がある場合は自分から申告するようにお願いします。特に、西アフリカ地域への渡航歴がある場合は（エボラ出血熱の可能性が考慮される場合）、病院を受診するのではなく、最寄りの保健所に電話連絡し、その指示に従ってください。

Q. 風邪に抗生物質は必要ですか？

A. 基本的に風邪はウイルスによる感染症です。いわゆる抗生物質（抗生剤）は細菌を殺す薬ですので、ウイルスには無効です。不要な抗生物質は、体内の正常細菌叢《そう》を乱し、耐性菌（抗生物質が効きにくい細菌）を増やす原因となります。

当センターでは、できるだけ早く原因となった菌を同定し、適切な抗生剤を使用するように努めています（写真）。

Q. 解熱剤は使用するべきですか？

A. 発熱は、体にウイルス・細菌が侵入した場合の生体防御機構であり、発熱による苦痛が強い場合でなければ解熱剤を使用する必要はありません。また、原因を治療している訳ではないので、治癒が早まるわけではなく、解熱剤の効果が切れると、再び熱が上昇します。一般的には解熱剤は6〜8時間あけて再度、投与が可能ですが、解熱剤の種類によります。腎臓の機能低下・胃潰瘍《いかいよう》・喘息《ぜんそく》がある方や高齢者は副作用が強く出る可能性があります。インフルエンザのように特定の解熱剤を使用しない方が良い場合もあります。自己判断をせずに、処方を受けた医師・薬剤師に確認してください。

Q. 点滴をすれば早く治りますか？

A. 嘔吐《おうと》症状などで、口から水分がとれず、脱水状態となっている場合は点滴療法が効果的な場合があります。また、解熱剤の点滴は、特別な場合（手術後など）を除いて、現在の保険制度では認められていません。外来で行う点滴では、水分の補給はできますが、栄養補給・解熱は期待できません。

腹痛・吐下血
――こんな症状が出たら病院へ

元救急内科副部長・総合内科副部長
（現独立行政法人 国立病院機構 北海道医療センター 消化器内科医長）
塚本《つかもと》 祐己《ゆうき》

Q. 腹痛って何ですか？

A. 肋骨（あばら骨）より下側、太ももの付け根より上側の部分、前側・左右を腹部と呼びます。腹部に痛みを感じれば、腹部のどこに痛みを感じても腹痛です。よく、胃が痛いけどお腹《なか》は痛くないと言われる患者さんがいますが、胃が痛いと言っても胃が原因であるとは限らないので、医者は上腹部痛として診察します。

Q. 腹痛の原因は？

A. 腹痛の原因はさまざまあります。多くの方は排便の前や排便中に腹痛を感じた経験があると思いますが、これは便の通りが悪かったりしたときなどに感じるもので、病気ではないことがほとんどです。便秘（便がたまったり、硬かったりして、数日出ない状態）が腹痛の原因になることもよくありますが、程度が強い場合は病気として検査や治療を行います。
現代医療が進歩し、いろいろな病気の診断ができるようになってきていますが、腹痛の原因の診断は難しいこともあり、高度な検査を複数行っても原因が分からないこともしばしばあります。腹部以外の臓器が原因で腹痛が起こったり、全身の病気の主な症状が腹痛であったりすることがよくあることも、腹痛の原因究明を難しくします。例えば、心筋梗塞《しんきんこうそく》（心臓を栄養している血管が詰まって心臓の一部が動かなくなる病気）では、心臓は胸にあるため、胸痛が代表的な症状ですが、胸痛を感じず腹痛を感じる方もいます。

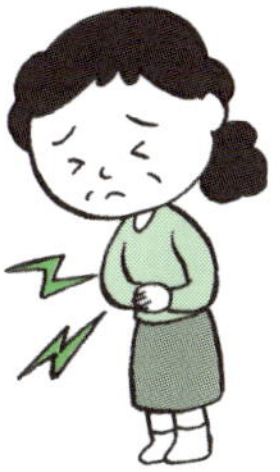

Q. どんな腹痛なら病院に行けばいいの?

A. 日常生活に困る、病気が心配な場合はかかりつけ医や診療所、クリニックを受診すればいいと思います。高度な検査を行う必要がある場合などは、当センターなどの病院に紹介受診していただきます。

急な、強い、激しい、我慢できない腹痛のうち、すぐに対処しなければいけない状態を急性《きゅうせい》腹症《ふくしょう》と呼びます。そのような場合には救急車を呼ぶか、救急外来を受診してください。特に、歩くと響く、痛くて動けない、冷や汗をかくくらい痛い、などの症状がある場合には重い病気が心配されますので、受診が急がれます。

当院の救命救急センター・救急外来では、救急の対応が必要な急性腹症に対し、担当するさまざまな科（内科・外科・産婦人科・小児科・泌尿器科など）が協力して24時間対応する体制を整えています。

問診・診察を行って、いろいろな病気の可能性を考慮して、さまざまな検査（尿・血液検査・エコー〈超音波〉・CT検査）などを行います。原因を診断し、必要な場合には、鎮痛（痛み止めなどで痛みをおさめること）や原因の治療、手術などをすみやかに行います。

Q. 吐下血って何ですか?

A. 人間は口から食物を食べ、消化し、おしりの穴・肛門《こうもん》から便として排出します。口から肛門までは、食道・胃・十二指腸・小腸・大腸と呼ばれる管でつながれており、消化管と呼ばれています。さまざまな病気により、消

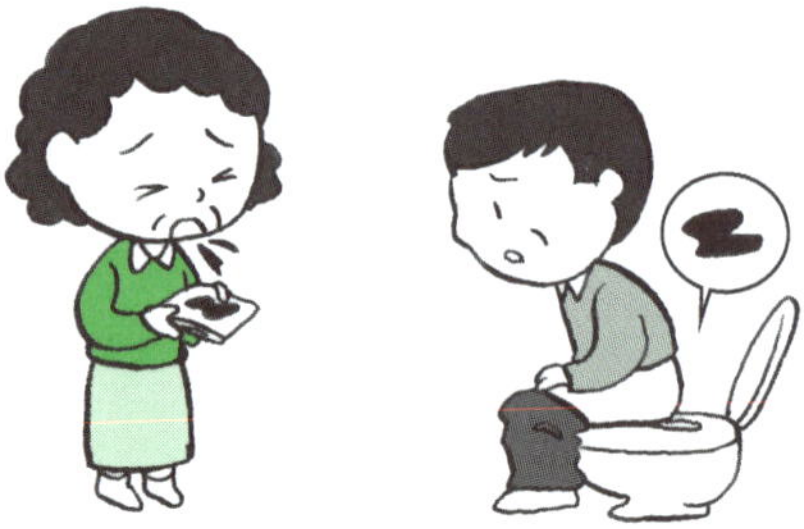

化管から大量急激に出血すると、出血した血液が口や肛門から排出されます。そのような現象が吐下血です。

血液は赤いのですが、食道・胃・十二指腸から出血した場合（上部消化管出血と呼びます）、胃の中に一時的にとどまっている時間があると、胃の中にある酸によって色が変わり、黒くなります。そのため、上部消化管出血では、赤や黒い血液を口から吐き出したり（吐血）、黒っぽい便が肛門から排出されます。上部消化管出血による黒っぽい便はねちゃねちゃして、コールタール（石炭の副生成物）に似ているのでタール便と呼ばれています。腸から出血した場合、タール便や、赤い血液が肛門から排出されます。

Q. 吐下血の原因は？

A. 上部消化管出血の原因として多いのは胃潰瘍《いかいよう》・胃がん・十二指腸潰瘍・食道静脈瘤《じょうみゃくりゅう》、などです。腸の出血の原因として多いのは、痔出血や憩室出血と呼ばれる腸の血管から出血する病気、腸炎、大腸がん、などです。いずれも大量急激に出血すると死につながることもある病気であり、早めに原因を見つけることが重要で、入院や通院治療が必要となることが多いです。

Q. どんな吐下血なら病院に行けばいいの？

A. 肛門から血液が少量排出される症状のみなら、かかりつけ医や診療所、クリニック（消化器内科・胃腸科・肛門科など）に受診すればいいと思います。しかし、吐下血ではショック症状（出血により血圧が下がる）や貧血症状（出血により血液が薄まる）により、気分不良、ふらつき、めまい、呼吸困難、息切れ、意識障害などの症状が現れることが多く、受診が急がれる場合がほとんどです。救急車を呼ぶことをお勧めします。

当院の救命救急センター・救急外来では、救急の対応が必要な吐下血に対し、24時間対応する体制を整えています。問診・診察を行って、さまざまな検査（尿・血液検査・エコー〈超音波〉・CT検査）などを行います。緊急の胃カメラ（上部消化管内視鏡検査）を行うことが多く、大腸カメラ（大腸内視鏡検査）が必要なこともあります。これらの検査で原因を診断し、同時に治療を行うことも多いです。このような体制がとれない病院も多く、堺市内における吐下血の救急搬送の3～5割が当センターに搬送されます。

胸痛や呼吸困難になったとき

救急内科部長　小原《おはら》 章敏《あきとし》

胸が痛くなりました。その場合どうすればいいですか?

胸の痛みはさまざまな原因で起こりますが、命にかかわる疾患が多く、痛みの程度や持続時間にもよりますが、救急外来受診をお勧めします。胸痛が起こる病気について説明します。

心臓の病気

急性心筋梗塞《しんきんこうそく》・不安定狭心症《きょうしんしょう》や労作性狭心症があります。心臓を栄養する血管が動脈硬化による血栓で閉塞《へいそく》します。閉塞している時間が10~20分程度持続すると心筋が壊死《えし》に陥り、心筋梗塞となります。持続時間が短い場合は痛みが急速に改善します。そのような場合、不安定狭心症の可能性があり、再発し、心筋梗塞に至ることもまれではありません。労作性狭心症は運動時に胸が痛くなりますが、安静にしていると良くなります。この場合、緊急性がないことが多いのですが、念のため受診しましょう。

肺の病気

1. 肺塞栓症《はいそくせんしょう》はエコノミークラス症候群の名でも知られています。長い時間狭い場所で同じ姿勢をとった場合に発症しやすいです。先天的な異常などから、特に誘因なく起こることもあります。主に下肢の静脈にできた血液の塊が血流に乗り、肺動脈を閉塞させます。その結果、左室に血液が流れずショック状態になったり、体内への酸素の取り込みを邪魔します。

2. 胸膜炎は、肺炎が胸膜（肺を包む膜）にまで達すると起こります。激しい痛みを起こすことがありますが、呼吸すると痛いとか、体位で痛みの程度が変化するのが特徴です。

3. 気胸《ききょう》は肺に疾患がなくても起こることがあります。肺は薄い膜でできているため、小さな穴が開いて肺が広がらなくなる病気です。この場合、胸痛とともに息苦しさを自覚します。一方、頻度《ひんど》は多くはないですが、弁のようになって肺が完全に虚脱し、心臓も圧迫されショック状態になることもあります。

大血管の病気

急性動脈解離や動脈瘤《どうみゃくりゅう》の破裂でも激しい胸痛や背部痛が起こります。冷や汗をかくような激しい痛みです。急性動脈解離では重要臓器に酸素や栄養が送れなくなり、臓器不全を起こすことがあります。心臓を栄養する血管まで裂けると、ショック状態になることもあります。動脈瘤の破裂は胸腔《きょうくう》や腹腔に出血が起こり、ショック状態になります。

消化器の疾患

逆流性食道炎や胆石発作の場合、お腹《なか》や胸痛を訴える方もいます。まれな疾患ですが、嘔吐《おうと》の後に起こる食道破裂は激しい胸痛を訴える方が多いです。

胸痛は緊急性のある疾患が多く含まれます。突然胸が痛くなった、数分待ったが治らない、神経痛や原因の特定できないなどの胸痛もありますが、前述した命にかかわる胸痛でないことを確かめることが重要です。気になったら受診しましょう。

突然息切れが起こり、息がしにくいです。救急で診てもらうほうがいいのですか？

突然の呼吸困難を起こす疾患は、心疾患や呼吸器疾患で起こります。肺は血液に酸素を取り込み、心臓はその血液を全身に送っています。そのどちらが障害されても呼吸困難が起こります。寝不足や体調不調でも息切れが起こりますが、突然呼吸困難を感じ、改善しない場合は危険なサインです。すぐに救急外来を受診しましょう。

突然、呼吸困難が起こる疾患としては、急性左心不全（心筋梗塞、弁膜症、重症不整脈など）や肺塞栓症、気胸でも起こります。救急外来ではパニック発作や、過呼吸症候群も呼吸困難で来院される方も多いですが、胸痛と同じです。命にかかわらない病気であることを確かめることが重要です。気になったら受診をお勧めします。

頭痛——いつもと何か違うと感じたときに注意!

救急内科部長　小原《おはら》 章敏《あきとし》

突然頭が痛くなりました。いままでに経験したことのない激しい痛みです

頭痛はよくある疾患です。初めての突然発症の激しい頭痛であるなら、すぐに救急外来を受診しましょう。特に、歩きにくい、ふらつく、手足に力が入りにくいなどの自覚症状や、周囲の方が頭痛以外で、いつもと何か違う（話し方、意識状態など）と感じた場合は緊急性があります。

注意する必要があるのは、以前からよく頭痛を経験されている方の場合です。

以前からよく頭が痛くなるのですが……

慢性の頭痛の方はたくさんいます。慢性頭痛（片頭痛、群発頭痛、緊張型頭痛）のある方に頭痛が起こった場合に気を付けないといけない疾患は、次の通りです。

怖い疾患群としては、くも膜下出血・比較的大きな脳出血・髄膜炎《ずいまくえん》・脳腫瘍《のうしゅよう》です。頭の疾患ではありませんが、緑内障発作でも頭痛が起きます。この場合、治療が遅れると視力を失うこともあり、緊急性があります。

慢性頭痛の方はたくさんいますので、合併することもまれではありません。次のような症状がある場合、救急外来を受診しましょう。

・いつもと何か違う痛み。もしくは、今まで経験したことがないほどに痛い。
・全身症状（発熱や、痙攣《けいれん》）や神経症状（麻痺《まひ》やしゃべりにくい、周りから見て意識レベルが異常）がある場合。

・激しい運動や性行為中に突然起こった場合。
・明るい物を見ると痛みが増す。
・首を振ると痛みがひどくなる。
・痛みの程度がだんだん増してくる。

くも膜下出血や腫瘍は画像検査で診断できます。髄膜炎は炎症所見や、髄液所見で診断できます。心配な場合は救急外来を受診しましょう。

命にかかわることもある 女性の急性腹症

産婦人科副医長 細井《ほそい》 文子《あやこ》
産婦人科部長 山本《やまもと》 敏也《としや》

急性腹症《きゅうせいふくしょう》とは？

当科は、婦人科救急を24時間受け入れている、大阪府下で数少ない病院の1つです。婦人科救急疾患のうち、診断が難しく、適切に診断、治療しないと命にかかわる疾患として急性腹症があります。以下、急性腹症について説明します。

急性腹症とは、「突然、急激に発症する激しい腹痛」を主訴とする腹部疾患のことで、診断が確定するまでの一時的疾患群の総称です。緊急手術の必要性を含めた迅速で的確な診断と治療が要求されます。婦人科領域における急性腹症の代表的疾患は卵巣出血、卵巣腫瘍《らんそうしゅよう》の茎捻転《けいねんてん》や破裂、骨盤腹膜炎、月経困難症、排卵痛、変性子宮筋腫《へんせいしきゅうきんしゅ》、不妊治療の際の卵巣過剰刺激症候群、さらに、妊娠と関連するものに異所性妊娠（子宮外妊娠）、流早産、常位胎盤早期剥離《じょういたいばんそうきはくり》、子宮破裂などがあります。

緊急手術が必要となる可能性のあるのは卵巣腫瘍茎捻転、卵巣腫瘍破裂、異所性妊娠、常位胎盤早期剥離、子宮破裂、骨盤腹膜炎、卵巣出血が挙げられます。これらの診断には、婦人科以外の急性腹症（虫垂炎、憩室炎、消化管穿孔《せんこう》など）との鑑別が必要で、場合によっては内科や外科、泌尿器科など他科での診察を依頼し総合的に診断・治療を行います。

診断の流れは、まず患者さんや家族から症状の様子や発生時期、きっかけとなった出来事、月経歴、妊娠の可能性、これまでにかかった病気、家族の方がかかった病気などについて詳しく話を伺います。妊娠が100％否定できないようであれば、妊娠反応を調べます。ご自身が月経と思っていた出血が妊娠に関連する出血であることは決して珍しくありません。妊娠の有無は、診断や治療に大きな影響を及ぼします。診察は内診や経膣《けいちつ》超音波断層法検査を行い、必要に応じて採血検査やＣＴ・ＭＲＩなどの画像検査を適宜行います。

次に代表的疾患について説明します。

卵巣腫瘍茎捻転

卵巣腫瘍が大きくなると茎捻転を起こし、下腹部に激しい痛みが生じることがあります。突然の下腹部痛に加え、高率に嘔気嘔吐《おうきおうと》の消化器症状を伴います。また、少し前から下腹部痛や腰痛が先行することもあります。腫瘍が壊死《えし》したり、破裂を伴い汎発性腹膜炎や敗血症に至ったりする可能性もあり、治療には手術が必要です。ただし、捻転かどうか？　破裂を伴うのか？　などの確定診断は診察や画像検査のみでは難しく、最終的には手術後になります。術式は腹《ふく》腔内《くうない》の状態や年齢などにより、付属器（卵管＋卵巣）切除術あるいは腫瘍のみの摘出を行います。

異所性妊娠（子宮外妊娠〈図〉）

受精卵が子宮内腔《しきゅうないくう》以外の場所に着床することを言い、全妊娠の約1％で起こります。卵管妊娠、卵巣妊娠、頸管妊娠、腹膜妊娠がありますが、98％が卵管

図　異所性妊娠（子宮外妊娠）

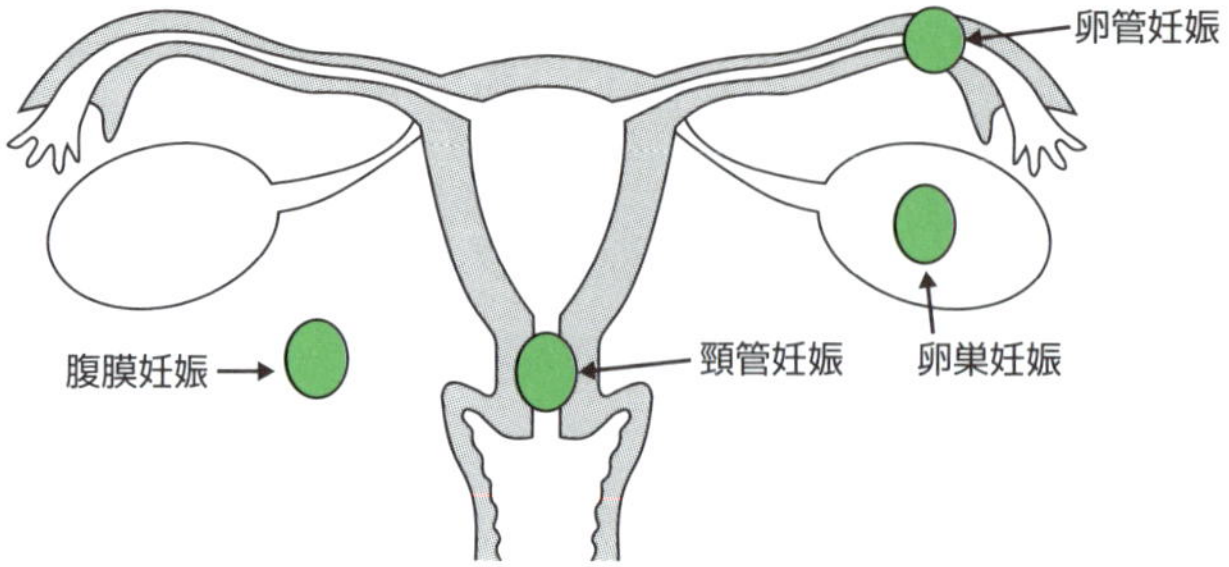

妊娠です。卵管妊娠で卵管が破裂した場合には数時間で2000～3000㎖もの腹腔内出血をきたすこともあり、命を脅かす危険性があります。従って、異所性妊娠が疑われ、腹腔内出血を疑う所見がある場合には、その程度により止血のため緊急手術が必要となります。

術式は卵管妊娠であれば出血部位（妊娠部位）である卵管を切除します。しかし、近年は高感度ｈＣＧ（妊娠に伴い上昇するホルモン値）測定、超音波検査の普及によって診断精度は格段に向上しており、早期に発見し、急性腹症を起こす前に介入できれば薬物療法などを選択することも可能です。

骨盤腹膜炎

性感染症のクラミジア・淋菌《りんきん》や膣内《ちつない》の細菌が原因となります。これらが膣や子宮から卵管、卵巣、さらには骨盤腹膜へと感染し、時に卵管卵巣膿瘍《のうよう》を形成します。右上腹部の痛みが出る肝臓周囲炎を伴うこともあります。抗生剤治療が有効なことも多いですが、無効な場合には手術が必要となります。

迅速な判断と適切な処置

当科では高度な医学知識、他科との緊密な連携、豊富な経験をもとに、初期からの迅速な判断と適切な処置を心掛けています。また、卵巣腫瘍茎捻転や異所性妊娠に対する手術は、可能な限り腹腔鏡手術（お腹《なか》に小さな穴を開けて行う内視鏡手術）で対応し、患者さんの負担を軽くするよう努めています。

こんなとき、どうする？子どもの不慮の事故！

小児救急看護認定看護師　山口《やまぐち》 智子《ともこ》

こんな事故が起こっています！

厚生労働省「平成26年人口動態統計」の子どもの死因順位では、不慮の事故が上位にあがっています（表1）。不慮の事故は氷山の一角であり、病院へは、転倒・転落、やけど、誤飲などで救急搬送される子どもたちが大勢います。また子どもは、成長・発達段階によって、起こりやすい事故もあり、注意が必要です。子どもの発達段階を知っておくことは、保護者にとっても事故を防ぐということにつながります。

【5か月頃まで】

体が反り返ったりずれたりすることで、ベビーベッドやソファーから転落する事故が起きています。また、親が抱っこひもから転落させてしまうということも起きています。

【6～12か月】

何でも口に持っていくようになり、誤飲事故が増えてきます。タバコ、薬、プラスチック製品、おもちゃ、シールなどの誤飲が起きています。また、お座りやつかまり立ちは安定しないため、転落・転倒事故が増えてきます。

【1～2歳】

手が届くところの物を取ったり、取った物を口に入れたりすることがあります。また、ボタン電池を口に入れてしまい、の

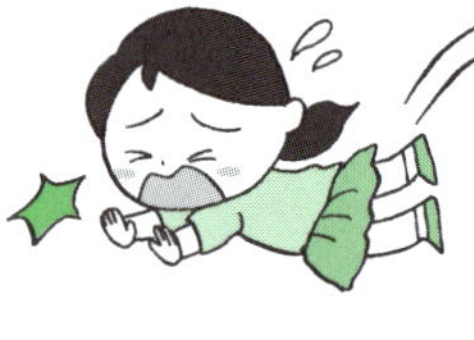

表1　子どもの死因順位

年齢	1位	2位	3位	4位	5位
0歳	先天奇形など	呼吸障害など	乳幼児突然死症候群	不慮の事故	出血性障害など
1～4歳	先天奇形など	不慮の事故	悪性新生物	肺炎	心疾患
5～9歳	悪性新生物	不慮の事故	先天奇形など	その他の新生物	心疾患
10～14歳	悪性新生物	自殺	不慮の事故	心疾患	先天奇形など

厚生労働省「平成26年人口動態統計」より

どに詰まらせたという事故も起きています。さらに、鍋やコップをひっくり返すことによるやけど、段差のある所からの転落もあります。

【3～5歳以上】

この年齢は、まだ周囲の状況判断が十分にできないため、道路への飛び出し、転倒や骨折などが増え、屋内より屋外での事故が増えてきます。

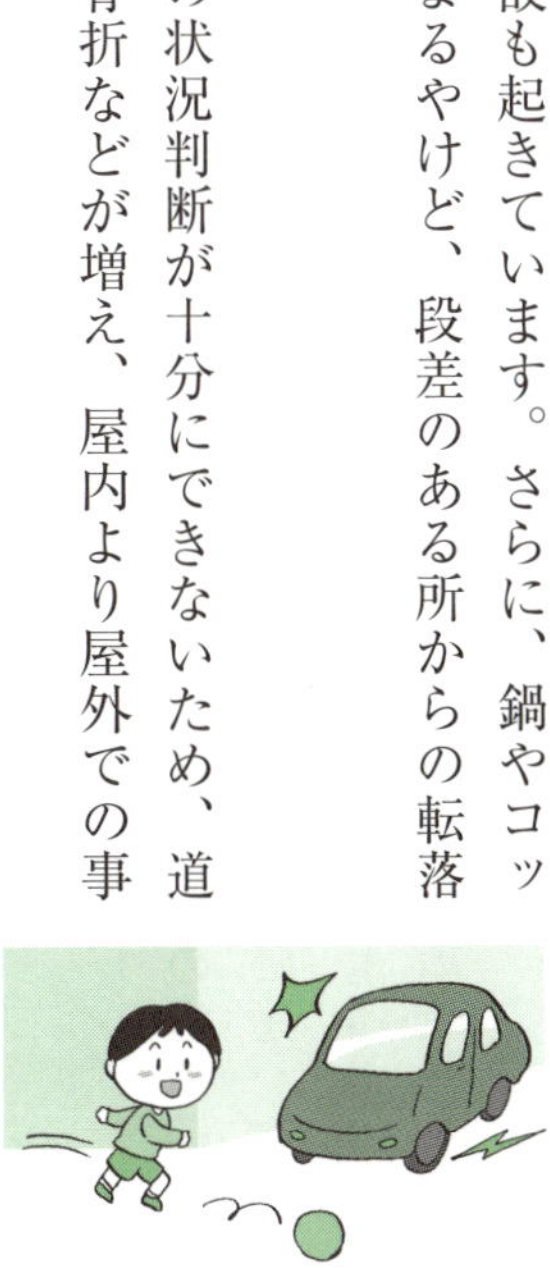

あわてず適切な対応を！

保護者からは、「ちょっと目を離したすきに……」「いつも気をつけているのに……」など、さまざまな声を聞きます。時には、保護者が見ていないこともあります。子どもの様子が違うと判断したときは、すぐに受診してください。しかしまずは落ち着いて、適切な対応をしてください。そして次のような症状があるときは、迷わず救急車を呼んでください。

【誤飲・誤嚥《ごえん》のとき】

・意識がおかしい
・呼吸が弱い、急に咳《せき》込んで苦しそう
・顔色が悪い

【転倒・転落、頭部打撲のとき】

・意識がおかしい

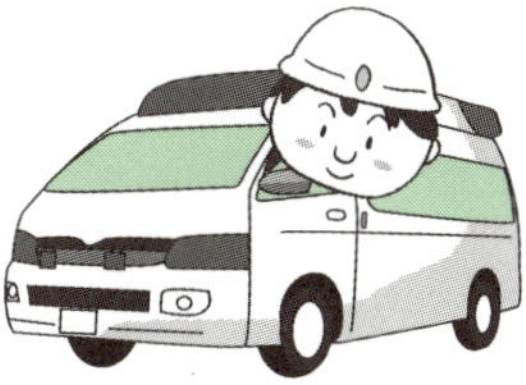

・痙攣《けいれん》を起こしている
・顔色が悪い、吐いている
・普段の様子と違う

【やけどのとき】

・広範囲のやけどや顔面のとき

事故は予防が大切！

子どもは、日々成長・発達しているため、昨日できなかったことが今日できている、ということも少なくありません。ですから、保護者の想像を超えた事故が起きている、というのが現状です。保護者がいくら気をつけていても防ぐことができないこともあります。しかし子どもを事故から守るためには、予防が大切になってきます。また適切な対応をすることは、子どもの健康を守ることにつながります。

小児救急電話相談について（表2）

小児救急電話相談（＃8000）は、休日・夜間の急な子どもの病気にどう対処したらよいのか、病院の診療を受けた方がいいのかなど判断に迷ったときに、電話による相談ができます。この事業は、全国同一の短縮番号＃8000をプッシュすることで、お住まいの都道府県の相談窓口に自動転送されます。

表2　小児救急電話相談連絡先（大阪）

＃8000（携帯電話も可）または、 06-6765-3650（ダイヤル回線・IP 電話も可）
実施時間帯：20:00 ～翌朝 8:00 毎日

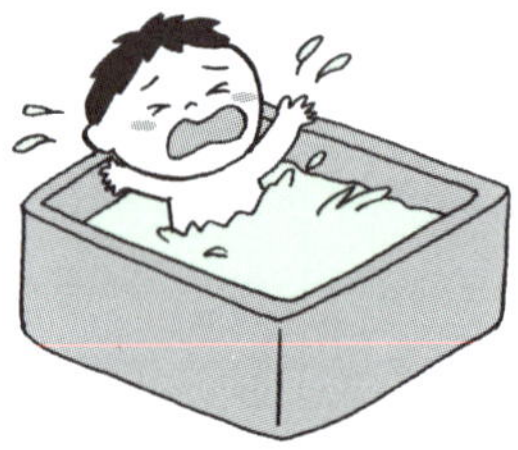

やけどの手当――家庭でできること

救急看護認定看護師 久保《くぼ》 桂子《けいこ》

軽症から重症まで

やけどとは、熱によって生じる組織の損傷のことです。損傷の程度は原因（お湯や油などの熱、炎、蒸気、化学薬品など）によってさまざまですが、体に接触する温度と接触時間により異なってきます。体温よりも少し高い温度のものでも長時間接触すると、組織の深いところまで障害される場合があり、その損傷の深さに比例して治癒に要する時間も長くなります。また、損傷の範囲が広く・深いほど重症になり、適切な処置がとられないと命にかかわることもあります。

やけどの分類

損傷を受けた組織の深さと広さ（範囲）で分類しています。深さはⅠ度熱傷、Ⅱ度熱傷、Ⅲ度熱傷に分けられます。重症度は、損傷の深さと広さ（範囲）がその人の体表面積の何％に広がっているかで判断されます。

1．Ⅰ度熱傷

損傷が表皮までで、皮膚が赤くなってヒリヒリとした痛みや焼けるような感じがします。水ぶくれはありません。

2．Ⅱ度熱傷

損傷が皮膚の中間層（真皮《しんぴ》）まで及んでいて、痛みと腫《は》れや水ぶくれ、表皮剥離《はくり》を伴います。

3．Ⅲ度熱傷

損傷が皮下組織まで及び、神経が破壊されるため痛みを感じることはなく、皮膚は硬い革のようになります。皮膚のバリア機能が失われるので感染を起こしやすくなります。

［軽症］
・日焼けのように皮膚は赤いが、水ぶくれはありません。
・やけどの範囲は手のひらより小さいです。
・水ぶくれがありますが、1か所だけで範囲は2～3㎝程度など。
→応急処置を行ってください。

［中等症］
・やけどの範囲が手のひらより大きいです（日焼け以外）。
・やけどが手首・足首などの関節にかかっています（日焼け以外）。
・水ぶくれが破れています。
→応急処置をして医療機関を受診してください。

［重症］
・やけどの範囲が顔面または背中全体や胸全体、両足全体などのように広いです（日焼け以外）。
・煙や高温の蒸気を吸い込み、のどの痛みまたは声がかれます。
→応急処置をしながら直ちに救急車を依頼してください。

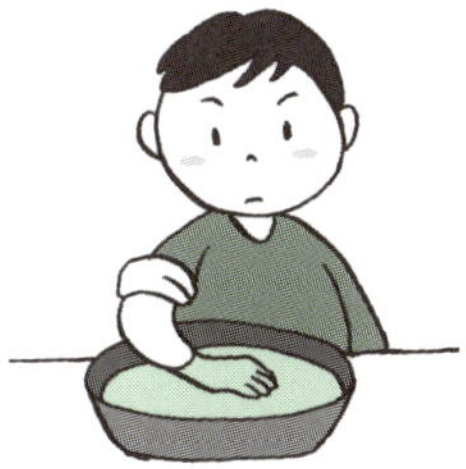

やけどの応急処置

1．すぐに水で冷やす（15〜30分間くらい）

損傷を受けた皮膚は弱っているので、水道水を直接かけるのではなく、洗面器などに水をためて冷やすようにします。水をためる容器がなく、直接水をかける場合は、損傷部位の周囲から水を流すようにします。

やけどをした部分に付着している衣服を無理に剥《は》がすと皮膚組織を傷めるため、衣服の上から水道水で冷やします。その後、衣服が皮膚にくっついていないことを確認してから脱がせます。衣服が皮膚に付着して脱げない場合は、そのままの状態で受診してください。

やけどで損傷を受けた部位は時間が経つとむくみ（浮腫《ふしゅ》）が出てくることがあります。時計やアクセサリー類などはすぐに外しましょう。

2．受診する場合

冷やした後に湿らせた清潔なガーゼやラップで損傷部を覆って受診してください。

注意！

・水ぶくれはつぶさないようにしましょう。つぶすと感染を起こしやすくなります。

・冷やしすぎに注意しましょう。「範囲が広い」「冷やす時間が長い」と体温が下がりすぎますので、高齢者や小児には注意が必要です。必要時、やけどの部位以外を保温してください。

・受診をする場合は、軟膏《なんこう》などは塗らないようにしましょう。感染を助長させたり、医師の処置がしにくくなったりします。

救急車の呼び方

1．「119番」にダイヤルします。

2．「火事ですか、救急ですか」と尋ねられたら「救急です」と伝えます。

3．救急車に来てもらう場所を正確に伝えます。
市町村～番地・号（マンションなどは名称・号棟・階数・号室）まで詳しく伝えます。住所が分からない場合などは、目印になるような建物・道路名などを伝えます。

4．病気やけがの内容を伝えます。
いつ、誰が（傷病者の人数と傷病者の氏名・年齢・性別）、どこで、どのようにして、どうなったかなど。

5．電話をかけている本人の氏名と電話番号を伝えます。

6．救急車を待っている間に、次のものを準備します。
保険証・お薬手帳・靴・お金など（乳幼児の場合は、母子健康手帳・紙おむつなど）。

7．人手があれば、外へ出て救急車を待ち、場所を案内します。

8. 救急隊が到着したら、次のことを伝えます。

①救急車が到着するまでの傷病者の容態と、行った応急処置の内容
②持病があれば、その病名とかかりつけ医名
※判断に迷ったときは、「#7119」救急安心センターへ相談してください。

災害拠点病院として、医療を支え、命を守る

救命救急センター長・救急外科部長　中田《なかた》 康城《やすき》　看護師長　福里《ふくざと》 富美子《ふみこ》

災害現場におけるトリアージ（ふるい分け）

災害派遣医療チーム（DMAT）が災害現場に出動し行う活動の1つとして、トリアージがあります。不幸にも負傷された方は、一刻も早く処置や治療を受けたいと思います。しかし、地震などの災害や、大型交通事故のような人為災害など、最大多数の傷病者に最善の医療を提供することが求められる場面では、応急処置や搬送の優先度を決めるトリアージを行うことが定義付けられています。一般に、トリアージによる優先順位は次の4つに類型化されます（写真1）。

赤（区分Ⅰ）最優先治療群／内臓破裂や外傷性脳損傷などの迅速な救命処置を必要とする傷病者。

黄（区分Ⅱ）待機的治療群／足の骨折など自力で歩行することが困難で最優先治療群の次に引き続いて、待機的に外科的処置や救急処置を必要とする傷病者。

緑（区分Ⅲ）保留群／擦り傷や切り傷、打撲などの待機的な処置が許容される傷病者で、可能であれば、他の傷病者の救助を一緒にお手伝いいただきたい方々です。

黒（区分０）救命不能／呼吸停止あるいは心停止の傷病者。

トリアージにおけるケアリング

優先度が高いと判断された傷病者は、すぐに治療を受けることができ、搬送も行われます。時間が経過し、全ての傷病者が治療を受けることができるまでには、待ち時間が発生する方もいます。そのような場合に、優先度は低くても、

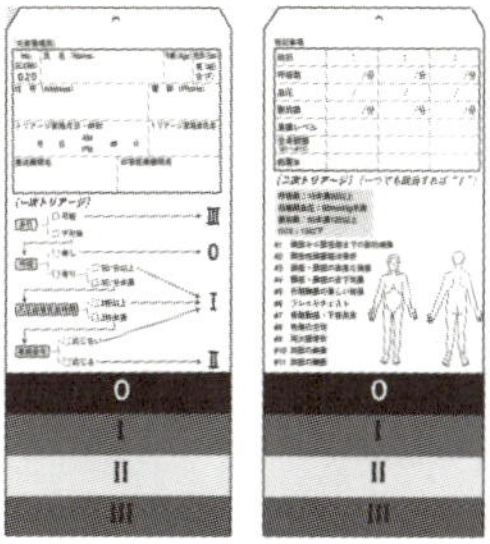

写真1　トリアージタグ

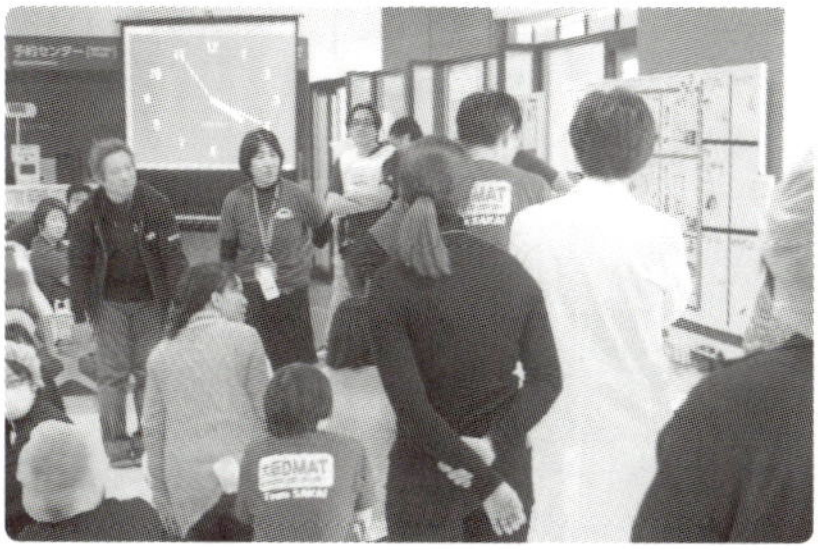

写真2　総合防災訓練

治療や搬送は必ず行われることを説明し、待機中も観察を行い、時には励まし、不安を少しでも軽減できるような言葉掛けを行っています。これを傷病者に対するケアリングと言い、私たちＤＭＡＴは常に心掛けて活動しています。ケアリングとは、相手を気遣う心と実践的行為をいい、傷病者を１人のかけがえのない人間としてとらえ、接した医療者の意識的動作行為であるとワトソン（Jean Watson）は定義しています。

災害に備えて

1．ＤＭＡＴとしての備え

当院は、災害発生時に、災害拠点病院としての機能が残っていれば、多数の傷病者を受入れることができるような準備や体制を整えています。平時からの備えとして、当院の職員と地域の医療機関の方々や消防関係者とともに、年１回の総合防災訓練（写真２）を実施しています。ＤＭＡＴとして、国や厚生労働省主催のさまざまな訓練や研修に参加し、隊員自身のスキルアップと、広域医療搬送などで協力が不可欠な自衛隊などとも一緒に活動し顔の見える関係を構築しています。災害時の救護活動は、救急医療について習得しておくことが望ましく、職員対象の２次救命処置コース（ＩＣＬＳ）や、病院前救護（ＪＰＴＥＣ）に参加し、日々の研さんに励んでいます。

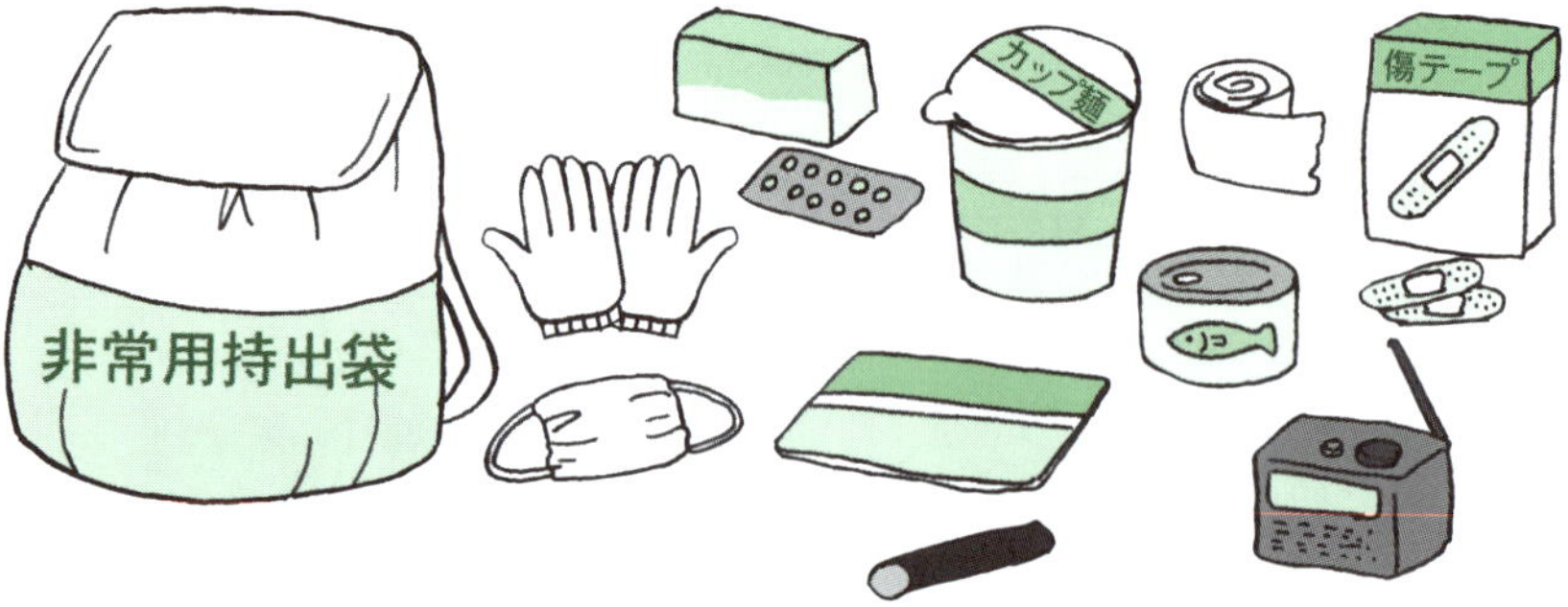

2．自宅の備えはできていますか？

皆さんは、自宅に災害用の備蓄品を備えていますか？　南海トラフによる大地震では、１週間以上の備蓄が望ましいといわれています。

［非常用持ち出し袋の内容の例］　＊人数分用意しましょう

●飲料水・食料品（カップ麺、缶詰、ビスケット、チョコレートなど）
●貴重品（預金通帳、印鑑、現金、健康保険証など）
●救急用品（ばんそうこう、包帯、消毒液）
●常備薬やお薬手帳・ヘルメット・防災ずきん・マスク・軍手・懐中電灯・衣類・下着・毛布・タオル・携帯ラジオ・予備電池・携帯電話の充電器・使い捨てカイロ・ウェットティッシュ・洗面用具

＊乳児のいる家庭は、ミルク・紙おむつ・ほ乳びんなども用意しておきましょう。

第2章

最新・最適ながん治療のお話

がんセンター——堺市のがん診療拠点病院に

がんセンター長・大腸肛門外科部長 辻江《つじえ》 正樹《まさき》

高度ながん医療・ケアを提供

高齢化に伴い、がん患者さんも増加しています。現在、日本人の2人に1人は、一生のうちに一度は何らかのがんにかかると推定されており、3人に1人はがんで亡くなる時代です。また、大阪府全体のがん死亡率は全国平均よりも高く、堺市も決してそれより良好とはいえません。

堺市では以前からがん検診の受診率や、検診で異常を認めた後の精密検査の受診率が低く、早期がんのうちに発見すれば完治できたはずのがんが、進行してから発見されるため、手術、抗がん剤治療、放射線治療など体への負担が大きい治療を受けざるを得なくなっている人が相当数いると考えられています。

さらに、がんが発見された後の療養環境は年々変化しています。医療技術の進歩とともに患者さんのがん療養期間が長くなり、手術などの積極的治療を受ける期間だけでなく、長い治療期間を通じて、安定して療養できる環境を整備していくことが、今日ますます重要な課題となってきています。

一方で2006（平成18）年にがん対策基本法が制定され、国のがん対策基本計画に沿って、全国どこでも良質の医療を受けられる体制整備が進められています。2012年には堺市がん対策推進条例が制定され、堺市においてもがん対策に積極的に取り組んでいます。当院では、以前から『堺市のがん』（通称／がん白書）を発刊するなど、がん治療啓発活動に、積極的に取り組んできましたが、2014年8月には堺二次医療圏の地域がん診療連携拠点病院（国

図　がんセンターの各部門

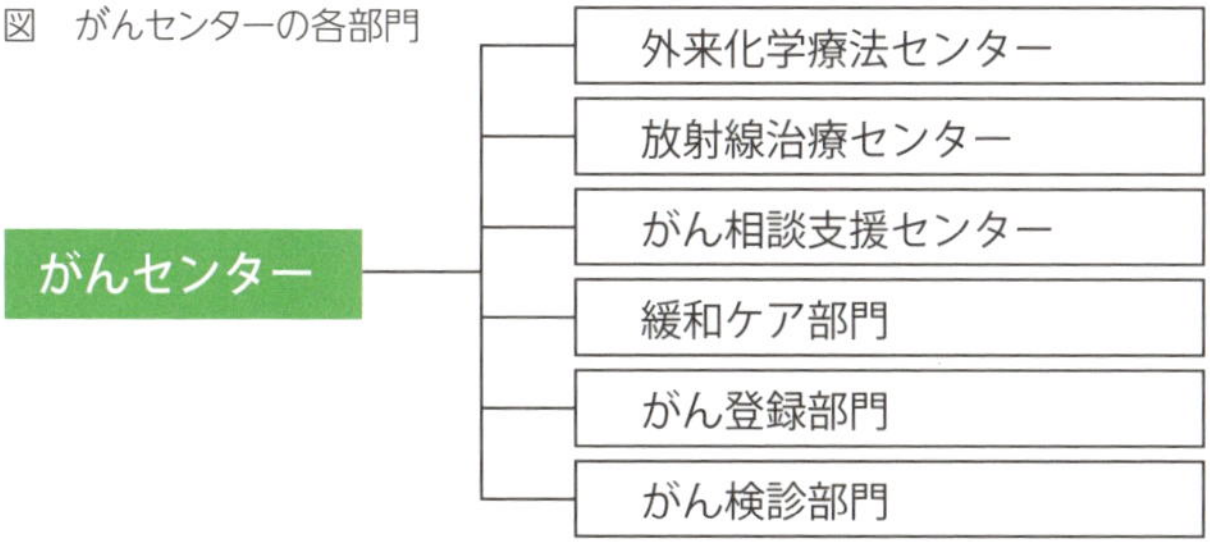

指定）に指定されました。

このような背景のもと、堺市立総合医療センターのがんセンターでは、がん診療にかかわる各部門を統括し、がん診療にかかわる診断から治療、緩和ケアに至る切れ目のない集学的ながん医療を提供し、地域完結型がん医療を推進できるよう活動を行っています。

がんセンターでは、外来化学療法センター、放射線治療センター、がん相談支援センター、緩和ケア部門、がん登録部門、がん検診部門の各部門を置き（図）、各領域のがん診療の専門医のほか、がん関連専門・認定看護師、がん専門薬剤師、がんリハビリテーション担当者などが、がん診療に携わるチーム医療にかかわっています。

外来化学療法センター（ATC）

外来化学療法センター（ATC）では、外来で実施可能な抗がん薬物療法・内分泌療法などについて、各領域専門医のほか、認定・専門看護師、認定・専門薬剤師によりチーム医療を提供しています。実際の治療では、レジメン審査委員会で審議・登録されたプロトコールに基づいて行い、副作用が生じた場合にも柔軟に対応し、安心・安全な化学療法を提供できるよう努めています。

放射線治療センター

放射線治療センターでは、新病院に移転し、最新鋭のX線リニアック治療装置が稼働し、日本放射線腫瘍学会認定医や品質管理士、放射線治療専門技師、医学物理士などにより三次元放射線治療など、質の高い放射線治療を実施しています。

緩和ケア部門

緩和ケア部門では、安定した緩和ケアを提供するために、多職種スタッフから成る緩和ケアチームが、入院患者さんのチームラウンド、カンファレンスを行い、外来では緩和ケア外来を通じて、専門的緩和ケアの提供を行っています。また、在宅緩和ケア地域連携パスの運用、緩和ケア病床の設置を行い、患者さんが退院された後も、地域の医療機関と連携して、安定した療養環境を提供できるよう努力しています。

がん相談支援センター

がん相談支援センター（当院1階）では、がんに関する療養上の問題、がん治療にかかわる情報や、地域連携にまつわる問題などあらゆる相談に応じることができる体制を整えています。

また、当院2階外来フロアに、がん患者さんや家族が、同じ立場で心の悩みや体験などを語り合うことができる交流の場およびがんに関するさまざまな情報を収集できる場の提供を目的として、がん患者・家族サロン「なないろ」を設置しています。毎月、定例イベントとして、「ほのぼのカフェ」を開催し、病気や治療に伴う精神的苦痛の緩和を目的に、患者さんや家族同士の談話会や勉強会を企画しており、病院がん患者会「ブランコの会」や、そのほかの方々が利用できます。

がん登録部門

がん登録部門では、がん対策基本法で推進が謳われているがん登録を、がん診療連携拠点病院の重要な事業の1つと位置づけ取り組んでいます。

がん検診部門

がん検診部門では、堺市のがん検診受診率・精検受診率の向上をめざした、検診内容の検討を行い、堺市がん診療ネットワーク協議会でも検診の受診率向上に向け活動しています。

地域完結型の満足度の高いがん診療の提供

このようながん診療における高度専門医療と療養環境サポートの提供とともに、堺市二次医療圏においては、堺市二次医療圏ネットワーク協議会へ積極的に参画し、地域連携クリニカルパス運用、堺市在宅緩和ケアマップ作成、堺市がん患者会「よりそい」立ち上げのサポート、堺市医療圏相談支援マニュアル作成など多方面での地域連携活動、啓発活動を行い、この地域で治療を受けられる患者さんが、早期から緩和医療に至るまでの安定した療養環境を、入院中にも通院加療中にも維持できる、地域完結型の満足度の高いがん診療を提供できるよう活動しています。

胃がんはピロリ菌治療で予防できる!?

消化器内科部長　北村《きたむら》 信次《しんじ》

ピロリ菌って、何?

正式にはヘリコバクター・ピロリという胃の中に住む細菌です。感染すると胃に炎症を引き起こし、いろんな病気にかかわってくることが分かってきています。胃の中は胃酸があるため、普通の菌は死んでしまいますが、ピロリ菌はウレアーゼという酵素を持ち、アンモニアを作って胃酸を中和し、胃の中で生きることができます。

ピロリ菌はどのようにうつるの?

主に口から感染するといわれています。特に乳幼児期の衛生環境が関係していると考えられており、上下水道が十分普及していなかった世代の人で感染率が高く、衛生環境が整備された若い世代では低くなっています（50歳代69%、20歳代16%）。

ピロリ菌はどんな病気と関係があるの?

ピロリ菌に感染すると、全員がピロリ感染胃炎（慢性胃炎）を引き起こします。慢性胃炎は胃・十二《じゅうに》指腸潰瘍《しちょうかいよう》や胃MALT《マルト》リンパ腫《しゅ》、胃ポリープなどを引き起こし、一部は萎縮《いしゅく》性胃炎を経て胃がんを引き起こすことが知られています（図1）。２０１３（平成25年）年からピロリ感染胃炎に除菌治療の保険適用が広がったことで、胃がんも含めピロリ感染胃炎に関連する病気の発生が抑えら

表　ピロリ菌感染者から胃がんが発生

		10年間の胃がん発生
ピロリ菌感染	なし 280人	0人
	あり 1246人	36人 (2.9%)

Uemura N. et al. N Engl J Med 2001; 345: 784-9

図1　ピロリ菌感染と病気

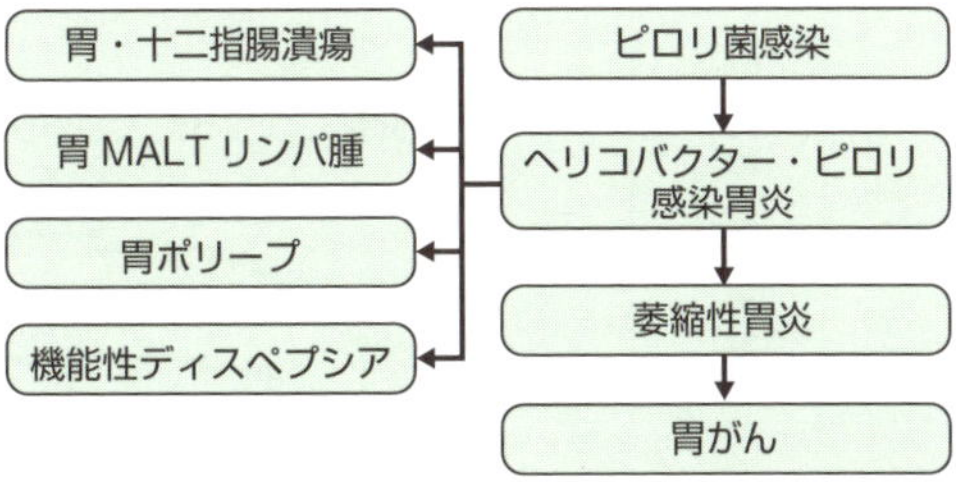

Asaka M. et al. Int J Cancer 2013; 132: 1272　一部改変

れる可能性が出てきました。

ピロリ菌と胃・十二指腸潰瘍との関係は?

ピロリ菌に感染すると必ず潰瘍になるわけではありませんが、胃・十二指腸潰瘍の患者さんの約90%がピロリ菌に感染しています。潰瘍を薬で治しても、ピロリ菌が残ったままでは1年後に大半の患者さんが再発するのに対し、ピロリ菌を治療することによって、潰瘍の再発率が大幅に低下することが知られています。

ピロリ菌と胃がんとの関係は?

ある病院に通院中の患者さんでピロリ菌に感染している人と感染していない人に分けて10年間経過観察したところ、感染している人では約3%に胃がんが発生したのに対し、感染していない人では胃がんは一人も発生しなかったという研究報告があります（表）。また、内視鏡治療で胃がんを根治できた患者さんで、ピロリ菌を治療した人としない人に分けて3年間経過観察したところ、ピロリ菌を治療した人は治療しない人に比べて胃がんの発生率が約3分の1に抑えられていたという報告もあります（図2）。

ピロリ菌の検査方法は?

内視鏡を使う方法と使わない方法に大別されます。内視鏡を使って胃の組織の一部を採取（生検）して検査する方法には、①迅速ウレアーゼ法②培養法③

図2　ピロリ菌除菌で胃がんの発生が3分の1に

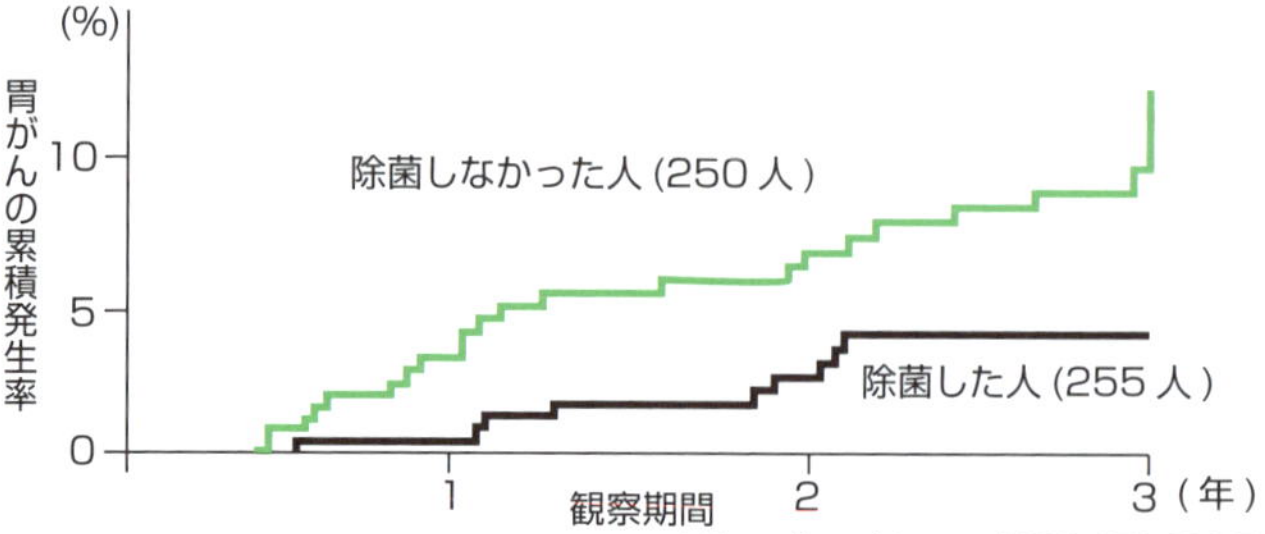

Fukase K. et al. Lancet 2008; 372: 392-7

鏡検法があります。内視鏡を使わない方法には、④尿素呼気試験法⑤抗体測定法（血液・尿）⑥抗原測定法（便）があります。①および④は、当センターでは当日中に結果が分かります。

ピロリ菌の治療方法は？

ピロリ菌を治療（除菌）するには、胃酸を抑える薬と2種類の抗菌薬の計3種類を1日2回、7日間飲み続けます。治療が成功したかどうかは内服終了後4週間以上あけてピロリ菌の検査（主に尿素呼気試験法）を行うことで判定します。1回目の治療での成功率は70～80％で、不成功の場合は、抗菌薬の種類を変えて2回目の治療を受けることができます（成功率90％）。

治療に伴う副作用としては、頻度《ひんど》の多いもので、下痢・軟便や味覚異常があります。頻度は少ないですが重篤なものに血便やアレルギーがあり、その際はすぐに薬を飲むのをやめて、病院に連絡してください。

除菌治療後の注意点は？

内服後の除菌判定の検査は必ず受けてください。除菌成功後も定期的な胃の検査は必要です。次回の検査時期は患者さんの状況によって異なりますので、担当医に相談してください。なお、除菌成功後に胸焼け症状が起こる患者さんが少数います。治療によって胃酸の分泌が改善したことが原因とされていますが、軽症で一時的な場合が多いようです。

体に負担の少ない、がんの内視鏡診断・治療

消化器内科医長 光藤《みつどう》 大地《だいち》

消化管の早期がん

消化器内視鏡で最も一般的な、胃カメラや大腸カメラとも呼ばれる内視鏡を使ったがんの診療の話から始めます。

内視鏡は大人の指ほどの太さの管で、先端にカメラが付いています。胃カメラでは口からカメラを飲んでもらい、主に食道・胃・十二指腸を観察します。大腸カメラでは肛門からカメラを入れていき大腸の観察を行います。そして食道や胃、大腸にできるがんやポリープなど治療を要する病変を探していきます。内視鏡検査では苦痛の大きい患者さんもいますので、鎮静剤や鎮痛剤を使って検査することもあります。

内視鏡治療は浅い層で

消化管のがんの場合、治療法には切除・抗がん剤・放射線治療などがあります。がんが早期に見つかれば、切除を内視鏡で行うことができます。消化管は4層ほどの層構造になっていますが、多くのがんは最も浅い層から発生し、だんだん深い層へと育っていきます。そして、がんが深いところまで育つほど転移する可能性が高くなります。

内視鏡治療の対象となるのは、浅い層にとどまり転移の可能性がほとんどない、と考えられる病変です。深い層までがんが育ってしまっていれば、手術などのほかの治療法を検討することになります。

写真1　大腸 EMR

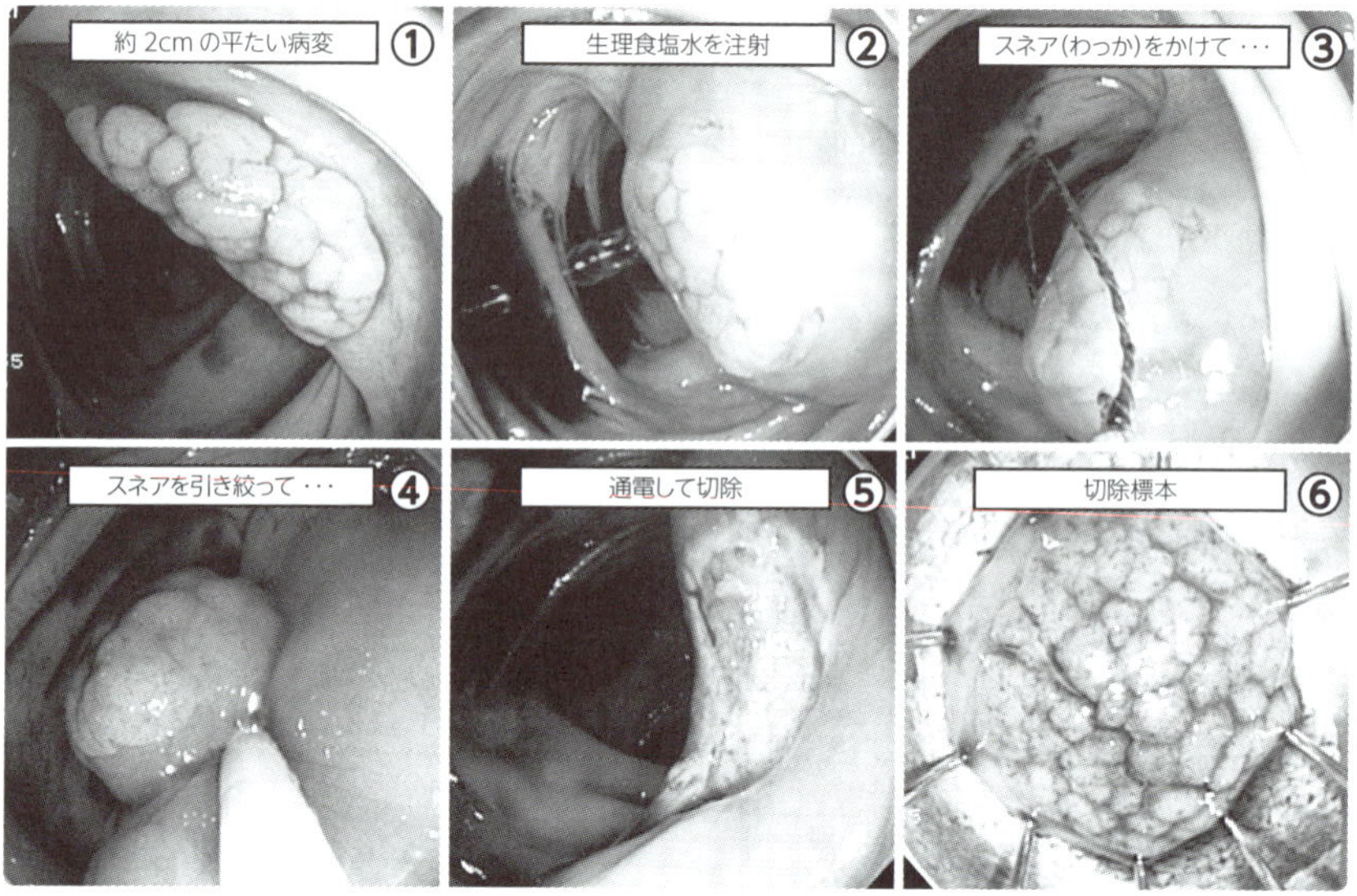

EMRとESDの治療法の違い

がんに対する内視鏡治療として、主にＥＭＲ（内視鏡的粘膜切除術）とＥＳＤ（内視鏡的粘膜下層剥離術《はくりじゅつ》）を行っています。どちらも病変を粘膜ごと取ることには変わりないですが、なげなわのような金属のわっかを病変にかけ、引き絞って電気を流して切る方法がＥＭＲ（写真１）。おもに大腸ポリープに対して行っています。電気メスで病変を少しずつ剥《は》ぎ取っていく方法がＥＳＤです（写真２）。最近ではかなり大きな病変でも浅い層にとどまる病変であれば、内視鏡で切除できるようになってきています。大きな傷跡もおおむね２か月程度で治癒します。

切除した病変は顕微鏡検査（病理検査）へ提出し、本当に浅い層にとどまるがんであったか、取り残しなく切除できているか、などを検討します。病理検査の結果によっては、追加で外科手術が必要になることがあります。

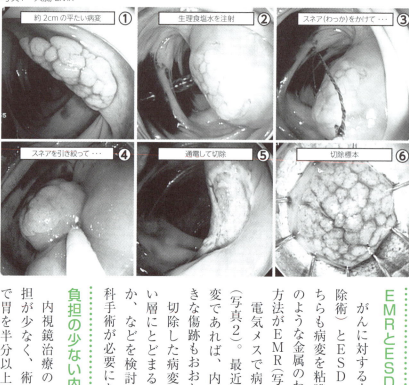

負担の少ない内視鏡治療

内視鏡治療の最大のメリットは、手術と比較すると体への負担が少なく、術後の臓器機能が保たれることです。例えば手術で胃を半分以上切れば食が細くなりやせてしまったり、肛門に

写真2　食道ESD

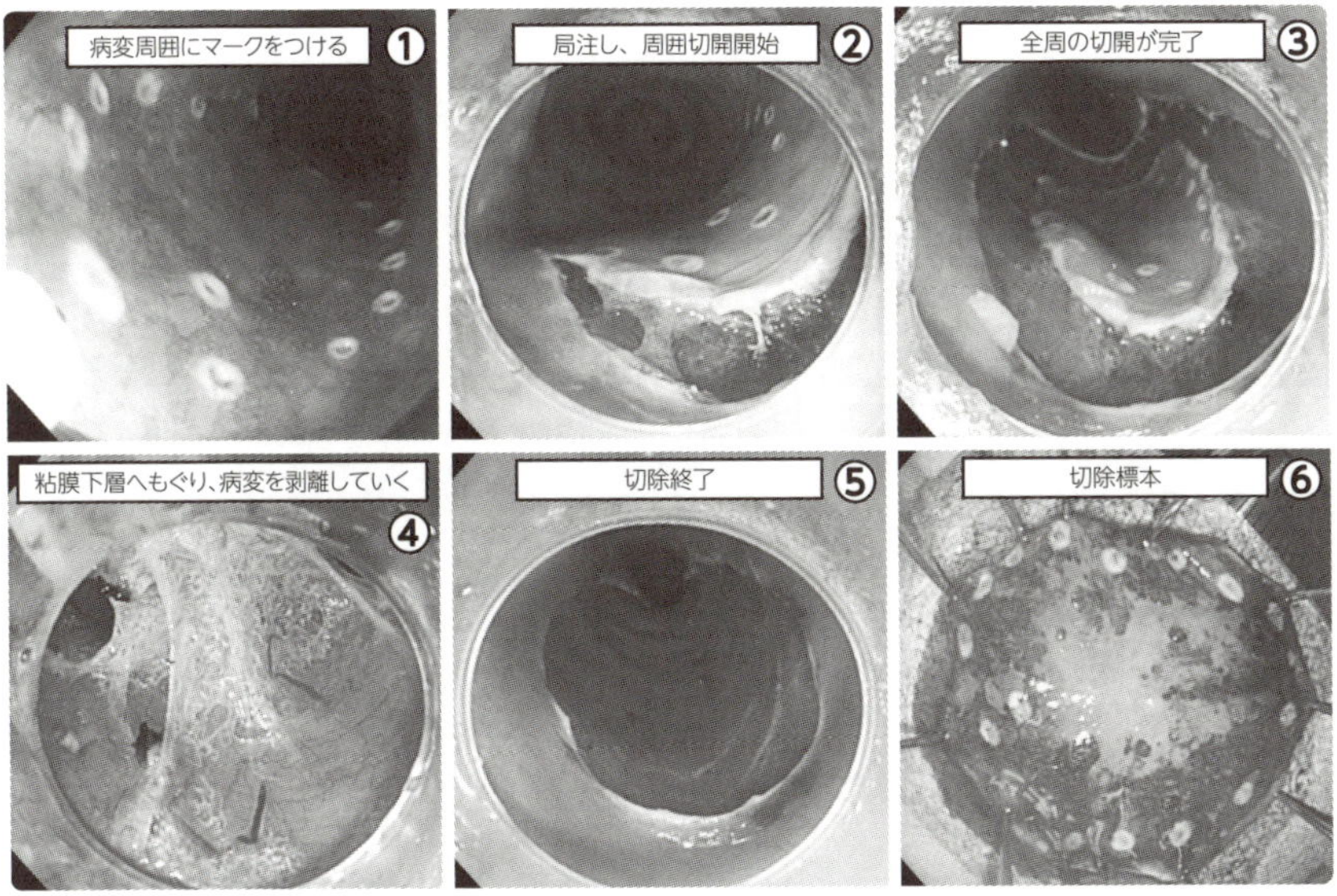

近い大腸を切除すれば術後の排便障害に悩まされたり、といったことも出てきます。内視鏡手術であればそのような心配はほとんどありません。

食道などで全周性に近いような大きな病変を切除した場合、傷跡が治るときに消化管が狭くなること（狭窄《きょうさく》）がありますが、狭窄予防にステロイドという薬を傷跡へ注射したり、狭窄してしまった場合には風船で膨らませて狭窄部位を広げたりといった対応が必要なケースがあります。

どんな人が「がん」にかかりやすいか？

どんな人が「がん」にかかりやすいかを調べた研究があります。がんの家族歴、飲酒、喫煙は、多くのがんでリスクを上げるとされています。そのほか特に指摘されていることとして、食道がんでは非常に熱い飲み物を飲むこと、胃がんではピロリ菌感染・塩分摂取過多、大腸がんでは肥満や赤身肉・加工肉摂取などが、がんのリスクとされています。

早期がんのほとんどは、無症状の患者さんに見つかります。がんとは無関係の症状で受けた検査で偶然見つかる患者さんもいます。胃がんや大腸がんの検診で異常を指摘された場合、内視鏡検査でがんを早期に見つけることができるかもしれません。

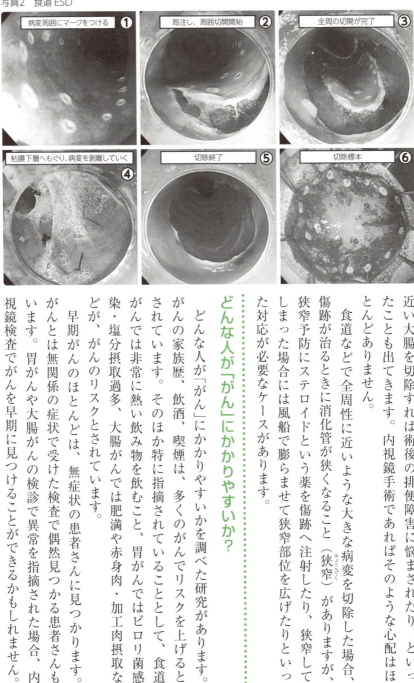

胃がんの診断と治療法
——進行度に応じた多様な治療を実施

外科統括部部長・
胃食道外科部長
藤田《ふじた》 淳也《じゅんや》

元外科統括部部長・
胃食道外科部長・外来化学療法センター長
（現近畿大学医学部附属病院 上部消化管外科）
木村《きむら》 豊《ゆたか》

さまざまな胃がん治療

最近「大腸がん、肺がんは増えている、胃がんは減った」とよく耳にしますが、厚生労働省の人口動態統計によると、いまだに胃がんは日本人がかかるがんの中で最も多いものの1つです。胃がんによる死亡者数は2番目に多く、まだまだ減少しているわけではありません。胃がんに対する治療は、これまでのようにどの程度の胃がんでも手術といった画一的な治療から、早期がんには胃内視鏡で行う内視鏡的治療や創《きず》の小さな腹腔鏡《ふくくうきょう》下《か》胃切除術、進行がんにはさまざまな化学療法などその進行程度によって多様になってきています。

胃がん治療の指針として2001（平成13）年に日本胃癌学会から『胃癌治療ガイドライン』（2014年に改訂）が刊行されて多くの施設で実際に運用されるようになりました。さらに一般患者さん用に分かりやすいイラストの説明が載っている『胃がん治療ガイドラインの解説』（金原出版、1000円〈税別〉、http://www.jgca.jp/pdf/GL2IPPAN.pdf）も刊行されています。

胃がんの進行度（病期／ステージ）

胃がんと診断されたら、内視鏡治療、手術治療、抗がん剤による化学療法など最良の治療法を選択するために、胃内視鏡やCTなど必要な検査を行って胃がんの進行の程度を調べます。胃がんの進行度は、がんの深達度（T／どこまで深くがんが浸潤《しんじゅん》しているか）、リンパ節転移の数（N／第1群～第3群リン

表　胃がんの進行度（病期：ステージ）

ステージ（進行度）	リンパ節転移：N			
深達度：T	N0：転移なし	N1：1～2個	N2：3～6個	N3：7個以上
T1：粘膜、粘膜下層	ⅠA期	ⅠB期	ⅡA期	ⅡB期
T2：筋層	ⅠB期	ⅡA期	ⅡB期	ⅢA期
T3：漿膜下層	ⅡA期	ⅡB期	ⅢA期	ⅢB期
T4a：漿膜（胃の外）	ⅡB期	ⅢA期	ⅢB期	ⅢC期
T4b：周囲臓器への侵潤	ⅢB期	ⅢB期	ⅢC期	ⅢC期
H1（肝転移）、P1（腹膜転移）、CY1（腹水）、M1（ほかの臓器に転移）：Ⅳ期				

パ節）、肝転移（H）、腹膜転移（P）、腹腔細胞診（CY／がん細胞がお腹《なか》の中に散らばっているか）、遠隔転移（M／肺や遠隔リンパ節に転移しているか）によって、「表」のようにステージⅠAからⅣに分かれます。

胃がんは深く浸潤すればするほど転移する割合が高くなります。粘膜までの胃がんでは転移する可能性はほとんどありません。胃がんの深達度別のリンパ節転移のある割合は、粘膜までの病変では2～3％以下、粘膜下層では10～15％、筋層では30％程度、それより深いと50％以上といわれています。遠隔転移をきたす割合も胃がんの深達度が深くなるほど増えていきます。ステージが小さければ小さいほど、治療成績がよくなります（治る可能性が高くなります）。

リンパ節転移の可能性がほとんどない早期胃がんに対しては内視鏡的治療が行われます。内視鏡的治療では不十分な胃がんには外科手術を、遠隔転移がある場合には化学療法（抗がん剤治療）を行います（図1）。

胃がんに対する手術治療

胃がんに対する外科手術は最も有効な治療手段の1つです。胃を切除する範囲は、胃がんの部位によって決まります。胃を上部、中部、下部と3等分にして、胃がんが中部や下部にある場合には、幽門側胃切除、上部にもある場合には胃全摘を行うことになります（図2）。中部に限局する早期胃がんでは幽門保存胃切除、上部に限局する早期胃がんでは噴門側胃切除を行います。

早期胃がんやリンパ節転移が明らかでない胃がんに対しては、創の小さな腹

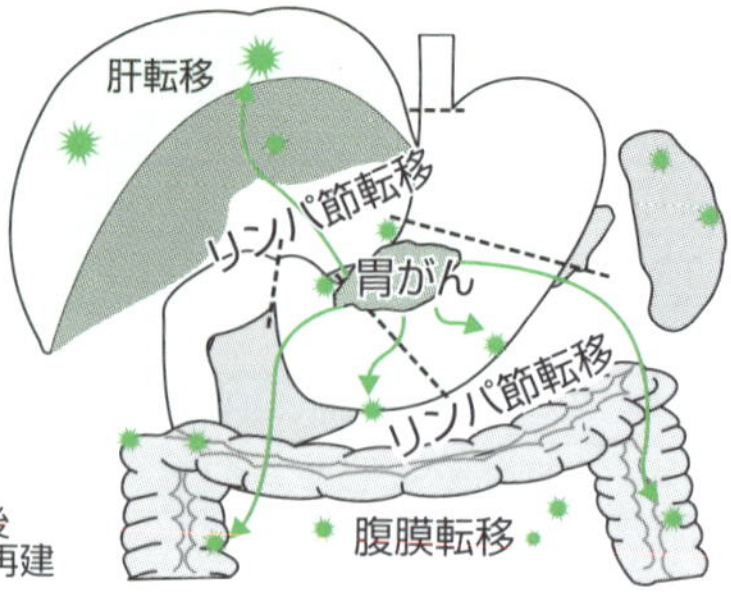

図1　腹膜転移

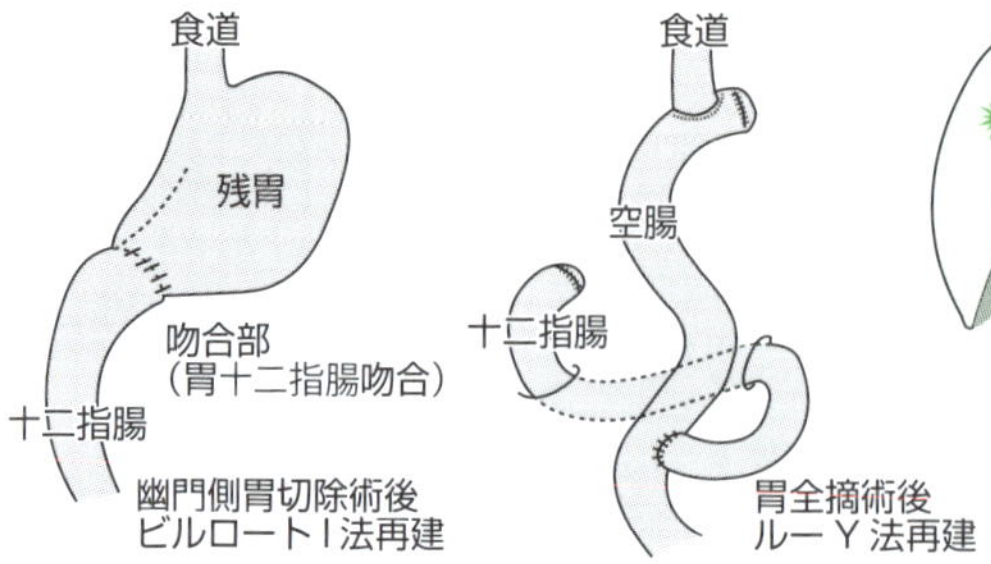

図2　胃がんの外科手術

腔鏡下胃切除術を行っています。腹腔鏡手術には痛みが少ない、回復が早いなどのメリットもあります（図3）。

手術後に合併症がなければ治療内容によってだいたい同じような経過で入院から退院まで治療が行われていきます。「治療計画書＝クリニカルパス」を用いて患者さんと治療経過やスケジュールに関する情報を共有しながら治療しています。治療の数日から1日前に入院して、大きな合併症がなくて治療計画通り経過すれば手術後約2週間で退院となります。

胃がんに対する化学療法

抗がん剤による化学療法は手術とともに胃がん治療の柱となっています。再発した場合や腹膜転移、肝転移、第3群以上の高度なリンパ節転移がある場合や手術をしてもがんが残存している場合には化学療法が第一選択の治療法です。抗がん剤は効果とは裏腹に副作用も強く出る場合があるので、まず抗がん剤の使用に耐えられるだけの体力と肝、腎、骨髄《こつずい》などの臓器の機能が十分保たれていることが必要です。胃がんの場合、抗がん剤で腫瘍《しゅよう》が完全に消失することは非常にまれですので、抗がん剤による化学療法の第一の目標は完治でなく延命ということになります。

当院では食事のできる場合は経口抗がん剤を内服しながら、必要なときだけ外来や短期入院で抗がん剤注射を行うなど外来治療を中心とした化学療法を、外来化学療法センター（ATC）で安全に配慮してチーム医療で行っています。初めの抗がん剤治療（1次療法）がよく効いて完治することもまれにあります

図3　開腹手術と腹腔鏡手術（ー手術の創）

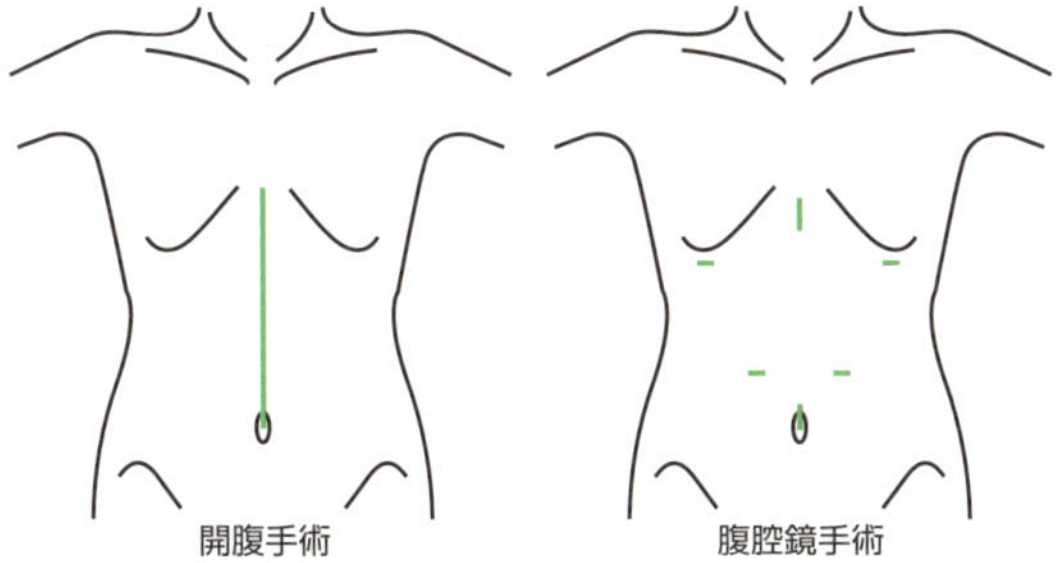

が、たいていはいずれ1次治療が効かなくなります。その場合でも、その次の治療（2次治療）を行うことで治療成績が向上することが最近の研究で分かってきました。続けられないような副作用や体調の不良がない場合は、効果がある限り治療を継続していくことになります。

胃がんに対する集学的治療

スキルス胃がんや大きな潰瘍《かいよう》を伴った胃がん、大きなリンパ節転移を伴った胃がんなどは、手術だけでは再発する場合が多いといわれていますので、治療成績の向上のために手術前に抗がん剤による化学療法を計画的に実施してから手術を行う集学的治療の取り組みを行っています。

また、腹膜転移に対して腹腔内に直接抗がん剤を注射する治療（腹腔内化学療法）を、東大病院や近大病院などと協力し、先進医療として行っています。

チーム医療

当院では、消化器内科、放射線科、放射線治療科と協力して診断・治療を行っています。治療中は、医師のみならず歯科、看護師、薬剤師、理学療法士、管理栄養士、メディカルソーシャルワーカー（ＭＳＷ）など多職種のメディカルスタッフと協同し、（呼吸器）リハビリテーション、口腔《こうくう》ケア、栄養サポートチーム、緩和ケアチーム、外来化学療法センター（ＡＴＣ）などチーム医療で患者さんをサポートします。

食道がんの最新の診断と治療とは？

外科統括部部長・
胃食道外科部長　藤田《ふじた》 淳也《じゅんや》

元外科統括部部長・
胃食道外科部長・外来化学療法センター長
（現近畿大学医学部附属病院 上部消化管外科）　木村《きむら》 豊《ゆたか》

食道がんの主な原因は、タバコとお酒

食道はのどから胃まで食事を運ぶ管状の臓器で、頸部《けいぶ》から胸の中の背側を通って腹部の胃までつながっており、その周りには気管、大動脈、肺、心臓、迷走神経など重要な臓器と接しています（図1）。食道がんは食道の内側の粘膜から発生するがんで、日本人の死亡原因の第7位です。食道がんにかかる男女比は6対1程度で、男性の方が多く発生します。原因は、主にタバコとお酒で、両方をたしなむ人はより食道がんにかかりやすいといわれています。また、口から喉頭《こうとう》は食道と同じ性状の粘膜で被われており、食道がんと頭頸部のがん（咽頭《いんとう》がん、喉頭がん、口腔底《こうくうてい》がん、舌がんなど）とは合併しやすくなっています。

・食道がんの治療法には、内視鏡的粘膜切除術、手術、化学療法、放射線療法があります。
・がんの進行度（進み具合）や全身状態に応じた治療法の選択が重要です。
・当院では、食道がんの全ての治療法に対応することができます。
・特に、食道がんの手術は極めて高侵襲《こうしんしゅう》であり、高度で緻密《ちみつ》な手術技術と周術期管理（ＩＣＵ管理）を実践しています。
・当科には食道科認定医がおり、年間20例以上の食道がんを治療しています。

表　食道がんの進行度（病期：ステージ）

ステージ（進行度）	リンパ節転移：N				
深達度：T	N0：転移なし	N1：第１群	N2：第２群	N3：第３群	N4：第４群
T0、T1a：粘膜	0期	Ⅰ期	Ⅱ期	Ⅲ期	Ⅳa期
T1b：粘膜下層	Ⅰ期	Ⅱ期	Ⅱ期	Ⅲ期	Ⅳa期
T2：固有筋層	Ⅱ期	Ⅱ期	Ⅲ期	Ⅲ期	Ⅳa期
T3：外膜	Ⅱ期	Ⅲ期	Ⅲ期	Ⅲ期	Ⅳa期
T4：周囲臓器への浸潤	Ⅲ期	Ⅳa期	Ⅳa期	Ⅳa期	Ⅳa期
M1（遠隔臓器に転移）：Ⅳb期					

食道がんの進行度（病期／ステージ）

食道がんと診断されたら、内視鏡治療、手術治療、抗がん剤による化学療法など最良の治療法を選択するために、内視鏡やCT、PET／CTなど必要な検査を行って進行の程度を調べます。食道がんの進行度は、がんの深達度（T／どこまで深くがんが浸潤《しんじゅん》しているか）、リンパ節転移の場所（N／第1群～第4群リンパ節）、遠隔転移（M／肺、肝や遠隔リンパ節に転移しているか）によって、「表」のようにステージⅠからⅣbに分かれます。

食道がんは深く浸潤すればするほど転移する割合が高くなります。粘膜までの胃がんでは転移する可能性は非常に少なくほとんどありません。しかし、粘膜下層にがんが浸潤するとリンパ節転移のある割合は40％以上となり、筋層より深く進行するとでは70～80％以上といわれています。遠隔転移をきたす割合もがんの深達度が深くなるほど増えていきます。ステージが小さければ小さいほど、治療成績がよくなります（治る可能性が高くなります）。

リンパ節転移の可能性がほとんどない粘膜までの表在食道がんに対しては内視鏡的治療が行われます。内視鏡的治療では不十分な食道がんには外科手術が行われ、遠隔転移がある場合には化学療法（抗がん剤治療）、気管や大動脈に浸潤する食道がんには放射線化学療法が行われます。手術の前に化学療法や放射線化学療法をするなど集学的治療も積極的に行われています。

図1　食道の仕組み

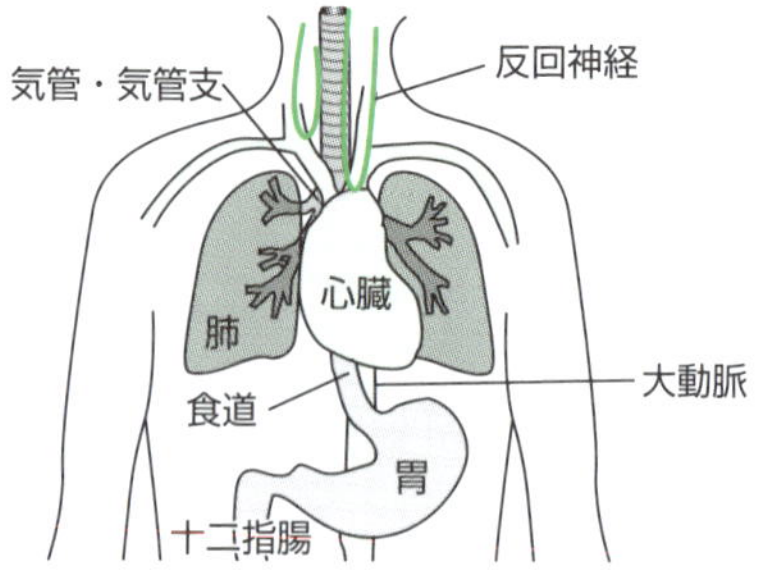

図2　食道切除胃管再建

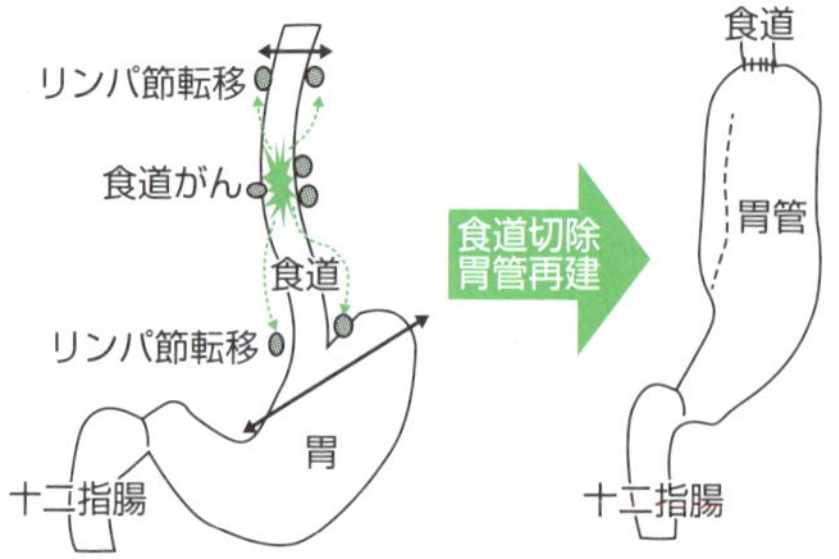

食道がんに対する内視鏡治療

食道がんは、胃がんと異なって粘膜下層に進むとリンパ節転移を高頻度《こうひんど》で起こしますので、内視鏡治療は粘膜までのがんが対象となります。粘膜までの食道がんに対しては内視鏡切除（ＥＳＤ）が行われます。ＥＳＤの合併症は、出血、穿孔《せんこう》、狭窄《きょうさく》です。ＥＳＤで切除した結果、粘膜下層に浸潤していることが判明した場合には、手術や放射線化学療法などの追加治療が必要になることもあります。

食道がんに対する手術治療

食道がんに対する外科手術は最も有効な治療手段の1つです。食道の手術は、食道の切除、転移している（かもしれない）リンパ節の切除（郭清《かくせい》）、そして食事の通り道の再建です。

食道を切除する範囲は、食道がんの部位によって決まりますが、たいていの食道がん（胸部食道がん）では食道の大部分を周囲のリンパ節とともに切除します。頸部食道がんでは、頸部食道のみを切除することもあります。リンパ節は、食道の周囲のみならず、胃の上部周辺の腹部のリンパ節も切除します。場合によっては頸部のリンパ節も切除が必要です。食道を切除した後は、胃を管のようにして（胃管を作成して）食事の通り道を再建します（図2）。胸部（開胸）操作に加えて、腹部操作、場合によっては頸部操作も必要となりますので、

図3　食道がんの手術

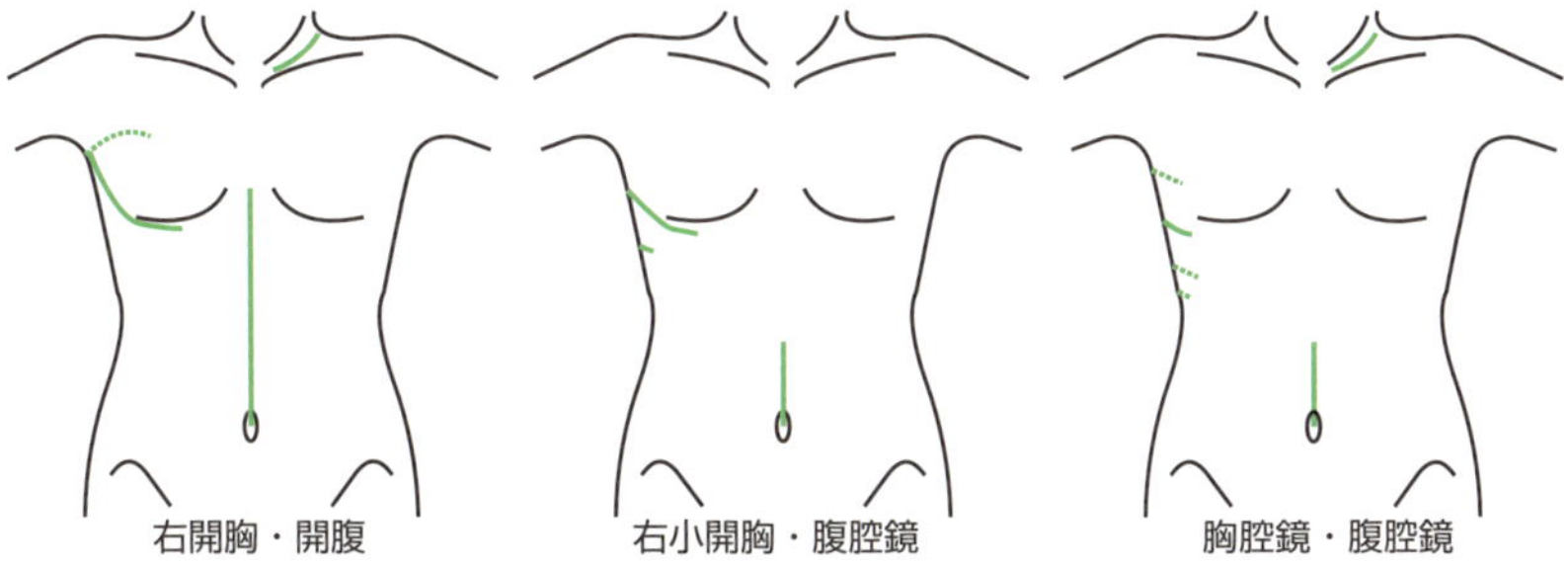

非常に大きな手術の1つといえます。

開胸操作は12㎝程度の小開胸創で行います（図3）。早期食道がんやリンパ節転移が明らかでない食道がんに対しては、創《きず》の小さな胸腔鏡《きょうくうきょう》下《か》食道切除術を行っています。腹部操作は腹腔鏡を用いて小さな創で胃管を作成しています。腹腔鏡手術には痛みが少なく、回復が早いなどのメリットがあります。

食道がんに対する放射線治療

食道がんは一般的に放射線治療が効きやすいとされています。局所で進行して他の臓器（気管や大動脈などの血管）に浸潤していて手術で切除するのが困難な食道がんや狭窄症状が強い食道がんに対して、（多くは化学療法と同時に）放射線療法を行います。

食道がんに対する化学療法

抗がん剤による化学療法は手術、放射線治療とともに食道がん治療の柱となっています。再発した場合や肺転移、肝転移、遠隔のリンパ節転移がある場合、手術をしてもがんが残存している場合には化学療法が第一選択の治療法です。抗がん剤は副作用も強く出る場合があるので、まず抗がん剤の使用に耐えられるだけの体力と肝、腎、骨髄などの臓器の機能が十分保たれていることが必要です。食道がんの場合、抗がん剤で腫瘍が完全に消失することは非常にまれなので抗がん剤による化学療法の第一の目標は延命になります。治療に用いる薬

図4　食道がんの治療

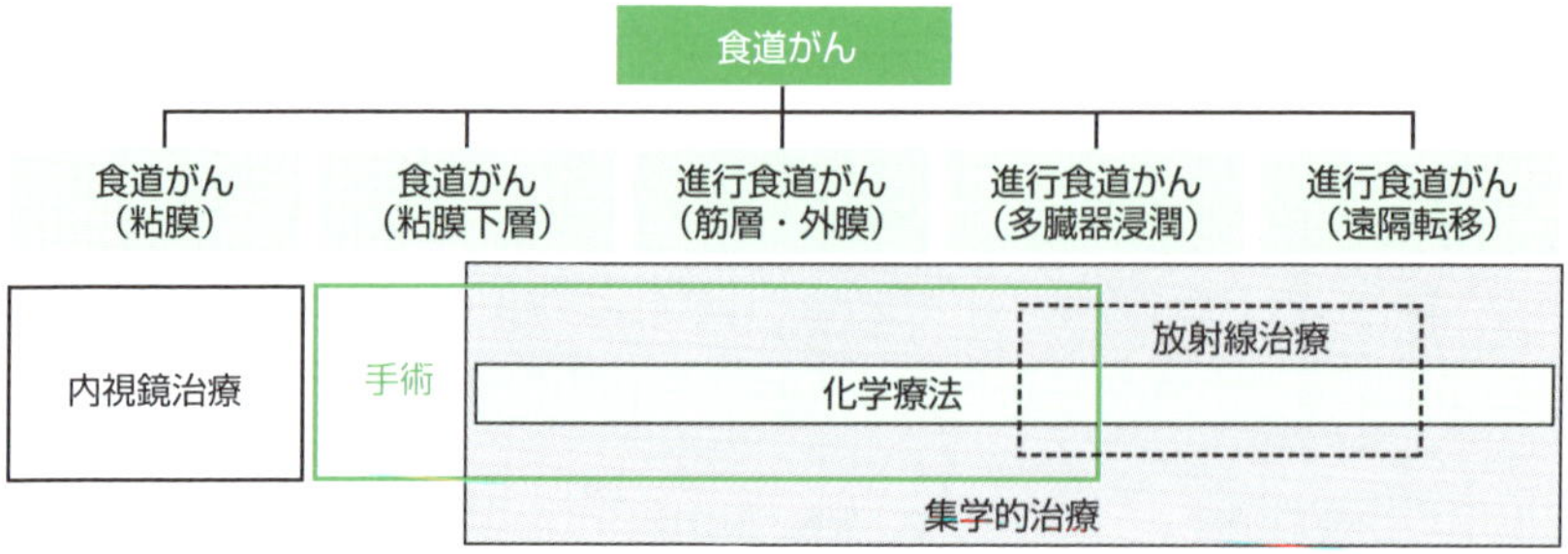

剤は、標準治療である5－FU＋シスプラチン療法に加えて、さらに効果が期待されている5－FU＋シスプラチン＋ドセタキセル療法が行われます。そのほか、ドセタキセル、パクリタキセル、TS－1（内服）が用いられます。

食道がんに対する集学的治療

ある程度進行した食道がんでは、手術だけでの治療が困難な場合があります。手術の前に化学療法や放射線化学療法を行って腫瘍を制御し、小さくした後に手術をする方法も行われています。このようにいろんな治療法を組み合わせて行う方法を集学的治療と言います（図4）。

チーム医療

当院では、消化器内科、放射線科、放射線治療科、歯科口腔外科、リハビリテーション科と協力して診断・治療を行っています。治療中は、医師のみならず歯科、看護師、薬剤師、歯科衛生士、理学療法士、言語聴覚士、管理栄養士、メディカルソーシャルワーカー（MSW）など多職種のメディカルスタッフと協同し、（呼吸器）リハビリテーション、口腔ケア、栄養サポートチーム、緩和ケアチーム、外来化学療法センター（ATC）などチーム医療で患者さんをサポートします。

ここまで進んでいる大腸がんの治療法

がんセンター長・大腸肛門外科部長 辻江《つじえ》 正樹《まさき》

大腸がんの腹腔鏡下手術《ふくくうきょうかしゅじゅつ》

大腸がんの治療法は、がんの進行度により異なります。がんの進行度のことをがんの病期と呼びます。病期は、がんが腸管壁にどの程度浸潤《しんじゅん》（組織に食い込んで入っていくこと）しているか、周囲の組織に転移（がん細胞が原発巣から、血液やリンパの流れに乗って離れた臓器やリンパ節で大きくなること）しているかで決まります。

大腸がんでは、転移の可能性の少ない早期がん（粘膜内がんもしくは粘膜下層まで入り込んでいても浅い範囲にとどまっているがん）に対しては、大腸内視鏡を用いた内視鏡的切除（内視鏡的ポリープ切除術、内視鏡的粘膜切除術／ＥＭＲ、内視鏡的粘膜下層剥離術《はくりじゅつ》／ＥＳＤ）が行われます。がんの状態が進行している場合には、転移・浸潤しているがん細胞も一緒に切除するために外科的手術が必要となります。

従来の開腹手術では、お腹《なか》を大きく切り開いて病変部を直接確認して切除する手術を行っていましたが、腹腔鏡下手術では、腹腔鏡でお腹の中を観察しながら専用の鉗子《かんし》を何本か用いて手術を行います。

通常の腹腔鏡下手術では、炭酸ガスで腹腔内を膨らませ、腹壁に何か所か小さな穴を開けて、専用の細い筒（ポート）を挿入し、このポートに腹腔鏡を入れて、腹腔内をカメラのモニター画面に映し出して観察しながら、細長い特殊な鉗子を用いて腹腔内で操作を行い、病変部を切除したり必要な処置を行いま

図1　腹腔鏡下手術

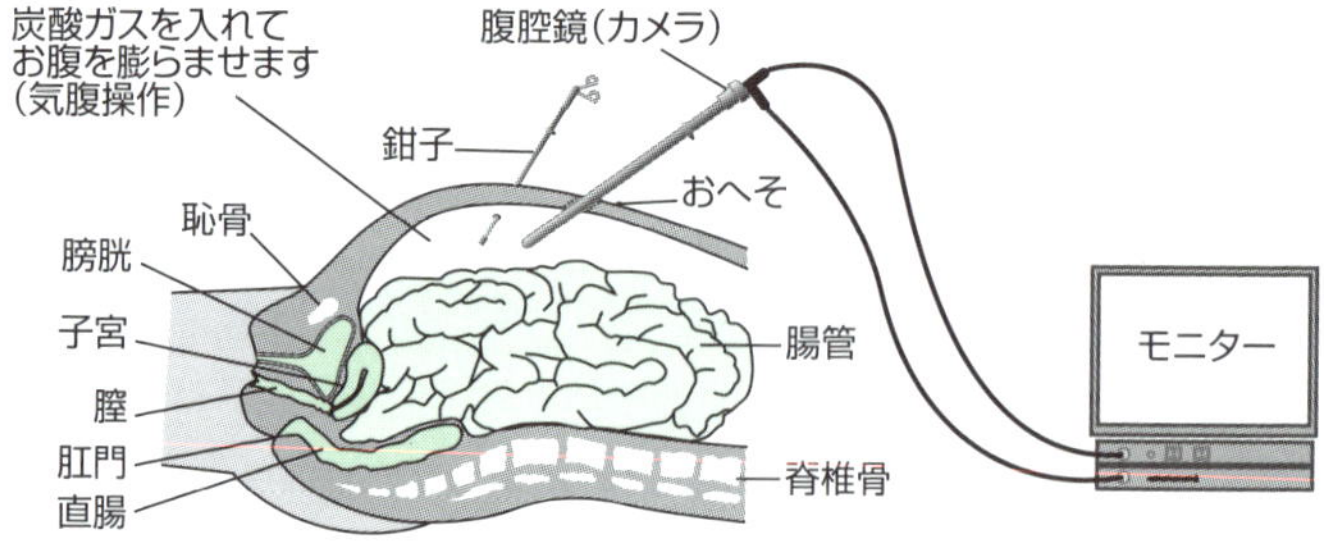

す。最近では、ポートの本数をさらに減らして行う、Reduced port surgery《レデュース ポート サージェリー》やおへそ部分の数cm程の創《きず》のみで行う単孔式腹腔鏡手術も手術部位の状態に応じて採用されるようになってきています。

腹腔鏡下手術は、手術自体の難易度が高く、開腹手術に比べると手術時間がやや長くかかる傾向はありますが、腹部を大きく切り開く必要がないため、手術後の創の痛みが少なく、腸の動きの回復が早いため、術後の食事が早く再開できる傾向にあり、全身状態が比較的早く回復し入院期間が短縮できるメリットがあります（図２）。

また、腹腔鏡下手術では、カメラでモニター画面に拡大して腹腔内を観察するため、腹腔内の重要な臓器の細かな構造を確認しながら操作を行えるので、骨盤内のように狭いスペースでも開腹手術に比べて良好な視野を保ちながら手術を進めることが可能です（図１）。その一方で、腸閉塞《ちょうへいそく》のため腸管が拡張している場合や、お腹の中で腸管や腹壁の癒着（炎症や手術により本来は離れている組織の腸管、腹壁、臓器同士が付着してしまうこと）が強い場合には、腹腔鏡で手術を行うことが難しくなります。

当センターでは、進行大腸がんの患者さんや、緊急手術を受けられる大腸がんの患者さんに対しても、可能な限り積極的に腹腔鏡下手術を行い、周術期の苦痛の軽減と早期回復をめざしています。

図2　開腹手術と腹腔鏡下手術の比較

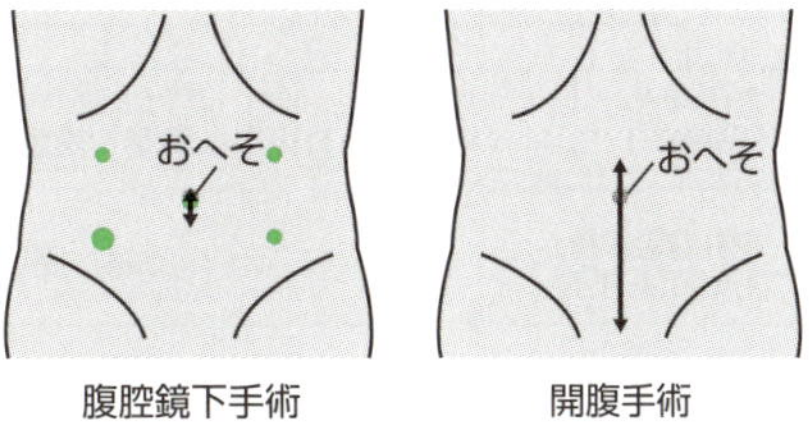

図3　括約筋間直腸切除術（ISR）

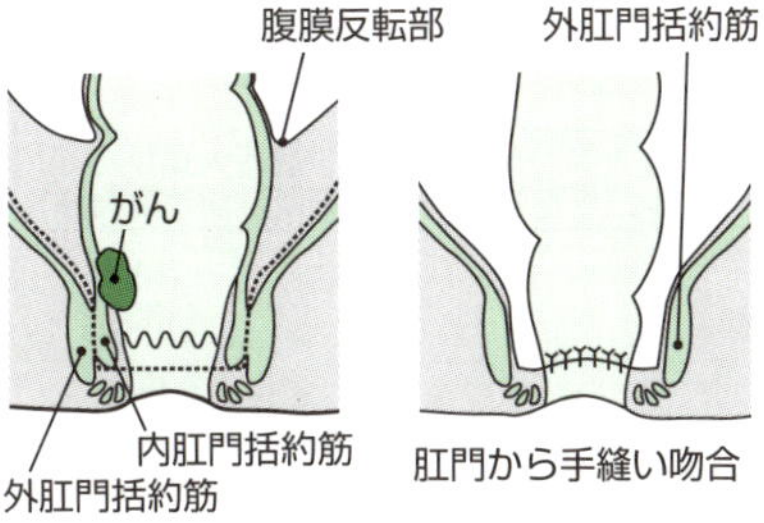

肛門括約筋温存手術の実際

大腸の中で肛門から約20㎝までの部分を直腸と言います。直腸にがんができた場合には、手術で肛門を残すことができるかどうかが問題となります。従来は、肛門に近い部位（下部直腸）に直腸がんができた場合には、がんを残さず切除するために直腸切断術（肛門括約筋を切除し永久人工肛門になる手術）を行っていましたが、最近では、患者さんのＱＯＬ（Quality of life／生活の質）を考え、肛門に近い場所にできたがんの場合でも、できるだけ肛門を残す手術を行うことが好ましいと考えられるようになりました。吻合《ふんごう》機械を使用して行う、低位前方切除術、さらに肛門に近い部位で直腸と肛門を吻合して行う、超低位前方切除術が、括約筋温存手術（内肛門括約筋、外肛門括約筋、肛門挙筋）の標準手術として実施されるようになってきました。

また、肛門縁に近い場所に直腸がんができた場合でも、一定の条件を満たす比較的早期の直腸がんの場合には、内肛門括約筋のみを切除し外肛門括約筋を温存することで肛門機能を可能な限り温存する括約筋間直腸切除術（ＩＳＲ）で肛門括約筋温存手術を行うことが可能となってきています（図３）。この手術では、まず経腹的操作でお腹側から直腸を肛門管近くまで剥離すると同時に転移の可能性のあるリンパ節を郭清《かくせい》（一括切除）し、続いて会陰側からの経肛門操作で内肛門括約筋切除、直腸切除を行い、残存腸管と肛門管を吻合します。術後は、残された組織（外肛門括約筋と肛門挙筋）のみで肛門機能・排便機能

図4　大腸がんの治療

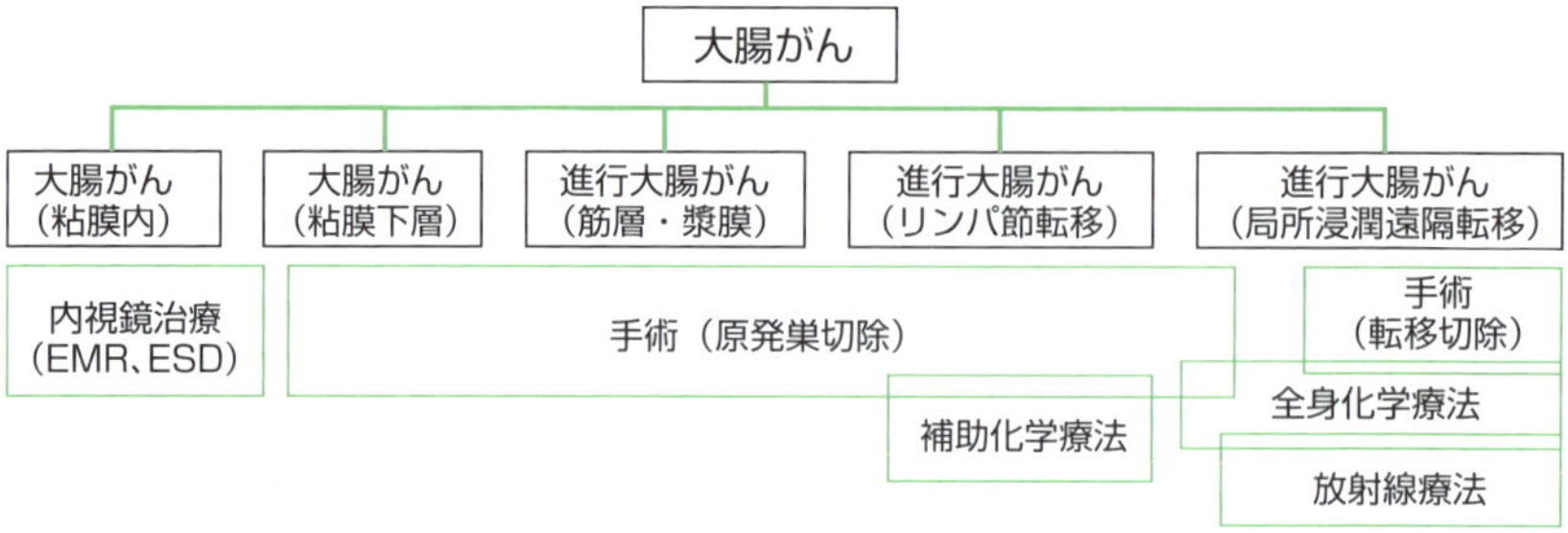

を維持しなければならないため、術後の肛門機能・排便機能が低下する可能性が大きく、本当にこの術式を行うことが患者さんのメリットになるかどうか十分に検討する必要があります。

大腸がんの化学療法の実際

大腸がんの化学療法は、手術後の大腸がん再発を予防するために行う術後補助化学療法と、進行再発大腸がんに対する化学療法に分けられます。

術後補助化学療法は、手術で目に見えるがんを全て切除した後で、体内に残っている可能性のある目に見えないがん細胞に対して、再発の可能性を下げることを目的として行います。

一方、手術だけではがんを完全に切除することが難しい場合や、手術を行うことが難しい場合に、大腸がんの縮小や延命、ＱＯＬの向上を目的として、進行大腸がんや再発大腸がんに対する化学療法が行われます。

近年、大腸がんの化学療法は飛躍的に進歩し、使用可能な薬剤の種類も増え、幾つかの作用の異なる薬剤を組み合わせて治療を行うことが多くなってきています。また、化学療法には、『大腸癌治療ガイドライン』などで推奨される幾つかの選択肢があり、治療効果と薬剤による副作用、生活スタイルへの影響などを考慮して、治療法を決定していきます。

最近では、従来の抗がん剤に加え、分子標的薬という種類の治療薬も使用できるようになってきています。従来の抗がん剤は、がん細胞だけではなく正常細胞までも攻撃するため、抗がん剤による副作用が比較的強かったのですが、分子標的薬は、体内で主にがん細胞に発現している特定の分子だけを攻撃する作用を持つため、正常細胞への影響を抑えつつ治療を行うことができる薬剤として期待されています。進行大腸がんや再発大腸がんに対しては、この分子標的薬を抗がん剤と併用することで、がん細胞を抑え込む効果が期待されます。

化学療法に対するイメージとして、嘔気《おうき》、倦怠感《けんたいかん》、食欲低下などの副作用のために、体力を消耗してしまい安心して治療を継続することが難しいのではないかとかまえてしまう人もいますが、副作用の比較的少ない抗がん剤が使用できるようになってきたことや、副作用をコントロールするための薬剤が開発され副作用対策も進歩してきたこと、患者さんの状態に合わせた抗がん剤の選択と組み合わせを行えるようになってきたことなどにより、実際の化学療法は、基本的には外来通院で安心して継続することができます。また、がんによる苦痛を伴う場合には、その苦痛を軽減するための治療（緩和治療）を行いながら、体調に合わせた化学療法を継続することも可能です。

肝細胞がんの内科的治療とは？ ——ＲＦＡと肝動脈塞栓術

消化器内科医長 高橋《たかはし》 俊介《しゅんすけ》

どんな治療法があるの？

肝細胞がんの治療は、外科的切除の適応例は30％前後といわれています。もともと肝細胞がんは肝硬変症（原因によらず）で見つかることが多く、また肝臓内で多発性に発がんしやすいためです。そのため、さまざまな内科的治療が肝細胞がんに対して行われています。

次に、代表的な肝細胞がんの内科的治療について、当センターでの取り組みを踏まえて説明します。

経《けい》皮《ひ》的《てき》ラジオ波《は》焼灼術《しょうしゃくじゅつ》（radiofrequency ablation／ＲＦＡ）とは？

電流発生装置とＲＦＡ針と呼ばれる穿刺針《せんししん》（電極）、体に貼り付ける対極板とで回路を形成し、ここに電流を流すことで、穿刺針先端部周辺の肝細胞がんを焼灼する治療法です（図1）。手術と比較して、傷口は数㎜程度で済み、治療時間も1時間程度ですので、患者さんへの負担は軽くなります。

また、全身麻酔は用いず、局所麻酔と軽い鎮静剤投与だけで治療を行いますので、治療後は数時間の安静だけで大丈夫です。術後はＣＴでどれだけ焼いたのか確認をしますが、効果が不十分であれば後日、追加治療をすることも可能です。

適応としては、「腫瘍《しゅよう》の大きさおよび個数が3㎝／3個以下、もしくは5㎝以下で腫瘍が1つのみ」とされていますが、基準範囲外の場合でもＲＦＡを行

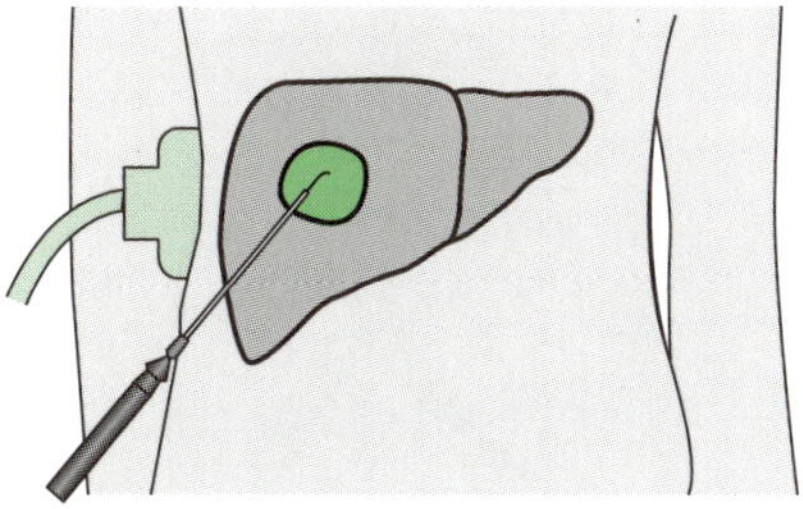

図1　経皮的ラジオ波焼灼術

うことがあります。術後生存率は3年90%、5年70%程度であり、腫瘍の大きさが2㎝以下であれば、肝切除とほぼ同等の治療成績が得られます。超音波装置で観察しながら治療を行いますので、腫瘍が見えない場合や、消化管に接していて焼灼困難な場合は治療できないケースがあります。

当センターではそのような場合、超音波観察用の造影剤を投与して、リアルタイムに腫瘍を描き出して確認しながら治療を行ったり、人為的に胸水や腹水などをお腹《なか》の中に作り出して腫瘍を焼灼したりします。

このように治療効果も高く、患者さんの体に負担も少ない優れた治療法ですが、幾つかの欠点もあります。まず、腫瘍が肝臓内の大きな血管や胆のうに接している場合や、先ほど述べたように胃や大腸などの消化管に近い場合などは、無理に焼灼すると出血やほかの臓器を損傷する可能性があります。その場合は、焼灼範囲をできるだけ最小限に抑えるよう、ＲＦＡ針を刺す方向や深さなどを調整したり、後述するカテーテル治療を併用しながら、適切な治療効果を得られる工夫を行います。

肝動脈塞栓術《そくせんじゅつ》(Transcatheter arterial chemoembolization／TACE)とは?

Ｘ線透視を用いながら行う、カテーテル治療です（図2）。肝細胞がんは、ほぼ１００％肝動脈から栄養を受けて増大していくのですが、この治療では、その栄養動脈を抗がん剤および塞栓物質（詰め物）でつぶすことにより、肝細胞がんを兵糧《ひょうろう》攻めにして壊死《えし》（腐らせる）させます。

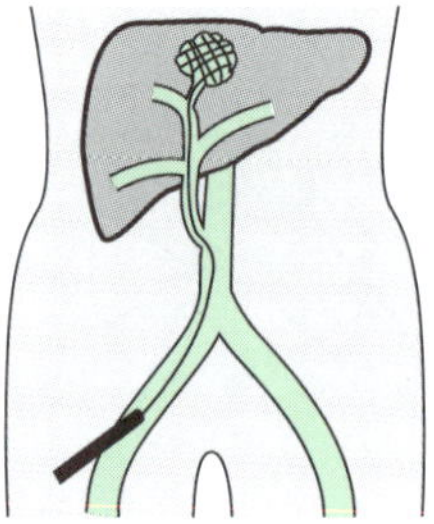

図2　肝動脈塞栓術

まず、患者さんの大腿《だいたい》動脈（脚の付け根に走行する太い動脈）からカテーテルを刺し入れ、体の中心部を縦断する腹部大動脈を上に向けて動かします。腹部大動脈から肝臓に向かう肝動脈を選択し、さらに細いカテーテルを用いて肝細胞がんを栄養している肝動脈を選びます。そして、その栄養動脈へ適切な量の抗がん剤を注入し、ゼラチンスポンジと呼ばれる塞栓物資を詰めます。

腫瘍の大きさが３cm以上で個数が４個以上の肝細胞がんには、原則的にこの治療法が選択されます。適応範囲も広く、治療回数の制限も特にありません。この治療法も、ＲＦＡと同様に局所麻酔薬と軽い鎮静剤投与だけで行いますので、術後は３～４時間ベッド上で安静にした後は、食事や歩行など行ってもかまいません。

欠点は、手術やＲＦＡに比べて治療効果は劣ること、血管の形状や走行によっては治療不可能なケースがあることなどが挙げられます。また、門脈と呼ばれる肝臓を栄養とする血管が腫瘍によって詰まっていたり、肝機能が不良な場合はこの治療でさらに肝障害が悪化することがあります。その場合は、塞栓物質を用いずに抗がん剤を注入して治療を終了する肝動注療法なども行われます。

最も効果的な治療を選択

当センターではＲＦＡと肝動脈塞栓術を軸とした内科的肝細胞がん治療を行っています。肝細胞がんは非常に再発率が高いという性質を持つ半面、さまざまな治療を組み合わせることができるという特徴もあります。例えば、肝動脈塞栓術を行ってからＲＦＡをさらに追加して、より焼灼範囲を広げる工夫を行うことも可能です。

患者さん個人の全身状態と肝機能も考慮した上で、最も効果的な治療を選択し、取り組むことが当センターでの肝細胞がん治療の特色です。

肝臓・胆道・膵臓がんの最新の治療方法を教えて

元肝胆膵外科部長　山本《やまもと》 為義《ためよし》

肝臓がんの手術

肝臓がんには原発性肝がんと転移性肝がんがあり、両者では手術で肝臓を切除する範囲も少し違います。原発性肝がんの手術では腫瘍《しゅよう》の周りに小さな肝内転移が存在することがあり、これらを含めて腫瘍の存在する肝区域を切除するのが良いとされています。一方で、大腸がん肝転移では腫瘍から1㎜以上距離をあけて部分切除すれば良いと考えられています。各々の患者さんで術前に切除する肝臓の大きさを推測し、術前の肝機能から割り出される最大許容肝切除量内に留まっているかを確認します。さらに、3Dソフトを用い肝内の脈管走行を考慮して、術前に肝切離のシミュレーションを行っています。

肝細胞がんは、B型肝炎やC型肝炎によるウイルス性肝炎およびアルコール性肝炎を原因に発生しますが、そのほかに非アルコール性脂肪性肝炎（NAFLD）が原因で発生します。NAFLDはメタボリックシンドロームの一現象であり、最近NAFLDからの肝発がんが増加してきており注目されています。

転移性肝がんの場合、非がん部の肝臓は正常であることが多いのですが、大腸がん肝転移などのように肝切除前に化学療法を受けていた場合には肝予備能が低下していることがあります。

肝切除後の術後経過は術中の出血量に大きく影響されるので、なるべく出血量を少なくするために、開腹に加えて開胸手術を加える場合があります。また、腫瘍が肝下縁に近くかつ肝表面に存在する場合には腹腔鏡下《ふくくうきょうか》肝切除のよい適応です。腹腔鏡で肝切除を行うと、出血量が少なくなり創部痛も軽減されるので術後より早期に回復することができます。手術が終わると、術後出血や呼吸器合併症のリスクがあるため、術当日はＩＣＵに入室するのが一般的です。術後２日目に食事が始まり、胆汁漏や胸腹水などの合併症がなければ、術後10日前後で退院可能です。

胆道がんの治療

胆道がんは腹痛や黄疸《おうだん》、発熱などを訴えて発見され、腫瘍の存在部位から、肝門部胆管がん、中下部胆管がん、乳頭部がん、胆嚢《たんのう》がんに分類されます。肝門部胆管がんの手術は、肝外胆管切除に加えて肝葉切除以上の肝切除が必要となります。中下部胆管がん、乳頭部がんは膵頭《すいとう》十二指腸切除が基本となります。胆嚢がんは進行度や患者さんの耐術能に合わせて、胆嚢摘出術のみの術式から肝臓の一部分を加えて切除する術式まで種々あります。

膵臓がんの治療

膵臓がんはリンパ節転移や血管周囲の神経叢《しんけいそう》に浸潤《しんじゅん》しやすい傾向があり、手術では膵臓を切除するのに加えてリンパ節郭清《かくせい》や神経叢切除を同時に行う必要があります。膵頭部に腫瘍がある場合は、膵頭十二指腸切除を、膵臓の体部や尾部に腫瘍がある場合には、膵体尾部《すいたいびぶ》脾合併切除を行います。腫瘍の進展に応じて、さらに結腸や、胃、副腎などを合併切除することがあります。膵頭部が

図　膵頭十二指腸切除術

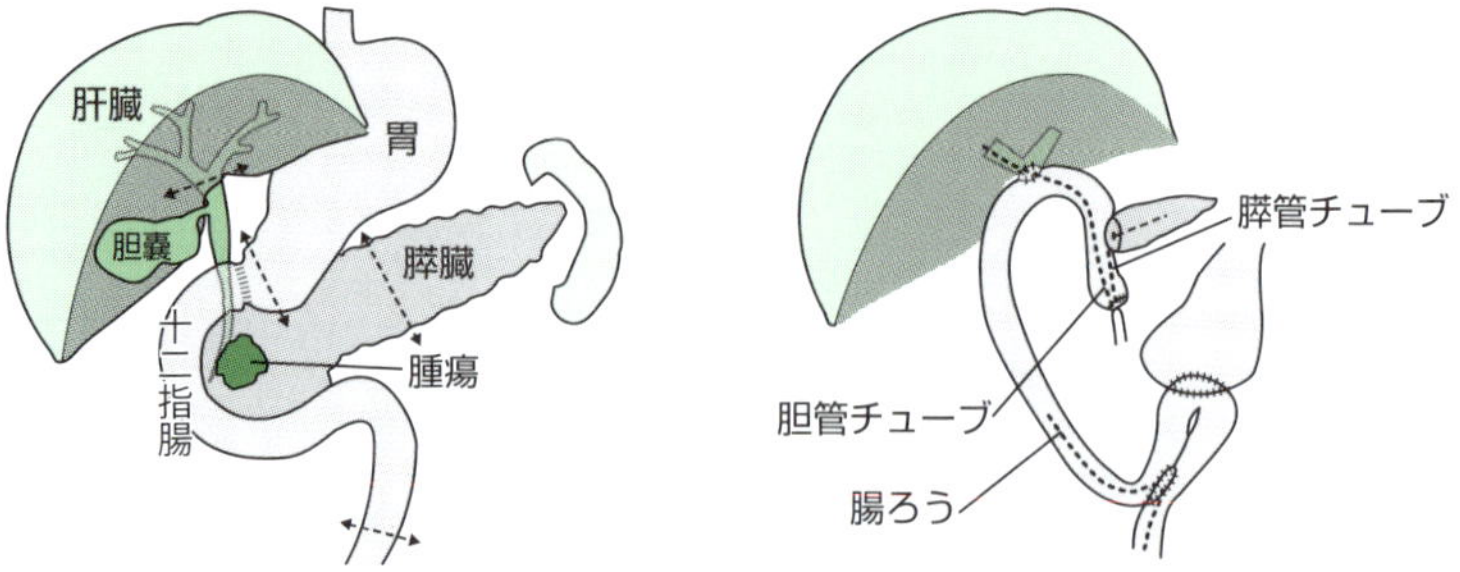

んは黄疸などの症状により発見されますが、膵体尾部がんは症状発現に乏しく大きな腫瘍となってから発見されることが多いようです。

当センターでは膵臓がんの手術成績向上のため、術前の化学放射線治療と術後の補助化学療法を積極的に行っています。具体的には5週間の放射線治療と抗がん剤の投与を行い、終了後1～2か月頃に手術を行います。さらに術後1～2か月頃に抗がん剤の内服を開始し、半年間の継続投与を行います。これら、術前術後の治療により、最近では手術後の予後が大幅に改善してきています。

膵頭十二指腸切除術

膵頭部がん、中下部胆管がんおよび乳頭部がんに行われる術式です（図）。膵頭部、肝外胆管、十二指腸、胃の一部（幽門輪）、小腸（空腸）の一部、リンパ節および神経叢を一塊にして切除します。また、血管浸潤があれば、門脈や肝動脈の切除再建を行います。標本を切除した後に、膵臓、胆管および胃をそれぞれ順番に小腸に吻合《ふんごう》していきます。縫合不全を避けるために、術後一時的に膵管チューブおよび胆管チューブを留置し、膵液および胆汁を体外にドレナージ（排出）します。術後経過が順調であれば、約3週間で退院可能です。

三大合併症は、膵液瘻《ろう》、感染症（胆管炎、創部感染など）および胃排泄《はいせつ》遅延です。敗血症や動脈出血を引き起こし集中治療室に逆戻りするほどの膵液瘻（Grade C）が約1％、命に影響はしなかったが入院が長期化する膵液瘻（Grade B）が約15％の確率で起こるため、消化器外科の手術の中では難易度の高い手術とされています。胃排泄遅延は胃の蠕動《ぜんどう》が弱まるために起こるもので、食事摂取が十分にできなくなります。待っていれば必ず回復しますが、回復に1か月ほど要することがあり、患者さんにはストレスがかかります。これら合併症が生じたときに栄養を投与するために、腸瘻チューブを一時的に留置しています。

肝胆膵領域の腹腔鏡下手術の実際

肝胆膵外科部長　中平《なかひら》 伸《しん》

高い技術力が求められる腹腔鏡下《ふくくうきょうか》手術

近年、手術手技の向上に伴い手術後の生活の質（ＱＯＬ／Quality of life）が重視され、腹腔鏡下手術が発展してきました。腹腔鏡下手術とは1㎝程度の傷からアクセスポートという筒を挿入し、その筒を通してカメラや手術器具を入れることによりテレビモニターを見ながらする手術です。アクセスポートの数は手術により異なりますが、4～6か所ほど使用します（図、写真1）。手術スペースを確保するために、二酸化炭素で気腹（お腹《なか》の中を風船のように膨らまします）します。

大きな傷の手術と比較して、術後の痛みが少なく体調の回復が早いため、胆石の手術（腹腔鏡下胆囊摘出術《たんのう》）などの比較的容易な手術では標準術式となっています。

消化器がんに対する手術としては、２００２（平成14）年に胃や大腸の手術が保険収載されました。肝胆膵領域に関しては、複雑かつ出血のコントロールが難しい手術が多く、腹腔鏡の導入が遅れていました。しかし、手術機器および手術手技の進歩により急速に発展し、２０１０年には肝部分切除術および肝外側区域切除術、２０１２年には膵体尾部切除術が腹腔鏡下手術の対象として保険収載されています。

肝胆膵領域の手術は患者さんへのダメージが大きな手術が多いため、安全に施行可能であれば腹腔鏡下手術における低侵襲性《ていしんしゅうせい》（体への負担が少ない）の恩

図　肝胆膵手術の傷の大きさ

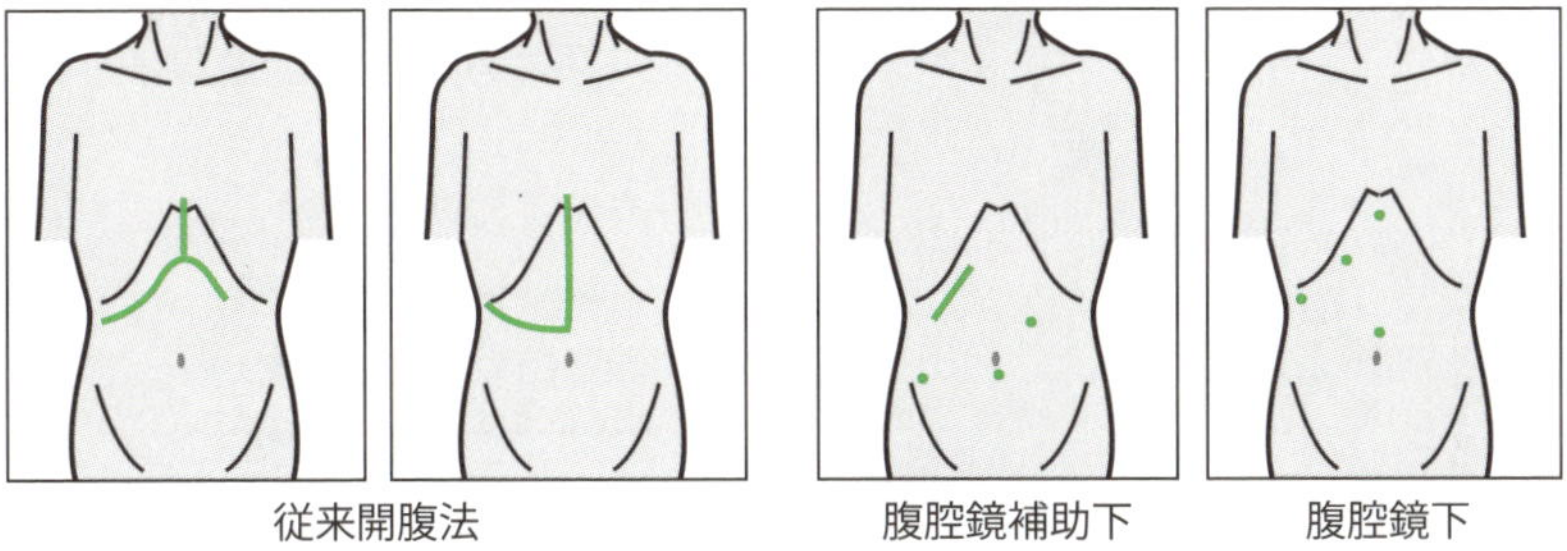

恵は大きいものと考えられます。
　一方で肝胆膵領域の腹腔鏡下手術の問題点も、一部の施設の高い術後死亡率がセンセーショナルに報道され明らかとなりました。腹腔鏡下手術は前述のように、テレビモニターを見ながらアクセスポートを通して行う手術なので、患者さんへのダメージが少ない一方で、外科医には高い技術力が要求されます。難度の高い手術では開腹手術に比べて安全性や根治性が劣る場合があり、対象疾患や術式を十分に考慮する必要があります。
　２０１６年には安全性と有効性が確かめられた多くの術式が保険収載されるとともに、厳密な施設基準や術者基準が設けられました。また、腹腔鏡下肝切除および腹腔鏡下膵切除は、安全性を担保するために全例登録制となり関連学会の管理の下で行うことになっています。

腹腔鏡下肝切除術のメリット

　２０１６年の保険改訂でほぼ全ての肝切除が腹腔鏡下手術で行えるようになりました。しかし、胆管や血管の合併切除再建が必要な進行がんでは開腹手術の方が安全に行えると考えられ対象外となります。

　開腹肝切除術では大きな傷（縦切りと横切りを合わせた傷）が必要となっていましたが、腹腔鏡下手術では数か所のアクセスポートから手術可能です（写真２）。開腹術で大きな傷が必要なのは、肝臓の解剖学的な理由です。肝臓は体の中で最も大きな臓器で、周辺臓器に間膜で固定されている上に肋骨の奥に

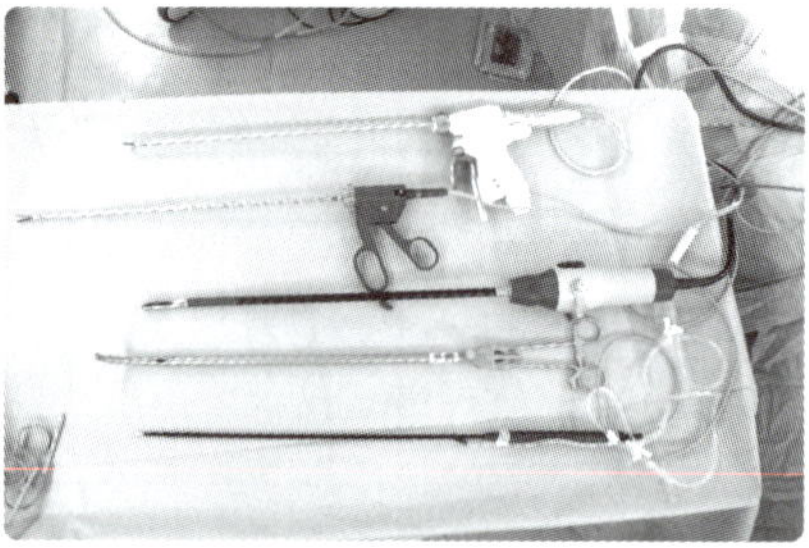
写真1　腹腔鏡下手術器具

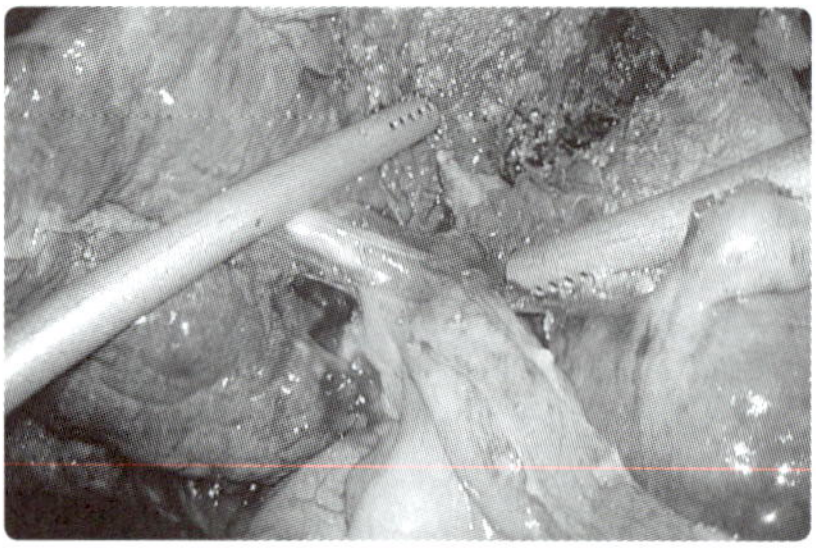
写真2　腹腔鏡下肝切除術

隠れています。小さな腫瘍《しゅよう》であっても大きな傷から肝臓の授動操作（周囲の固定を切って手前に動かしてくる）を行わなければ腫瘍の切除が行えませんでした。

一方で、腹腔鏡下手術は体の奥をカメラで直接観察し腫瘍の切除が行えます。授動操作も最小限にとどめることが可能で、肝硬変の患者さんの腹水発生頻度《ひんど》の減少なども期待されています。最も大きなメリットは出血量の減少です。肝臓は出血しやすい臓器ですが、腹腔鏡下手術の細かい操作と気腹の圧力で開腹手術と比べて出血量が減少することが分かっています。

腹腔鏡下膵切除術とは?

２０１６年の保険改訂で腹腔鏡下膵体尾部切除術が進行膵がんに適応となるとともに、腹腔鏡下膵頭十二指腸切除術も採用されました。

膵体尾部切除術は通常、脾動静脈を切離して脾臓と一緒に膵臓を摘出します。膵臓は背側が固定されており、脾臓はさらに胃や大腸に固定されています。開腹手術では大きな傷が必要でしたが、腹腔鏡下手術では数か所のアクセスポートから切除が可能です（写真３）。膵臓の切離には自動縫合器という器械を使用し、ゆっくりと圧縮して切離します。器械による膵切離は、従来の方法と比べて膵液の漏れに関して同等の成績であるといわれています。また、良性もしくは低悪性度の腫瘍に対しては、脾臓を温存して膵臓だけ切除する方法も考案されています。

表1　腹腔鏡下肝臓手術件数

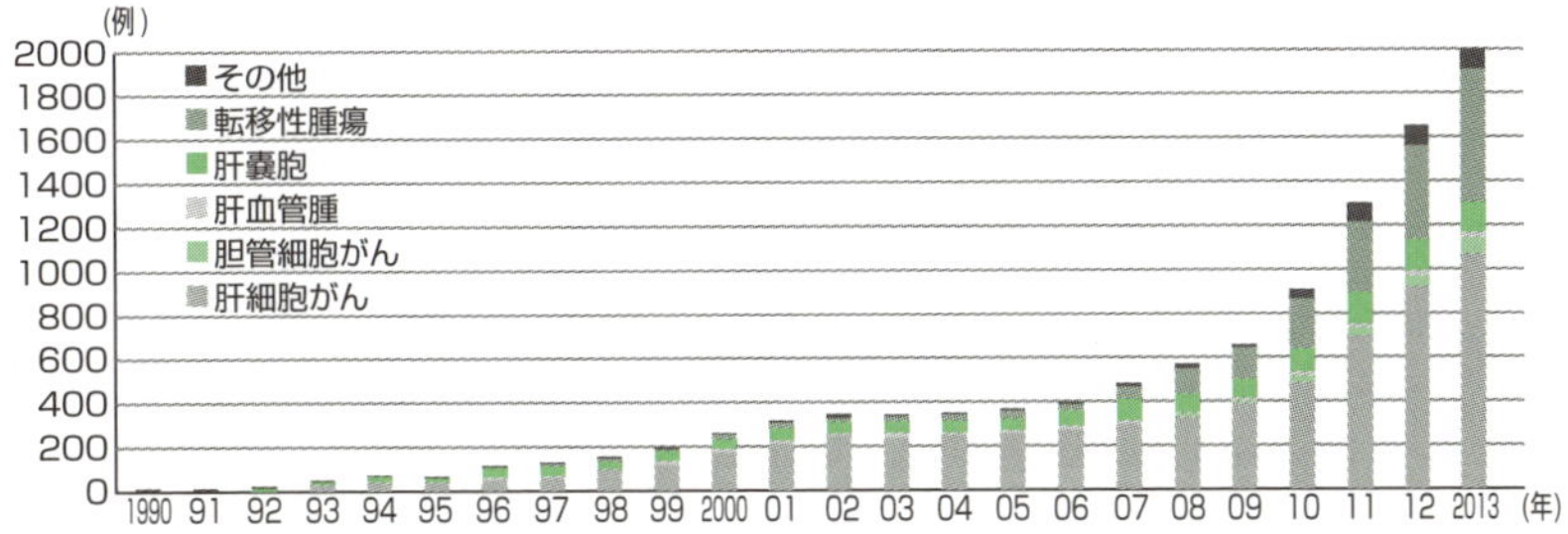

表2　腹腔鏡下膵臓手術件数

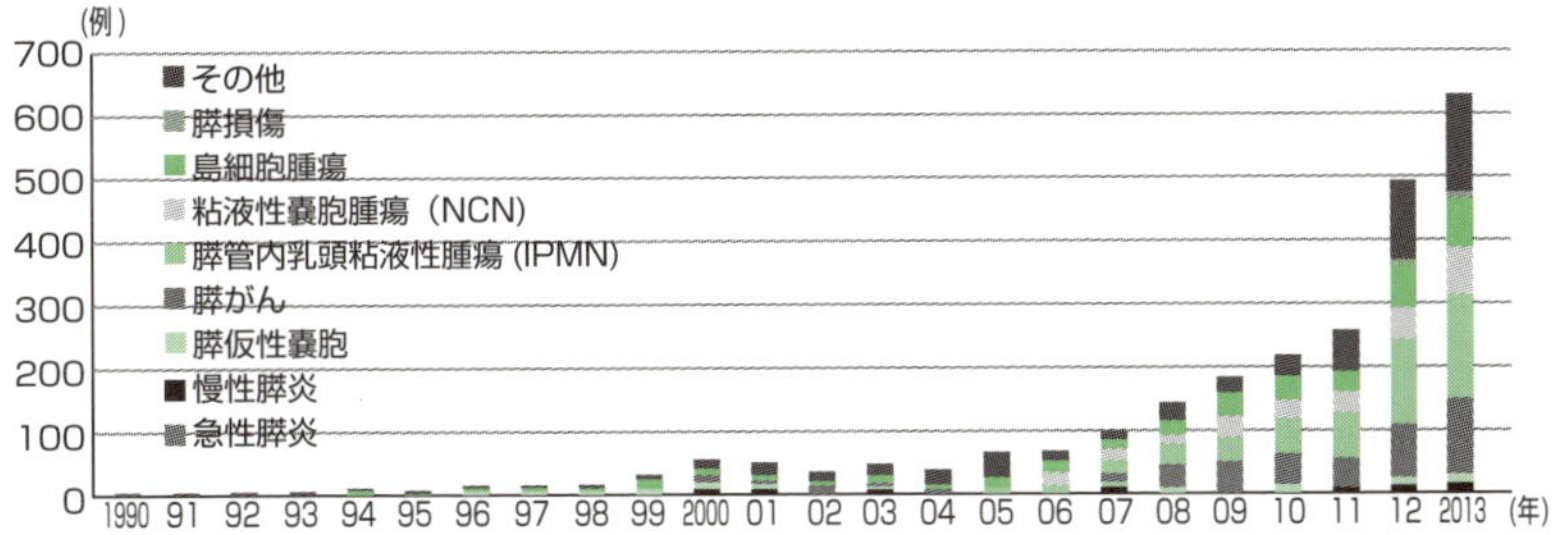

写真3　腹腔鏡下膵切除術

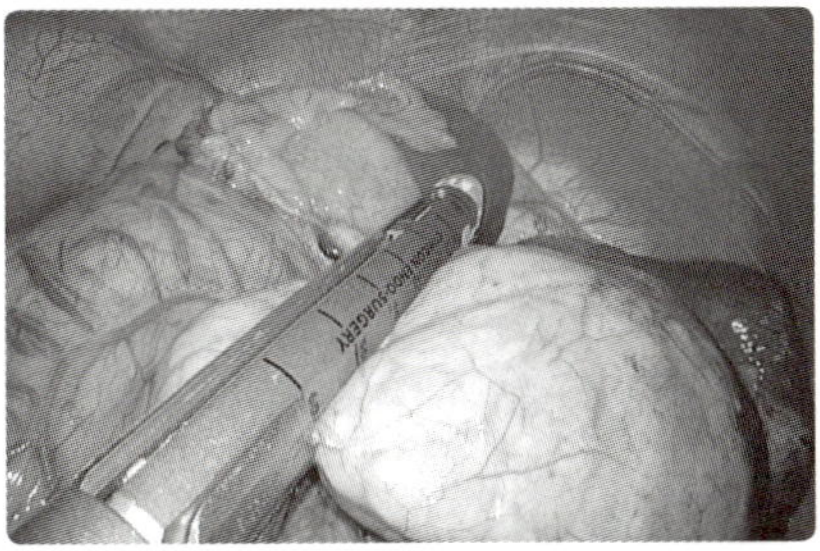

膵頭十二指腸切除術に関しては前項（82ページ参照）に記載されているように、非常に複雑な手術で、腫瘍の切除後に複数箇所の再建（胃と小腸、胆管と小腸、膵臓と小腸）が必要となります。腹腔鏡下膵頭十二指腸切除術は、いまだ十分な安全性が確立した術式ではないため、より厳密な施設基準が設けられています。対象疾患も良性もしくは低悪性度の腫瘍に限られます。切除再建全てを腹腔鏡下に行う方法と、再建は小開腹で行う方法があります。

早く・きれいに治ることをめざして

皮膚排泄認定看護師 南部《なんぶ》 真里恵《まりえ》

皮膚のトラブルや排泄のケアが専門

皮膚・排泄《はいせつ》ケア領域は、人工肛門（ストーマ）や床ずれのケアをはじめ、手術後の傷の管理やフットケアなど、皮膚に関するトラブルや排泄にかかわるケアを専門とし、ケアの管理を行っています。

ストーマに関しては、手術前から説明を行い、心の支援とともに退院した後も生涯にわたって継続ケアを行っています。最近では、緊急で一時的にストーマを造られたり、ストーマをもったまま抗がん剤治療を受けられる方も多くなりました。ストーマが体の一部として認識でき、上手にケアができるよう、精神的・身体的にサポートしていきます。

床ずれに関しては、治療だけでなく「床ずれをつくらない」を目標に掲げ、リスクの高い寝たきりなどの患者さんは、入院時より積極的に介入して予防に努めています。安楽で予防できる体位の工夫や、栄養面の強化など、褥《じょく》そう（床ずれ）チームが一丸となってケアを展開しています。

そのほかにも、ＳＳＩ（創傷）チームを立ち上げ、手術に伴って生じた浅い傷から深い傷に至るまで、傷が早く治り退院できるように、科を越えて積極的に取り組んでいます。

多岐にわたる分野ではありますが、近年は、管理が難しい症例やなかなか治らない傷などの相談が増えてきました。私たちは、専門知識を生かし、早く・きれいに治すことをめざしてチーム医療に取り組んでいます。

写真　ストーマ外来

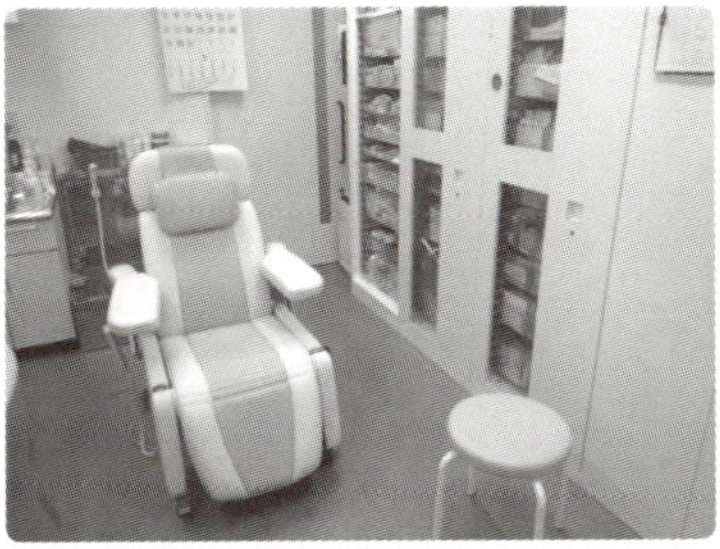

「スキンケア」が何より大事

「乾燥肌がひどくなった」「この傷、なかなか治らないな」など、皮膚の悩みを感じたことはありませんか。

ストーマケアでも、床ずれのケアでも、根底には上手なスキンケアの方法があるので、まずは試してみてください。

スキンケアを行う上で大切なことは、「ごしごしこすらず、やさしくやさしく泡で洗う」ことです。汚れはこすって落とすのではなく、泡の力で浮かせて落とします。ですから、たくさんの泡を、汚れたところや洗いたいところとその周囲に置いてしばらくそのままにし、後はしっかりと流せば良いのです。手を使うときは、皮膚と手の間に泡がクッションとなるよう心掛けて、やさしくなでましょう。石けんは、消毒・殺菌作用のあるものではなく、弱酸性をお勧めします。泡で出てくるボディソープなども良いです。

数年前から、「スキンテア」の報告が多くなりました。ちょっとした刺激で皮がめくれる事象を言い、特に高齢者、長期ステロイド使用者、抗凝固剤（血をさらさらにする薬）服用者、抗がん剤・放射線療法中の患者さんなどがそれに該当するといわれています。皮膚が薄いことや、ドライスキン（乾燥肌）が特徴的です。介助者が患者さんの腕をつかんだ瞬間や移動のときに車いすに足が当たったなど、あらゆる場所でスキンテアは発生します。それを回避するためにも、まずは上手にスキンケアを行い、保湿に努めてください。１日２回、保湿剤を肌に塗り込むことで、予防につながります。

地域連携を深めて、安心できる療養環境に

高度急性期病院である当センターは、早期の退院に向けて円滑な退院調整を図っています。その中で、近隣施設の看護師や訪問看護師とともに連携を深め、当センターに入院された患者さんが退院するときに一緒に訪問して、看護師へ傷のケア方法を直接伝えたり、資源を活用したケア方法について一緒に考えたりしています。退院したので終わり、ではなく、症状に応じてすぐに受診できる対応やケア相談など、患者さんや家族だけでなく看護師も安心してケアが提供できるよう、地域と病院の架け橋となれる環境づくりに努めています。

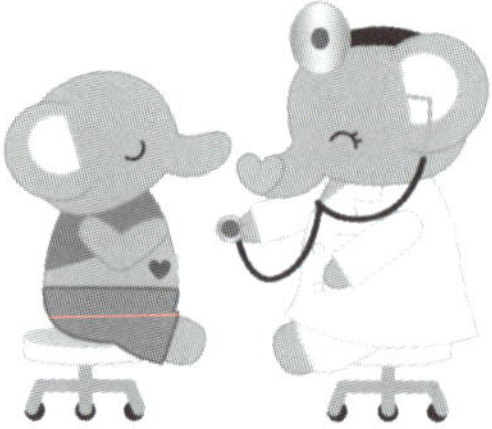

進歩が著しい肺がんのお話

呼吸器内科部長 郷間《ごうま》 巌《いわお》

タバコとのかかわりが大きながん

肺がんは、年間の死亡数が約6万人におよぶ疾患です。特に男性では、がんの中で1位になっています。そして、近年は女性の死亡率も年々増加してきています。年齢調整死亡率、すなわち年齢構成を考慮した比率での比較では、少し低下し始めているのですが、高齢化に伴い、死亡数は増加を続けています。

最大のリスク因子はタバコです。日本人男性の肺がんリスクの上昇は、全く吸わない人に比べて、約4・5倍と推測しています（図1）。自ら喫煙しない人にも発生する点に注意が必要ですが、そのときも過去も含めて受動喫煙があることはリスク上昇に関与します。そのほかの発症リスク因子としては、石綿（アスベスト）などが挙げられます。

また、タバコで起こるCOPD（慢性閉塞性《へいそくせい》肺疾患）を発症している人は、肺がんが合併するリスクもより上昇します。

症状の特徴とその原因

早期には全く症状がないことがほとんどです。進行により、咳《せき》、息苦しさ、体重減少、微熱などの全身症状や、転移による局所の痛みが生じたり、時に血《けっ》痰《たん》を伴ったりすることがあります。

ほかに、肺がんに特徴的な症状には、声がかれる（声帯の動きの神経は胸の中を通っており、がんがその神経を侵すことで生じる）、頸《くび》・頭・両腕がうっ

図1　喫煙量別にみた肺がん標準死亡率

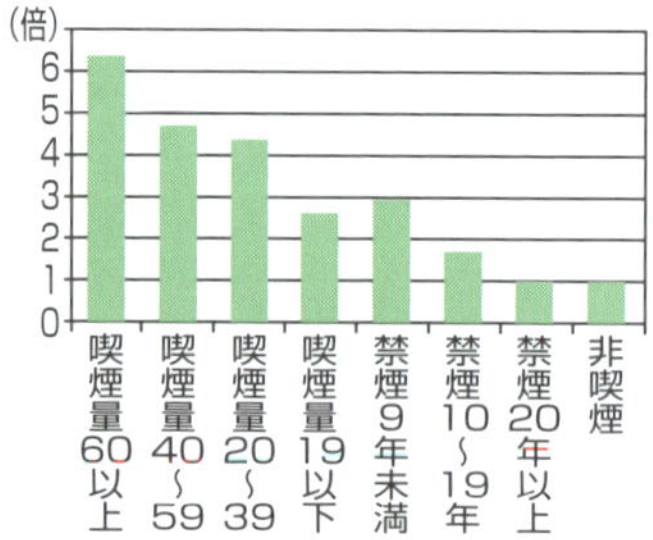

男性についての肺がん死亡率
喫煙量は１日のタバコ箱数×喫煙年
がん研究振興財団「がんの統計2008年版」をもとに作図

血して腫《は》れる（頭頸部《とうけいぶ》から心臓に返る静脈血の通り道をがんがふさぐことによる）、一方の肩や同側の腕が強く痛む（肺のてっぺんにあたる肺尖部《はいせんぶ》という部位のがんが肩のところの神経を侵すことで生じる）というものがあります。

臨床経過と対処法、早期発見が難しいがん

肺がんは大きくなると胸部単純Ｘ線撮影で見つけられることも多いですが、比較的早期の状態では、単純Ｘ線で診断するのが困難なことが多いのも特徴です。健診のＸ線ではどうしても分からないことが少なくありません。

そして、自覚症状が出たときには、手術適応にならないところまで進行していることが少なくないのです（図2、表）。一方で、健康診断で治癒切除できるくらいの早期に発見されることもあります。前述しましたが、肺がんの発症リスクの高い方は、より注意が必要です。

診断のための検査と大切なポイント

がんかどうかを調べるためには、肺の陰影の広がりを確認することから始まります。胸部Ｘ線だけでは分からないために、どうしても胸部ＣＴが必要になります。肺の病変については、ＣＴによってかなり詳細に分かりますが、より明確にする場合には造影剤を用いたＣＴを実施することもあります。

一般的な検査に加えて、高分解能ＣＴ、気管支鏡検査、肺生検を実施します。これらの検査を呼吸器内科医、呼吸器外科医、放射線科医、病理医が検討して

表　5大がんのステージ別の10年生存率(%)と手術を受けた患者の割合(%)

部位	Ⅰ期	Ⅱ期	Ⅲ期	Ⅳ期	手術率
胃がん	95.1	62.7	38.9	7.5	73.7
大腸がん	96.8	84.4	69.6	8.0	89.0
乳がん	93.5	85.5	53.8	15.6	96.3
肺がん	69.3	31.4	16.1	3.7	48.4
肝がん	29.3	16.9	9.8	2.5	27.2

図2　5大がんの10年までの生存率

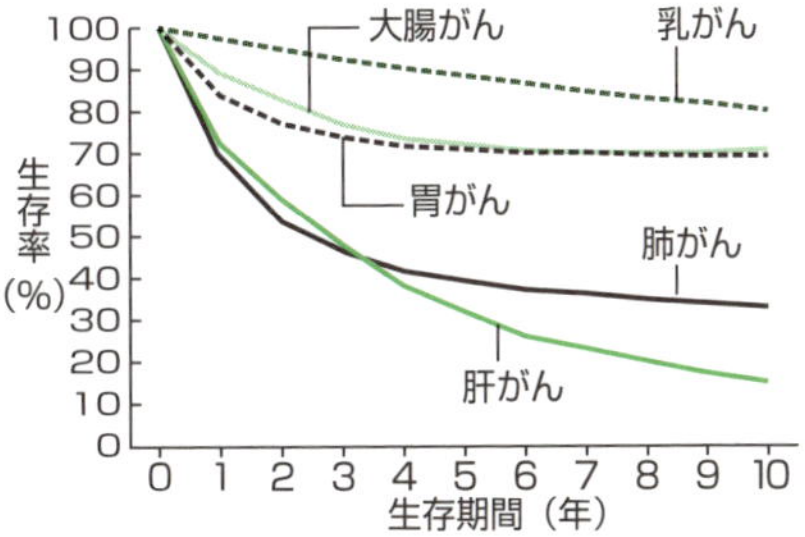

診断を行うことが重要であり、これらが得意な施設で治療を受けることも重要です。一度の精密検査では結論が出ず、その後の経過を追いかけることで診断がようやくはっきりしてくることも、この病気の特徴として重要な点です。

進行度の判断

一般的にも肺がんの場合にも、がんの広がり方により治療の方針がおおむね決まってきます。肺がんでは、進行度は大きく4期に分けています。

進行度の判断を行う際には、肺や胸部の検査に加えて、頭部の造影ＭＲＩ検査や骨シンチグラフィーを行います。さらにＰＥＴ－ＣＴを実施することも最近は多くなっていると思います。

非小細胞肺がんでは、局所にとどまるⅠ期とⅡ期が手術療法を基本的に選択します。Ⅲ期の場合には、Ⅲ期の中でもⅢＡ期とⅢＢ期に分かれるのですが、ⅢＡ期では、手術ができるかどうかを慎重に判断し、根治的な切除ができそうであれば、手術が選択されます。それ以外のⅢＡ期では、手術を選ばない方がよいと考えられる段階であるため、胸部放射線療法と化学療法の併用が勧められます。

ⅢＡ期よりも、さらに広がりが大きくなっているⅢＢ期とⅣ期では、化学療法が主体になります。

小細胞肺がんについては、治療方針の決定には、非小細胞肺がんと少し異なって、大きく２つの段階に分けます。手術が適応になることがⅠ期の段階のみ

図3　原発肺がんの発生機序

がんの発生には「がん遺伝子」と「がん抑制遺伝子」の２つの遺伝子がかかわる

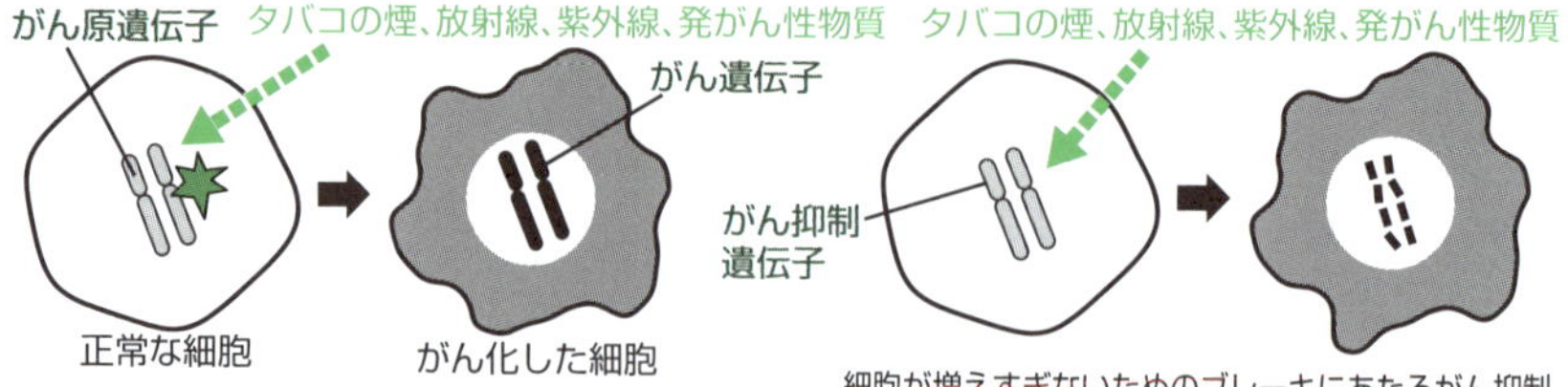

細胞が増えるためのアクセルにあたるがん原遺伝子に傷がつくと、がん遺伝子に変化し暴走する

細胞が増えすぎないためのブレーキにあたるがん抑制遺伝子が壊れ、止まらなくなる

『全部見えるスーパービジュアル呼吸器疾患』（成美堂出版 ,2014）をもとに作図

であることが特徴ですし、いずれにしても化学療法の実施が欠かせません。

治療にあたって、遺伝子変異の診断の重要性が増す肺がん

肺がんの治療は、病期に合わせて、手術、放射線療法や化学療法の併用、併用に加えて手術、化学療法のみ、放射線療法のみなどの選択をしていくことになります。この際に個別の事情を考慮することも重要です。年齢を含む全身の体力、内臓疾患などの基礎疾患の状態がかかわってきます。例えば、慢性透析を実施している方の化学療法については、使用可能な薬剤の種類はどうしても少なくなってしまいます。一方で、一部の医療機関では、使用可能な薬剤を選んで実施されています。

肺がん治療は、近年の進歩が著しいことが特徴です。半年ごとに新しい考え方が追加されてきていると言っても過言ではありません。

そのうち、非常に重要と思われる進歩を幾つか紹介します。

1．遺伝子診断が意味を持つようになってきている（図3）

肺がんの病変から、がんであることとその組織型を確定するために細胞や組織を採取します。このために主に気管支鏡検査が用いられます。もとは自らの正常細胞だったものが、がん細胞に変わっているわけですが、正常でない遺伝子の変化（変異）を臨床現場でも検査できるようになってきています。

治療方法との関連で非常に大きな意味をもつ変異が特に重視されています。

現在の肺がんについては、「ＥＧＦＲ遺伝子変異」と「ＡＬＫ融合遺伝子」と

いう名称の遺伝子変異が代表的なものになります。ＥＧＦＲ遺伝子変異は日本人の非小細胞肺がんの10人に３～４人の割合、ＡＬＫ融合遺伝子変異は１００人に３～５人程度の頻度で見つけられます。いずれも喫煙歴があるとその比率は下がります。これらの遺伝子変異が明確になった場合には、それぞれの変異部分の働きを阻害する薬剤の内服で、がんの増殖を抑える治療の選択肢が増えます。

　これらの変異が認められなかった場合には、従来の注射薬を主体とする抗がん薬の治療が行われます。

２．超音波内視鏡による検査の進歩

　肺がんの診断のために組織や細胞を採取するのが気管支鏡検査です。しかし、気管支鏡では直接見ながら検査のできる部位にがんが存在することの方がまれなのです。従来、Ｘ線透視装置を併用しながら、気管支鏡が直接見えない部分にまで細い鉗子《かんし》などを使って検体採取をしていました。この方法では、小さな病変や気管支のそばにあるリンパ節の組織を取ることが難しい状況でした。

　新しい装置として超音波内視鏡が出現し、そのような部位の検査の成功率が非常に高くなっています。その結果として患者さんの検査の負担も減少し、診断までの時間も短縮できるようになってきています。これらを使いこなすためには、検査を実施する医師の技術も同時に必要になってきます。

３．遺伝子治療の進歩

　遺伝子検査で変異が認められた場合は、それに応じた治療薬の選択肢が増え

図4　肺のがん性リンパ管症

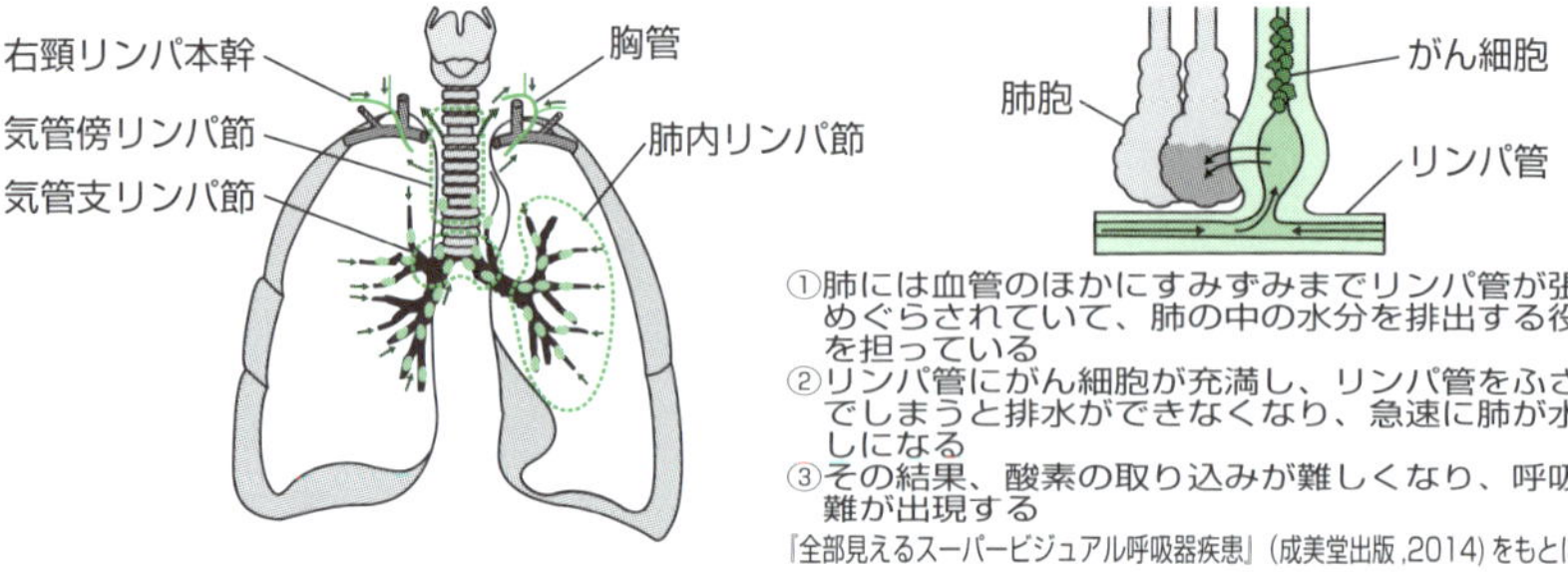

①肺には血管のほかにすみずみまでリンパ管が張りめぐらされていて、肺の中の水分を排出する役割を担っている
②リンパ管にがん細胞が充満し、リンパ管をふさいでしまうと排水ができなくなり、急速に肺が水浸しになる
③その結果、酸素の取り込みが難しくなり、呼吸困難が出現する

『全部見えるスーパービジュアル呼吸器疾患』（成美堂出版，2014）をもとに作図

ることになります。ＥＧＦＲ遺伝子変異が検出された場合には「ＥＧＦＲチロシンキナーゼ阻害薬」を用います。また、ＡＬＫ融合遺伝子変異が検出された場合には「ＡＬＫチロシンキナーゼ阻害薬」が用いられます。臨床では、これらが著しい効果を示すことが知られています。従来の薬剤では、決して得られなかった強い効果が期待されます。効果が得られた場合には、その服用を続けることが基本となります。服用中の副作用にはそれぞれ特徴的なものがあり、日常生活の注意も大切ですので、担当医や専門薬剤師に詳しいことを確かめながら治療をしていきます。

4．化学療法の進歩

点滴による治療は、小細胞肺がんにおいては、第一選択です。放射線治療の併用が病巣の限られている場合に実施されます。これらの縮小効果は、7～8割に認められます。ただし、再発も多く、薬を変更しながら治療を試みます。

非小細胞肺がんに対しては、遺伝子変異を標的にした治療が優先されるようになってきています。治療対象の遺伝子変異がない場合や、遺伝子変異への阻害薬の効果がなくなってきた場合には、従来型の抗がん薬治療を実施します。殺細胞性《さつさいぼうせい》抗がん薬とも言いますが、この治療の進歩も顕著です。ペメトレキシドという薬は主に肺腺がんの治療に長期に良好な効果も期待される薬剤となっています。

一方、殺細胞性抗がん薬の問題として、悪心《おしん》・嘔吐《おうと》の生じることが知られていましたが、副作用の吐き気を強力に抑える薬剤が開発され、治療を楽に実施できるようになりました。そのおかげで点滴をしても食事が続けられ、体力の低下を防ぐことで、有効な治療を適切なスケジュールに沿って実施することが可能となり、治療効果が向上しています。

5．定位放射線治療で成績向上

放射線治療は、照射したところのがん細胞の根治をめざすものですが、肺がんの場合、呼吸によりほぼ常に移動が生じるため、照射の範囲を大きめにとる必要がありました。また、周囲の正常な肺への副作用として放射線肺炎が起こることがあり、重症化すると生命にもかかわることがありました。それに対して、治療装置の進歩により、がんの病巣に集中的に高線量の放射線を照射する技術が利用できるようになりました。それにより成績が向上しています。

6．免疫チェックポイント阻害療法

がん細胞に対して、免疫の力を強めて治療を行おうという考えは古くからありました。実際には、いろいろとがんへの免疫反応を高める工夫をしても実際の効果は得られていませんでした。その原因は、がん細胞を攻撃しようとする免疫反応の働きを打ち消すような仕組みを、がん細胞が持っているからでした。新たに実用化された免疫チェックポイント阻害薬が臨床で用いられるようになりました。がん細胞がいわばブレーキをかけて弱めていた免疫の働きにブレーキがかからないように阻害することで、がん細胞への免疫反応を回復させてがんの増殖を抑える効果が得られます。

効果が得られる肺がんは、現時点では非小細胞肺がんであり、有効率は2割程度です。ほかの薬剤にはみられない重篤な併発症の発生や基礎疾患のために使えない方もいます。これもよく相談して使うかどうかを決めていく必要があります。

7. 近未来の治療

分子標的薬が有効な期間には限界があり、治療の効かないがん細胞が現れてきます。薬が効かなくなる仕組みには、別の変異が加わっていることが分かっています。その変異を阻害する薬で、がんを抑制することが実用化されつつあります。また、従来と別の遺伝子変異を抑制する薬剤の開発や、放射線の効果を高められるように遺伝子の働きを抑える薬など、次々と画期的な薬が出てくることが予測されています。新薬の発売が当面続くものと思われます。新薬には新たに重篤な副作用を併発する場合もあり手放しで喜ぶことはできないのですが、治療方法の選択肢の増加による恩恵が得られる確率も高まっていくと考えられます。

肺がん手術の実際とリスクとは?

呼吸器外科部長 池田《いけだ》 直樹《なおき》

手術を受けられる患者さんへ

30年ほど前には、患者さんにがんと「告知」すべきかどうか議論がありました。しかし、現在では、ほぼ全ての患者さんに分かっている病状をきちんと伝え、可能な治療選択肢の適否と最も勧められる治療を説明し、患者さんの十分な納得を得てから治療がなされるようになりました。この理由にはいろいろあります。過失、ミス、誤り、間違い、失敗はあってはなりませんが、予定された治療が完全に実施できたとしても、必ずしも予想通りの良い結果が得られることを治療前にお約束することができない、というのががん治療の限界、特に「体にメスをいれる」外科治療の限界だと考えられているからです。ですから、なおさら患者さんの病状や気持ちなどをよく勘案し、最善の治療選択をしていただけるよう留意しています。

肺がんの病状

1. 腫瘍の状態

「腫瘍《しゅよう》の状態」「肺機能の状態」「全身の状態」の3つで構成されます。

肺がんが疑われて病院に受診される患者さんは、まず「胸部X線検査」と「胸部CT検査」を受けていただくことになります。その結果、正常では存在しない「できもの（腫瘍）」の存在する部位と大きさ、周囲の臓器（心臓や大動脈、食道など）との位置関係が明らかになります。こうした情報をT因子と言い、

Ｔ１ａからＴ４まで分類して表現されます。また同時に、リンパ節が腫《は》れているか、腫れているとしたら、そのリンパ節の場所も明らかになります（こうした情報をＮ因子と言い、Ｎ０からＮ３まで分類して表現されます）。さらに「頭部ＭＲＩ検査」や「全身ＰＥＴ検査」の結果、頭部や全身にがんが広がっているかが判定されます。こうした情報をＭ因子と言い、Ｍ０からＭ１ｂまで分類して表現されます。

次に、こうした画像検査に加えて組織検査が行われます。つまり「胸部ＣＴ検査」で明らかになった腫瘍に、気管支鏡で観察しながら腫瘍を小さく切除して、顕微鏡でその形態を評価してその腫瘍が肺がんかどうかを確定診断します。

こうした検査結果を全て合わせて、その腫瘍が肺がんなのか、肺がんだとしたらどのくらいの広がりがあるかを国際基準に基づき判定します（「進歩が著しい肺がんのお話」Ｐ91）。

2．肺機能の状態

肺がんの治療を考えていく上で、肺機能、いわゆる「肺活量」などの状態は大切です。特に、外科治療では肺を切除することになるので、喫煙されていた患者さんでは「肺気腫」が進行していないかどうか、ほかの臓器の病気の影響で肺機能が悪化していないかどうかなどを、「呼吸機能検査」で十分見極める必要があります。個々の状況によっては、術後に在宅酸素療法が必要になる場合もあります。

3．全身の状態

過去の病気や現在患っている病気、内服している薬があるかどうかも大切な情報です。特に、外科治療では肺を切除することになるので、肺に直結している心臓の状態は大切です。また、脳梗塞《のうこうそく》の既往がある方で抗血小板薬（血がさらさらになる薬）を内服されていると手術に影響しますし、糖尿病などでも薬の調整が必要です。しかし、日常生活を支障なく過ごすことができていれば、あまり問題にはなりません。

肺がんの治療選択――どの治療を受けるかを選ぶ

肺がんの治療の選択肢は、外科治療、抗がん剤療法、放射線療法の3つ、ないしはその組み合わせになります。現時点では、肺がんが治癒するためには外科治療、つまり手術で肺がんが切除されることが必要と考えられています。切除が可能な場合、第一に勧められる選択は手術でがんが存在する部位の肺を切除することになります。

1．手術が勧められる病状

大まかに表現すると、前述した3つの病状、「腫瘍の状態」はがんがある程度限局（狭い範囲に限られる）していること、「肺機能の状態」は肺機能検査で一定の呼吸機能が維持されていること、「全身の状態」は日常生活を支障なく過ごすことができていること、このような場合、手術でがんが存在する部位の肺を切除することが勧められます。

写真2　現在の皮膚切開
(約4cm+2cm+2cm)

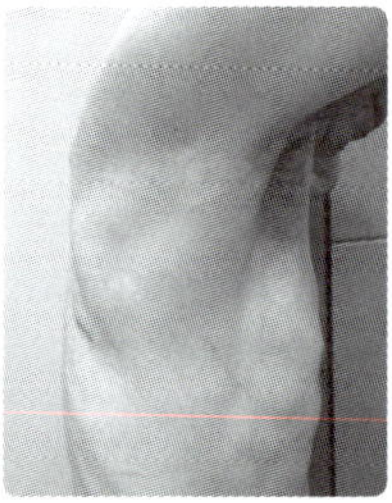

写真1　以前の皮膚切開(約40cm)

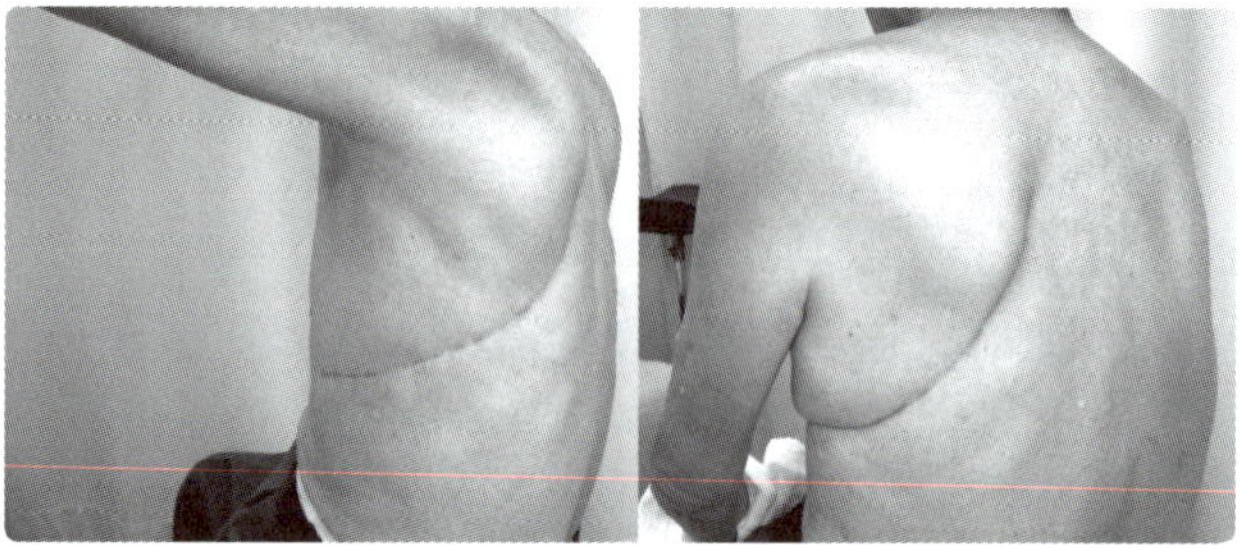

2．手術と術後経過の実際／どこをどのくらい切って、何がどうなるのか？

①麻酔

専任の麻酔科医による硬膜外麻酔（背中から針を刺す痛み止めの麻酔）に加えて全身麻酔が実施されます。

②皮膚切開

以前は背中を40㎝程度切開していましたが、現在では胸腔鏡を使用することで、腋の下を数㎝から20㎝程度の切開で済むようになりました（写真1、2）。

③肺切除

前述したように、がんの存在する部位の肺葉ごと（つまり右上葉、右中葉、右下葉、左上葉、左下葉のいずれか）切除する「肺葉切除」が、肺がん手術の現在の基本です。もちろん、がんが大きければ複数の肺葉も切除せざるを得ない場合もありますし（最大は片肺全摘です）、逆にがんが極めて小さい場合、肺葉よりも小さな範囲で切除する「区域切除」や「部分切除」もあり得ます（図）。

また、隣接臓器（心臓や大動脈、食道、肋骨など）に浸潤《しんじゅん》していれば、一緒に切除する「合併切除」を行う場合もありますし、気管支に発生したがんでは、気管支を切離してもう一度つなぎ直す「気管支形成術」を行う場合もあります。いずれにせよ、心臓とつながっている太い（径1～3㎝）肺動脈や肺静脈を切離しなければならないため、肺切除は高難度手術とされています。

もう1つのがん手術の基本は、決して取り残しなく「完全にがんを切除する」ことが必須です。逆を言えば、完全に切除できない場合は手術以外の治療、抗

図　肺がん（肺切除）

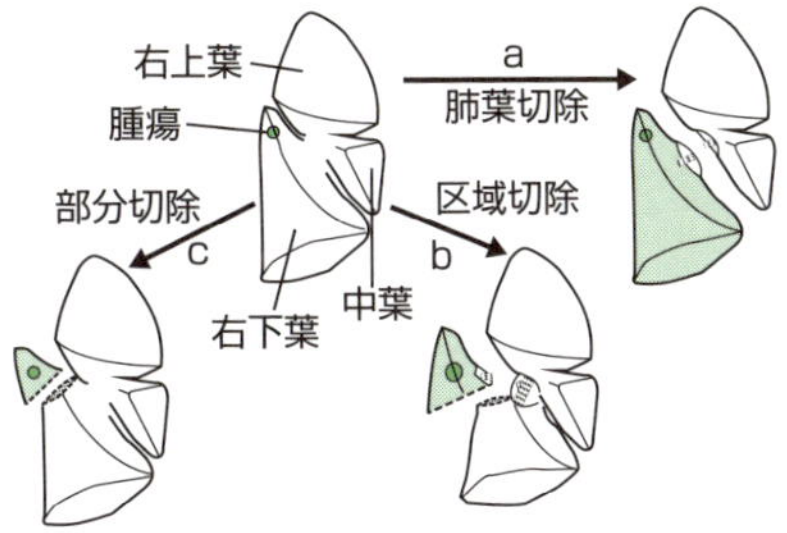

がん剤療法や放射線療法が勧められます。その結果、手術をいったん始めたとしても、完全に切除できない場合、手術を中止する場合があります。

切除された肺は再生されないため、切除すればするほど術後肺機能の低下は不可避であり、前述した形成術などの大きな手術をすれば、後で述べる術後合併症の発症リスクは高くなります。

④リンパ節郭清《かくせい》

気管支の周囲にはリンパ節があり、肺がんはリンパ節にしばしば転移することが知られているため、ひどく腫れていなくても、肺切除と同時にリンパ節を切除することが肺がん手術の現在の基本です。リンパ節は小さいものもありリンパ節だけを選択的に摘出できません。リンパ節が存在する領域の脂肪組織ごと根こそぎ摘出するため、がん手術におけるリンパ節切除を「リンパ節郭清」と表現されます。なお、この操作により発生する特別の障害はないと考えられています。

⑤手術終了へ

手術操作による出血が完全に止まっていること、肺の切離面や切離し閉鎖した気管支断端からの空気漏れがないことを十分確認し、胸腔内に管（ドレーンと呼ばれ、残存肺葉をしっかり膨張させ、胸腔内に排液が貯留しないように真空ポンプに接続して陰圧を保つためのものです）を留置して手術は終了し、その後麻酔から覚醒させます。個々の状況によって差がありますが、標準的な手術時間は３～４時間程度で、出血量は２００㎖以下、通常輸血は必要とならないことが多いです。

⑥術後経過

術直後はICUに入室していただきます。酸素マスク、胸腔ドレーン、尿管、点滴など多くの管があるため、あまり身動きが取れません。翌日の朝、傷を確認し胸部X線検査で経過の良いことが確認された後、ICUから退室し一般病棟に移動となります。昼から食事が再開し、ベッドから離床して歩けるようになります。

後で述べる術後合併症が発症しなければ、胸腔ドレーンも数日で抜去され、退院していただきます（術後2週間以内に退院される方が大半です）。術後つらいことはやはり創部《そうぶ》（傷跡）の疼痛《とうつう》ですが、個人差も多いですし、「日にちくすり」で減少することが大半です。しかし、術後肺炎を予防するため、痛み止めの内服や点滴を積極的に行い、疼痛を感じることがない状態で痰《たん》を吐くよう、患者さんには努めていただきます。

肺がん手術のリスク――手術死亡率、術後合併症とは？

1．手術死亡率

前述したように、肺切除は高難度手術、つまりリスクの高い手術です。手術死亡率（手術が原因で亡くなられた方の比率）は、10年ほど前の国内での報告では0・5～1％とされ、その頻度《ひんど》は比較的まれとは考えられます。しかし、まれと言ってもリスクが高いことは変わらないため、手術に際しては、他診療科との協議や危険に見合う万全の準備を用意しています。

2．術後合併症

術後合併症とは、手術は正しく行われたけれども、術後に治療を要する病態悪化のことで、結果的に再手術を要する場合もあります。代表的なものを説明します。

①術後出血

手術操作による出血が完全に止まっていることを十分確認し、ドレーンで胸腔内を陰圧に保つ、と先に述べました。「陰圧で保つ」結果、完全に止まっていた出血が術後に再開することがあり、こうした合併症を「術後出血」と表現します。

少量であれば、経過観察や輸血などで間に合いますが、出血量が多いと判断される場合には、再手術、つまり全身麻酔下で傷をもう一度開いて、出血箇所を止血する手術を行うことがあります。

②術後エアリークの遷延《せんえん》、膿胸《のうきょう》

肺の切離面や切離し閉鎖した気管支断端からの空気漏れがないことを十分確認し、ドレーンで胸腔内を陰圧に保つ、と先に述べました。「陰圧で保つ」結果、完全に止まっていた肺切離面や気管支断端からの空気漏れが術後に再開することがあり、こうした合併症を「術後エアリークの遷延」と表現します。こうした状態を放置しておくと胸腔内に感染が発生し、膿《うみ》が胸腔内にたまる「膿胸」という状態になります（「肺が破れるとどうなりますか？　自然気胸と膿胸の治療」268ページ参照）。膿胸は致命的な敗血症へ進行するリスクがあるため、そうならないように、胸腔ドレーンの入れ替えや再手術、つまり全身麻酔下で傷をもう一度開いて、空気が漏れている箇所を閉鎖する手術を行うことがあります。

③その他

不整脈、乳び胸、神経麻痺《まひ》、食道損傷、肺梗塞《はいこうそく》、脳卒中、心筋梗塞、術後せん妄などさまざまな合併症の報告がありますが、発生頻度は1％未満とされています。

退院した後は？――5年間通院して検査を

1．注意すること

最近の入院期間は2週間以内と短くなっています。ですから、退院した後いきなり元の生活ペースに戻すのはお勧めできません。肺を切除した結果、呼吸する量も低下しただけでなく、心臓にも負担は及んでいます。加えて、入院期間に安静にしていたため、足腰も弱くなっています。だからといって、退院しても自宅内で安静を継続するのは、回復にさらに時間がかかるだけで全く勧められません。目安としては「元の生活の6割程度のペース」から、体を慣らすように再開されると、うまくいく方が多いようです。大切なのは、自分の体に加えられた変化をよく理解して、ご自身の体をしっかり感じていただくことかと考えます。

2．最終病理診断結果

切除された肺とリンパ節は、「病理検査」が実施されます。病理検査とは、顕微鏡でその形態が評価され、その腫瘍が肺がんかどうか、リンパ節に転移があるかどうかが専任の病理医により確定診断されます。術後数週かけて確定されるその結果に基づき、追加の抗がん剤治療を要するかどうか判定されます。

3．5年間の通院検査

がんが厄介なのは、再発をきたすことです。つまり、完全にがんを切除しても、また出てくることがあり、再発を発見するために「胸部CT検査」を年2回程度、「頭部MRI検査」を年1回程度受けていただきます。再発なく5年過ぎれば通院は終了し、「私は肺がんをやっつけたんだ！」ということになります。

がん治療の最善の選択

当科での診断治療が、呼吸器を患う全ての患者さんにとって「最良の選択」となることを診療目標に、日々研さんを積み努力しています。そのために①総合医療センターである特性を生かして、全ての診療科との連携のもとで高度で安全な医療を提供し、②医師、看護師のみならず、薬剤科、臨床工学科、リハビリテーション科、歯科、栄養科、事務職まで、病院内の枠を超えたチーム医療を実践することで、患者さんの視点に立った「やさしい医療」を実現し、「がん治療の最善の選択」でありたいと考えています。

納得した乳がん手術を受けるために

乳腺・内分泌外科部長、外科化学療法センター長　神垣《かみがき》 俊二《しゅんじ》

増加している乳がん

日本人の女性が一生のうちに乳がんにかかる確率（罹患《りかん》する頻度）は12人に1人程度といわれています（図1）。

乳がんの症状

乳房の中にある乳腺という組織（ミルクを作るところ）に発生するがんです。自覚症状は乳房の内部のしこり、乳房の皮膚のひきつれや赤み、乳頭から血液が出る、などです。痛みは典型的な症状ではありません。早期がんの場合、症状がなく検診で偶然発見されることもあります。

乳がんの診断

前述のような症状がある場合や検診で異常を指摘された場合、医師による問診と触診、マンモグラフィーや超音波検査などの画像検査、穿刺《せんし》吸引細胞診や針生検などの病理学的検査（顕微鏡で調べる検査）を行い、乳がんであるかどうかを調べます。乳がんと分かった場合、さらにＭＲＩで乳房内にどのくらい広がっているか、ＣＴ、骨シンチグラフィーやＰＥＴなどで遠くの臓器（肺、肝臓、骨など）に広がっていないかを精密検査します。こうした検査によってがんの進行具合を判定します。

図1　女性のがん罹患率の傾向

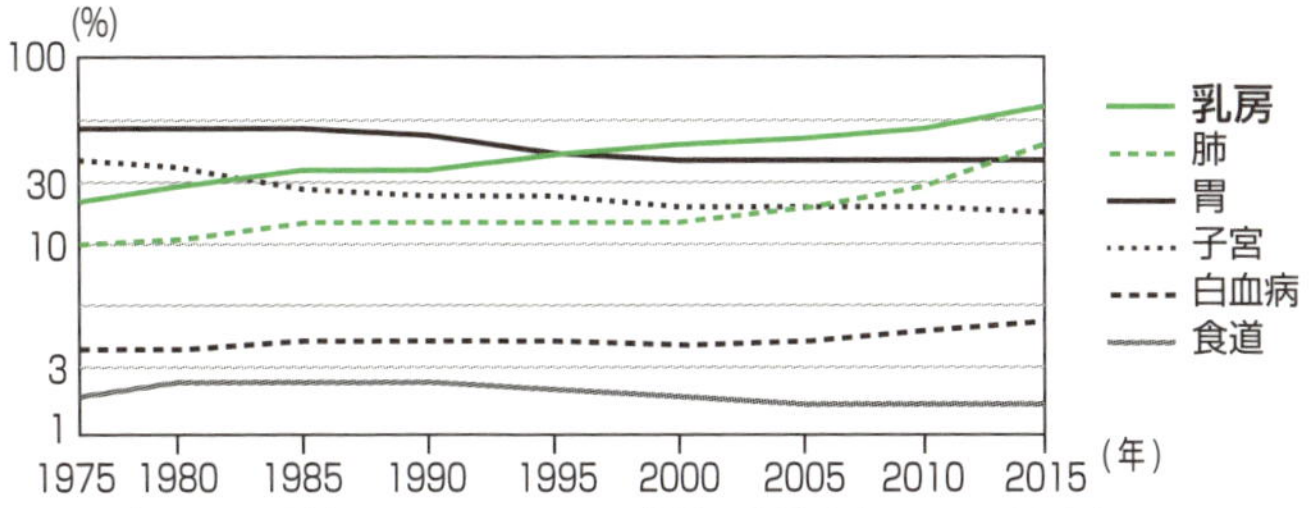

※人口10万対　（「がん統計白書 2014」より）

乳がんの治療

以前はこうした進行具合のみをもとに治療方針を立てることが多かったのですが、現在では進行具合に加え、前述の針生検で採取した組織によって、がんの詳しい性質を調べた上で治療の戦略を立てていくことが多いです。具体的には、がん細胞の表面にエストロゲンレセプター、プロゲステロンレセプター、Her2、Ki67などの蛋白《たんぱく》がくっついているかどうかを見ていきます。針生検をせず手術を行った場合は、手術で取ったがんの組織を使って同じようにがんの詳しい性質を調べ、術後の再発予防の治療の戦略を立てます。乳がんの治療には大きく分けて①手術②放射線治療③薬による治療があります。②と③はさらに再発予防のための治療と再発後の生活の質を上げるための治療に分けられます。

乳がんの手術

①手術は乳房内のがんをどう取るか②わきの下のリンパ節をどれだけ取るか③乳房の形を整える処置を加えるか、の3点が術式を決めるポイントとなります。

①については、乳房を全て取る乳房切除術（図2）と一部を取る乳腺部分切除術（図3）があります。

②については、がん細胞が飛んでいきやすい第一関門のわきのリンパ節のみ

図2　胸筋温存乳房切除術

●乳房全体（皮膚を含む）を切除し、腋窩リンパ節を郭清あるいはSNBを施行

●鎖骨下リンパ節を郭清する場合や、小胸筋を切除する場合がまれにある

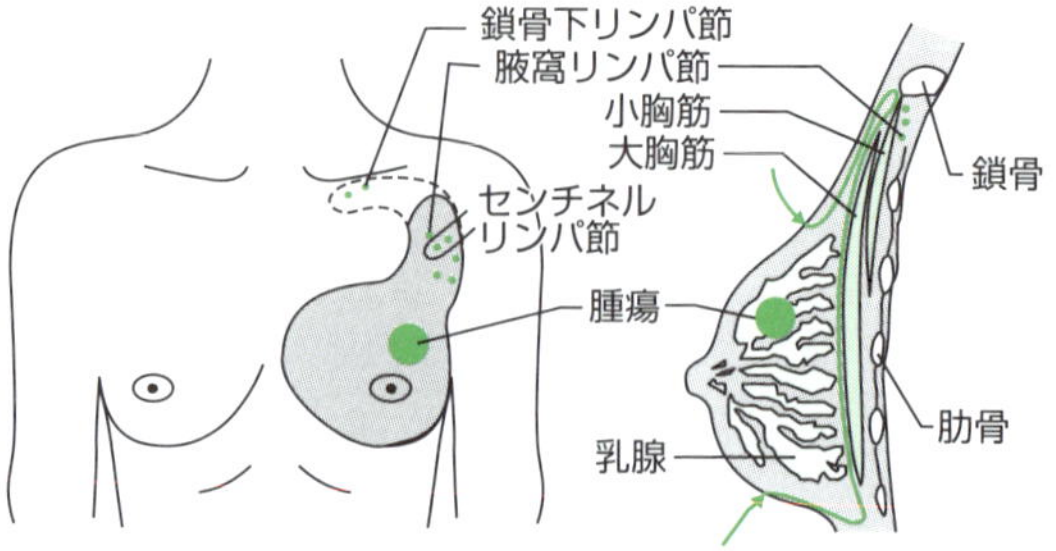

図3　乳腺部分切除術

・1～2cmの安全行を含め、がんを円状に垂直に切除する方法
・必要に応じて腋窩リンパ節を郭清、SNBを行う

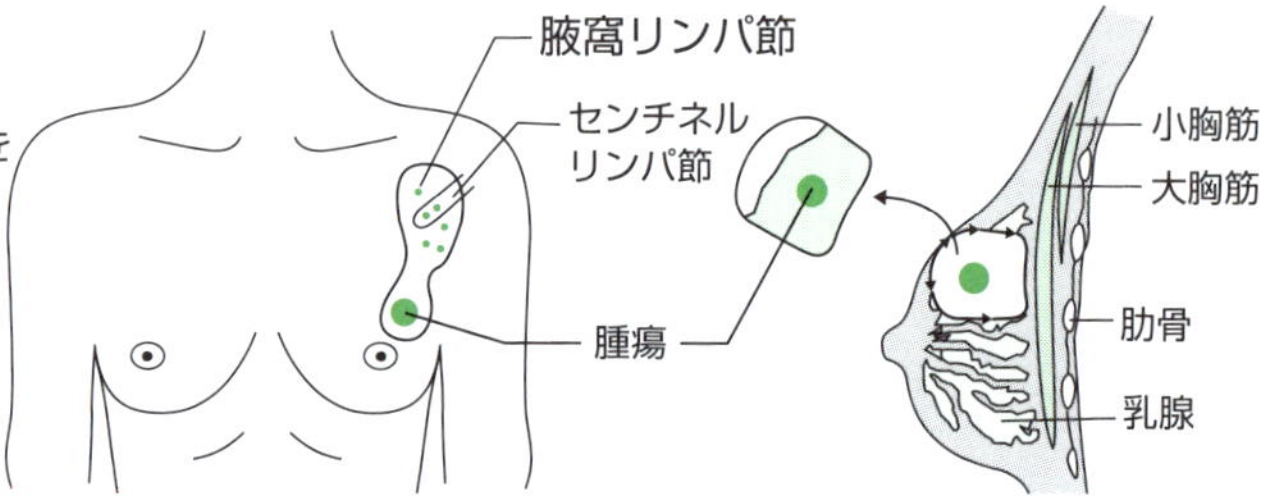

2～5個程度を術中顕微鏡で調べ、がん細胞のないことを確認するセンチネルリンパ節生検（SNB）とわきのリンパ節を全て取る腋窩《えきか》リンパ節郭清《かくせい》があります。

③については、シリコンなどの異物を使う方法と、患者さんの正常な組織（背中の筋肉や、お腹《なか》や太ももの脂肪など）を使う方法があります。

①、②、③それぞれの選択肢においてメリットとデメリットがあり、また医学上勧められないこともあるので主治医の先生とよく相談することが大事です。患者さんの希望するものと主治医の推奨との間に違いがある場合は、納得するまで話し合われることをお勧めします。

再発を防ぐために——乳がんの薬物療法

乳腺・内分泌外科副部長　山村《やまむら》 順《じゅん》

術後治療（図1）——抗がん剤治療と内分泌治療

乳がんの手術が終わり、病理検査の結果で術後薬物療法を決定します。乳がんの薬物療法には大きく2つあります。抗がん剤治療と内分泌（ホルモン剤）治療です。いずれも再発を防ぐために行います。再発しやすいかどうかを、再発危険因子（リスクファクター）である、浸潤径《しんじゅんけい》（浸潤がんの大きさ）、腋窩《えきか》リンパ節転移の個数、女性ホルモン感受性（エストロゲン受容体とプロゲステロン受容体）の有無、ＨＥＲ２（ハーツー）受容体の有無、核異形度（悪性度）、血管・リンパ管侵襲《しんしゅう》の程度で予測します。

再発の可能性が高いと予測された場合は、抗がん剤治療を行います。例えば、リンパ節転移の個数が多い場合やホルモン感受性がない場合、悪性度が高い場合は、積極的に抗がん剤を用いた方が、再発率が下がることが分かっています。特にＨＥＲ２陽性乳がんの場合、分子標的薬であるトラスツズマブと抗がん剤を組み合わせて高い治療効果を得ています。

しかし、抗がん剤には副作用があります。脱毛、嘔吐《おうと》・嘔気《おうき》、白血球減少、心機能低下、しびれ、むくみなどが現れることがあります。残念ながら脱毛を抑えることはできませんが、そのほかの副作用についての薬が開発され、十分コントロールできるようになりました。よくテレビや映画で抗がん剤治療をしている患者さんが、嘔吐や嘔気で苦しんでいるのを見かけますが、現在ではそんな患者さんは非常に少ないです。また、脱毛も時期がたてば元のように戻ります。再発を

図1　術後治療フロー図

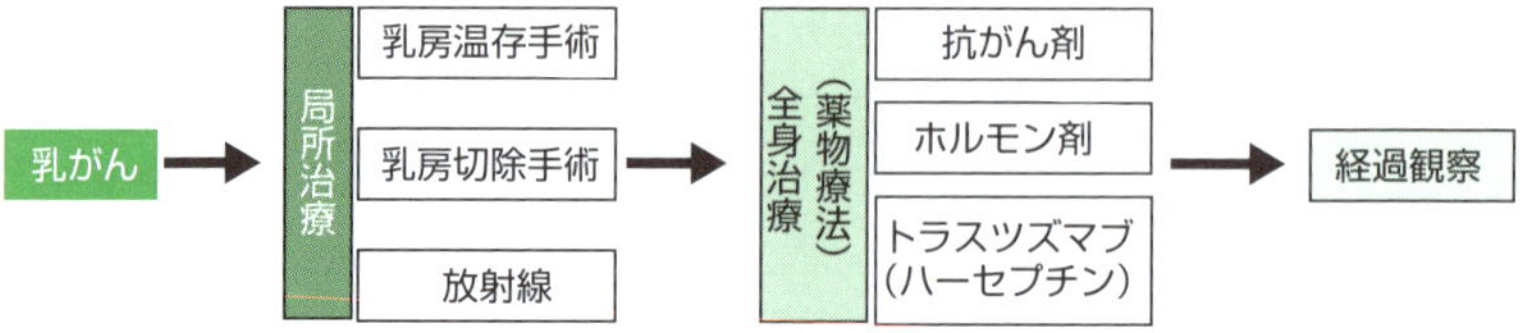

『患者さんのための乳がん診療ガイドライン 2014 年』をもとに作図

抑えるために一時期だけ、患者さんに頑張ってもらって抗がん剤治療を行います。

乳がんの6～7割はホルモン受容体が陽性です。陽性の場合、女性ホルモンが乳がんの進行とかかわっていることから、術後には必ず女性ホルモンを抑えるホルモン治療を行い、再発を予防します。再発率が比較的低いと予測した場合、抗がん剤治療は行わずホルモン治療だけを行うこともあります。ホルモン治療は抗がん剤と違って大きな副作用はありません。ほとんどが内服薬ですが閉経前と閉経後で薬の種類が違います。また、内服期間も標準的には5～10年間と非常に長く、その間、骨密度が低下することがあります。従って、治療開始前には必ず骨密度を測定し、低ければ、骨粗《こつそ》しょう症《しょう》の薬も一緒に飲んでいただきます。ほかには、女性ホルモンが抑えられることで更年期障害とよく似た副作用が現れることもあります。

乳がんの薬物療法の開発はめまぐるしく年々進歩しています。術後薬物療法を行うことで乳がんが治る時代に突入しつつあります。最近は乳がん自体の性質（遺伝子）によって再発を予測できるようにもなりました。当センターでも患者さんをより個別的に診断し、その特性に合った治療法を選択する個別化治療（テーラーメード治療）を積極的に行っており、より再発率を抑える努力をしています。

再発治療（図2）——局所再発と遠隔転移再発

積極的に術後治療を行っても、残念ながら再発することがあります。再発には大きく局所再発と遠隔転移再発に分けられます。手術した場所やその近くの

図2　再発治療の流れ

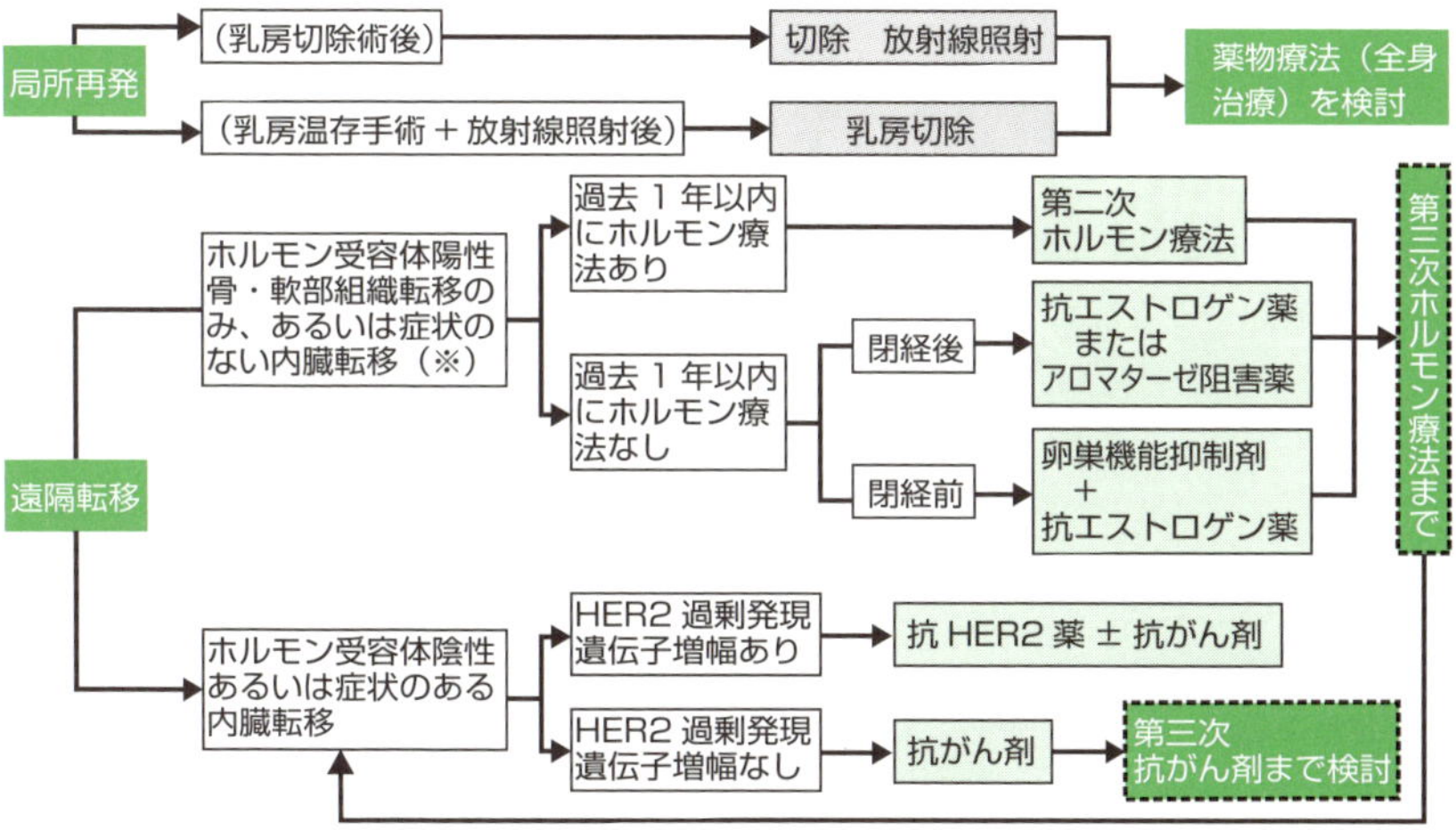

※ホルモン受容体陽性でかつHER2陽性の場合、ホルモン剤＋トラスツズマブ（ハーセプチン）で開始することもできる

『患者さんのための乳がん診療ガイドライン2014年』をもとに作図

リンパ節に再発するのが局所再発です。もう一度、手術で取り除けば、治癒することもあります。一方、骨、肺、肝臓あるいは内臓のリンパ節といった手術した場所から遠く離れて再発するのが遠隔転移再発です。この場合、完治させることは極めて困難であり、治療の目的は病状をコントロールし症状の緩和が中心となります。従って、患者さんに極力苦痛が小さい治療から始めます。例えば、ホルモン治療を行うことが多いです。しかし直接、生命を脅かすような病変があるときは、抗がん剤治療を行うこともあります。副作用が強い場合は抗がん剤の量を減らしたり、投与間隔を空けたりするなど、生活の質が悪くならないよう、工夫しながら治療を行います。

再発の治療が終わることはありません。その間、患者さんには多くの肉体的・精神的・時間的・経済的苦痛を与えます。乳がんの克服を望んでいる患者さんにとってこの現実を受け入れることはつらいことでしょう。しかし、現実から目をそむけることはできません。患者さんには患者さん自身の人生があり、患者さんが、何を大事に考え、何をしたいのかをじっくり話し合い、最も適切な治療を考えたいと思います。そのような治療法はきっとあります。私たちは乳がん専門医として、あなたが、そしてあなたの家族が、満足のいく人生を過ごせるようお手伝いをします。

術後の合併症や後遺症の少ない体にやさしい乳房再建術（穿通枝皮弁法）

形成外科部長　泉《いずみ》 憲《けん》

乳がん手術と同時に乳房再建

乳がん手術によって胸の膨らみが損なわれることで、女性らしさが失われ、さらにつらい思いをする患者さんが少なくありません。当センターでは乳腺外科と形成外科の医師が連携し、希望する患者さんには乳がん手術と同時に乳房再建術を行っています。これによって、乳房を失ったと感じることなく、乳がん手術を終えることができます。

乳房再建とは？

乳がん切除によって、乳腺の一部もしくは全体が失われた場合、やはり乳房の形は変形してしまいます。しかし、切除された乳腺のかわりとなるものを移植し、乳房の形を元に戻すことが可能です。これを乳房再建と言います。

乳房再建術の方法

大きく分けて2種類の方法があります。

1つは患者さん自身の体の組織（自家組織）を移植する方法と、もう1つはシリコンインプラントという人工物を移植する方法です。シリコンインプラントによる乳房再建は２０１３（平成25）年から保険適用になり、当センターでも受けることができます。

自家組織として脂肪や筋肉を採取する場所は、お腹《なか》や背中、内ももといった

図　乳房再建術

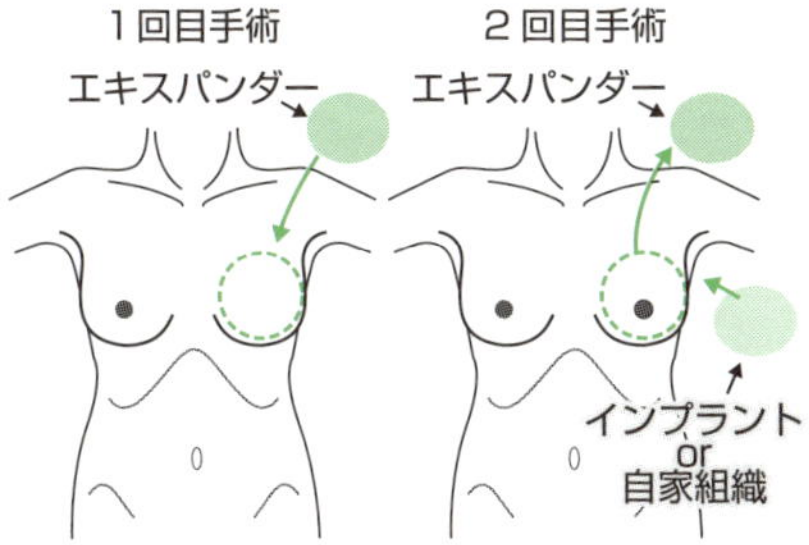

部位が挙げられます。患者さんの状況（乳がん手術の術式、年齢や体型）によって、どのような場所が適しているか判断することになります。しかし、いずれの方法にせよ自家組織を移植する場合は、その組織を採取した場所に傷跡が残ります。これが、自家組織移植術での最大の欠点といえますが、自分の体からの移植ですので、拒否反応や術後の合併症は低いといえます。

逆に、シリコンインプラントは人工物を移植するので、乳がん手術以外の傷跡ができることはありませんが、細菌感染に弱いという欠点があります。また、既成の形のものを移植するので、健側（乳がんでない側）の乳房の形によっては、適さないケースもあります。

乳房再建の時期

乳がん手術と同時に行う一次再建法と、乳がん手術後に一定期間をおいてから行う二次再建法があります。二次再建では乳房切除後の胸の状態によっては、エキスパンダーという組織拡張器を用いて皮膚を伸展させる必要があり、その場合は複数回の手術が必要となります。

患者さんに適した乳房再建

当センターでは患者さんの希望に沿い、かつ、患者さんに適した乳房再建を心掛けています。自家組織移植では穿通枝《せんつうし》皮弁《ひべん》法という、筋肉組織に犠牲のない方法を積極的に取り入れています。詳しい話を希望される方は一度ご相談ください。

ひとりで悩まないで！乳がんのこと

乳がん看護認定看護師　濱口《はまぐち》 佳子《よしこ》

乳がんとは、どんな病気ですか？

国内では乳がんにかかる女性は年々増え続けています。今では、女性がかかるがんの中で最も多いがんになりました。発症は30歳代から増えはじめ、40歳代後半から50歳代と社会でも家庭でも中心となっている年代がピークです。

乳がんは早く見つけて治療すれば、治る可能性が高くなります。自覚症状があるときは怖がらずに受診をすること、自覚症状がなくても定期的に乳がん検診を受けることを心掛けてください（表）。

乳がんは自分で発見しやすいがん。乳房を触ってみませんか？

1．自己検診の時期

①月経のある方は月経開始から5日目前後です。

②授乳中の方、閉経している方は毎月一定の日を決めます。

2．自己検診の方法

①両腕をさげたまま、左右の乳房の形を覚えておきます。

②両腕をあげた状態で鏡の前に立ち、正面、側面、斜めを映します（図1）。くぼみ、ひきつれ、ただれ、へこみはありませんか？

③あおむけになって乳房を触ります。片腕をあげ、反対側の指の腹で乳房を軽く圧迫してまんべんなく触れます（図2）。

④左右の乳首を軽くつまみ、異常な液が出ないかを調べます。血液のような

図1　乳房自己検診の方法

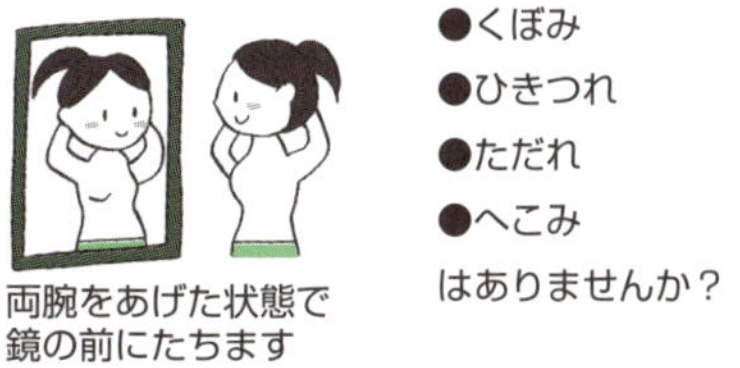
両腕をあげた状態で
鏡の前にたちます
●くぼみ
●ひきつれ
●ただれ
●へこみ
はありませんか？

図2　あおむけになって乳房を触りましょう

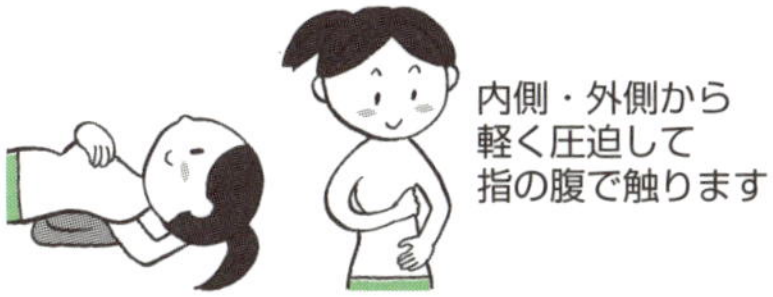
内側・外側から
軽く圧迫して
指の腹で触ります

液、乳首のただれ、下着の汚れはありませんか？（図3）

⑤少しでも異常があったら、ためらわずに乳腺専門医の診察を受けましょう。

異常がなければ定期的な乳がん検診と月1回の自己検診を続けましょう。月1回の自己検診をしているうちに、自分の乳房の状態が分かり、異常を早期発見することができます。

もしも乳がんが見つかったら……

医師から乳がんであることを告げられたとき、「まさか私が……」「頭がまっ白」と患者さんの多くは乳がんという病気にショックを受けます。1～2週間は、不安が強くなったり、夜眠れなかったり、食欲がなくなったり、仕事が手につかなかったりすることがあります。また、早く治療を受けたいと気持ちが焦ってしまうこともあります。それは当然の体の反応です。

不安が強かったり、気持ちが焦ったりしていると、治療についてじっくりと考えることができません。まずは気持ちを落ち着かせましょう。そして、気持ちが落ち着いたら、治療について考えていきましょう。乳がんにはさまざまな治療法があります。時には、治療法について迷うこともあるかと思います。医療者とともにご自身にあった納得のいく治療法を見つけていきましょう。

当センターでは乳腺専門医だけではなく、乳がん看護認定看護師が、乳がん治療を受ける患者さんの不安や心配をお聞きしています。また、治療法について迷いがあるときは一緒に考えながら、病気や治療について理解を深めていた

表　乳がんの危険度をチェックしてみましょう!!

	40歳以上である		初潮が早い
	アルコールをたくさん飲む		閉経が遅い
	タバコを吸う		肥満（閉経後）
	初産年齢が遅い		血縁者に乳がんになった人がいる
	出産経験がない		長期間ホルモン補充療法を受けた

＊チェックが多いほど危険度が高いです

図3　乳首から異常な液はありませんか?

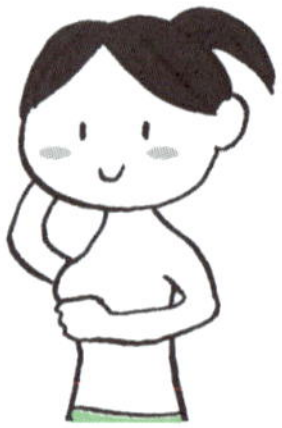
●血液のような液
●乳首のただれ
●下着の汚れ
はありませんか？

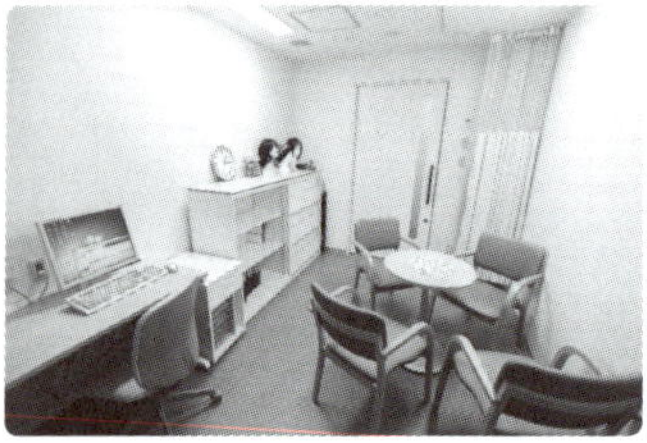
写真1　面談室

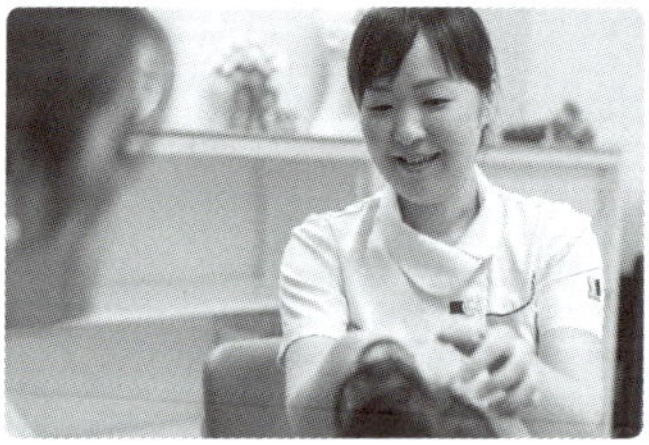
写真2　ウィッグの相談を受けている場面

だけるようにしています。

乳がんになっても、自分らしく

乳がんは働き盛りの年代の女性に多いため、「家事はできますか?」「子どもの世話は大丈夫ですか?」「仕事は続けられますか?」と乳がんの治療による日常生活の心配をされる方がいます。

心配しないでください。個人差はありますが、乳がん治療は進歩してきていますので、手術をしても家事や育児、介護などは今まで通りすることができます。抗がん剤も副作用を軽くすることができるようになったため、仕事を続けながら治療をしている人もいます。

乳がん治療は手術による乳房の変化や抗がん剤による脱毛など、体が変化することもあります。患者さんの中には、その変化に落ち込む方もいます。私たちは患者さんがそのつらさを乗り越え、ご自身の体と向き合うことができ、「自分らしく」日常生活を過ごせるよう、気持ちのサポートやアドバイスをしています。ひとりで悩まずに、お手伝いが必要なときは声を掛けてください。

婦人科のがん診断と治療のお話——子宮頸がん、子宮体がん、卵巣がん

産婦人科部長 山本《やまもと》 敏也《としや》

乳がん以外の代表的な3つのがん

産婦人科では乳がん以外の女性特有のがんの診断・治療を行っています。ここでは、産婦人科で診断・治療する代表的な3つのがん、子宮頸《しきゅうけい》がん、子宮体がん、卵巣がんについて説明します。

子宮頸がんの診断と治療（図1、2）

子宮頸部《けいぶ》にできるがんで、婦人科がんの中で最も多いものです。ある程度病状が進んでくると、不正性器出血や帯下《たいげ》（おりもの）の異常が自覚されますが、初期の段階では無症状のことが多いです。一般に子宮がん検診とは、子宮頸がん検診のことで子宮頸部をこすって細胞を取り診断します。子宮頸がんにはヒトパピローマウイルス（ＨＰＶ）が関与していることが分かっており、必要に応じて発がんに関係する高リスクＨＰＶが子宮頸部に存在するかを検査します。

1．診断

子宮がん検診（子宮頸部細胞診）で異常を認めた場合、まずコルポスコープ（子宮頸部を拡大して観察する器械）を用い、生検（子宮頸部の組織を一部取る）を行い、がんの組織診断をします。がんであることが確認されたら、次に内診に加えて必要に応じてＭＲＩ、ＣＴなどの画像検査を行い、進行期（がんの進み具合）を診断します。進行期により治療方法の選択肢が変わりますので、進行期の診断は重要です。

図1　子宮頸部異形成（子宮頸がんの前がん病変）

軽度異形成	経過観察
中等度異形成	経過観察または治療
高度異形成	要治療

2. 治療

通常、手術療法または放射線治療が選択されますが、両者の併用、さらには化学療法（抗がん剤投与）を併用することもあります。基本的には『子宮頸癌ガイドライン』に基づき治療方針を決定しています。ＩＡ１期までの早期がんで、子宮温存を希望されれば子宮頸部円錐《えんすい》切除術（子宮の頸部のみを円錐状に切除する）による子宮温存治療を行っています。

ＩＢ期以上のある程度進行したがんの場合は、手術療法なら広汎《こうはん》子宮全摘術が適応になります。子宮の周囲にある組織も含め広範囲に子宮を摘出する手術で骨盤内のリンパ節郭清《せつかくせい》も行います。閉経前の方の場合、卵巣機能を温存できる可能性があることが手術療法の利点の１つです。ただし、産婦人科では最も大きな手術の１つで、高齢や合併症などで手術ができない方の場合は放射線治療を行います。

また、手術療法と放射線治療のどちらでも治療可能なケースは、それぞれの利点、欠点を十分説明して、患者さんと相談の上、治療法を決めています。

Ⅲ期以上の進行がんの場合は原則、放射線治療となります。また、放射線治療の効果を高めるために、同時に化学療法（抗がん剤投与）を行う場合もあります。

子宮頸がん発症のピークは30～40歳ですが、20歳代の発症も少なからずあり、また年々増加傾向にあります。当科でも、若年者の子宮頸部円錐切除術の実施件数が増加しています。子宮摘出となって妊娠できなくなることを避けるためには、定期的に子宮がん検診を受診して、できるだけ早期にがんを見つけ、治

図2　子宮頸がんの進行期

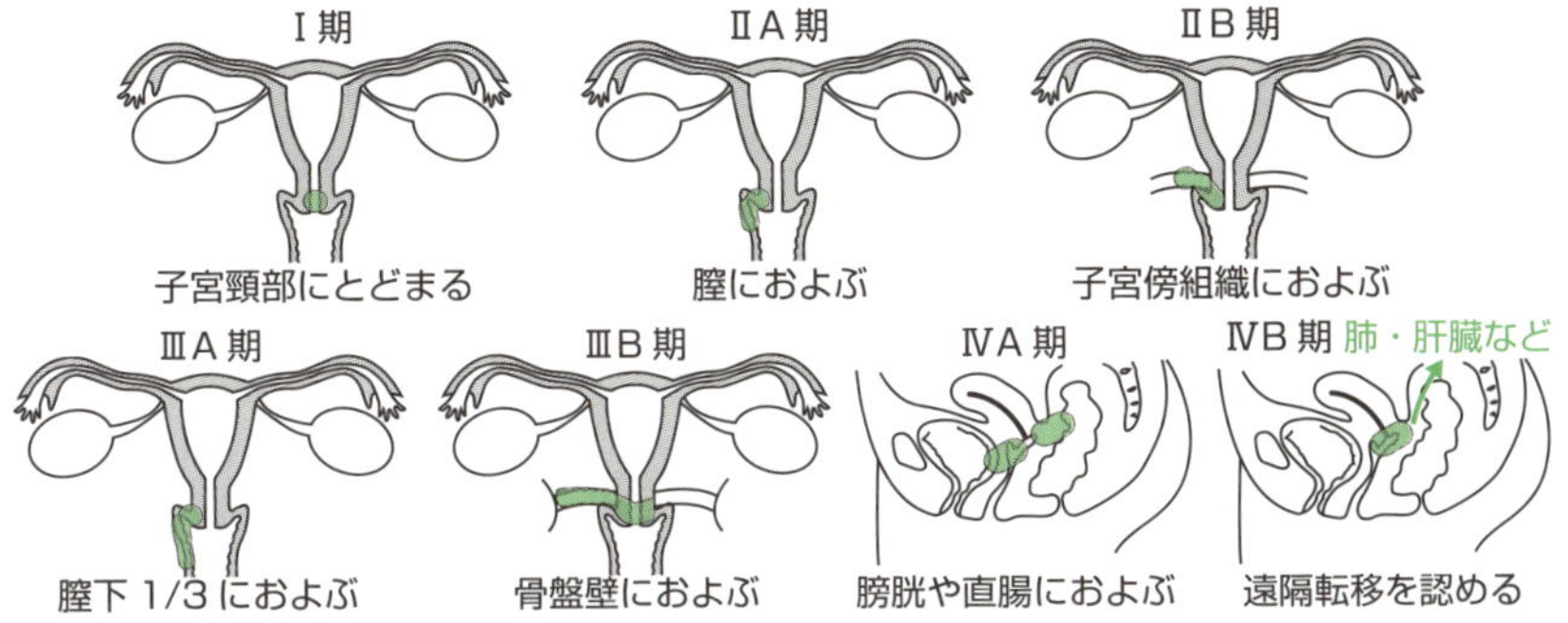

療する必要があります。堺市の子宮がん検診対象は20歳以上となっています。

また、子宮がん検診で、がんになる前の段階（子宮頸部異形成）で診断することが可能です。高度異形成の場合は、原則、子宮頸部円錐切除術の適応となりますが、中等度異形成の場合は、子宮頸部円錐切除術によって体への負担が少ないレーザー治療を外来で行うという選択肢もあります。

子宮体がんの診断と治療（図3）

子宮の体部（内膜）にできるがんで閉経後に多い傾向があります。従って、閉経後出血により産婦人科を受診し診断されることが多いです。子宮体がん検診もありますが、子宮の奥に器具を入れて細胞を取る必要があり、痛みや出血を伴うことが多いので、子宮がん検診を受診される方全員にはお勧めしていません。問診（不正性器出血の有無など）、超音波検査を行い、必要と判断された方だけ検査を行っています。

1．診断

子宮内膜組織検査を行い、がんの確定診断をします。次に、内診にＭＲＩ、ＣＴの画像検査を加え、進行期を推定します。最終的には、手術後の病理検査の結果で進行期を診断します。

2．治療

子宮体がんの治療は、手術療法が主となり、進行度によって術式は異なります。基本的には『子宮体癌ガイドライン』に基づき治療方針を決定しています。

図3　子宮体がんの進行期

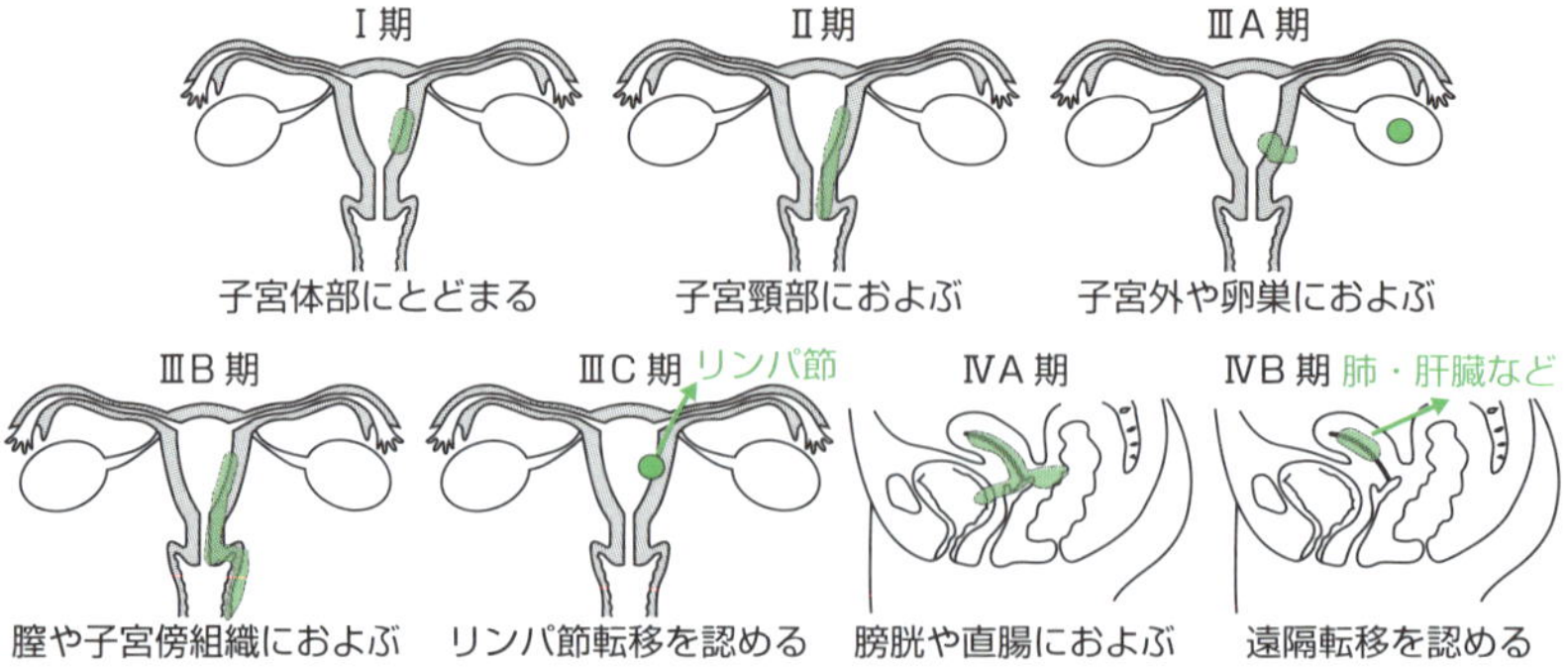

基本術式は子宮全摘で、卵巣への転移を少なからず認めるケースがあるので、卵巣も原則摘出します。また、必要に応じて骨盤内から傍大動脈《ぼうだいどうみゃく》までのリンパ節郭清も行います。

手術は原則、開腹手術ですが、早期子宮体がんの場合、腹腔鏡下《ふくくうきょうか》手術（内視鏡手術）を行うことも可能です。手術後の病理検査の結果によって、進行期の決定、再発リスクの評価を行い、必要に応じて放射線治療や化学療法を追加します。

子宮体がんは、閉経後に多いがんですが、閉経前の発症も少なからずあります。特に、出産経験のない方はリスクが高いので、不正性器出血のある場合は、早めに産婦人科を受診することをお勧めします。

卵巣がんの診断と治療（図４）

卵巣がん特有の症状はなく、初期の段階では症状がないことも多く、早期発見の難しいがんの１つです。進行してくると、腫瘍《しゅよう》の増大や腹水により腹部膨満感などの症状が現れます。

１．診断

内診、超音波検査で骨盤内に腫瘍や腹水を認めた場合、ＭＲＩ、ＣＴの画像検査、腫瘍マーカーの検査（血液検査）をします。その結果、悪性が疑われた場合、まず手術を行います。卵巣腫瘍は、術前に悪性であるという確定診断ができないので、通常、手術によって腫瘍を摘出することで組織診断を行い、併せて進行期も診断します。

図4　卵巣がんの進行期

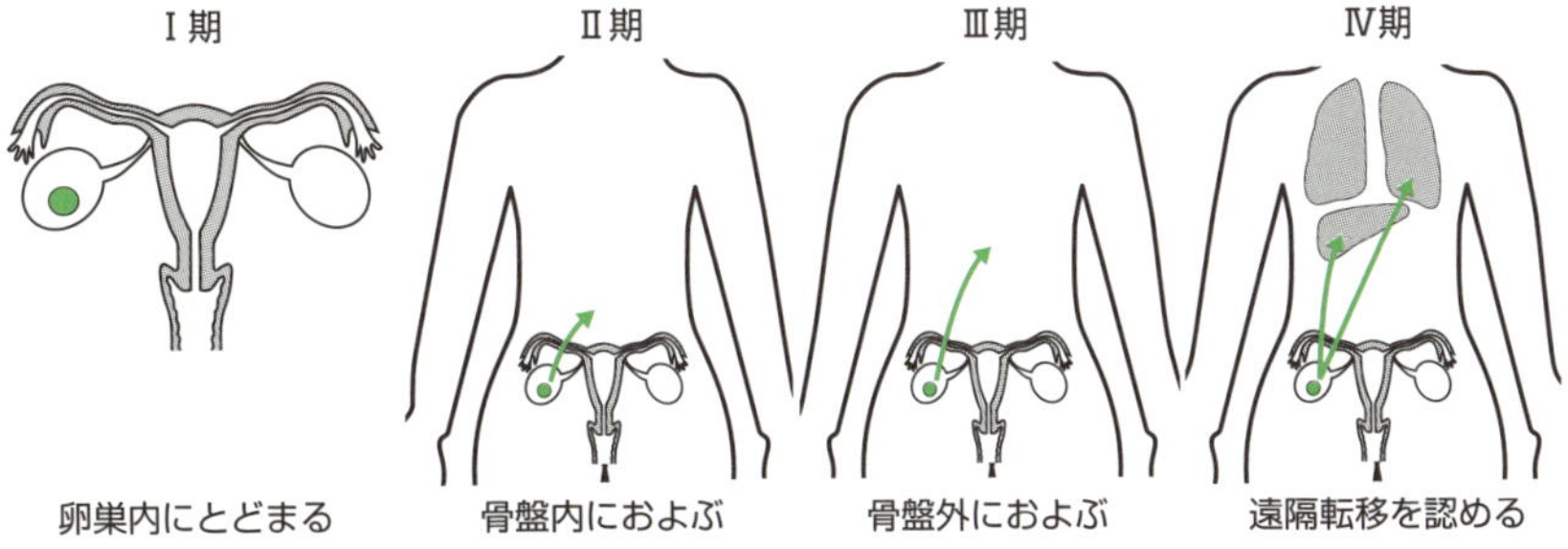

2．治療

基本的には『卵巣癌ガイドライン』に基づき治療方針を決定しています。まず腫瘍を摘出し、手術中に迅速に病理組織診断を行い、がんの診断をします。悪性と診断されれば、原則、子宮・両側卵巣・大網摘出を行います。また、必要に応じて骨盤内・傍大動脈のリンパ節郭清術もします。ただし、がんの進行度によっては標準手術ができないケースもしばしばあり、その場合は可能な限り腫瘍を摘出します。

術後は、化学療法を行います。初回手術で腫瘍の完全摘出ができなかった場合は、再度、腫瘍摘出手術をします。一方、標準手術を行うと妊孕性《にんようせい》（妊娠する可能性）はなくなりますので、強く妊孕性温存を希望される方には、治癒する確率が低下するなどのデメリットについて十分説明をした上で、縮小手術（子宮および片方の卵巣の温存）を行う場合もあります。

治療後5年は定期フォローを

産婦人科で扱う3つのがんについて、当科での診断・治療方針について説明しましたが、いずれのがんの場合も治療終了後少なくとも5年は再発がないか定期フォローの必要があります。不幸にして再発を認めた場合、その後の治療方針は、再発までの期間、それまでに受けた治療、再発の部位などによって変わります。詳しい検査をした後、本人、家族とよく相談した上で、患者さんにとって最良の方法を一緒に考えていくことになります。

前立腺がんはこうして治す

泌尿器科部長　高山《たかやま》 仁志《ひとし》

前立腺とは？

ここ数年、著名人が前立腺がんの手術を受けたり、また前立腺がんで亡くなられたりと、テレビなどで前立腺がんという言葉が出てきます。ここでは、最近よくメディアで耳にする前立腺がんについて説明します。

前立腺は、膀胱《ぼうこう》と尿道の間にあり男性だけにある生殖器の１つです。正常では栗の実大で重量は20ｇほどです。膀胱の真下にあり、膀胱から出た尿道が中央を貫いています。背面に直腸があり、肛門から指を入れると直腸の壁越しに前立腺に触れることができ、前立腺がんの検査では直腸診がよく行われます。

前立腺は、前立腺液を分泌している臓器です。前立腺液は精液の一部となり、精子にエネルギーや栄養を与え、守り、運動を助けて卵子と受精しやすくする働きをします。男性ホルモンを分泌しているわけではないので、前立腺がなくなっても男性らしさがなくなるということはありません。

前立腺がんとは？

前立腺がんはがんの中では進行が遅いですが、ほかのがんと同じように再発や転移することがあります。しかし、早期に発見、治療をすれば完治をめざすこともできます。現在、国内で前立腺がんの患者数は約18万人と推定されます（２０１１年厚生労働省患者数調査による）。年間の新規発生患者数（推定値）は２０１０年で６万５０００人です。男性では胃がん、肺がん、大腸がんに次

図1　前立腺がんの危険因子

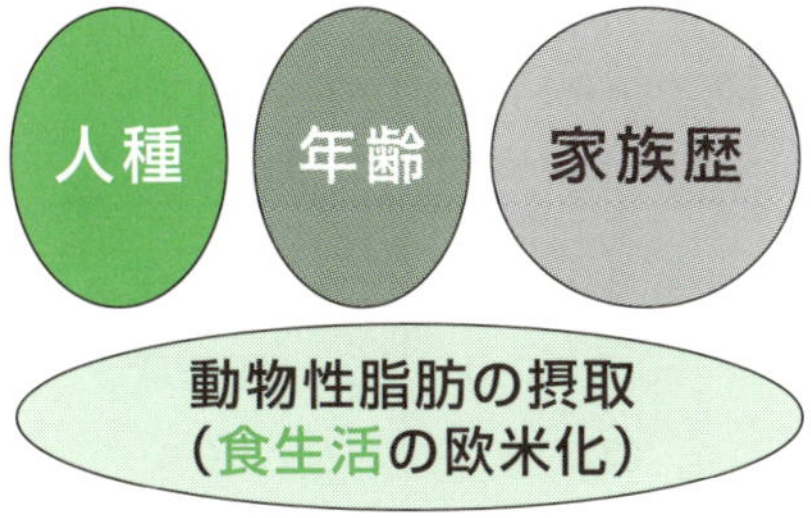

いで4番目に多く、この20年間で顕著に増加しており、2020年には男性では肺がんに次ぐ2位に躍り出ると予測されています。罹患者《りかんじゃ》数は7万8000人から8万人以上、がん死亡者の割合は10％になると予想されています。

前立腺がんの原因は？

前立腺がんの原因は解明されていません。しかし、危険因子（図1）として、幾つかのことが分かっています。

●**人種**／前立腺がんになりやすいのは、黒人種、白人種、黄色人種の順であるといわれています。

●**食事**／高脂肪の食事は危険因子となり、乳製品の取り過ぎは前立腺がんになりやすいといわれています。近年、日本人に前立腺がんが急激に増えている背景にも、食生活の欧米化が少なからず関係していると考えられており、同じ黄色人種でも、米国在住の日系人では日本在住の日本人よりも前立腺がんが多いという報告があり、食習慣や生活環境の影響も大きいと考えられます。

●**遺伝**／若い時期に前立腺がんを発症している場合は、注意を要します。また、父親か兄弟の一方が前立腺がんにかかっていると、本人がかかる危険性は2倍になるといわれています。

●**年齢**／前立腺がんは60歳から増え始め、加齢とともに発生率が上昇します。

図2　PSA値と前立腺がん検出率

PSA(ng/ml)	陽性率（%）
4.0-10.0	25-30
10.0-20.0	50-80
20.0<	80<

前立腺がんの特徴

1．自覚症状

前立腺がんにかかっても初期は無症状のため、気付くことはほとんどありません。しかし、前立腺がんが進行すると前立腺が尿道を圧迫し、排尿障害の症状が出ます。具体的には、夜中に何度もトイレで起きる（夜間頻尿《ひんにょう》）、トイレが近い（頻尿）、排尿し終わるまで時間がかかる（排尿遅延）、途中で尿が途切れる（尿線途絶）、尿が出にくい（排尿困難）、いきまないと尿が出ない（尿勢低下）といった症状です。

2．前立腺がんの進展

前立腺がんは、骨に転移しやすいという特徴があり、前立腺がんと診断された場合は、がんが骨に転移していないかを調べます。

前立腺がんの診断

1．PSA（前立腺特異抗原）検査

採血をして血液中のPSAという物質の量を測ります。集団検診や人間ドック、またはかかりつけ医で任意にできる検査です。健康な人でも血液中にわずかにありますが、前立腺に異常があると濃度が高くなります（図2）。4～10㎍／㎎（グレーゾーン）では前立腺がんの見つかる可能性は25～30％、10㎍／㎖以上で50～80％といわれています。

図3　前立腺がんの診断手順

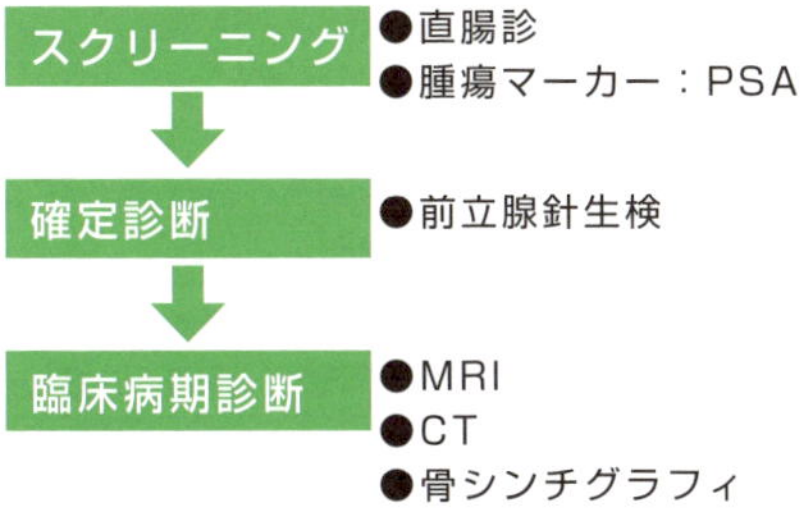

2. 生検検査

前立腺の組織を細い針で採って、がん細胞があるかどうかを顕微鏡で調べます。直腸から超音波検査の器具を入れて画像で確認しながら、前立腺に針を刺して組織を12か所採取します。当センターでは、1泊2日で手術室にて腰椎麻酔下で検査しています。採取した組織を顕微鏡で調べ、がんが存在したらがんの顔つき（悪性度）を調べます。

3. 臨床病期診断

前立腺がんと診断された後、がんの進行度を調べます。まず、MRI検査で前立腺のどこにがんができているか、前立腺の外に広がっていないか（被《ひ》膜外《まくがい》浸潤《しんじゅん》）を調べます。次に、CTでリンパ節やほかの臓器への転移の有無を検査します。最後に、核医学検査である骨シンチグラフィーで骨転移の有無を評価します。病期A、B（T1～T2N0M0）を局所限局がん（早期がん）、病期C（T3N0M0）を局所浸潤がん、遠隔転移のある病期D（N1やM1）を進行がんと呼びます。これらの病期と前立腺がんの悪性度（Gleason score）に加えて、患者さんの年齢、希望、合併症の有無などを総合的に考えて治療方針を決定することになります（図3）。

前立腺がんの治療

前立腺がんの治療には、治療を行わず経過を見る「PSA監視療法」、完治をめざして行われる「手術療法」「放射線療法」、がんの進行を抑える目的で行

表　前立腺がんの治療の種類

	無治療経過観察	定期的な PSA 検査
局所的治療	手術療法	前立腺全摘術（開腹、内視鏡、ロボット）
	放射線療法	外照射 内照射
全身的治療	内分泌療法（ホルモン療法）	精巣摘出術（除睾術） 薬物療法（注射薬、内服薬）
	その他の治療	化学療法など

われる「ホルモン（内分泌）療法」「化学療法」、進行したがんによる苦痛を取り除く「緩和医療」があります（表）。

1．手術療法

手術は、前立腺と隣接する精嚢《せいのう》を全て摘出し、開腹手術・腹腔鏡下《ふくくうきょうか》前立腺全摘術・ロボット支援腹腔鏡下前立腺全摘術（ロボット支援手術）があります。腹部に小さな穴をあけて内視鏡などの器具を挿入し、外から操作して前立腺を取り出す腹腔鏡手術は、一般に出血が少なく傷口の回復も早い手術ですが、高い技術が必要とされます。そのため、厚生労働省が定める一定の基準を満たす施設でしか保険診療は行われていません。当センターでは２０１４（平成26）年に腹腔鏡下前立腺全摘術の施設認定を取得しています。

しかし、現在ではロボット支援腹腔鏡下前立腺全摘術が全国的に普及しつつあり、当センターでも２０１６年に堺市で初めて医療用ロボット（ダビンチ）を導入しました（写真１、２）。ロボットによる手術と聞いて、患者さんから「ロボットが手術をするのですか？」と聞かれることがありますが、そこまで優秀な医療用ロボットはまだありません。この術式では、〝ロボット支援〟という名の通り、ダビンチという手術用ロボットが腹腔鏡手術の支援をする機能を持っています。この機能は、腹腔鏡手術で使う鉗子《かんし》と違い多関節の鉗子であるため、細かい作業が可能となり、また手振れ防止機能も搭載されています。

さらに、腹腔鏡手術はモニターを見て手術をするため２次元の映像を見ながらの手術となりますが、ロボット支援手術は３次元立体画像を表示でき、術者

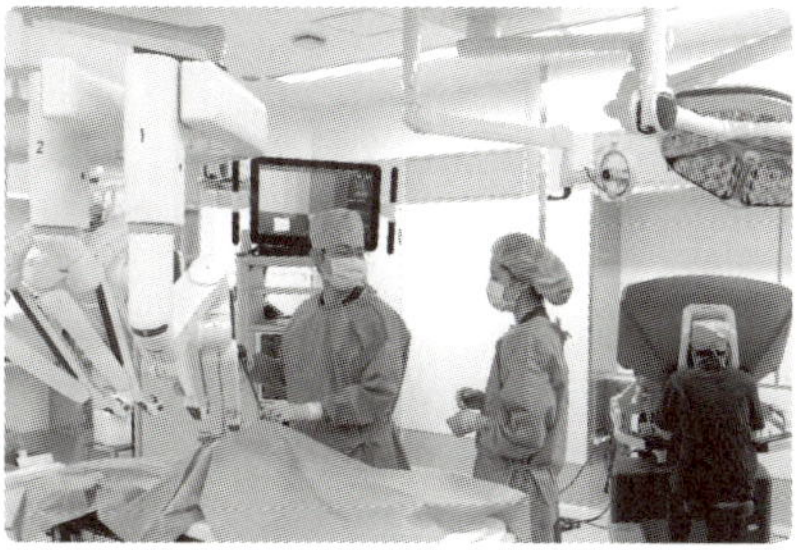
写真1　ダビンチ

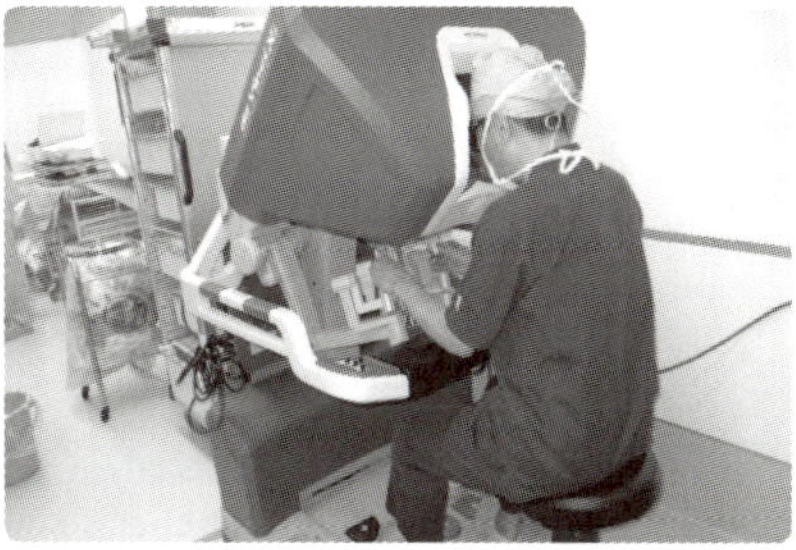
写真2　ダビンチ

はそれを見て手術を行えます。そのため、前立腺摘除後の尿禁制や勃起能といった機能温存の向上が見込まれます。また手術費用につきましては、ロボット支援腹腔鏡下前立腺全摘術は、２０１２年４月に保険収載され、手術・入院費に健康保険が適用されます。

2. 放射線療法

放射線療法は、体の外から前立腺に向けて放射線を照射する「外照射法」と、放射線を発する物質を前立腺の中に埋め込んで内部から照射する「組織内照射法」の2つの方法があります。外照射は、週5日、1日1回照射して、6～8週間続ける必要がありますが、外来通院での対応も可能です。小さな放射線を出す小さな金属を前立腺内に留置する内照射は、早期前立腺がんに対して有効な治療法です。そのほかに、骨の転移による痛みを和らげる目的で放射線療法が行われる場合があります。

3. ホルモン(内分泌)療法

ホルモン療法は主に高齢者の早期前立腺がんや、発見時にすでに転移があった進行がんへの第一選択として行います。前立腺がんは当初男性ホルモンが刺激になってがんが分化・増殖します。このため、男性ホルモンの分泌や作用を抑えてがん細胞の増殖を抑えることが目的です。ホルモン治療にはLH-RHアゴニストあるいはアンタゴニストと抗男性ホルモン薬を組み合わせたCAB(Combined Androgen Blockade) 療法があります。LH-RHアゴニストあるいはアンタゴニストは、脳に働いて、睾丸《こうがん》からの男性ホルモンの分泌を止める薬で、1か月と3か月に1回皮下注射するタイプがあります。抗男性ホルモン薬は、男性ホルモンが前立腺がん細胞に働きかけないようにする薬で、1日1～3回服用します。

4．PSA監視療法

PSA、生検所見などから、治療をしなくてもほとんど進行しないおとなしいものと予想される場合は、PSA監視療法も重要な治療選択肢です。安全を確保するために定期的なPSA検査による病状の検索が必要になります。

5．化学療法

ホルモン療法が効かなくなりがんが再燃（去勢抵抗性前立腺がん）したときは、単独あるいは幾つかの抗がん剤を使った化学療法を行います。また、ステロイド薬と組み合わせて使用することがあります。

前立腺がんで一番重要なこと

前立腺がんで一番重要なことは、早期発見です。前立腺がんはPSAの採血という簡便な手段でがんを発見することができ、早期に発見・治療することによって死亡率を減少させることができます。50歳を過ぎたら毎年PSA検診を受けることをお勧めします。また、PSAの市民検診を行っている自治体もあります。そして前立腺がんが見つかった場合、十分に納得できる治療を受けることが重要です。

知らないと怖い皮膚がん

皮膚科部長　三浦《みうら》 宏之《ひろゆき》

皮膚にも、がんってあるのですか？

「皮膚にもがんってあるのですか？」と聞かれることがあります。主に正常な細胞が変化して異常な増殖をするようになり、放置するとほかの臓器の働きをも圧迫して、ついには命を脅かすこともある「できもの」のことを一般に「がん」もしくは「悪性腫瘍《しゅよう》」と呼びます。もちろん、皮膚にもそのような怖い「できもの」ができてしまうことがあるのです。

しかし、一口に「皮膚がん」と言ってもとても種類が多くて、治療をせずにそのまま放置してしまうとほかの臓器をゆっくり障害していくものから、速いスピードで大きくなったり、ほかの場所にも転移したりして命を脅かすものまでさまざまなのです。例えば、当科で扱う皮膚がんのうち代表的なものを並べてみますと、基底細胞がん、悪性黒色腫、ページェット病、ボーエン病、扁平《へんぺい》上皮がん、血管肉腫、転移性皮膚がん。このように主なものだけでもいろいろな種類のがんがあるのです。

皮膚がんの特徴とは？

内臓のがんの場合は、がんが進行していろいろな症状が出てからでないと気付きにくいのに対して、皮膚にできた「できもの」の場合、自分もしくは家族がその外見の変化に気付くことが多いということが挙げられます。と言っても、もちろん皮膚にできた「できもの」全てが皮膚がんではありません。「こんな

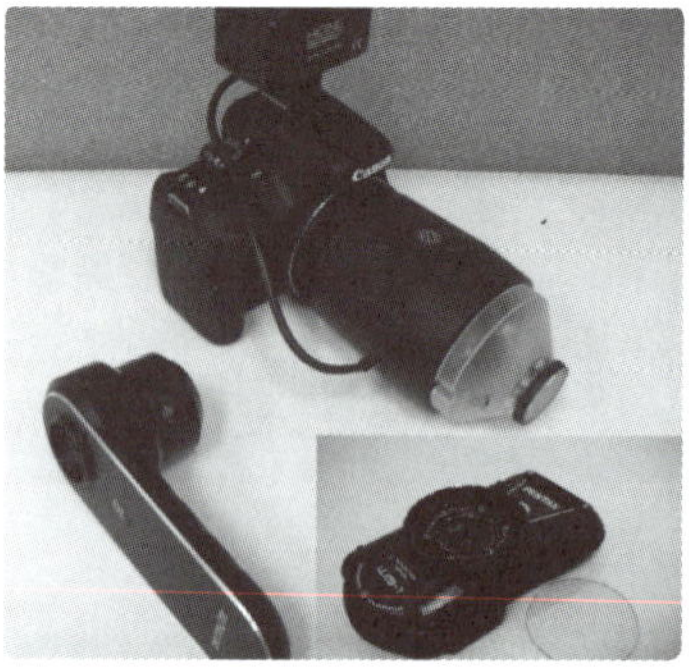

写真1　ダーモスコピーという拡大鏡

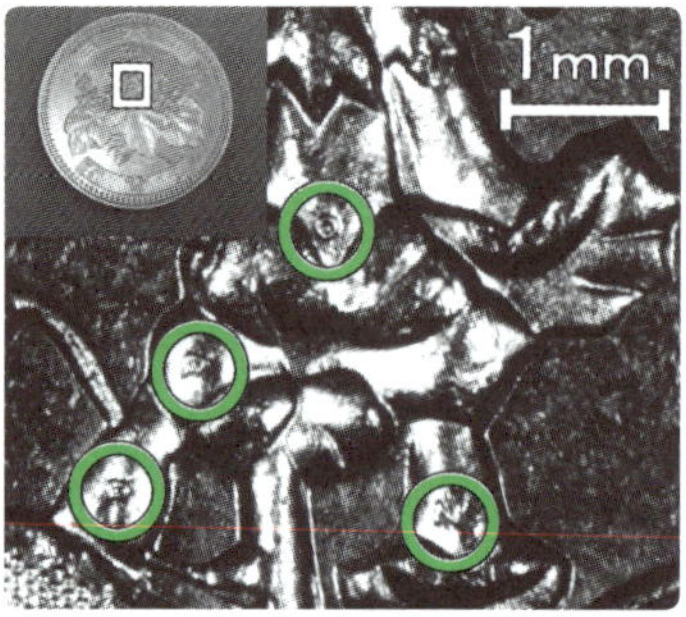

写真2　ダーモスコピーがどのくらい詳しく見ることができる器械かという実例

できものあったかな？　前からあったけれども最近急に大きくなった？　おかしいな？」と思ったときは近くの皮膚科の開業医を受診してください。

皮膚がんの判定方法

「皮膚がん」かそうでないかを診断するためには、生検といって皮膚の一部を採って調べなければ判断がつかない場合があります。これは例えば胃カメラでポリープが見つかった場合、一部を採ってきて、病理検査という細胞を詳しく顕微鏡で見て、それが悪性のものか良性かを調べる検査と同じことをするのです。しかし、幸い皮膚は内臓に比べて見た目で得られる情報がとても多いので、状況によっては、「写真１」に示したダーモスコピーという拡大倍率が約10倍の拡大鏡で「できもの」を肉眼よりも詳しく観察して、良性で放置してもよいものか悪性で治療が必要かを判断できる場合があります。

このダーモスコピーがどのくらい詳しく見ることができる器械かという実例を「写真２」に示します。５００円玉に隠された文字をダーモスコピーで観察したものです。アルファベットが刻印されているのが分かりますが、視力に自信のある方は一度、肉眼でこの文字が探せるかやってみてください。

ただ、このダーモスコピー検査は経験とちょっとしたコツが必要ですので、全ての皮膚科医が得意とするわけではありません。もしも、最初に受診した皮膚科の先生が首をかしげて「判断が難しいな」とおっしゃる場合は当科に紹介してもらってください。

写真3　悪性黒色腫

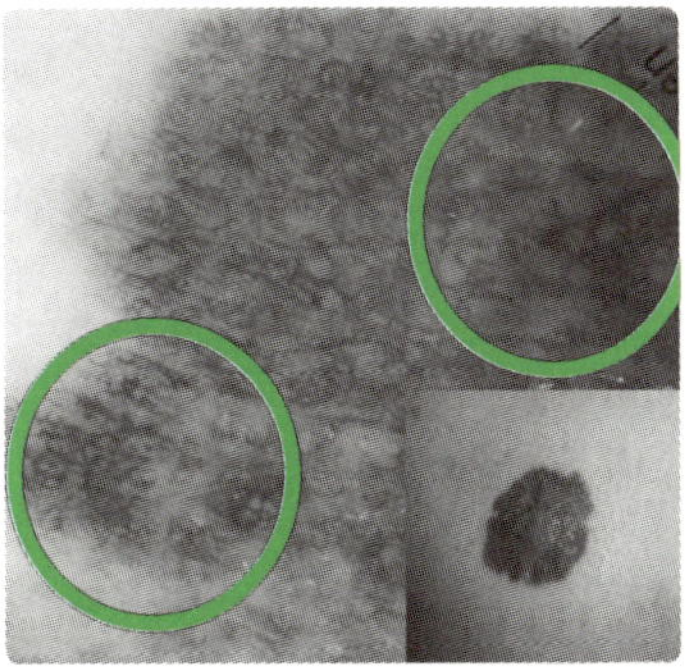

知らないともっと怖い皮膚がん

先ほど例を挙げた皮膚がんのうち、基底細胞がんは転移をしたり命を脅かすことが比較的少なく、基本的に手術で取り除いてしまえば後は安心であることが多いです。たいていの場合、その見た目の特徴は黒いこと――ということは悪性黒色腫との区別が難しい場合があります。そして、「黒いできもの」はこれらの悪性黒色腫や基底細胞がんといった手術をしないといけない悪性のものがあるのですが、多くは、放っておいてよい良性のできものです。すなわち、ホクロ（正式名称は色素性母斑《しきそせいぼはん》と言います）や年齢により誰にでも出てくるイボ（脂漏性角化症《しろうせいかっかしょう》もしくは老人性疣贅《ゆうぜい》）であることが多いのです。逆に言えば、ほとんどは悪さをしない善良な「できもの」の中に、ちょい悪の「基底細胞がん」と極悪と言っても過言ではない「悪性黒色腫」が混じっているのです。

そこで、先ほど述べた、ダーモスコピー検査が「ホクロ」や「イボ」と紛らわしい「悪性黒色腫」や「基底細胞がん」といった皮膚がんの発見に有効なのです。「写真3」にダーモスコピーで見た悪性黒色腫を示してみました。見た目はホクロやイボなどと違いが分からないのですが、ダーモスコピーで拡大して、その網目模様のような構造の乱れが円で囲った部分に特に強く見られ、悪性黒色腫と判断できた例です。

写真4　足の裏にできたホクロ

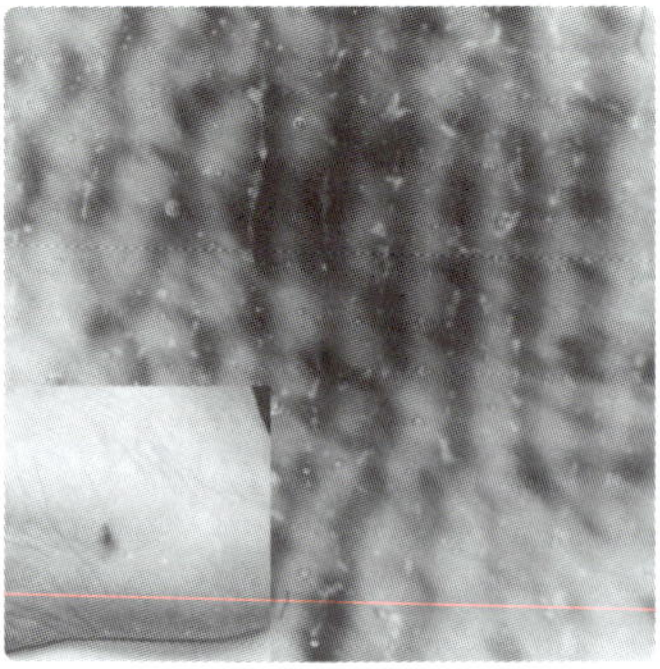

足の裏のホクロは危険？

日本人にできる悪性黒色腫の特徴として、足の裏に出る割合が多いことが知られています。足の裏にも手指の指紋と同じように皮膚表面に細かい溝があり、例えて言うとビニールハウスが延々と並んでいるような構造をしています。そしてビニールハウス同士の間にできた溝に該当する部分を皮溝《ひこう》、ビニールハウスの屋根に該当する部分を皮丘《ひきゅう》、つまり皮膚の丘という名前で呼びます。

「写真４」のように、足の裏にできたホクロも肉眼で見ると均一に真っ黒なできものに見えるのですが、実はダーモスコピーで拡大してみると、これらの皮溝や皮丘に沿って、線のように色が付いているのです。私たちはこの線がどこに沿って存在するかによって、良性か悪性かを判断します。このような方法が、日本でも浸透しはじめたのがこの10年ほどで、それ以前は肉眼で見てある程度の大きさのホクロならば念のため切除しておこうとされていた時代があったのです。現在ではダーモスコピーで判断して、それでも怪しいものを治療と検査を兼ねて切除するという方針になってきています。

本当はもっとある皮膚がん

湿疹《しっしん》と区別がつきにくい、少しやっかいな皮膚がんが存在します。ボーエン病は扁平上皮がんという進行した皮膚がんの初期段階なのですが、放置したり気付かなかったりすると、命にかかわる状況を生じかねません。これは全身どこにでもできることがあり、湿疹と間違われて発見が遅れる場合があります。同じように、湿疹と見分けがつきにくいページェット病があるのですが、こちらは出る場所がほぼ決まっています。わきや股《また》や乳頭部などにできた湿疹にステロイド軟膏《なんこう》を塗っても治らず、徐々に広がってくる場合はこれであることを念頭に入れる必要があります。

最も怖い皮膚がん

どのがんも放置すれば命を落とす危険性は大なり小なりあるのですが、やはり、できものができてから放っておいて手遅れになるまでの期間が短いもの、つまり早期発見が生死を分けることがある皮膚がんが最も怖いということになると思います。その代表は悪性黒色腫という黒いがんです。

近年はテレビの健康番組で取り上げられることも多く、そのような放送があったあとでは心配して、外来に来られる方が増えるのですが、これは悪性黒色腫に対する一般認識が広がっているという点でよい兆候です。

悪性黒色腫と同じように大変「タチが悪い」皮膚がんであるにもかかわらず、患者さんにも一般の皮膚科医にもまだまだなじみが薄い「血管肉腫」の話を最後に少ししましょう。

高齢の方がどこかで頭をぶつけてけがをし、少し経つと頭皮にかさぶたができていることがあります。でもこれが数か月治らないのはおかしいですよね？　そういったときに、血管肉腫が隠れている場合があります。この皮膚がんは診断、治療が非常に難しく、さらに専門家が少ないことが問題です。けがをした覚えがない場合でも、高齢者の頭部に赤い皮疹や急に大きくなるかさぶたを見つけたら注意が必要です。詳しくは当科のホームページをご覧ください。

最近、気になる甲状腺がんの話題

耳鼻咽喉科・頭頸部外科部長　長井《ながい》 美樹《みき》

甲状腺《こうじょうせん》とは?

甲状腺を「図1」に示します。甲状腺は「コウモリ」または「チョウ」のような形の重さ10～20gの臓器です。甲状腺は甲状腺ホルモンを作る臓器です。甲状腺ホルモンは体を元気に維持する働きを担っています。甲状腺ホルモンを作るための材料は血液中の「ヨウ素（ヨードと同義）」です。ヨウ素は昆布や海藻に多く含まれます。通常、私たちの体内には2～3週間分の甲状腺ホルモンが貯蔵されています。甲状腺の裏面には、血液中のCa（カルシウム）を調整する大切な働きを担う米粒ほどの副甲状腺（上皮小体と同義）が4～5つあります。ほかに近接する器官は発声運動を支配する反回神経、そして気管や食道があります。

原発事故後に、小児の甲状腺がんが心配される理由

原子力発電所や原子力潜水艦などの事故の後、その周辺で小児の甲状腺がん発生が心配される理由を説明します。放射性物質は工業や医療、農業など多くの分野で広く利用されていて、とても有用なものです。しかし、核関連の事故の際には、目には見えない放射性物質が放出される可能性があります。

放射性物質の中の1つに放射性ヨウ素があります。ヨウ素は体内に摂取・吸収されると選択的に甲状腺で蓄積され、放射性物質は若い細胞に吸収されやすいという特徴があります。つまり、放射性ヨウ素は胎児・乳幼児・小児の甲状

図1　甲状腺と周囲の器官との関係
甲状腺は昆布や海藻に含まれるヨウ素を材料にして甲状腺ホルモンを作っています

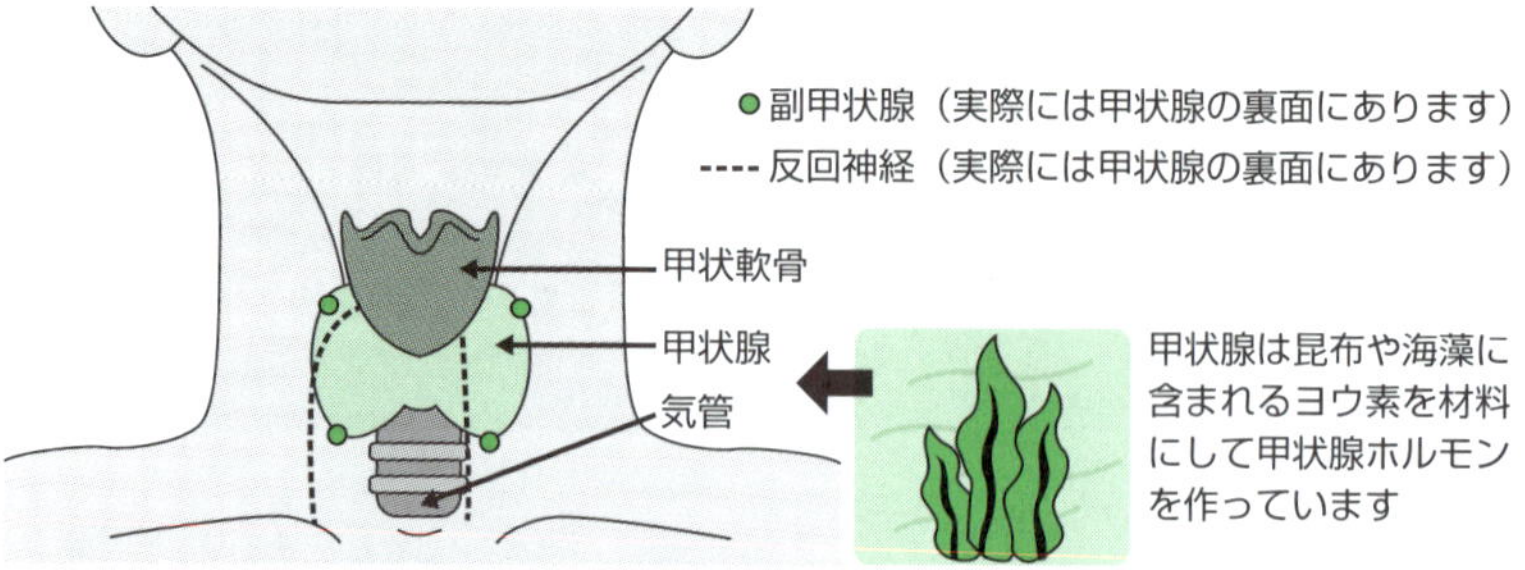

表　甲状腺に発生する悪性の病気

	頻度	治療
乳頭《にゅうとう》がん	90%	手術
濾胞《ろほう》がん	5%	手術
髄様《ずいよう》がん	1～2%	手術
未分化《みぶんか》がん	1～2%	・緩和治療 ・手術・放射線照射・ 化学療法などを検討する場合もある
悪性リンパ腫	2%	血液腫瘍として治療

腺に吸収・蓄積しやすいのです。放射性物質は有用である一方、放射線障害を起こします。その1つにがんの発生があります。このため、核関連の事故の後には、小児の甲状腺がん発生が心配されるというわけです。

甲状腺に発生する悪性の病気

甲状腺に発生する悪性の病気を「表」に示します。悪性リンパ腫《しゅ》以外が甲状腺がんの種類になります。甲状腺がんの9割は乳頭がんです。悪性リンパ腫は血液のがんで、性質や治療方針が大きく異なります。

どのような症状のときに甲状腺がんを疑うの?

甲状腺がんは、「首にしこりがある」以外に症状を出すことは少ないです。痛みも出ず、自覚しにくいがんです。進行すると声のかすれ（嗄声《させい》）や飲み込みにくいなどの症状が出ることがあります。

甲状腺がんのための診察・問診・検査

診察は首の触診です。問診では、嗄声の有無、家族歴、放射線の被ばく歴などが参考になります。甲状腺がんのための検査を3項目に分けて記載します。

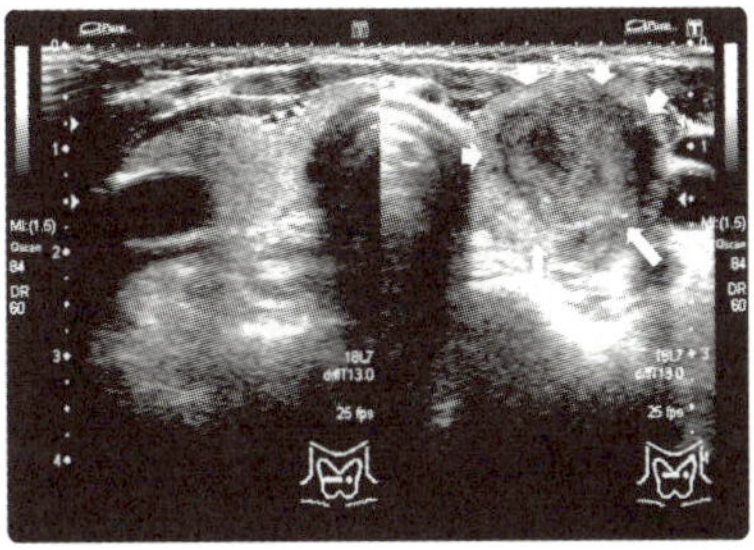

写真1　超音波検査で見た甲状腺(左)のがん：白矢印で囲む部分ががん

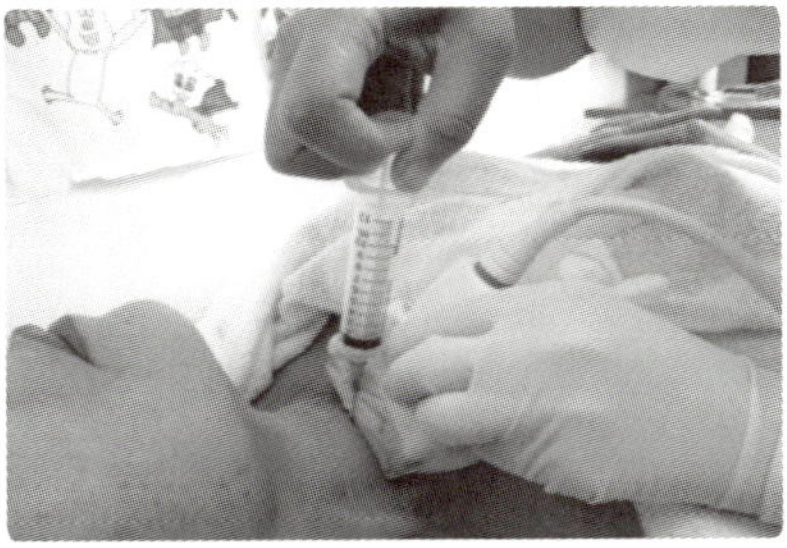

写真2　超音波画像を見ながら穿刺し、穿刺吸引細胞診を行います

1．超音波検査・穿刺《せんし》吸引細胞診(FNA)

超音波検査を行うと「写真1」のような甲状腺がんの像を確認することが容易です。「写真2」は超音波画像を見ながら、穿刺吸引細胞診検査（FNA）のための穿刺をしている場面です。多くの甲状腺がんがこの検査で診断できます。

2．血液検査・腫瘍《しゅよう》マーカー

甲状腺のしこりをつくる病気の中に慢性甲状腺炎（橋本病と同義）あるいはバセドウ病といった自己免疫による病気もあり、血液検査で診断できます。甲状腺がんに特有の腫瘍マーカーはありませんが、甲状腺を全部摘出した手術後では、「サイログロブリン」という数値が再発の指標となります。

3．CT検査・MRI検査

周辺の臓器へのがんの広がりや転移の有無を調べる目的で行います。MRI検査は気管や食道、大血管などへの浸潤《しんじゅん》の評価が必要な場合に行います。

甲状腺がんの治療

根治治療は手術です。手術は甲状腺を全摘する場合と半分残す場合があり、また近くのリンパに転移しやすいため近くのリンパも切除します。全摘する場合と半分残す場合のメリット、デメリットを記します。

全摘のメリットは、術後に血液検査でサイログロブリンの値を再発転移時の腫瘍マーカーとできることです。また肺転移などが生じた場合に有効となる放射性ヨウ素の内用療法という治療がありますが、これは全摘後でないと有効ではありません。放射性ヨウ素のカプセルを内服することで転移巣に対して内照射という効果を得る特殊な治療です。これは甲状腺組織が残っているとできません。

全摘のデメリットは一生、甲状腺ホルモン薬の内服が必要になることです。一方、半分残す手術のメリットは甲状腺ホルモン薬を飲まなくて済む場合が多いことです。しかし、必要になる場合もあります。デメリットは、残りの甲状腺にもがんが発生する可能性があること、もしも転移・再発しても腫瘍マーカーがないこと、転移・再発しても放射性ヨード内用療法は適応にならないことなどでしょう。

甲状腺の手術歴のある女性が注意すべきこと（図2）

甲状腺手術歴のある女性が、妊娠が判明した場合はすぐに甲状腺ホルモンの採血を受けましょう。また甲状腺ホルモン薬を飲んでいる場合は妊娠中も授乳中も医師の指示に従い、自己判断でやめないでください。妊娠によって体内での甲状腺ホルモンの必要量は変化します。母体からの甲状腺ホルモンが十分でないと、胎児の脳の発育や甲状腺の形成に悪影響が出る可能性があるのです。

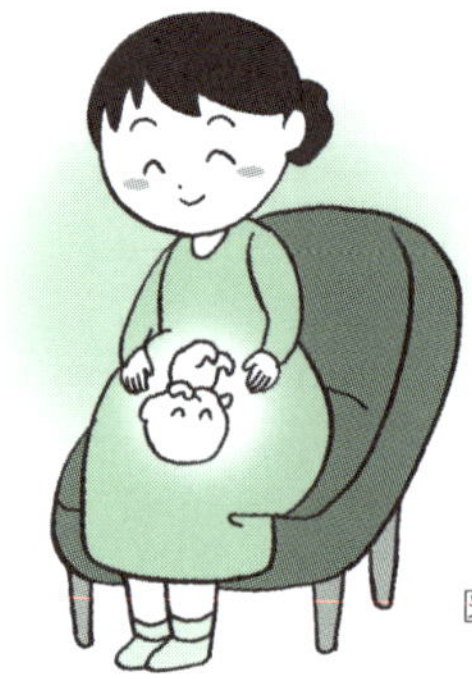

図2　甲状腺ホルモンは妊娠すると必要量が変化します。甲状腺術後の女性の妊娠が判明したら、甲状腺機能を検査してください

AYA世代（思春期・若年成人）のがんとは?

小児科部長　岡村《おかむら》 隆行《たかゆき》

AYA世代とは?

思春期・若年成人を指し、adolescents and young adult を略してAYA世代と言います。年齢的には15歳以上29歳以下に相当します。AYA世代のがんの発症は0歳から15歳までの小児がんの2倍とされていますが、全年齢のがんの2%程度であり、極めて少ない発症数です。さらに、ほかの世代との疾患分布も異なっているため、診断や治療の進歩に乏しいなど医学的な問題があります。また、AYA世代は進学や就職、医療費負担など社会的な問題も抱えていることが指摘されています。

小児がんの治療

AYA世代のがんを理解するために、まず小児がんについて説明します。小児がんとは15歳未満の白血病を含む悪性腫瘍《しゅよう》です。がんは本質的には成人の病気です。小児がんは「がん」全体の1%程度であり、成人でよくみられる胃がん、大腸がん、肝がん、肺がん、乳がんなど（病理的には「癌《がん》」と呼びます）は小児ではほとんど見られません。小児では、白血病、脳腫瘍、悪性リンパ腫、神《しん》経《けい》芽《が》細《さい》胞《ぼう》腫《しゅ》など病理的に「肉腫」と呼ばれるものがほとんどです（図1）。多くの小児がんは成人のがんと比較して早期発見されにくく増殖が早いのが特徴です。しかし、化学療法（抗がん剤）や放射線療法に感受性が強く、効果が得られやすいという特徴があります。さまざまな治療法を組み合わせることで小

図1　小児がんの種類

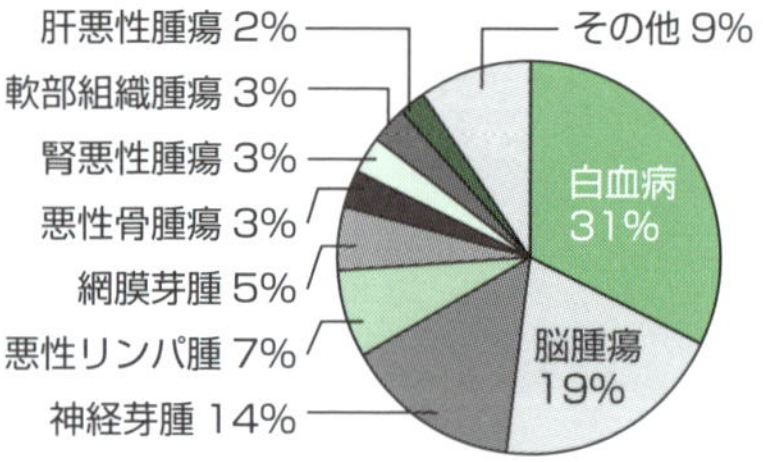

（平成 12 ～ 16 年新規登録例の疾患別比率）
国立成育医療センター研究所のホームページをもとに作図

児がんの多くは70～80％の治癒率が得られています（図２）。

一方、小児がんの治療では「成長・発達」「晩期障害の回避」という重要な問題があります。小児がんが治癒できるようになったことから、がんの発症時に悪性度を正しく診断し、それに応じた適切な治療を行うこと（副作用の強い治療を不必要に行わないこと）が今まで以上に大切になっています。

ＡＹＡ世代のがんの特徴

この世代のがんは、小児がんと成人がんが入り交ざっています。20歳代前半までは白血病、リンパ腫、脳腫瘍、骨軟部肉腫が多いのですが、20歳代後半になると胃がん、子宮がんなどの成人に多いがんが増加します。ＡＹＡ世代は小児科受診から卒業して成人系の診療科を受診することが多いのですが、成人系の診療科では小児がんを診療することはまれなために診断が遅れがちになったり、適切な治療が受けられなかったりすることもあります。

小児科医の立場では、ＡＹＡ世代のがんは小児がんと比べて難治です。他方、成人を扱う診療科の観点では40歳以上のがんと比べて治りやすいと考えられています。そのため、同じがんでも診療科によっても治療内容が異なり、治癒する割合が異なることもあります。このような事情から、20歳以上でも小児に多いがん種の場合は、小児科系診療科が中心に診療を行うことが望ましいとされています。

ＡＹＡ世代は多感な年頃であり、親子・友人・異性などの人間関係や進学・就職・結婚など社会とのかかわりにおいても重要な時期です。また、経済面で

図2　小児がんは治る病気になっています

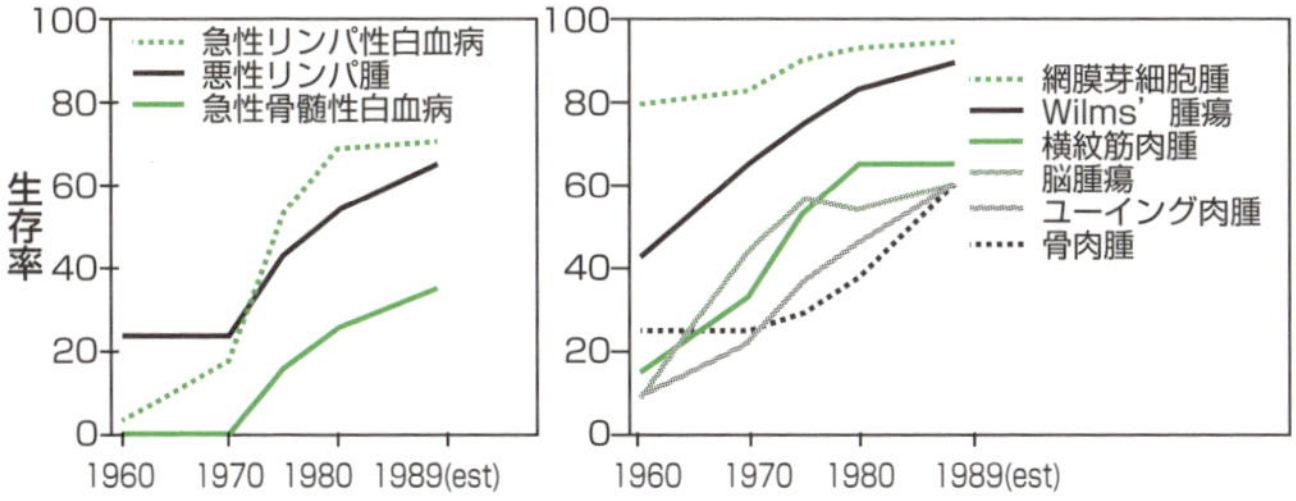

も不安定であることが多く、医療費など療養にかかわる負担も見過ごせない問題です。このように、AYA世代のがん患者さんに対しては医学的な問題だけではなく社会・経済面でも解決すべき問題が数多くあります。

AYA世代の急性リンパ性白血病

AYA世代のがんの治療を小児科で行った方が良い例を紹介します。急性リンパ性白血病は、小児がんでは約30%を占める疾患ですが、成人では1%にも満たないがんです。小児急性リンパ性白血病は治療法の改善により生存率は大きく改善していますが、AYA世代の生存率の改善はそれに及んでいません。そのため、2000年代前半からAYA世代に小児の治療プロトコールを用いる臨床研究が行われました。

その結果、成人のプロトコールを使用していた時代には5年生存率が44%であったのが、小児のプロトコールにより73%に改善されました。小児のプロトコールが全てで勝っているわけではありませんが、当センターではAYA世代の急性リンパ性白血病の治療は小児科で行うようになってきています。

疾患に得意な診療科で治療

AYA世代のがん治療には克服すべき課題が幾つもあります。しかし、治療に関しては、その疾患に得意な診療科が携わるようになってきています。この世代でも小児科で治療をすることがあることをぜひ知っておいてください。

血液の悪性腫瘍（いわゆる血液がん）の種類と治療法

診療局次長・血液内科部長　柴野《しばの》 賢《まさる》
血液内科医長　松浦《まつうら》 愛《あい》

血液のがんを治そう

よくドラマにもなる白血病や悪性リンパ腫《しゅ》が代表的疾患です。最近では、多発性骨髄腫《こつずいしゅ》や骨髄異形成症候群もかなり増えてきています。これらは全て血液細胞（赤血球系、白血球系、巨核球－血小板系）ががん化した病気です。血液中に存在する細胞なので全身どこにでも現れます。もちろん脳にも、さらには眼球や皮膚、乳房、睾丸《こうがん》にも病巣を作ることがあります。従って、治療は全身をターゲットにする必要があります。抗がん剤と放射線が標準的なものですが、最近は分子標的薬の開発も盛んです。なお、遺伝子治療に関しては今のところまだまだ研究段階の域にあります。

さて、がんというと「早期○○がんの内に治療すれば治りますよ」とよく言われますが、血液のがんに〝早期〟という定義はありません。発症したときから全身に広がることができる能力を秘めています。

このような観点からするととても悪そうな疾患と想像できますが、白血病や悪性リンパ腫は抗がん剤によって治ること（治癒率）が、ほかのがんよりもかなり高いのが特徴の１つです。手術せずとも治る病気であり、たとえ進行していても治る可能性があります。血液内科の医者は、メスを使わずにがんを治すスペシャリストの集団です。

血液がんのもう１つの特徴として、入退院を繰り返したりたびたびの外来通院が必要になったりします。このため、患者さんおよび家族と、医師との関係のみならず、患者さんおよび家族とスタッフとの信頼関係も大切なものとなります。ソーシャル・ワーカーとのいろいろな相談も行っていますが、最近の新しい分野として腫瘍精神科の先生との面談も行っています。専門看護師や専門薬剤師も配置して、血液内科外来、外来化学療法センター、がんセンター病棟が機能的に一体となって患者さんとのあるべき関係を構築し、ＱＯＬ（生活の質／quality of life）も含めた、より良い治療をサポートします。

1．急性白血病(主に急性骨髄性白血病〈ＡＭＬ／acute myelocytic leukemia〉)

成人の発症の多くは急性骨髄性白血病です。皆さんが頭に思い浮かべる白血病で、30～40年前はほとんど死亡宣告されたのも同然の疾患でした。しかし、医療の進歩もコンピューターに負けず劣らずのものすごい速さで進みました。急性骨髄性白血病は顕微鏡による形態の観察から始まり、組織化学などを経て、分子遺伝学的にも細分類されています。これに応じた治療法を選択して、治療成績が急速に伸びつつあります。当センターには独特の治療計画（ＭＥｔＡ療法）もあります。これらをうまく選択し組み合わせて治療を成功に導くことが必要です。

なお、急性リンパ性白血病は小児に多い疾患ですが、大人よりも良い治療成績を残しています。

2．慢性骨髄性白血病(ＣＭＬ／chronic myelocytic leukemia)

治療法が劇的に変わった病気です。以前は、移植治療以外に治癒が困難でした。その後、インターフェロンの自己注射で完治する例も出て来ましたが、今や内服薬のみで病気が治ってしまう患者さんも存在します。ただし、このためには薬をきっちりと規則正しく服用する（服薬遵守／コンプライアンスと言います）ことが重要です。主治医や薬剤師とよく相談して治療を進めていきましょう。副作用で困ったことや不明なこともその都度相談し、より良いコンプライアンスを保ちつつ、治癒を目標に頑張りましょう。

3．骨髄異形成症候群（MDS／myelodysplastic syndrome）

高齢者に増加しつつある、血液幹細胞の遺伝子異常を原因とする病気です。最近では各大学が精力的に遺伝子関連（転写因子やエピジェネティクスなど）の解明に力を注いでいます。

現在は、外来でも使用可能なビダーザという薬が登場し、延命効果が認められています。しかし、いまだ治癒にまで至ることはほとんどありません。原因の詳細な解明とともに、新薬の開発が待ち望まれます。

4．多発性骨髄腫（MM／multiple myeloma）

この病気も高齢者に多くみられます。ゆっくりと進行することが特徴ですが、遺伝子や染色体にさらなる異常や変異が生じて急激に進行することもあります。現在多くの研究がなされていますが、なかなかその本態が解明されず、抗がん剤や移植治療を行っても治癒に至らない病気の1つです。

注意が必要な症状は、腎障害と腰痛・背部痛（脊椎《せきつい》の圧迫骨折が多い）です。ほかには、まれに心臓や消化管、神経にアミロイド物質（骨髄腫細胞が産生する）がたまって臓器の障害が出ることもあります。最近では、ベルケイド、サレド、レブラミドといった新薬の登場で病気のコントロールがかなり向上しました。

5. 悪性リンパ腫(ML/malignant lymphoma)

この病気は、白血球の1つであるリンパ球ががん(悪性腫瘍)になったものです。従って全身あらゆるところが病変となり得ます。リンパ節はもちろんのこと、脳、甲状腺《こうじょうせん》、肺、消化管、肝臓、脾臓《ひぞう》などに加え、眼球、乳房、睾丸、さらには血管や皮膚にも発生します。診断の確定には、その腫瘍の一部を取って(生検)、顕微鏡で詳細に観察(当センターには専門の血液病理医がいます)しますが、現在ではさらにリンパ球表面マーカーや染色体、遺伝子検査も組み合わせて総合的に診断を行います。

診断が重要である理由は、悪性リンパ腫の病型が治療や予後と関係が深いからです。一口に悪性リンパ腫と言っても、ピンからキリまで種々多様です。大きくは、ホジキンリンパ腫と非ホジキンリンパ腫に大別しますが、さらに細かく分類されます。リンパ球はB細胞、T細胞、NK細胞に分けられます。新WHO分類に基づいて診断しますが、いまだに新たな疾患概念や細分類が追加されつつあり、新たな研究が発表されている分野です。

また、悪性度からゆっくり進むタイプ(年単位でゆっくり進行)、速く進むタイプ(月単位で進行)、直ちに治療が必要なタイプ(週単位で進行)に大別されます。治療に進むタイミングを考える上で重要です。焦ってはいけないですが、ゆっくり構えすぎてもいけないということです。

さて治療薬ですが、悪性リンパ腫の分野にもさまざまな新薬が登場して生命予後がどんどん改善されつつあります。最近では分子標的治療薬がよく使われており、各病型別に多種類の治療薬が準備されています。これらをうまく組み合わせていくことで生存期間が延長し、治癒する患者さんも増えつつあります。

なお、非常にゆっくり進行するようなタイプでは、すぐには抗がん剤などの点滴や飲み薬を使わない経過観察（watchful wait）のほうが日常生活の質を保って過ごせる場合もあります。年齢や生活環境などにも左右されますので、主治医や種々のスタッフとじっくりと相談することも大切です。

6．成人T細胞白血病リンパ腫（ATL／adult T cell leukemia lymphoma）

大阪の南部はこの病気が多く（全般的には西南日本に多い）、この疾患の正しい知識が必要です。原因はHTLV－1というウイルスです。その感染経路はほとんどが母乳です。ウイルスが単に体内に存在しているだけのキャリア（感染者）の方の多くは、長い期間（6～12か月以上）にわたって母乳で育ったようです。その後、40～50年以上を経てキャリアの数％にATLが発症してきます（発症の仕組みはいまだ十分には分かっていません）。

従って、母乳の扱いを知れば、自分の子孫をこのウイルスから守ることが可能と考えられます（なお、母乳を与えることができないわけではありません。詳しくは産婦人科や小児科、当センターでご相談ください）。また、ATLを発症した人には、ポテリジオという新しい分子標的薬がそれなりの効果を示しています。この疾患はまだまだ未解決の問題もたくさん残っていますが、1～2世紀後にはこのウイルスを撲滅できる可能性を持った病気です。

その他（非腫瘍性）の血液の病気

1．再生不良性貧血

骨髄にある血液細胞の種にあたる細胞（造血幹細胞）が何らかの原因によって減るために、赤血球、白血球、血小板の全ての血球が減る病気です。赤血球が減ると貧血、白血球が減ると感染、血小板が減ると出血（皮膚の青あざ、鼻血）といった症状が出てきます。同じように血球が減る病気はいくつかありますが、その中で骨髄細胞の密度が低く、白血病細胞のような異常細胞を示す疾患を除くことによって診断します。

年間の発生数が、人口１００万人当たり約６人のまれな病気です。年齢別の罹《り》患率《かんりつ》では、20歳代と60～70歳代にピークがあります。再生不良性貧血の80％以上は誘因が不明ですが、一部は抗生剤や鎮痛薬などの薬物投与、ウイルス感染、原因不明の肝炎などに続いて起こります。

再生不良性貧血の治療方針や予後は重症度によって大きく異なるため、診断時の血球減少の程度によって重症度がステージ1から5に分けられています。好中球数が５００μℓ以下、血小板数が2万μℓ以下、網状赤血球数が2万μℓ以下のうち、少なくとも2項目以上を満たす状態をステージ４、５、これらは満たさないが輸血が必要な状態をステージ３、それ以外の軽症はステージ１、２に分類されます。

再生不良性貧血では、発病から治療を受けるまでの期間が短ければ短いほど改善する確率が高いことが分かっています。このため最近では血球減少の程度が軽くても、発病後早期に治療が行われるようになっています。

2．鉄欠乏性貧血（IDA／iron deficiency anemia）

この貧血は赤血球の主原料となる鉄が不足することで起こる貧血です。この病気は女性がよくなります。貧血全体の7割を占めており、最も頻度は高いですが、治りやすい貧血でもあります。鉄欠乏性貧血の原因としては以下のことが考えられます。

①食生活での鉄不足

成人男性や閉経後の女性が1日に必要とする鉄の量は1㎎です。ただし食事から鉄分を摂っても消化管からの鉄吸収率が10％なので、食事から10㎎の鉄を摂らなければなりません。さらに成長期（14～16歳）の男性や生理のある女性は12㎎、妊婦さんは18㎎くらいの鉄が必要です。

一般的には1000キロカロリー当たりの食事に6㎎の鉄分が含まれており、2000キロカロリーでは12㎎の鉄となりますが、生理による出血や妊娠中はどうしても不足がちになってしまいます。

②鉄がうまく吸収できない

食事に含まれる鉄分は消化され十二指腸から吸収されます。健康な人の鉄吸収率は10％ほどですが、消化器の病気などで鉄の吸収がうまく行われないことがあります。また胃を切除すると胃酸の分泌が行われないため、鉄が溶けにくくなり吸収率が悪くなります。

③慢性的な出血

慢性的な出血とは、胃潰瘍や十二指腸潰瘍、大腸がんなどの消化管の疾患や子宮筋腫などにより継続的に少しずつ出血していることを言います。少しずつの出血であるため気付かずに血液を失っていることになります。この慢性的な出血は鉄欠乏性貧血の原因として最も多いもので、鉄の損失に直結しています。生理も毎月の出血ですので、この慢性的な出血に当てはまります。生理では月当たり平均40㎖の出血があり、鉄として20㎎の損失になります。生理のない成人男性や閉経後の女性が鉄欠乏性貧血になった場合は、何らかの病気によって出血が起こっている可能性が高く、病院での検査をお勧めします。

3．特発性血小板減少性紫《し》斑病《はんびょう》（ITP／idiopathic thrombocytopenic purpura）

最近は免疫性血小板減少性紫斑病（ＩＴＰ／immune thrombocytopenic purpura）と呼ばれることもあります。

この病気は、血小板に対する自己抗体（自分の体を攻撃してしまう免疫物質）が血小板に結合した結果、網内《もうない》系細胞である組織マクロファージにより貪食《どんしょく》、破壊されて血小板が減少し、出血傾向をきたす疾患です。皮膚に青あざ（紫斑）が見られ、鼻、歯ぐき、尿路などから出血しやすくなります。女性では、性器からの出血や月経《げっけい》過多《かた》も起こります。これらの症状が、急性では急激に起こり、慢性では徐々に起こってきます。重症になると、胃腸などの消化管や頭蓋《とうがい》内での出血を起こして、生命が危険になることもあります。

国内の年間発生は1000～2000人、男女比は約1対2で、女性に多い疾患です。ITPによる死亡率は5％以下で、頭蓋内出血および腹腔《ふくくう》内出血が主な死因です。自然寛解も数％報告されています。

ITPは厚生労働省の特定疾患に指定されていて、医療費補助が受けられます。

治療法は、ヘリコバクター・ピロリ（H.Pylori）感染例では、除菌治療によって70％近い症例が血小板増加を示すことから第一選択治療となっています。そのほか、ステロイド、脾臓摘出、免疫抑制剤、トロンボポエチン受容体作動薬などがあります。

4．血友病A、B(hemophilia)

血液を固める因子が十分に働かないために、血液が止まるまでに時間がかかる病気のことを言います。血液中には、血液凝固因子というものが含まれていて、その働きによって出血しても血が止まるようになっています。その凝固因子は13番目まで12種類あるのですが、そのうちの8番目の因子が不足している場合を「血友病A」、9番目が不足している場合を「血友病B」と呼びます。この血友病という病気は一般的に男児のみがかかり、1万人に1人の割合といわれています。日本では「血友病A」が約4000人、「血友病B」が約800人いるとされています。ここ堺市でも何人か患者さんがいます。

原因としては遺伝的要素が考えられますが、ほかにもインヒビターという阻害物質が凝固因子の働きを悪くしている場合があります。インヒビターが活発になって値が高まると、ひどく出血して簡単には治療できなくなってしまいます。全体として目に見える出血よりも目に見えない出血（皮下出血）のほうが多く見受けられます。成長とともに、さまざまな出血が見られるようになります。

皮下出血や血腫、関節内の出血といった症状が一番多く認められます。さらに、けがをした際に血が止まりにくくなることもあります。また、歯茎からの出血、鼻血、血尿などの症状が出ます。足の筋肉が腫《は》れる、関節が曲がりにくい、血が止まりにくい、といった症状が現れたら、病院を受診してください。

基本的な治療法は補充療法になります。不足している血液の凝固因子を注射で補充する治療法です。この治療には「出血時にのみ注射する」「朝に前もって注射しておく」「定期的に注射する」という方法があります。どの方法が合っているのか、医師と相談の上決定します。

全てのがんの治療を支える口腔ケア（周術期口腔機能管理）

歯科口腔外科部長 小倉《おぐら》 孝文《たかふみ》

口は災いのもと

がん治療時には、口に関するいろいろなトラブルが生じやすくなります（表1）。場合によっては、がん治療に支障が出ることもあります。

手術時の口のトラブル

全身麻酔のときには、口の中から肺の入り口まで空気を送り込むチューブを入れます（気管内挿管と言います）。その際に、グラグラする歯が抜け落ちたり、歯のかぶせものが外れてしまうことがあります（0・3％）。また、術中や術後に口の中の細菌が原因で、肺炎を起こすことが近年問題となっています。

抗がん剤や放射線治療による口のトラブル

一般的な抗がん剤治療を行う患者さんの40％、頭《とう》頸部《けいぶ》がんの放射線治療では100％口に関する問題が生じます。白血球数が減り感染症を起こしやすくなり、口の中の細菌による感染症や種々の口内炎、口腔乾燥（ドライマウス）などを起こしたりして口

表1　がん治療と口のトラブル

手術期	抗がん剤治療期	放射線治療期（頭頸部領域）	療養期
・麻酔時のトラブル（歯の脱落、損傷） ・肺炎 ・傷口の感染	・粘膜炎 ・かび、ヘルペス ・歯ぐきの感染 ・口の乾燥 ・味覚の変化	・粘膜炎 ・口の乾燥 ・味覚の変化 ・顎骨の感染	・口臭 ・口の乾燥 ・かび、ヘルペス ・顎骨の露出

写真　抗がん剤による口腔粘膜炎

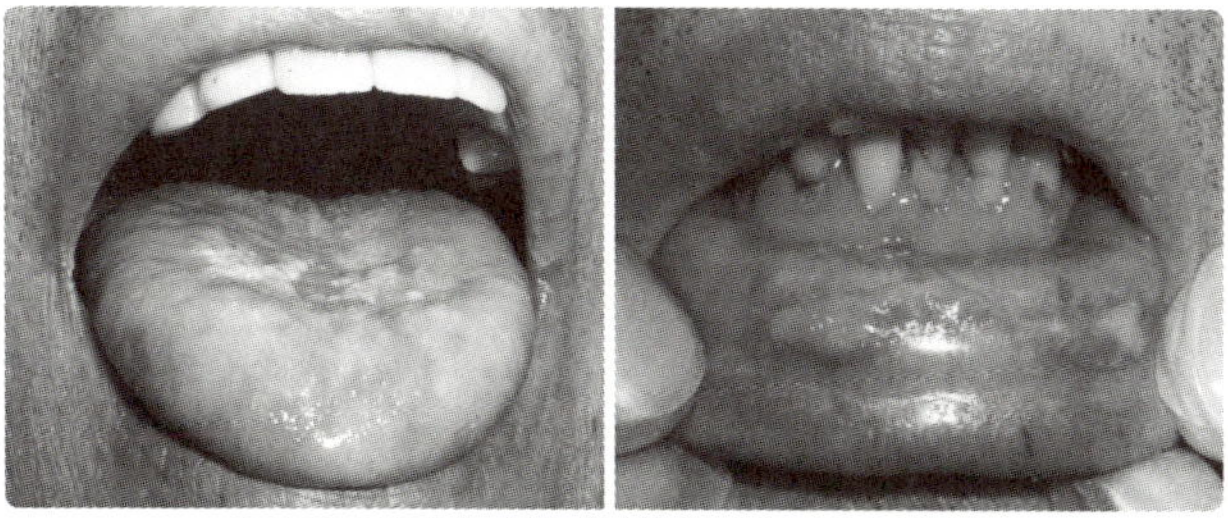

痛くて食べられなかったり、味が感じにくくなることもあります

表2　口腔トラブルの対処法ポイント

原因治療	口腔ケア	栄養管理
・薬剤の減量 / 中止 ・抗生剤、抗真菌剤、抗ウイルス剤 ・唾液分泌促進剤 ・歯科的処置	・歯や粘膜の清掃 ・口の中の保温 ・疼痛コントロール ・禁煙指導	・栄養評価（体重、Alb など） ・栄養指導 ・刺激物を避ける ・水分が多く、やわらかい食事 ・食べやすい食形態 ・とろみをつける ・病態に応じた栄養

から食事が取りづらくなります（写真）。

がんの治療を支える口腔《こうくう》ケア（周術期口腔機能管理）

口に関する問題点を早期に発見し、正しく対応することが大切であり、その中でも口腔ケアは重要な位置付けになっています。口腔ケアへの取り組みは、医療機関が質の高い医療を提供している条件の1つといえます。

当センターでの口腔ケア

歯科専門職による口腔ケアを、専門的口腔ケアと言います。手術前日に専門的口腔ケアを実施している大病院も多くみられますが、ケア後に飲食することもあるので、この方法だと不完全ということになります。当センターではより効果を高めるために、手術当日の手術室に行く直前に専門的口腔ケアを実施しています。また口にトラブルが出やすくなる抗がん剤の使用や放射線治療の際には、あらかじめ口をチェックして口腔衛生環境を整えてから治療を開始しています。その結果、手術時の口のトラブルは0・03％と少なく、抗がん剤による口内炎も軽くすみ、質の高いがん医療が実施されています（表2）。

２０１２（平成24）年４月から全国的に「がん患者等の周術期における包括的な口腔機能の管理」が開始されましたが、当科では２０１０年から先駆的に行っており、当センターとかかりつけ歯科診療所が連携して実施しています（図1、2）。この取り組みは全国でも注目されており、２０１５年２月25日に日本歯科医師会で厚生労働省に報告しています。

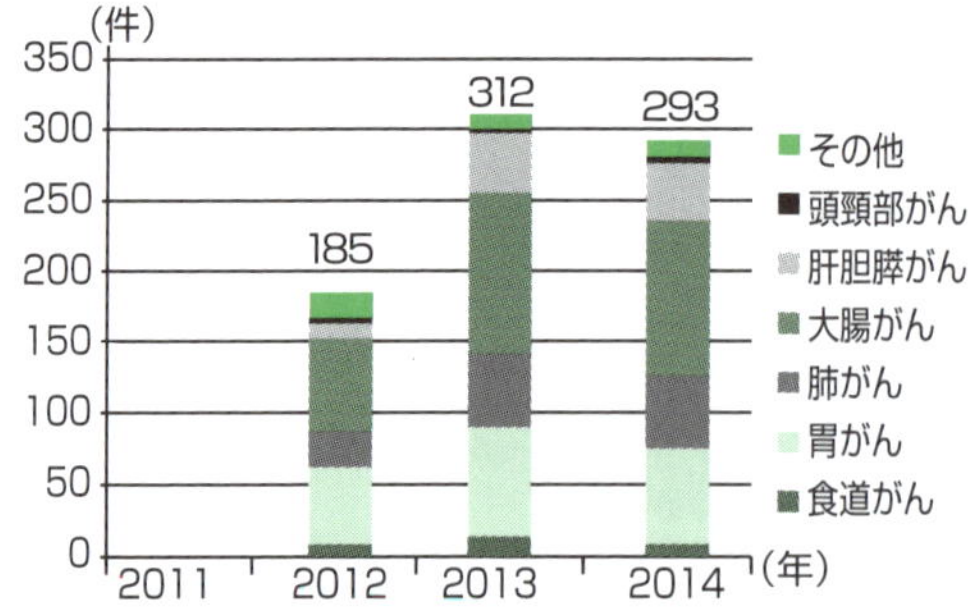

図1　周術期口腔機能管理（手術）の初診数

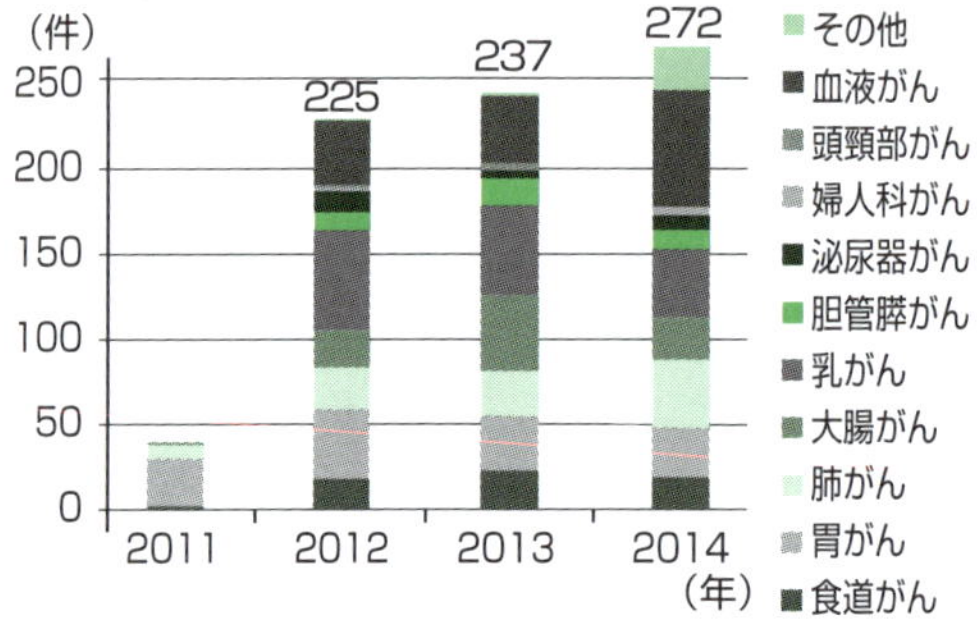

図2　周術期口腔機能管理（化学療法）の初診数

外来化学療法センター——安全・快適にがん治療に専念するために

乳腺・内分泌外科部長
外来化学療法センター長
神垣《かみがき》 俊二《しゅんじ》

元外科統括部部長・
胃食道外科部長・外来化学療法センター長
（現近畿大学医学部附属病院 上部消化管外科）
木村《きむら》 豊《ゆたか》

化学療法とは？

がんや悪性腫瘍《しゅよう》の治療法には、主に外科療法（手術）、放射線療法、化学療法の3種類があり、それぞれ単独で治療する場合やそれらを組み合わせる場合もあります。外科療法は手術で、放射線療法は放射線で、患部を直接治療します。化学療法というのは、薬を使う治療法です。注射や内服によって、体の中に薬を入れ、がんが増えるのを抑えたり、がんを破壊したりします。

一方、正常な細胞、特に分裂速度の速い血液細胞、口腔《こうくう》・胃腸粘膜細胞、毛根細胞なども攻撃しますので免疫力の低下や貧血、口内炎や吐き気、下痢、脱毛などさまざまな副作用を伴うことがあります。そのため、化学療法を効果的に行うためには、副作用の予防や適切な対応が重要な鍵となります。

外来化学療法とは？

近年、外来でも治療できる新しい薬剤の開発、吐き気・嘔吐《おうと》などの副作用を軽くする治療（支持療法）やがんに伴う苦痛を和らげる治療（緩和ケア）の進歩、日常生活を送りながら外来で治療したいという社会的なニーズなどに伴って、外来通院での化学療法（外来化学療法）が普及してきました。一方、化学療法には副作用を伴うので、外来化学療法を安全に行うためには、医師、薬剤師、看護師などがそれぞれの役割を果たすとともに情報を共有し協働しながらチーム医療を行い、患者さんにも起こり得る副作用を理解し、ご自身で副作用への

写真1　ATC

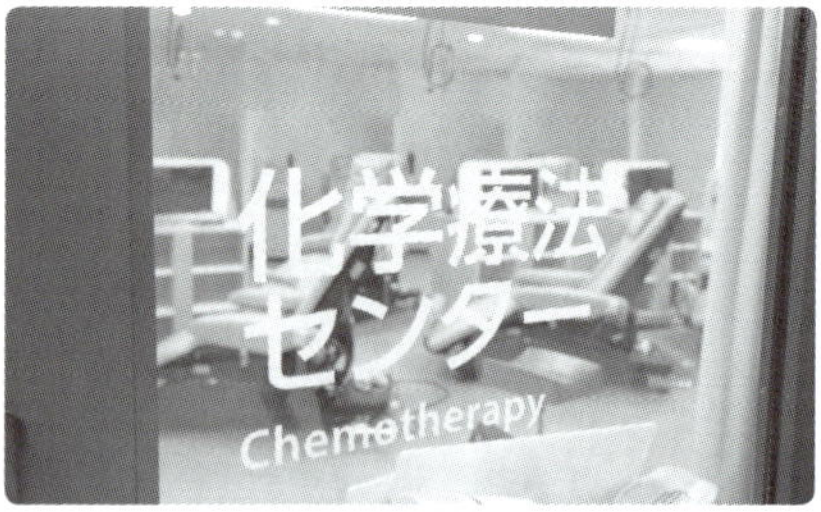

写真2　ATCの内部

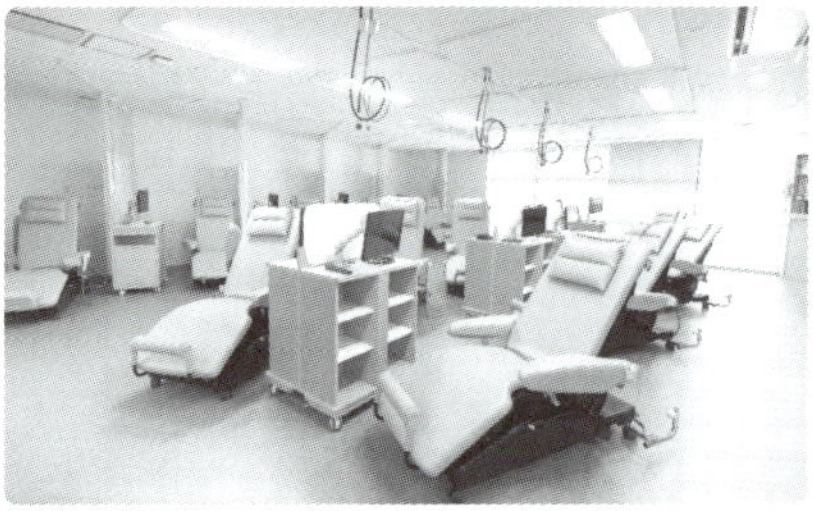

図1　外来化学療法実施件数（年次推移）

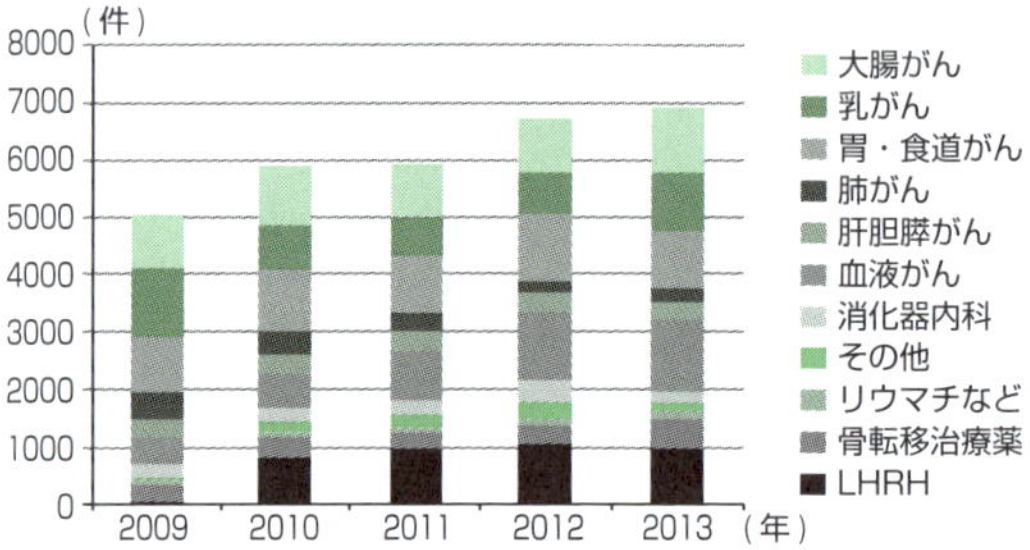

図2　外来化学療法の疾患別割合（2013年）

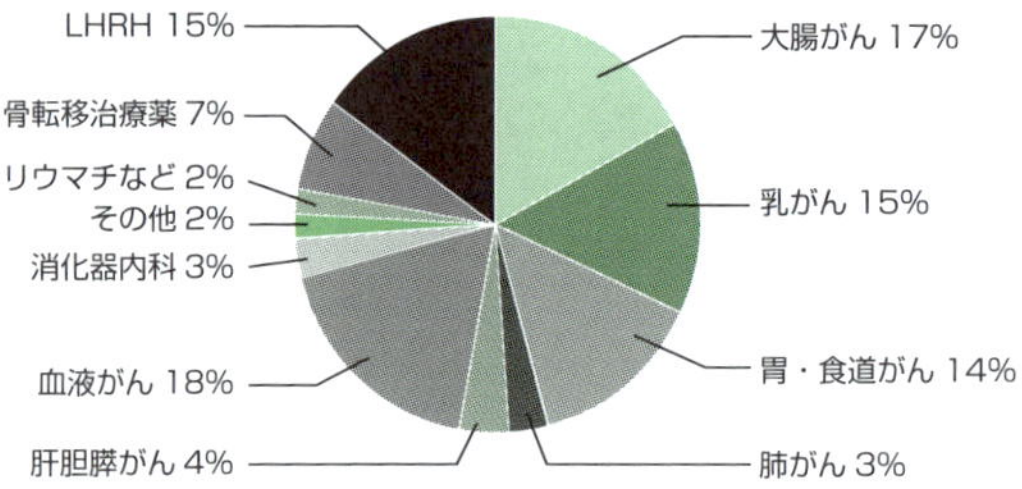

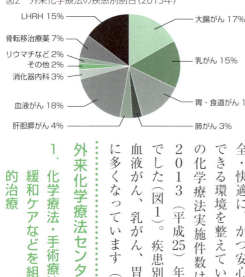

対処を実施していただくことが大変重要です。

外来化学療法センター

外来化学療法センター（ATC／Ambulatory Treatment Center）は、通院で抗がん剤や分子標的薬などによる薬物治療（化学療法）を受けていただく部門です（写真1、2）。医師、看護師、薬剤師、管理栄養士、医療相談員、メディカルクラーク、事務員などの医療スタッフが力を合わせた「チーム医療」をモットーとし、患者さんが安全・快適に、かつ安心して治療に専念できる環境を整えています。ATCでの化学療法実施件数は年々増加して、2013（平成25）年は約6900件でした（図1）。疾患別では、大腸がん、血液がん、乳がん、胃・食道がんの順に多くなっています（図2）。

外来化学療法センターの取り組み

1．化学療法・手術療法・放射線療法、緩和ケアなどを組み合わせた集学的治療

図3　安全な抗がん剤治療のシステム

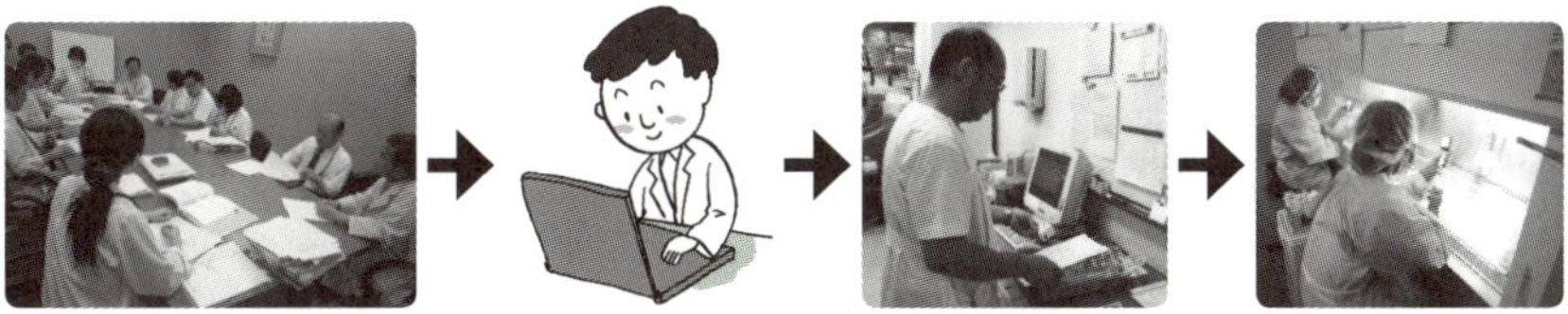
レジメン登録審査会
医師による処方
薬剤師による監査
無菌キャビネットでの
薬剤の準備

「緩和ケア＝終末期医療」ではありません。緩和ケアは、がん診断時から行われるもので、病気のどの時期においても行われる医療です。病気や治療によってつらい症状や気持ちを抱えている患者さんと家族には、緩和ケアチームと協力しながらチーム医療を行っています。

2．科学的根拠に基づいた治療（レジメン登録審査等体制）と安全に配慮した治療システム（図3）

抗がん剤の管理は、科学的根拠に基づいた適切な治療かどうかについて、レジメン登録審査会にて検討します。承認後は、レジメンオーダーシステムに反映され、患者さんの身長と体重に合わせた薬剤の量がコンピューターで計算されます。登録されたレジメンに基づいた処方を医師が行い、薬剤師が監査し、適切な薬剤の種類・量を決定します。患者さんへの投与する薬剤が決まったら、無菌キャビネットで抗がん剤が調整されて、外来化学療法センターに患者さんの薬剤が届けられます。多職種がかかわり、安全に抗がん剤治療が実施できるシステムになっています。

3．最先端の研究的治療への参加

「標準治療」に加えて、高度先進医療施設が連携して行う最先端の「研究的治療（治験、先進医療や臨床試験）」を実施しています。最先端の治療を受けることができる施設であり、がんの治療成績の向上に努めています。

4．がん専門の医師、看護師、薬剤師、医療相談員、事務などによるチーム医療（写真3、4、5）

スタッフ間の連携で安全かつ高い治療効果のある化学療法を支えています。

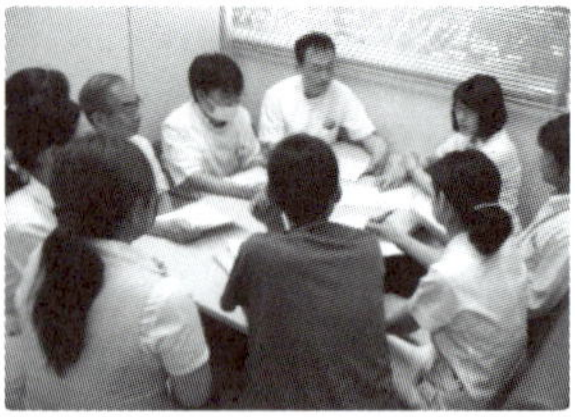
写真3　カンファレンスで情報共有

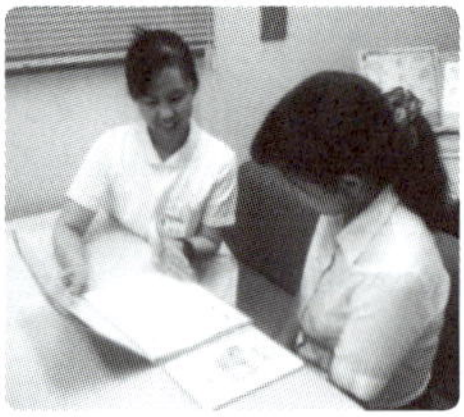
写真4　薬剤師の説明

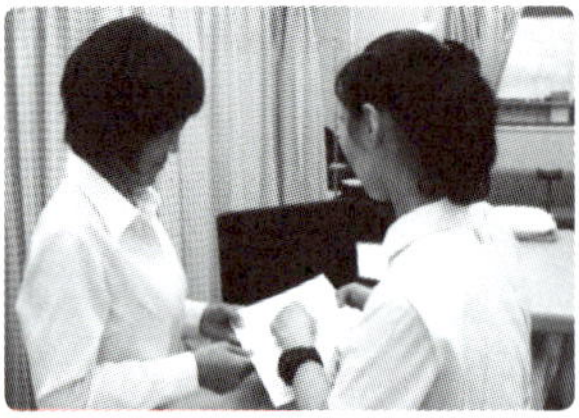
写真5　看護師のオリエンテーション

病院内の連携だけではなく、自宅でも安心して過ごしていただけるように周辺の診療所や保険調剤薬局の連携にも積極的に取り組んでいます。医療費や自宅での過ごし方などの悩みをお持ちの方は、個別に相談に応じます。

5．副作用に対する迅速かつ適切な対応

出現した副作用に応じて、歯科口腔外科、皮膚科、呼吸器内科など専門医が対応できる体制を整えています。また、患者さんご自身にも副作用をしっかり理解していただくことは非常に大切ですので、「副作用パンフレット」や「自己管理チェックシート」などを活用し、一緒に対応を考えて実施しています（図4）。

6．安全対策

安全な抗がん剤治療のために、点滴中のアレルギー反応や点滴部位のトラブルなどに関するマニュアルを用意し、迅速かつ適切に対応します。通院で治療を受けることに不安がある方、自宅での治療の副作用の対応に悩まれる方には、看護師または薬剤師が電話で相談に応じています。

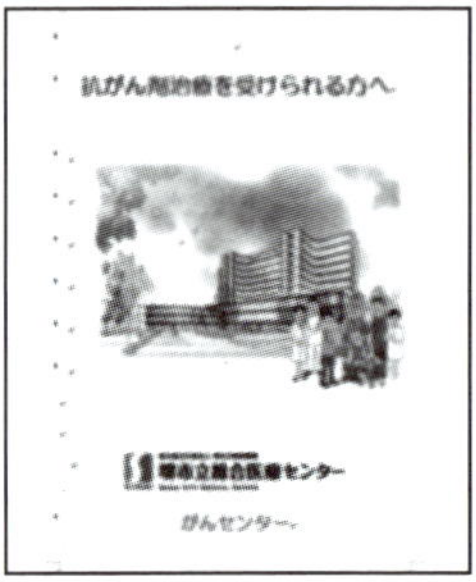

図4　化学療法・副作用の説明書

7．抗がん剤投与用点滴ルート確保時の同時採血の取り組み（IV採血）

化学療法を行う前には、採血で治療が可能かを確認し採血結果で問題なければ、点滴注射を行います。通常は2回針刺しを行うことになり、苦痛に感じる患者さんも多くおられます。希望する患者さんには、採血と同時に点滴のルート確保も行います。そうすることによって針刺しが1回で済み、患者さんの苦痛を和らげることに繋《つな》がります。

がんと上手につきあっていくために

がん看護専門看護師　古谷《ふるがい》 緑《みどり》

「がん」とは？——がんという病気の特徴

「がん」とは、身体を構成する正常な細胞が発がん要因によってがん化し、正常な働きを失って無制限に増え、ほかの臓器にも広がっていくような体の状態を言います。正常な細胞ががん化し、増殖し広がるという特徴が、がんの進行や再発、不治の病を連想させているのではないでしょうか。男性の60％、女性の45％（がん情報サービス ganjoho.jp）が、生涯でがんに罹患《りかん》するといわれ、今や2人に1人ががんになる時代です。がんは、治療の進歩で治癒率は向上し、脳梗塞《のうこうそく》や心筋梗塞《しんきんこうそく》、糖尿病などと同じ慢性疾患の1つといわれ、長い付き合いが必要な病気の1つです。

がん治療と看護

がん治療には、病気のある場所に対して行う手術療法と放射線療法、病気を抱えた全身に対して行う化学療法に大別されます。最善の治療選択は、病気の時期や種類、患者さんの状況によって異なります。患者さんには、「がんと診断された方へ～これからの治療・療養生活のために…」という冊子をお渡ししています。皆さんへのメッセージやアドバイスを書いていますので、ぜひご活用ください。

がん治療の1つ、化学療法について紹介します。化学療法とは、飲み薬や点滴を用いて行う治療です。当院では、外来治療室および入院病棟で、化学療法を行っています。クリーン・ルームを併設した病棟もあり、大量の強い化学療

写真1　がん相談支援センター

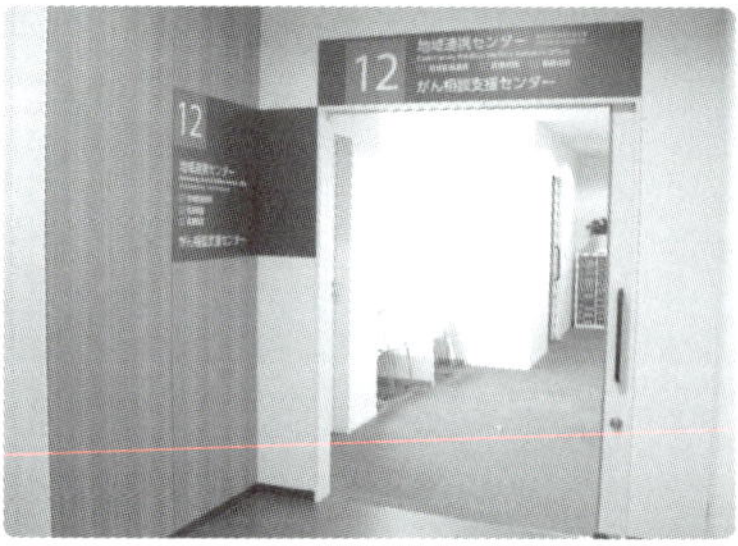

法を行う場合に、一時的に利用することがあります。化学療法は、全身に対して行い、繰り返し行う治療です。

副作用や身体の不調は、病気の場所以外のあちらこちらに現れたり、続いたり、変化したりします。副作用の多くは、普段からのケアで予防や緩和が可能です。そのためには、「患者さんの自己管理——自分の身体の状態を見つめて理解し、自分以外の人（家族や医療者）と共有すること、そして折り合いをつけていくこと」が重要です。当院では、「抗がん剤治療を受けられる方へ」という冊子を患者さんにお渡ししています。患者さんに、治療中・後の体調を記してもらい、医療者はそれを見ながらコミュニケーションをしています。

がん相談支援センターの紹介

当院は、２０１４（平成26）年8月に、厚生労働省より地域がん診療連携拠点病院の指定を受けました。がん診療連携拠点病院とは、全国どこでも質の高いがん医療を提供することを目的に整備された病院のことを言い、「がん相談支援センター」を設置することが決められています。１階⑫番窓口に、当院の「がん相談支援センター」があります（写真１）。

がん相談支援センターでは、病気や治療のこと、治療と仕事の両立に関すること、経済的なこと、今後の療養生活のこと、つらい気持ちのことなど、がん医療にかかわるさまざまな不安や疑問をお伺いしています。相談は無料で、プライバシーは守ります。当院を受診中の患者さんや家族の皆さんだけでなく、

写真2　がん患者・家族サロン「なないろ」

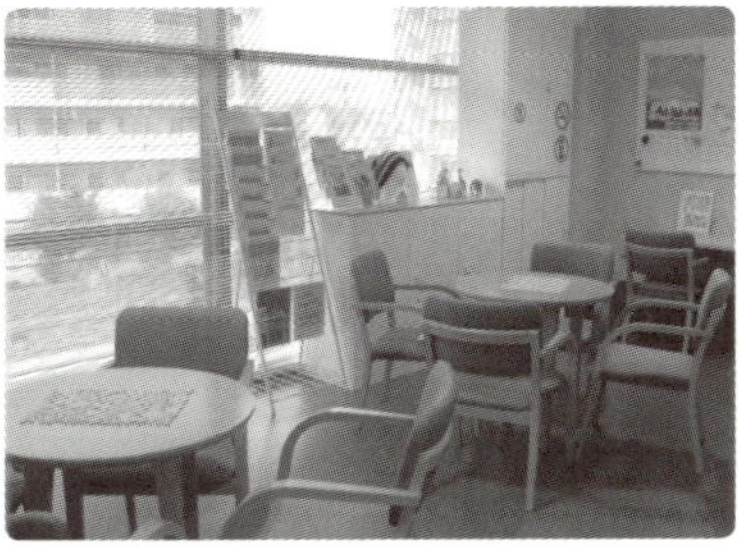

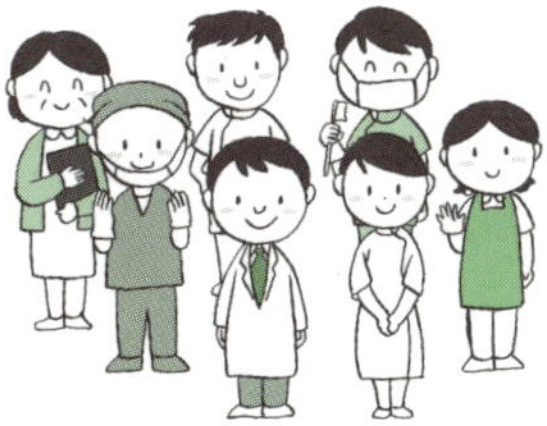

地域にお住いのどなたでもご利用いただけます。

がんに関する相談がある場合は、遠慮なくがん相談支援センターを利用してください。相談内容に応じて、院内外のスタッフ、地域の医療機関・施設、行政機関などとの連携・協働を図り、問題解決のお手伝いをしています。

当院のスペシャリストナースの紹介

日本看護協会では、看護職の質の向上などをめざして、専門看護師制度・認定看護師制度を設けています。当院にも、筆者を含むがん看護専門看護師、緩和ケア認定看護師、がん性疼痛《とうつう》看護認定看護師、がん化学療法看護認定看護師、がん放射線療法看護認定看護師、乳がん看護認定看護師、皮膚・排泄ケア認定看護師などのスペシャリストナースがいます。患者さんや家族の皆さんから、困りごとや悩みごとの相談を受けたり、医師・薬剤師・ジェネラリストナースなどのコメディカルスタッフと協力しながら、がん医療や看護を実践しています。「医師に治療について何を聞いていいか分からない」「病気や治療のことで、もやもやした気持ち」などがあるときには、時間の約束をして、じっくりと話を聞き、患者さんや家族の皆さんの思いや考えを整理し、解決の糸口を探していきます。（写真2）

がんの療養は、治療期間中の通院や入院だけでなく、一連の治療が終わった後の定期受診など、長く続きます。がん診断や治療を行う当院の資源や看護の力を活用しながら、良いおつきあいをお願いします。

手術中の安全を守る麻酔科

麻酔科副医長 曾我《そが》 真弓《まゆみ》

麻酔からは、どれくらいで覚めますか?

手術を目前に控えた患者さんから一番よく聞かれる質問です。私はこの質問に対しては「全身麻酔中に流していた薬を切ってから、10〜20分くらいで覚めることが多いです。高齢者では30分以上かかることもあります」と答えています。覚めないこともあるのかという心配をされる方も時にはいらっしゃいますが、「覚めないというより、あえて覚まさないケースがある」と答えています。長時間の大手術や緊急手術の場合、患者さんの状態によっては半日〜数日ほど状態が安定するまで、あえて全身麻酔をかけたままにすることがあるからです。しかし通常の予定手術ではまれなことで、基本的にはちゃんと目覚めていただきますので安心してください。

麻酔薬は進歩しています

数十年前なら患者さんがかなりぼんやりとしたまま病棟に帰ることも多くありましたが、麻酔薬の進歩により最近は切れ味の良い薬が増えてきました。特に体表の手術で大量の痛み止めを必要としない手術では、かなりクリアな完全覚醒《かくせい》の状態で病棟に帰って行かれる患者さんも多いです。ドラマでたまに見るワンシーンのように、目覚めたら病室で、医師の「手術は無事終わりましたよ」という声掛けでやっと現実を認識する……なんていうシチュエーションも現代では減ってきているのかもしれませんね。

命を死守するチューブ

全身麻酔がかかってからは、のどの奥にある気管の入り口に、呼吸のためのチューブを入れます。これを「気管内挿管」と言います。全身麻酔で呼吸が止まった患者さんに、酸素を絶え間なく送り込むために入れるとても大切なチューブです。患者さんが息をしていないときに、もし間違って抜けてしまえば、たちどころに死に直面する、いわば命を死守するためのチューブなのです。

しかし、挿管が簡単な患者さんと難しい患者さんがいます。簡単な患者さんには、ある程度修練した麻酔科医ならすぐにできますが、難しい患者さんには本当に苦労することがあります。毎日挿管していても、必ず難しい症例に遭遇してしまいます。麻酔科医なら誰もが経験してきたことで、なかには何度トライしても、なかなか入らず冷や汗をかいたことも一度や二度ではありません。

しかしこの十数年で、挿管のために使う多くの道具が開発され普及してきました。小さいモニター画面がついているような最新のものでも、より安価な値段で発売されるようになったため、病院も買い求めやすくなってきたのです。難しい症例でも従来の道具で、無理をすればなんとか入ることもありますが、その代償として前歯が欠けてしまったなどのトラブルも絶えません。命にかかわることでなくても、美意識の高い現代人にとって歯はとても大切です。手術する箇所以外では、いかなる小さな皮膚や歯の損傷も許されない時代なのです。

新しい挿管道具の普及により、今まで難しいとされてきたケースでも、難なく挿管できることが多くなりました。つまり、麻酔科医でなくても練習さえすれば、実は簡単にできるのです。そして便利な道具の普及によって、よりハードルの低い手技になり、患者さんの安全を守るために質の高い医療を提供することができるようになってきました。挿管は、院内でごく限られた医師にしかできない手技ではなくなる時代がやってくるのです。

麻酔科医の腕の見せどころ

「じゃあ麻酔科医の存在価値って？　誰でもできるのでしょう？」。そんな疑問を抱かれる方もいるかもしれません。しかし、挿管だけが麻酔科医の仕事ではなく、ほかにも気道を確保する方法はあります。緊急時やさらなる難しい症例にどう対処するかが、他科の医師より多く挿管を行ってきた麻酔科医の腕の見せどころです。

……と、まるでどんなことにも絶対の自信があるかのように偉そうに書いていますが、まだまだ発展途上でこれからも課題は山積みです。

麻酔科は手術室の番人

そもそも挿管はあくまで、麻酔業務の中の一環であり、それ以外にも手術前の患者さんの全身状態の把握、術中のモニターや術野を観察しながらさまざまな薬剤を使い、できるだけ患者さんの状態を安定させることに努める必要があります。術後は適切な量の鎮痛剤が残るように調節しながら麻酔から覚まし、不快感なく手術室から出られるように管理しています。ほかにも手術中のさまざまなトラブルシューティングに対応できるように日々トレーニングを重ねています。

麻酔科は手術室の番人であり、影武者のように地味だけれど、意外と大事な仕事なのです。

周術期管理チームの仕事——安心して手術を受けるために

手術看護認定看護師　三淵《みぶち》 未央《みお》

安全に手術を受けていただくために

安全に手術を受けるためには、万全な準備が必要です。そのために、周術期管理チームを結成して、手術を受ける患者さんをいろいろな方面でサポートしています。

周術期管理チームは、手術に関わる医師・歯科医師・看護師・薬剤師・理学療法士・言語療法士・管理栄養士・歯科衛生士・事務で構成されており、患者さんが安全・安楽に、そして安心して手術を受けられるよう環境を整えていくことを目的として、２０１４年度に発足したチームです。

術前準備を整える

多職種協働チームの強みとして、患者さんが、安全に手術を受けられるよう必要なときに必要な医療のサポートをしています（図）。

薬剤師は患者さんの内服している薬のチェックを行います。手術前に飲んではいけない薬もあるため、必要な薬は内服し、休むべき薬は確実に休むように指導をしています。

また、看護師による聞き取りで、これまでにかかった病気のこと、口の中の状態、体で痛いところがないかなどの身体状況のチェックを実施しています。得られた情報から、歯科口腔《こうくう》外科による術前プラーク除去や必要に応じて歯牙《しが》プロテクターの作製を行い、理学療法士は術前からのリハビリ、言語療法士は

図　周術期管理チーム

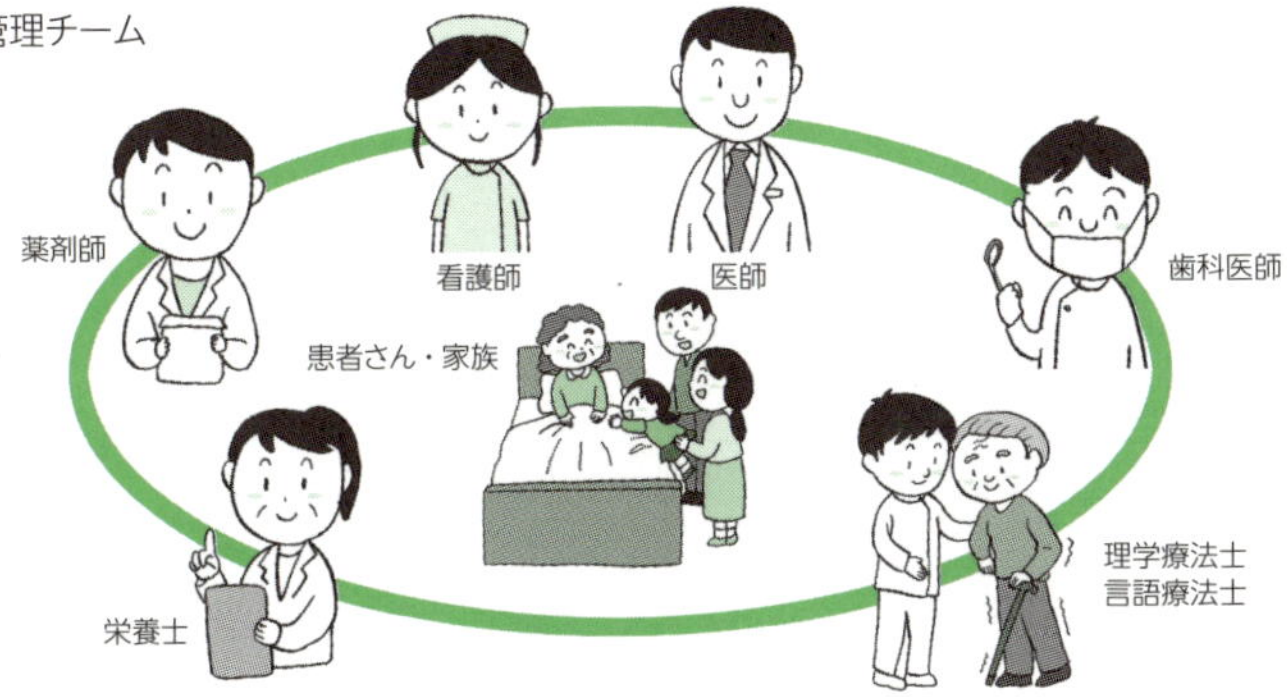

嚥《えん》下《げ》評価など、他職種協働で安全に手術を受けられるよう患者さんを支えています。最も大切なことは禁煙です。手術前にタバコを1本でも吸っている場合、患者さんの安全のため、緊急性がない限り、当センターでは麻酔・手術が行えません。手術前約3週間の禁煙を推奨しています。

外来・手術室・病棟との連携

術前から安心して手術に臨んでもらえるよう外来から術前説明を行っています。患者さんや家族の要望や気持ちは、外来から病棟、そして手術室できちんと伝わるように連携しています。

手術を受ける患者さんや家族の方は、大きな不安を抱えていると思います。私たち、周術期管理チームは患者さんや家族の方の思いを大切にし、手術を受けていただけるように患者さんや家族をサポートしていきます。

「放射線治療をしましょう」と言われたら……

放射線治療科部長 池田《いけだ》 恢《ひろし》

放射線治療って不安？

担当医師から「あなたはがんです」と言われたら、恐らくショックで頭の中が真っ白になったでしょうか。あるいは、「来るべきものが来たか」と思われたかも知れません。その後の生活はずいぶん変わってしまったでしょう。その次に、「放射線治療をしましょう」と言われたら……患者さんの多くは未体験でしょうから「どんな治療なのか」と不安になると思います。「放射線は見えないので不安」「どんな影響・副作用が出るのか分からない」「難しい治療ではないか？」。本当は放射線治療だから相応の効果が期待できるはずなのに、むしろ「被ばく」とか、「障害」などの言葉がよぎって、不安になります。1か月ほど毎日通わないといけないのもつらい。勧められた先生に尋ねても、詳しいことまでは説明してくれないから、余計に不安になる……。

細胞のDNAに作用する放射線

放射線は体内を突き抜けて進み、細胞のDNAに作用します。ご存知のようにDNAが二重鎖とも切断されると細胞分裂が阻害され、以後の分裂ができなくなってその細胞は死滅します。がん細胞は分裂の度合いが強いので、それだけ正常細胞に比べて影響を受けやすいのです。また、DNAへの影響は細胞自身が修復しますが、この能力も正常細胞の方が高いのです。これら2つのわずかな差、通常では腫瘍《しゅよう》周囲の正常組織にやや有利な差を利用して行うのが放射線治療です。腫瘍細胞の分裂阻害の度合い（放射線感受性＝効きめが高いか）や正常組織細胞の修復の度合い（放射線耐容性）は腫瘍の種類や、さまざまな正常組織によっても異なります。放射線治療を担当する先生に尋ねてください。

正常組織を損ねない治療法

腫瘍で放射線に対して感受性が高いのは、悪性リンパ腫の多く（びまん性B細胞型大細胞リンパ腫、ホジキンリンパ腫、ろ胞性リンパ腫）や、白血病、多発性骨髄腫《こつずいしゅ》（いずれも造血器腫瘍）、また肺がんのうちでは小細胞がん、そのほかに小児の多くの腫瘍など。逆に通常の放射線（X線）治療で効きにくいのは骨肉腫やそのほかの肉腫、腎がん、神経膠腫《こうしゅ》などです。

お分かりのように、肺がん、乳がん、多くの消化器がんなどよく遭遇する（頻度《ひんど》の高い）がんのほとんどは、これら両極端には含まれません。一方で周りの正常組織の放射線耐容性もほどほど（中等度）なので、治療法は、周りの正常組織をできる限り損ねず、腫瘍（標的と言います）にできるだけ多くの線量を与える、という治療方針で臨み、殊に根治をめざす場合は周囲の正常組織の耐容の限度まで照射します。

治療で生じる二日酔いに似た症状

放射線（X線）治療を受けると、全身的には、むかつきやだるさ、食欲の低下などが生じます。二日酔いに似た症状なので「宿酔《しゅくすい》症状」といわれます。た

図1　だるさ・宿酔症状の日内変動

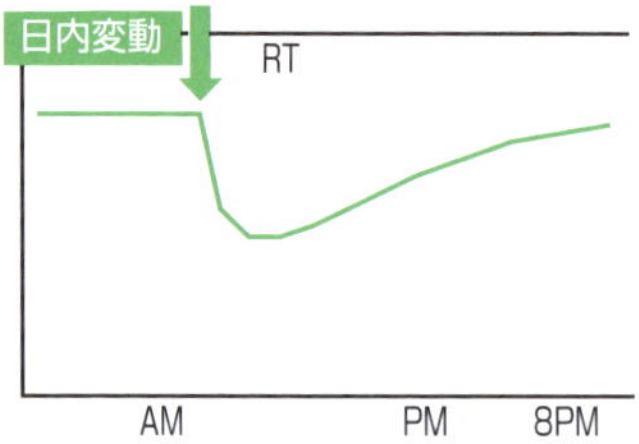

・照射を受けると、だるさ・食思不振・むかつきを感じる（宿酔症状）
・個人差がある（実は、照射線量や、その体積に関係している
★抗がん剤治療の併用で増強する
・対策：仮眠をとる、夜食を準備するなど

（※RT：放射線治療）

図2　だるさ・宿酔症状の週内変動

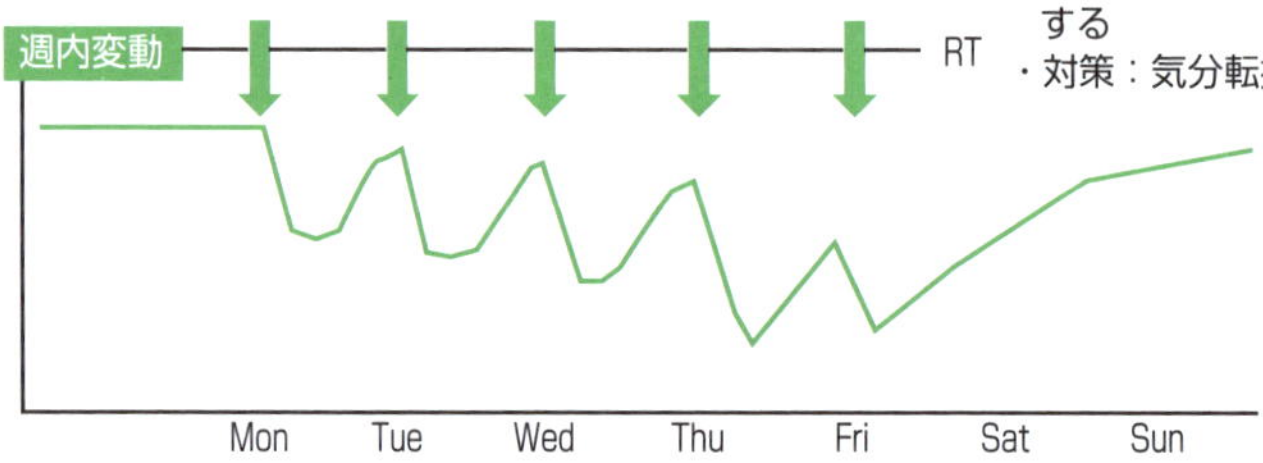

・だるさは蓄積し、週末に強くなる（個人差あり）抗がん剤併用で増強する
・対策：気分転換（外泊を勧めるなど）

（※RT：放射線治療）

だし、個人差は大きく、また抗がん剤で感じる同様の症状に比べると軽度で済みます。宿酔症状の個人差は、照射する部位や範囲・大きさ、抗がん剤を併用しているのか、またその時の全身状態にも左右されます。

宿酔症状の出方には特徴があります。例えば午前中に治療を受けたとすると、「だるさ」はやや後に現れ、昼食はもう一つ進まない、午後は昼寝したくなる、夕食も進まないという状態が、午後8時頃にはすっきりしてきて、がぜん食欲が出てくる、といったサイクル（日内変動、図1）を感じます。また通常は週5日連続の治療ですから、週初めに比べて後半の方がだるさは強く感じてきます。それが週末になると治療がないので「だるさ」が回復する、ということが繰り返されます（週内変動、図2）。

照射する局所への影響は、照射期間中の症状として現れるもの（急性期症状）と、ある期間が経過してから生じる症状とがあります。詳しくは放射線治療担当の医師に尋ねてください。

放射線治療のポイントとは？——照射期間短縮を心掛けます

放射線治療科部長 池田《いけだ》 恢《ひろし》

痛みに素早く対応

がんで最もつらい症状は骨転移の痛みでしょう。特に脊椎《せきつい》への転移では疼痛《とうつう》だけでなく、脊髄《せきずい》圧迫を生じる可能性があるので注意が必要です。「背中が痛い、寝返りで目が覚める、そのうちに左手・左足が動かしにくくなってきた。MRI検査をしたら背骨にがんの転移があり、それが背骨の中の脊髄を圧迫していると分かった……」

これは大変なことです。神経症状の回復には一刻を争います。脊椎（背骨）に転移が生じ、痛みだけでなく麻痺《まひ》が生じた場合などは、48時間以内の素早い対応が必要です（図1）。早ければ早いほど神経の回復も早いので、急いで診察を受けてください。手術で脊髄の減圧ができればよし、できなければ（あるいは手術と一緒に〈後で〉）照射を勧められます。当放射線治療科では、できる限り素早い対応をしています。

放射線治療で骨転移の痛みを和らげます

骨転移の痛みは、放射線治療で対処でき、疼痛を緩和させられます。近年では鎮痛剤や医療用麻薬も導入され、疼痛コントロールは飛躍的に改善されましたが、原因となる腫瘍《しゅよう》細胞の縮小には放射線治療が有効です。また骨転移で、遭遇する頻度も高く看過できないのは大腿骨《だいたいこつ》への転移です。転移のために骨折（病的骨折）が生じると、日常生活動作（ＡＤＬ）が著しく損なわれ、寝たき

図1　運動障害の改善度

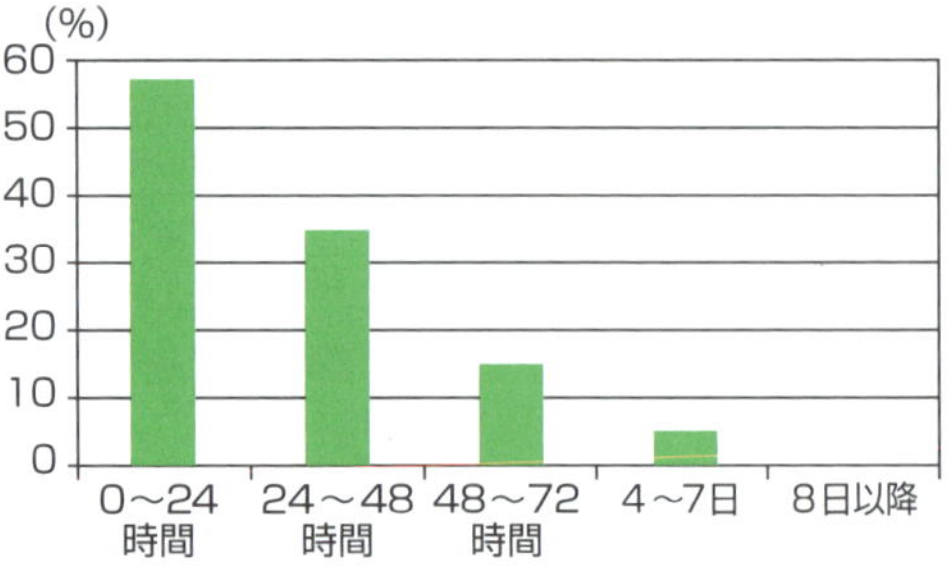

りになる公算が極めて高くなります。骨折予防のためにも放射線治療が選択されることがあります。痛いのもつらい。脊髄麻痺が生じるともっとつらい。骨折が生じるとつらい。これらへの治療は一刻を争います。

骨転移の治療では、8～10グレイ（Gy）／回という1回きりの治療も勧められますが、当科では、状況に応じてある程度の期間（1～2週間）をかけて治療することも行っています。また、多発骨転移では別の選択肢（オプション）（「注射による骨転移の放射線治療」P178）も用意しています。

オンコロジー緊急事態は、放射線治療で対処できます

呼吸困難、通過障害、上大静脈症候群のむくみなど、がんによって生じた症状・症候群をオンコロジー緊急事態（Oncologic emergency）と言います。この改善には放射線治療が寄与します。

例えば、次のように放射線治療で対処できます。

◎腫瘍が太い気管支を閉塞《へいそく》し、呼吸困難になった⇓照射で縮小させ、再開通を図る。

◎腫瘍が食道を圧迫し、食事ができない⇓腫瘍縮小で再開通させる。

◎上肢や上半身が急激にむくみ、腫瘍が上大静脈を圧迫していることが分かった（上大静脈症候群という）⇓（ステント挿入などの後）腫瘍縮小で再開通させる。

図2　カナダ臨床試験の治療成績

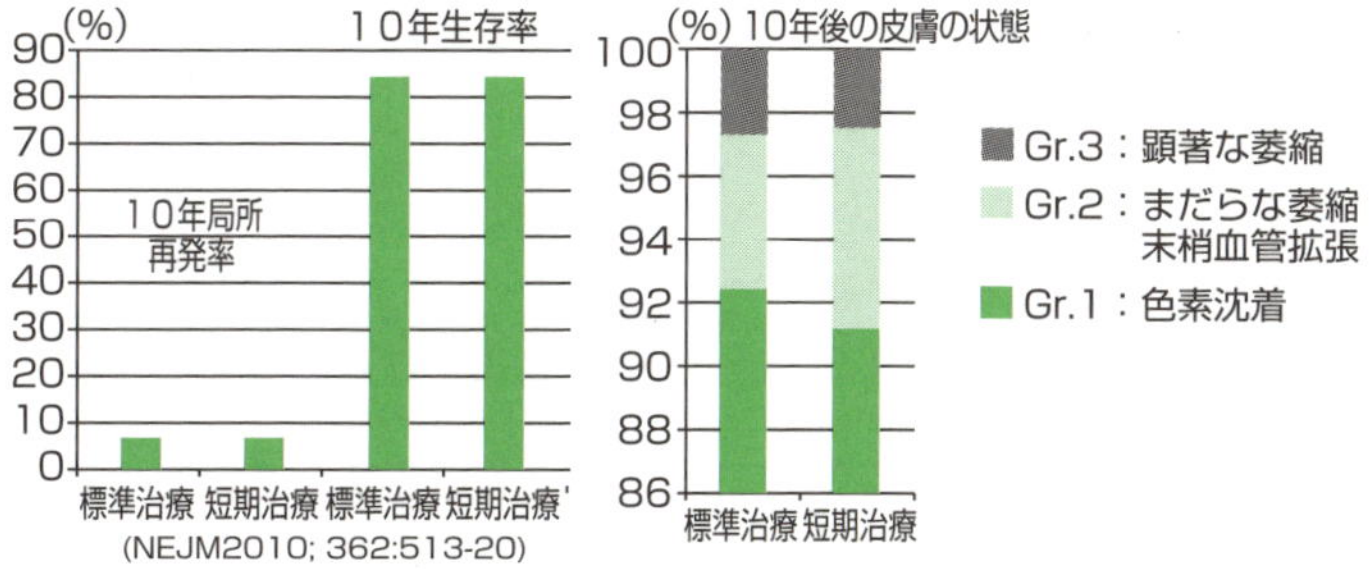

(NEJM2010; 362:513-20)

早期乳がんは手術の後で放射線治療

早期乳がんの場合は、乳房温存手術の後で放射線治療を行うことが推奨されます。世界的に50グレイ／25回／5週が標準治療ですが、全期間3週程度の短期治療も許容され、当科ではカナダ臨床試験の方法に倣って42・56グレイ／16回／3週の照射を行っています。当科の患者さんで標準照射の方と期間短縮の方とを比較した限りでも特に問題なく、皮膚炎として生じる急性反応にも両者で大きな違いはありません（図2）。

技術の進歩で、放射線治療の期間は短くなっています

壮年期の、仕事がまさに軌道に乗って寸刻も惜しいときに突然「がんです。治療しましょう」と言われたら……。その後の生活設計や人生が全く変わってしまうでしょう。仕事を続けたり、あるいは短期の休業だけで復職したい方々、また抗がん剤治療を中断する場合には、放射線治療の期間は短いに越したことはないでしょう。

近年、放射線治療の期間については短縮する傾向もあり、その理由の1つには技術の進歩で全般に照射の範囲は小さく限定できることが挙げられます。希望や状況によって相談に応じます。

ハイテク放射線治療って、どんな治療？

放射線治療科部長 池田《いけだ》 恢《ひろし》

ピンポイント照射

放射線治療の機器も進歩してハイテクになり、機能や精度も格段に向上しました。「ピンポイント照射」という言葉を聞いたことがあると思います。まさに標的をピンポイントで狙って撃つ、と表現できるほど、ミリ単位の高精度で高線量を投与できる治療が現実になっています。周りの正常組織をできる限り損《そこ》ねず、「標的＝腫瘍《しゅよう》」にできるだけ多くの線量を与える、という放射線治療の原理を守りながら、それをどんどん推し進めた方法がいわゆるピンポイント照射、すなわち定位放射線治療と呼ばれる方法です。脳転移などの症例に有効で、高精度機能機器にはガンマナイフ、サイバーナイフなどがあります。さらにこの高精度治療を、リニアック（X線治療装置）で小さな肺がんや肺転移などに応用（体幹部定位放射線治療）すれば、肺の腫瘍を手術せずに治療できます。

IMRT（強度変調放射線治療）

IMRTは、強度変調放射線治療とも言います。照射範囲の中でも特に線量を多く与えないといけない部位、あるいは、標的のすぐそばに照射の影響の出る正常臓器・組織（リスク臓器と言います）があり、その部位は線量を少なくしたい場合があります。従来は標的内の線量をなるべく均等に照射することを基本にしていましたが、近年の技術やコンピューターの発達で、複雑な放射線治療計画の演算が容易にできるようになり、線量強度に変調をかけて腫瘍消失率を向上させた

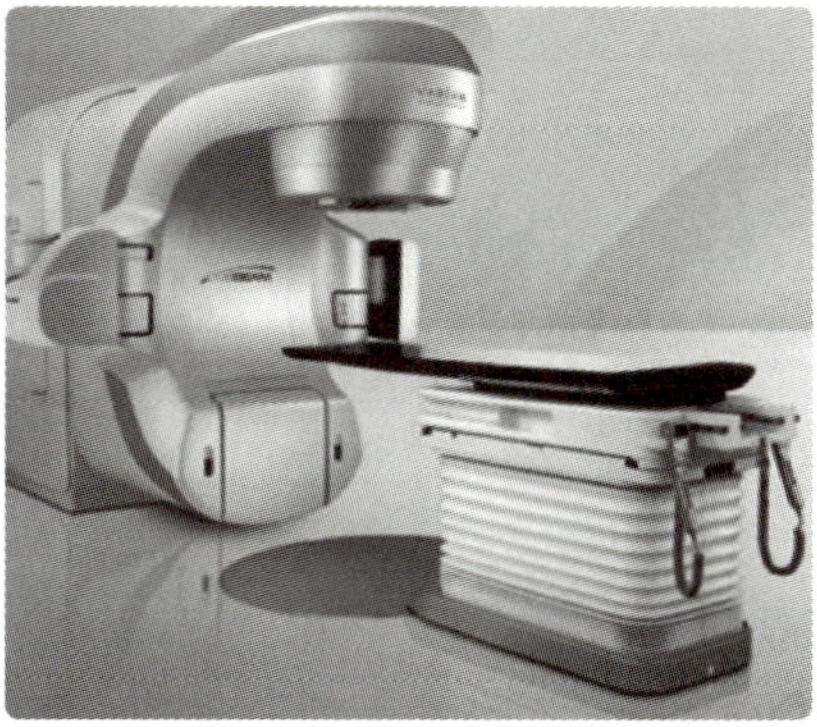

写真　当センターのリニアック装置 TrueBeam

り、リスク臓器の線量を軽減しながら照射を行うことができるようになっています。前立腺がんや頭頸部《とうけいぶ》がんに適応され、効果が現れています。

当科では、最新機種を導入し、脳に対する定位放射線治療、小肺腫瘍・肺転移・肝腫瘍・肝転移その他への体幹部定位放射線治療、また前立腺がんなどに強度変調放射線治療（ＩＭＲＴ）などを取り入れています（写真）。

粒子線治療

ハイテク放射線治療の最たるものが、粒子線（陽子線、重粒子線または炭素線）治療でしょう。この治療には、Ｘ線治療とは異なる著しい特徴があります。それは、腫瘍（標的）まで放射線は到達するがそれより深部には到達せず、その部位は放射線の影響から免れるということです。粒子線が歓迎される大きな利点はここにあります。大きな腫瘍でも標的にできることが、Ｘ線ピンポイント照射の場合と異なります。全身の多くの臓器の腫瘍に適応があり、一部の疾患では保険適用も認められましたが、各施設では部位や病期により適応を決めているので、どの疾患にも適応があるということでは必ずしもありません。まずは、各施設に適応について問い合わせをすることが必要です。

粒子線治療は、電子を加速してＸ線を発生させるリニアックと比べて１７００倍の重さ（陽子の場合）の粒子を、光に近い速度に加速させる必要があるので、中小の工場と同程度の電力を使用する大がかりな機械による、精度の高い治療です。

注射による骨転移の放射線治療

放射線治療科部長　池田《いけだ》 恢《ひろし》

がん骨転移の疼痛《とうつう》緩和に朗報

がんの骨転移の疼痛でお困りの方への朗報です。最も不愉快なのはその疼痛でしょう。鎮痛剤、外照射治療などいくらか疼痛緩和の方法がありますが、あなたには「塩化ストロンチウムSr－89（商品名メタストロン注）」治療を考えても良いのかも知れません。

やさしくいうと、骨シンチという検査（写真）をご存知と思いますが、この検査では骨に親和性が高い（活性の高いところに集まる）性質があり、またガンマ（γ）線という透過力の強い放射線が、体外の検知器にまで到達して、転移部位などの診断につながります。Sr－89は同じく骨に集まりますが、ベータ（β）線という飛ぶ距離の非常に短い放射線を放出するので、局所のみに有効です。乳がん、前立腺がん、次いで肺がんの骨転移が適応となります。外照射や化学療法とも、適応基準に合致すれば同時でも併用可能です。破骨細胞阻害剤（ゾメタ、ランマークなど）とも併用可能です。体内からの照射治療なので「内用療法」といいます。

静脈注射で実施

Sr－89はβ線放出核種で、体内での平均到達距離は2・4㎜、半減期は50日です。骨シンチと同じく静脈注射で実施します。疼痛緩和は平均的には1～2週間で現れます。フレア現象、すなわち一時的に疼痛が強くなる現象が生じる場合があります。当センターのデータではフレアを感じた患者さんは全体のほぼ半数、それも持続期間は半日～1日程度でした。その間は鎮痛剤を通常の2倍など、多めに服用してしのいでいただくことでうまく対応できるかと思います。

そのほかの副作用として、だるさ・むかつきや食欲不振、白血球や血小板の減少が生じるといわれていますが、現実にはこれらの症状は非常に軽微と考えています。排泄《はいせつ》はほとんど尿からなので、放射線防護の面からは、トイレを二度洗浄、などで対処してください。そのほかの被ばくに関する配慮は特に必要ありません。また、放射線防護の面からも身体表面までは放射線が届かない（患者さんの体で吸収される）ので、「お孫さんを抱いても構わない」治療です。

外来治療で保険適用

従来から一部では指摘されている、「外照射が実施困難な骨転移などに対し

写真　適応例の骨シンチ画像

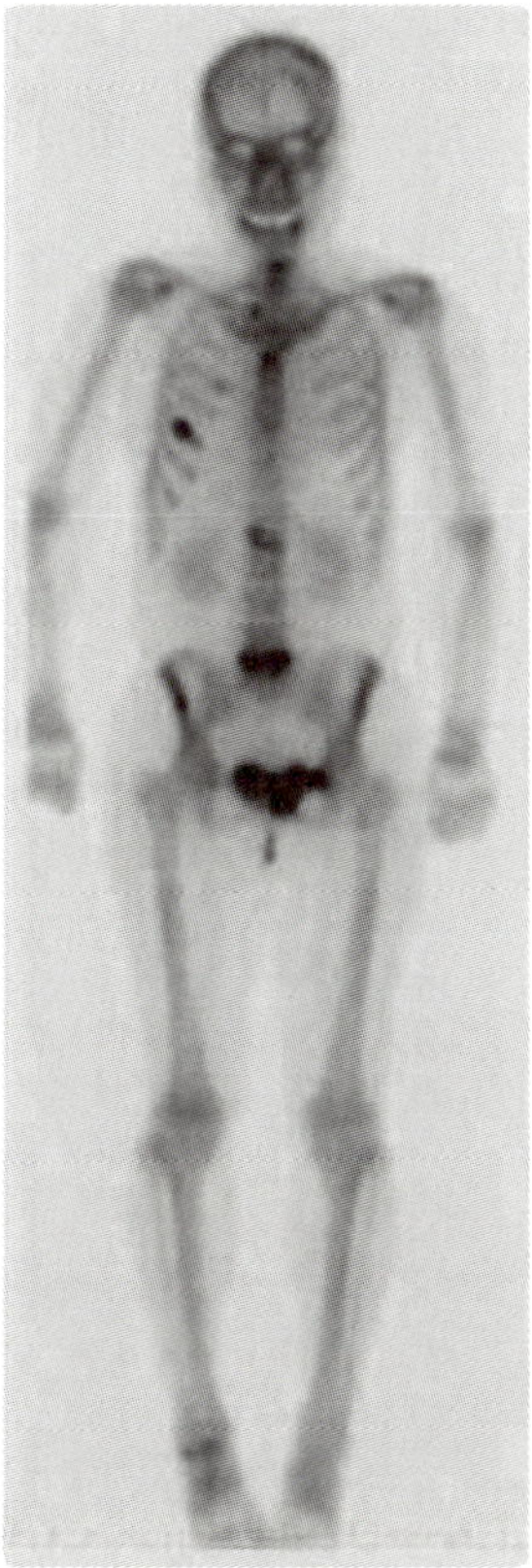

て考慮される」という考え方はむしろ時期的には遅すぎで、近年ではもっと早期に適用すべきとの勧告が出ています（有痛性骨転移の疼痛治療における塩化ストロンチウムSr－89治療の適正使用マニュアル第五版、日本アイソトープ協会2013年）。また、原発事故などで話題にもなっているストロンチウムとはストロンチウムSr－90のことであり、別のものです。後者は、半減期が約30年と非常に長くその間放射線を出し続けるのが問題ですが、Sr－89の場合はいずれ放射能は滅失します。

現在堺市内では当科のみでこの治療を実施しており、外来治療を基本としています。発注治療で、保険収載薬価は約30万円、保険適用となっているので患者さん各自の負担割合に応じた薬価になります。患者さんの都合で治療をキャンセルする場合は、前々日までに連絡いただければ幸いです。当方の事情でやむを得ず実施できない場合はその旨を連絡します。また治療後の経過を観察する必要から、今回の治療後3か月程度までは継続して来院いただくようお願いしています。

この治療に関して詳しく知りたい方は遠慮なくご相談ください。

がん治療を支える薬の話
——がん専門薬剤師の立場から

がん専門薬剤師　藤井《ふじい》 千賀《ちか》

がんの薬物療法とは?

がんの薬物療法は、がんが大きくなるのを遅らせたり、転移や再発を防いだり、小さながんで転移しているかもしれないところを治療するための抗がん剤を用いた治療法です。手術治療や放射線治療が、がんに対しての局所的な治療であるのに対し、抗がん剤は、より広く全身への効果が期待できます。

使用される抗がん剤は主に、錠剤やカプセルなどの「飲み薬」や「点滴、注射」などがあります。それらは、単独の薬を使って治療する場合と、作用の異なる抗がん剤を数種類組み合わせて治療する場合があり、がんの種類、広がり、病期、これまで受けた治療や患者さんの状態などによって異なります。

抗がん剤は、がん細胞だけでなく、同時に皮膚や腸管、骨髄《こつずい》、毛根の細胞など、細胞が分裂したり増殖することで機能を維持している組織や器官にも影響を及ぼすことがあります。これを、「副作用」と呼びます。

治療は、途中で効果や副作用の様子を確かめながら行います。副作用が強く出た場合には、治療を休止あるいは中止することもありますが、量を調整したり、副作用を軽減させる治療を併用しながら進めていきます。

予想される副作用と、それらを支える薬

がんそのものに伴う症状や治療による副作用に対して予防したり、症状を軽減させる治療のことを「支持療法」と言います。

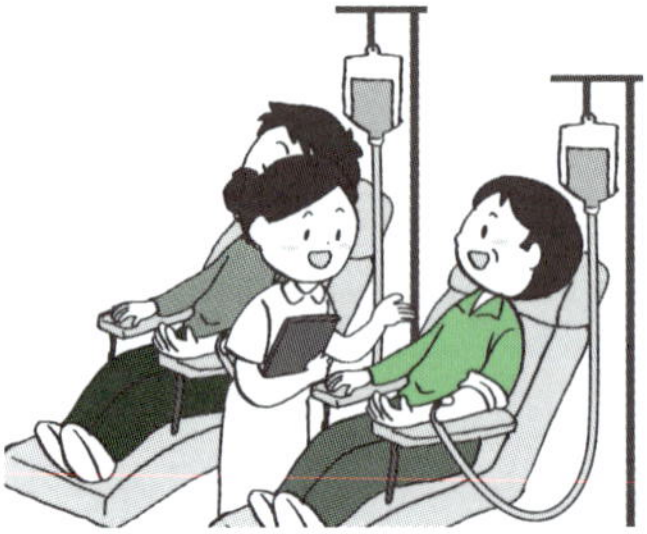

外来通院で行う抗がん剤治療

例えば、抗がん剤による吐き気・嘔吐《おうと》に対する制吐薬（吐き気止め）もその1つです。近年開発が進み、制吐薬の新薬登場によりその使用方法や対策がガイドラインにも記載されるようになりました。使用する抗がん剤に応じた制吐薬の使用によって、吐き気を抑えながら治療ができるようになりました。

それ以外にも、抗がん剤治療により減った血液の成分を増やす薬や貧血に対する適切な輸血、感染症に対する抗生剤、下痢に対する下痢止めの薬などがあります。

近年では、抗がん剤の進歩だけでなく、こうした支持療法が進歩してきたことから、外来通院で抗がん剤治療を行うことが多くなっています。これらの支持療法も含めたがん薬物療法を充実させることで、治療の質の向上につながります。

がん専門薬剤師とは?

がん専門薬剤師とは、名前の通り、がん治療を専門にする薬剤師のことです。抗がん剤などの専門知識を駆使し、がん薬物療法の専門知識を医療スタッフと患者さんの双方に提供し、安全な治療を支えています。

医師をはじめとするほかの医療スタッフには、患者さんに合った抗がん剤の選択や治療に伴う抗がん剤の副作用の対策に関する薬の情報を提供し、ともに治療内容を検討しています。

患者さんには、安心して治療を受けることができるよう薬の説明を行ってい

写真　患者さんに薬の説明をする薬剤師

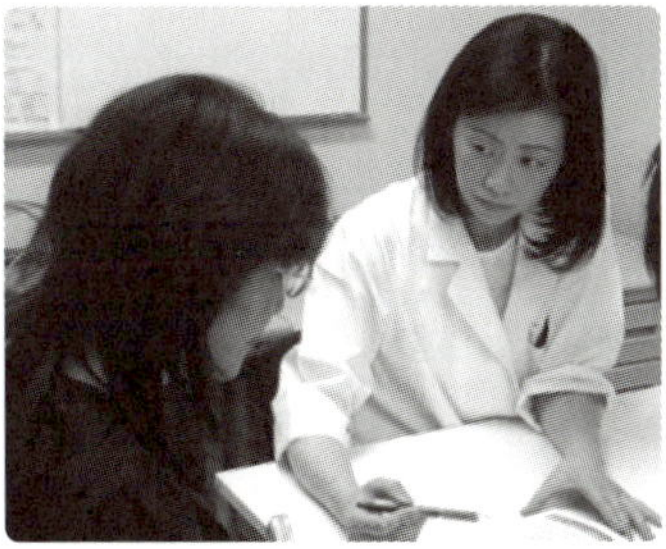

ます。患者さんに薬の説明をする際には、ただ薬の説明をするだけでなく、自ら副作用の状況を把握し管理することで、治療とうまく付き合うことの重要性をお伝えしています。また、医師に言えないことや言い忘れたことも安心して話してもらえるよう、日々患者さんと向き合っています。

副作用などで問題が生じた場合は、ほかの医療スタッフと情報を共有するためにカンファレンスを行い、その問題が解決できるよう取り組んでいます。

がん専門薬剤師は、がん治療にかかわる全ての薬に対する高度な知識・技能を持ち、常に最新の情報を収集してがんの薬物療法の発展を支えています。病棟や外来化学療法センターで活動していますので、ぜひ声を掛けてください。

病理医は臨床医のアドバイザー

病理診断科部長 棟方《むなかた》 哲《さとる》

病理医って何?

例えば、あなたがお腹《なか》の具合が悪くなって病院を受診したときに、内科の先生が内視鏡検査を勧めたとします。内視鏡で胃の中をのぞくとそこには「こぶ」があり、先生はそのこぶが良いものなのか、悪いものなのかを知ろうとその一部を検査のために採ります。

例えば、あなたが乳房に「しこり」があったため、乳腺外科を受診したときに、先生はそのしこりが良いものなのか、悪いものなのかを調べるためにしこりに針を刺し、その一部を検査のために採ります。

例えば、あなたが子宮がん検診のため訪れた産婦人科で、先生は検査のために子宮の細胞をこすって採ります。

これら検査のために採られた組織（細胞の集まり）や細胞は、病理検査室に送られ、そこで検査されます。あなたの組織や細胞を顕微鏡で調べ、診断するのが病理医です。

病理検査室には誰がいるの?

病理検査室には、病理医と臨床検査技師（細胞検査士）がいて協同で仕事をしています。病理医の何人かは病理診断（後述）をする専門資格を持っており、臨床検査技師の何人かは細胞を判断できる細胞検査士の専門資格を持っています。

写真1　プレパラート標本

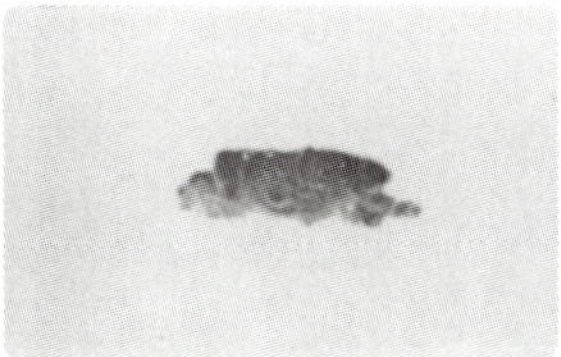

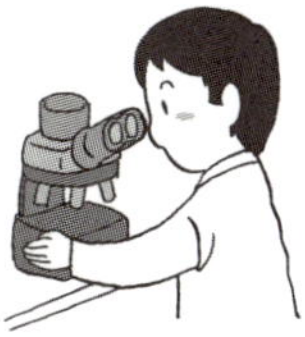

写真2　胃がんの組織像

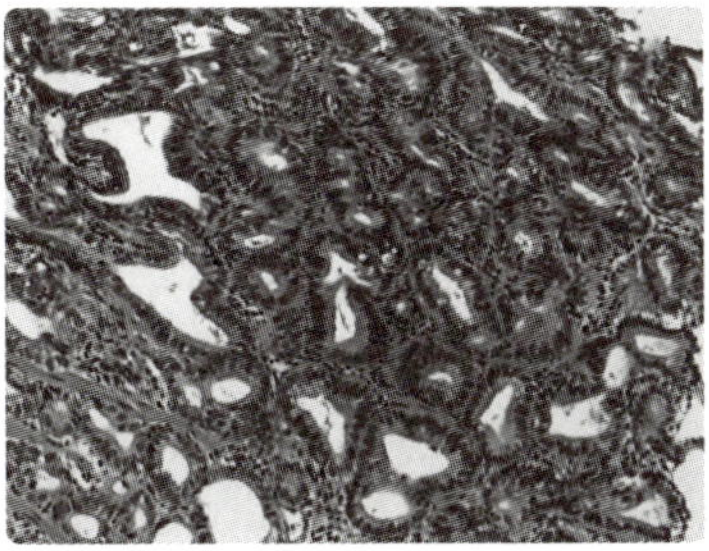

写真3　子宮頸がんの細胞像

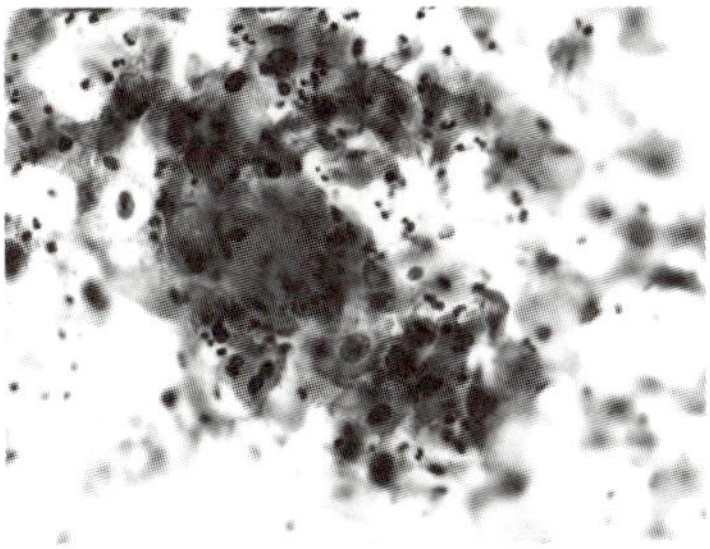

病理検査室では何をしているの？

あなたを診た先生たちから、病理検査室に送られたあなたの組織や細胞は、病理検査室で検査され、診断されます。

採られたこぶやしこりの一部は、臨床検査技師の手によりガラス板の上に2～3マイクロメーターの薄さで貼り付けられます。これに染色液で色を付けたプレパラート標本（写真1）は、病理医が顕微鏡で観察し、良いものか、悪いものかを判断して病理診断をします（写真2）。

また、子宮がん検診などで採られた細胞の検体は、細胞検査士によりガラス板に貼り付けられ、染色液で色を付けられます。こうしてできたプレパラート標本は、細胞検査士と病理医により顕微鏡で観察され、採られた細胞が良いものか悪いものか、その性状が判断されます（写真3）。

これらの結果が、あなたを診た先生に送られ、この結果を踏まえてこぶやしこりに対する治療の方針が説明されます。このように病理検査室では、あなたから直接採られた組織や細胞の性状が人間の目で専門的に判断され、臨床医に伝えられます。病理検査室では、臨床の先生たちが治療方針を決めるときに重要な情報の1つである病理診断や細胞診断を提供する仕事をしています。

写真4　胃がんの HER-2 免疫染色像
がん細胞を黒く縁取っている部分が HER-2 タンパクの存在する細胞膜で、ここが分子標的薬の攻撃対象となります

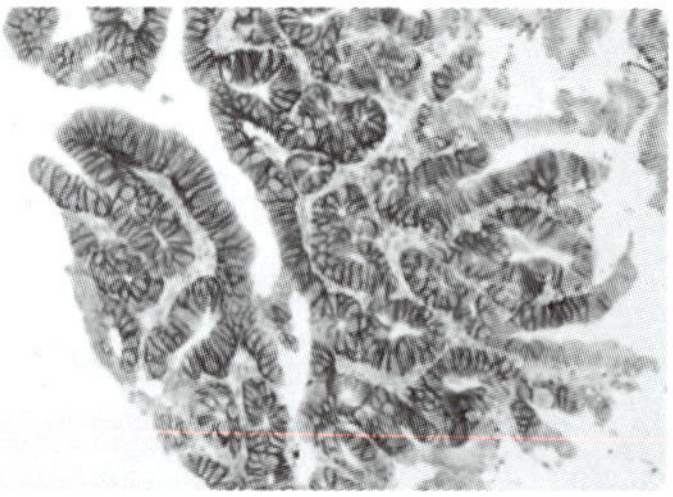

写真5　HER-2 の遺伝子蛍光染色（FISH）
蛍光顕微鏡では暗い背景に蛍光色素で発色する核（白色の部分）や増幅する遺伝子が観察できます

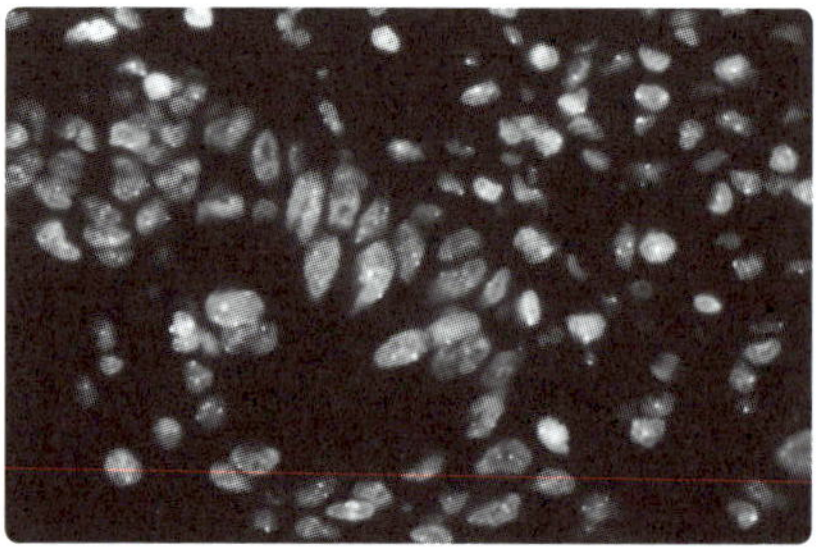

どうして病理検査室は病院に必要なの？

あなたから採られた組織や細胞は、受診した病院外の検査施設でも病理診断することができますが、臨床医と病理医のコミュニケーション不足から判断に困るようなこぶやしこりの診断が困難になったり、必要のない検査が繰り返し行われたりすることがあります。

また、もし手術が必要になった場合、病院に病理検査室があり、病理医がいると手術中に病理診断ができるため、必要以上に組織が切除されることがなく、手術が終わった後の回復が良くなる可能性も大きくなります。

当センターの病理検査室では何をしているの？

病理検査室では、病理診断、細胞診断をしています。こぶやしこりが良いものか悪いものかを判断するだけでなく、がんの手術で採られた組織を詳しく調べることにより、がんがどのくらい広がっているのかを臨床医に知らせます。この情報をもとに臨床医は次にどのような治療が必要かを判断します。

最近では、分子標的薬《ぶんしひょうてきやく》という、がんなどの病気の細胞が特にたくさん持っている物質だけを攻撃する薬が使われるようになってきています。これらの薬は高価で、攻撃対象の物質がないと効かないため、病気の細胞に目的の物質があることを確認する必要があります。病理検査室では、組織標本や細胞診標本を利用して、免疫染色（写真４）やさらに感度が高い遺伝子蛍光染色（写真５）

を用いて、これらの検査をしています。

がんの診断だけでなく、気管支鏡検査や腎臓の検査により、糖尿病やアレルギーなどの病気の程度も判定し、治療法を検討するための重要な情報を提供します。

また、臨床医の熱心な治療にもかかわらず残念ながら亡くなられた方には、将来、臨床医がより良い医療を行うための原因究明をするために、病理解剖を行うことがあります。これも臨床医と協同で病理医と臨床検査技師が行います。いろいろな臓器の組織を調べることで病気の程度や死因を知り、後日、臨床医と検討会を開き、より良い医療を行うため、今後の医療の発展のために使用させていただきます。


このように、病理医は臨床医のアドバイザーとして、あなたにより良い医療を提供するため臨床検査技師とともに日夜働いています。

放射線診断科医師の役割を知っていますか?

放射線診断科部長 油谷《ゆたに》 健司《けんじ》

放射線科の仕事

放射線科と聞いて皆さんが思い浮かべるのは、X線写真を撮影する所ではないでしょうか。実際にX線写真を撮影するのは診療放射線技師です。それでは、放射線科医師は何をしているのでしょうか。

放射線科の仕事は診断科と治療科に分かれます。放射線診断科ではCTやMRI、血管撮影などの画像を見て、病気の有無、病気が疑われればどのような病気か(腫瘍《しゅよう》、炎症など)、その病気の進行度、治療を行った場合はその効果判定などを行います。この作業を画像診断または読影《どくえい》と言います。

放射線治療科は放射線(X線やガンマ線など)を用いて、主として悪性腫瘍の治療を行います。放射線診断科と治療科にはそれぞれ専門の医師がいます。

画像診断とIVR

近年、医療の現場において画像診断は重要な役割を担っています。医療機器の進歩により、腫瘍や炎症、脳梗塞《のうこうそく》や脳出血、外傷などさまざまな病気が画像で鮮明に描出されるようになりました。患者さんの画像は内科や外科の医師が直接見て診断することもありますが、多くの病院では放射線診断医がまず画像を見て診断し、検査を依頼した医師(主治医)にその結果を報告します。画像診断は年々進歩しており、放射線診断医はその専門家として患者さんの診療に貢献しています。

画像診断は装置に任せて撮影していれば、診断可能な写真が撮れるわけではありません。例えば、造影剤という薬を使ってCTやMRIの撮影をする場合に、造影剤の種類、量、造影剤を投与する速度、撮影のタイミング、撮影回数などが適切でないと、診断可能な写真は撮れません。目的に応じて適切な撮影計画を立てることも、放射線診断医の大切な仕事の1つです。また各科の医師に画像診断の進め方について助言をすることもあります。

そのほか、カテーテルという細い管を血管に入れて、血管の様子を撮影する血管造影という検査も放射線診断医の仕事です。この血管造影の手技を応用して、腫瘍に栄養を送る動脈にカテーテルから抗がん剤を注入したり、詰め物をして腫瘍を兵糧《ひょうろう》攻めにしたり、外傷や消化管出血などの出血を止めたりするIVR（インターベンショナル・ラジオロジー）という分野も放射線診断医が行っています。この領域も近年大きく発展しつつあります。

診療科の医師から頼られる存在

放射線診断医は患者さんに直接関わることが少なく、なじみが薄いと思いますが、画像診断の専門家として各診療科の医師から頼られる存在となっています。

いつでもどこでも緩和ケア

緩和ケア認定看護師　岩瀬《いわせ》 有里《ゆり》

緩和ケアって、どんなことですか？

緩和ケアは、がんに伴って起きるさまざまなつらさを和らげるためのケアです。例えば、がんと診断されたときにはひどく落ち込んだり、気持ちが落ち着かなかったり、眠れないことも少なくありません。治療が始まると、抗がん剤治療や放射線治療などで食欲がなくなったり、だるさが現れたりするなどの副作用が起こることもあります。痛みは、がんの早い時期にも進んだ時期にもみられる症状です。このように、患者さんと家族が、がんと診断されたときから経験する、さまざまな体の症状や心のつらさに対して多職種で総合的に支えるケアのことを言います。

緩和ケアで生活の質が改善

緩和ケアと聞くと、痛みの治療や終末期に受けるもの、また専門チームや専門病棟でのみ受けることができるもの、とイメージされる方も少なくありません。しかし、がんの段階や身体症状に限ったものではなく、また担当医や担当看護師からすでにケアを受けている場合も多くあります。最近では、早い段階から緩和ケアを受けた場合、生活の質が改善され予後（回復経過）にも良い影響があるという調査報告もあります（図1、2）。

図1　がんの治療と緩和ケアの関係

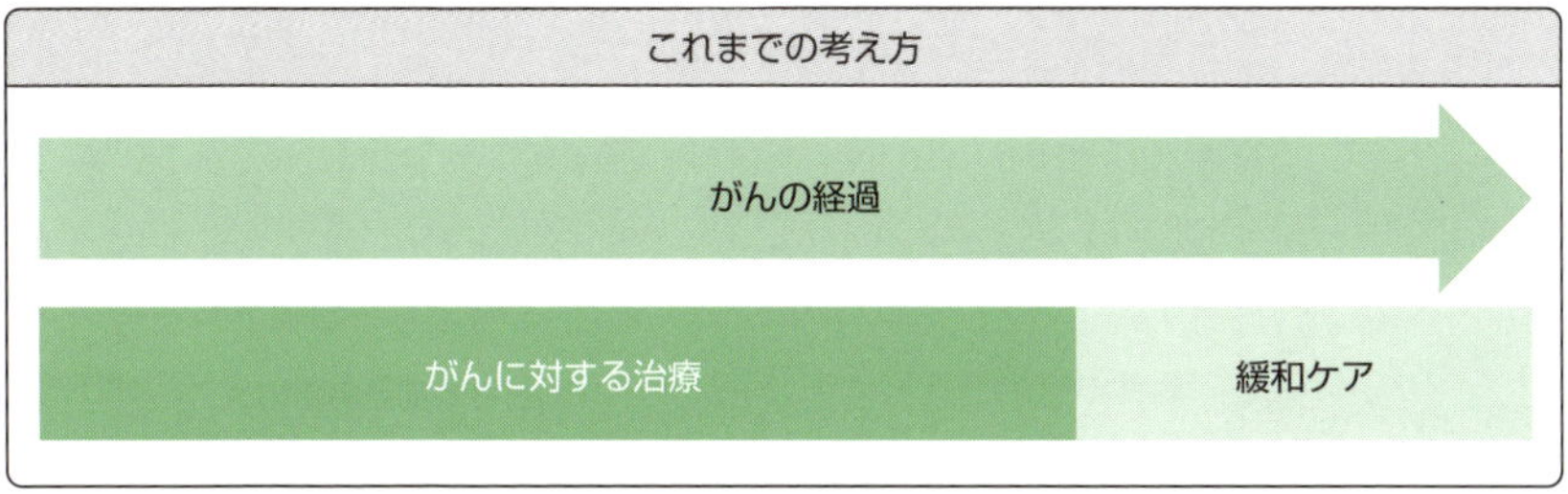

がんに対する治療が終了するまで苦痛緩和は制限し、治療終了後に緩和ケアを行います

緩和ケアはどこで受けることができますか?

当センターでは医師・看護師・がん関連認定看護師・薬剤師・理学療法士・作業療法士・聴覚嚥《えん》下《げ》訓練士・メディカルソーシャルワーカー・臨床心理士で緩和ケアチームを構成し、外来や入院で緩和ケアが必要な患者さんと家族へ、担当医や看護師とともに支援を行っています。

1. 入院中

入院中にがんの治療を受けながら、担当医や担当看護師、緩和ケアチームのケアを受けることができます。

2. 通院中

薬物療法や放射線療法などの通院中に、担当医の外来に加えて、緩和ケア外来や認定看護師のケアを受けることができます。

3. 自宅・緩和ケア病棟

通院の負担が大きくなった方やゆっくり自宅で過ごしたいという方は、住んでいる地域の在宅療養支援診療所や訪問看護ステーション、調剤薬局などが連携し在宅医療でもケアを受けることができます。通院治療中に在宅療養支援を同時に利用することも可能です。当センターでは２０１３（平成25）年から、地域の訪問看護ステーションの看護師とがん関連認定看護師が同じ日に自宅を訪問し、ケア方法の相談や検討、情報の共有を行いながら在宅療養を支援しています。

図2　がんの治療と緩和ケアの関係

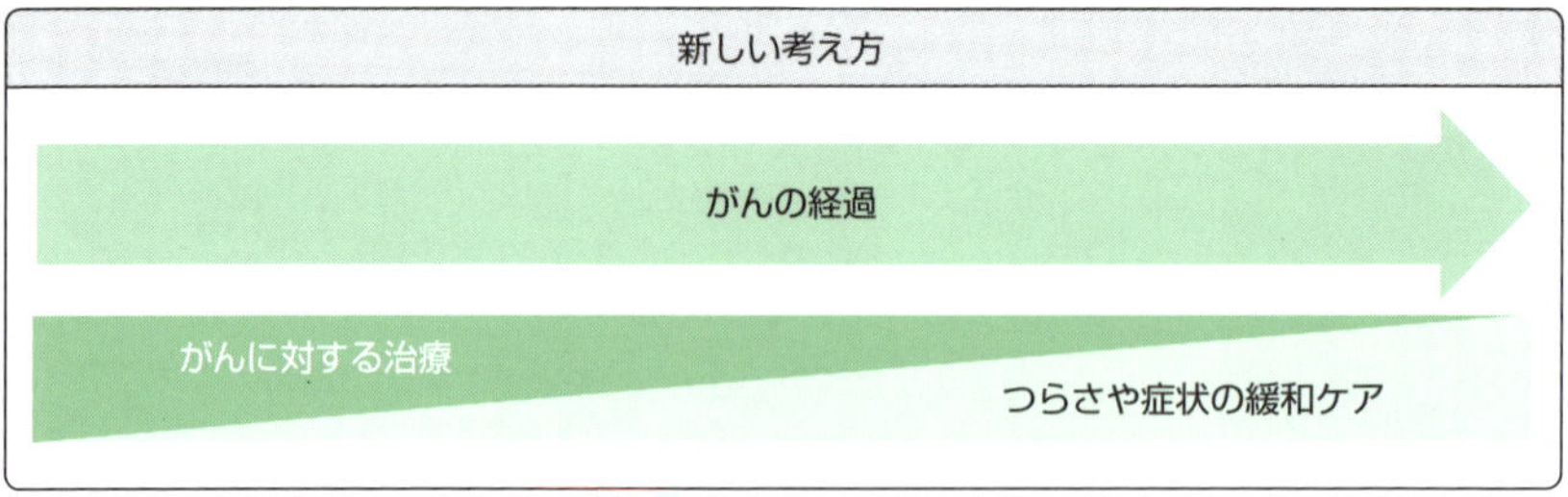

がんに対する治療と併行して緩和ケアを行い、状況に合わせて割合を変えていきます

緩和ケア病棟は、多くはホスピスとして知られており「最期を過ごす場所」とイメージする方も少なくありませんが、残された時間を「より良く生きるための場所」として、専門のスタッフが体や心のつらさをできる限り和らげる治療やケアを専門的に提供している施設です。最近では、入院後に症状が緩和されて自宅療養に移行するケースや、抗がん剤治療中の症状緩和のために施設を利用することができるなど、緩和ケア病棟の形態も少しずつ変化しています。

切れ目のない緩和ケア

当センターでは、在宅療養や緩和ケア病棟を希望される方々に対して、切れ目のない緩和ケアを受けることができるように、地域との連絡を取り合い連携に努めています。

第3章

生活習慣病って、何?

知っておきたい 糖尿病の知識と治療

腎代謝免疫内科糖尿病担当部長 藤澤《ふじさわ》 智巳《ともみ》

糖尿病って？

体にはさまざまな臓器がありますが、それらがちゃんと働くためには燃料となるもの、車だったら「ガソリン」が必要となります。体の中で、そのガソリンに相当するのがブドウ糖です。ですから、このブドウ糖は体にとって常に必要であり、寝ている間も起きている間も血の中を流れて運ばれてきます。この血の中を流れるブドウ糖（血糖）が必要以上に多くなっている（高血糖と言います）状態が続くのが糖尿病です。

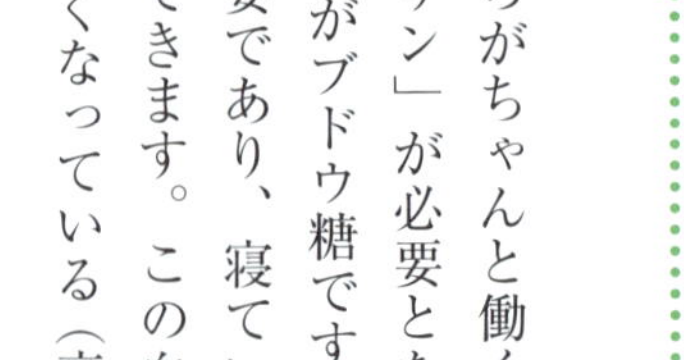

どうして血糖が上がってくるの？

血の中のブドウ糖は本来、体の臓器（細胞）にとってエネルギーの源となりますが、自然に細胞の中に入って行くわけではありません。そこに、インスリンというホルモンが働いて初めて血の中のブドウ糖が細胞の中に取り込まれます。血糖が高くなるのはこのインスリンの数が足りない場合、あるいはインスリンの働きが弱い場合です。

どんな症状が出るの？

この血糖が「少しだけ高い」ときは自分で分かるような症状はありません。「もう少し高い」ときは、正常では糖の混じることのない尿に糖が含まれるように

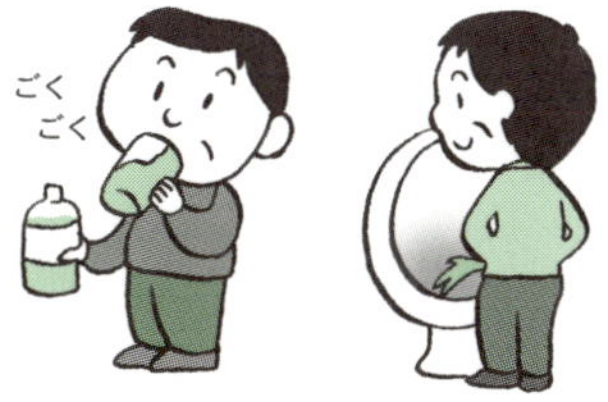

なります。しかし、それでも自覚症状はありません。「さらに高くなる」と尿にたくさん糖が出ていき、体が栄養失調のようになり痩《や》せてきます。この場合は、糖だけではなく水分も尿に抜けていくので脱水になり、口が乾く（口渇）・たくさん水分を飲む（多飲）・おしっこの量と回数が増える（多尿）といった症状が出てきます。

症状がなければ放っておいていいの?

では、口渇・多飲・多尿といった症状がない場合、放置していいのでしょうか? 答えは「いいえ」。放っておくのは「危険」ですし、「損」です。それはなぜでしょうか? 血の中の糖が高い状態が続くと全身にさまざまな病気が出てくるからです（これを糖尿病の「合併症」と呼びます）。この本をお読みの方も合併症という言葉を聞いたことがあるかもしれません。糖尿病を放っておく、あるいは治療していても、血糖が十分に安全なレベルに至っていない状態が数年続くと合併症が出てきて、そのために人生が望ましくない方向に変わることがたびたびみられます。ですから、合併症が出てこないよう、あるいはあっても進まないように日常生活の中で工夫することが大切になります。

糖尿病の合併症って?

そこで糖尿病の合併症にはどんなものがあり、どうすれば防ぐことができるのかみていきましょう。

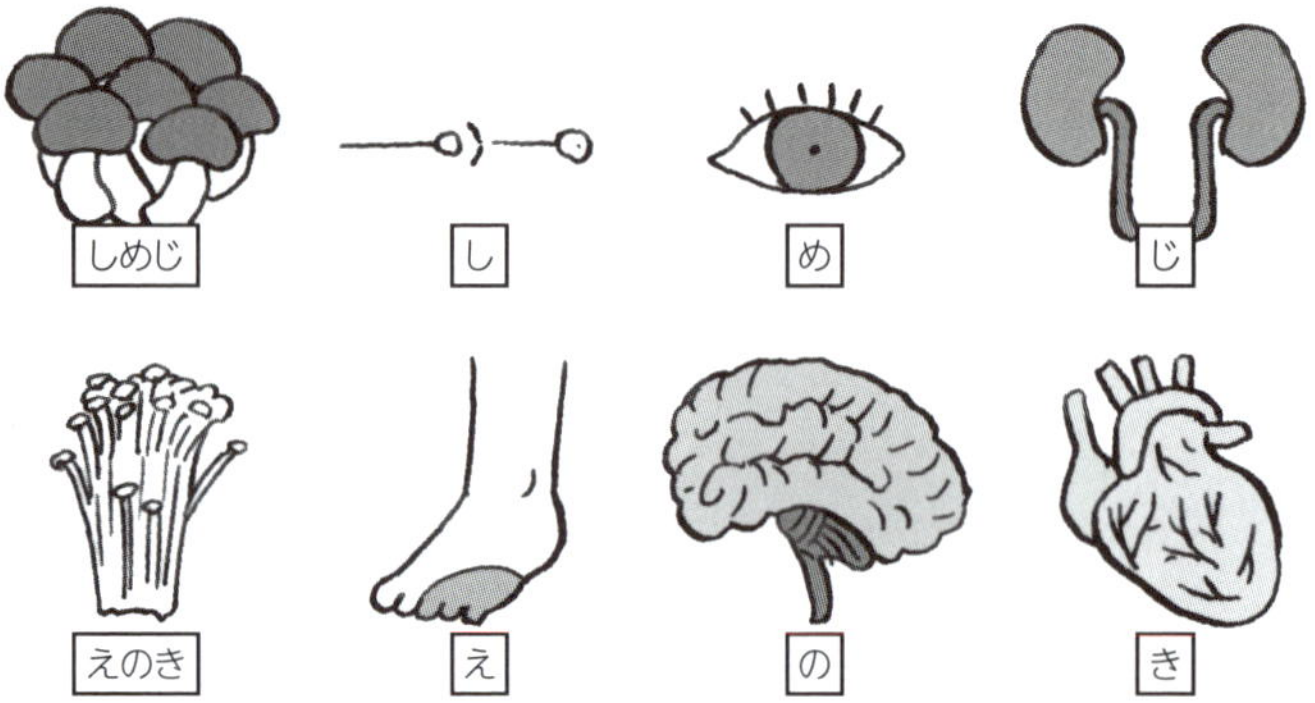

「しめじ」と「えのき」

血の中を流れる糖が多い状態が長く続くと血の通り道、すなわち血管が傷んできます。非常に細い血管が傷む場合（細小血管障害と言います）と太い血管が傷む場合（大血管障害あるいは動脈硬化性疾患と言います）があります。細い血管は体の中のあちこちにありますが、不思議なことに血糖が高い場合に傷む部位は限られており神経、目と腎臓であることが分かっています。そこで、し（んけい）・め・じ（んぞう）の頭の字をもって「しめじ」と呼ばれています。

また、その一方で太い大きな血管も年齢が進むと、ホースが硬くなるように硬くなります。これを動脈硬化と言いますが、血糖が高い状態が続くとこの動脈硬化が早く進んでしまいます。そうすると、血管の中（通り道）が細くなり（血流障害）、最終的には詰まってしまい（梗塞《こうそく》）血が流れなくなるために、そこより先の部分がやられてしまいます。大きな血管も体の中のあちこちを通っていますが、糖尿病では特に足を流れる血管、脳にいく血管と心臓の周りの血管（冠動脈）が詰まりやすいことが知られています。それぞれ足えそ（壊疽）、のう（脳）梗塞、きょけつ（虚血）性心疾患という病気になりますので、「えのき」と呼ばれています。

この「えのき」は、血圧やコレステロールが高い、あるいはタバコを吸っているとさらになりやすくなることが知られています。

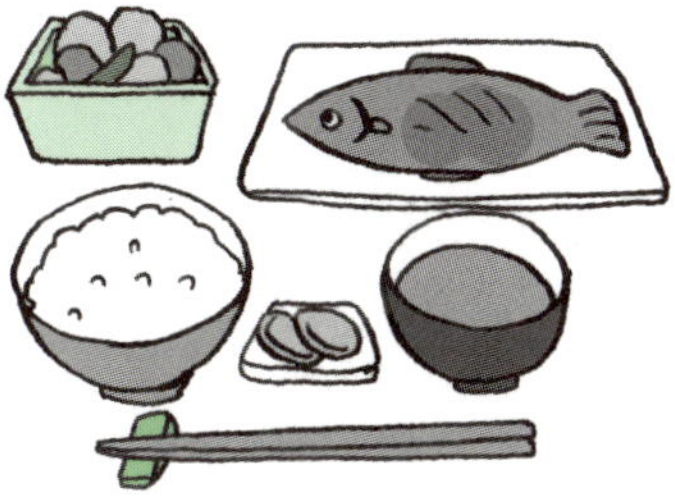

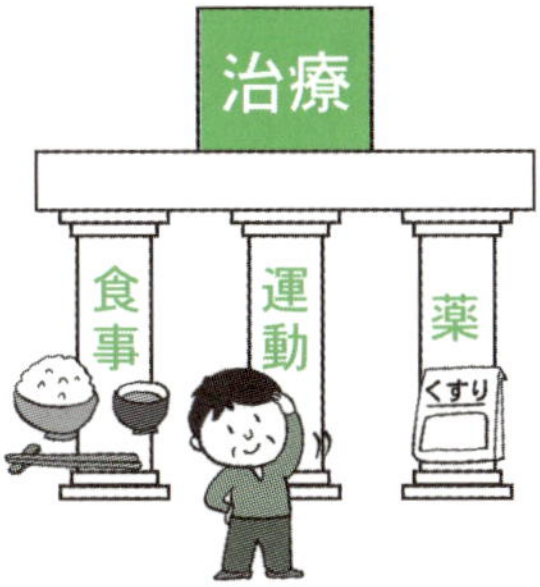

糖尿病の合併症から身を守るために

では、どうしたら合併症を防ぐことができるのでしょうか?

これまでみてきたように血の中を流れる糖が多すぎると合併症が出てきますので、合併症を防ぐには「血糖を高くしすぎない」ことが一番大切になります。そのために、3つの大切な方法があります。いわゆる糖尿病治療の3本柱といわれるもので食事、運動と薬になります。

1型糖尿病というタイプ（これは日本では少ないタイプです）を除いて、多くの方にとって治療の中心は食事と運動になります。しかし、医師が必要と判断した方には薬も使用します。合併症を少しでも出にくくするため、当センターでは皆さんが「糖尿病とうまく付き合う方法」を習得していただけるよう、さまざまな職種のスタッフがお手伝いしています。

1. 食事について

特に、2型糖尿病ではこれが一番大切といっても過言ではないでしょう。糖尿病の食事療法は大変難しいことのように感じる方もいるかもしれません。しかし、その原則は、①その方にとって適正なエネルギー量にする②栄養のバランスを考えた食事にする③まとめ食いをせずに1日3食取る、ということです。特別な食事ではなくまさに「健康的な食事」だということに気付いていただけると思います。

もちろんもっと専門的な食事の方法もありますし、それができる方や希望さ

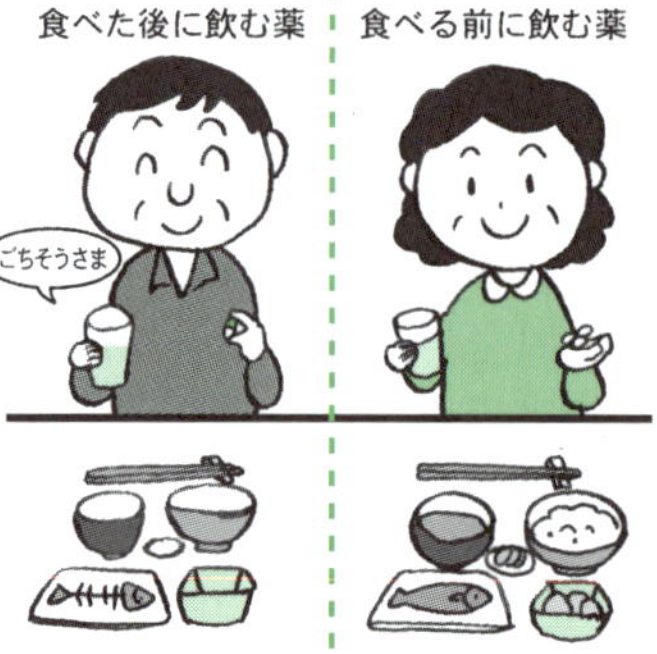

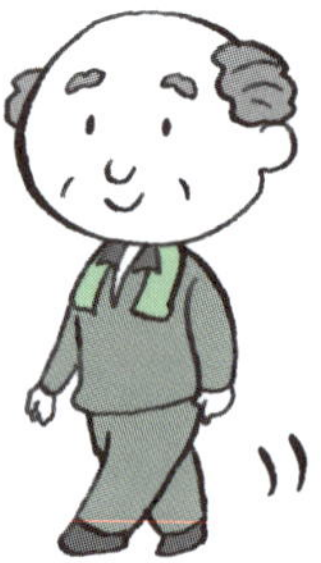

れる方にはお伝えして支援します。

2．運動について

運動療法と聞くと大変なことのように聞こえるかもしれません。しかし、何も特別な運動が必要な訳ではありません。一般的には歩くことが勧められていますが、ご自身で好きなスポーツがあればそれも望ましいと考えられます。大切なのは無理せずに長続きすることを選ぶことです。家の中や職場で動き回るのもじっとしているよりはいいとされます。体を動かす時間については、特に血糖を下げる薬を飲んでいる場合には血糖が高くなるとき、すなわち食後に動くことが勧められます。ただし、合併症などの状態によってはあまり運動しないほうがいい場合、軽い運動に限った方がいい方もいますので、かかりつけの医師や医療スタッフにご相談ください。

3．薬について

食事と運動だけでは血糖が安全なレベルにならない場合、血糖を高くしすぎないようにさまざまな薬が使われます。大きく分けて次の3つになります。

①インスリンを増やす薬（飲み薬と注射の薬があります）。
②インスリンの働きを強める薬（飲み薬のみ）。
③炭水化物の取り込み（吸収）や放出（排泄《はいせつ》）にかかわる薬（飲み薬のみ）。

ほかの病気の薬と違って、食事の前に飲まなくてはいけない薬や食事が取れないときには飲んではいけない薬など、薬の種類によって注意が必要となります。

4．心配になってきたら……

①糖尿病があるかどうか分からない方は健康診断を受けましょう。近くの医療機関でもできますが当センターでも受けられます。

②糖尿病がある、あるいは指摘されたり治療したことがあるが今は医療機関にかかってない方はできるだけ早く近くの医療機関で受診しましょう（自分では気付かない間に合併症が進んでいる場合があります）。

③糖尿病で現在治療中の方はご自身が安全かどうか、かかっている医療機関でスタッフに相談ください。

当センターには糖尿病療養支援チームという各職種のメンバーから構成されるチームがあります。日本糖尿病療養指導士の資格を持つ各職種のスタッフもおり（看護師４人、薬剤師４人、管理栄養士２人、臨床検査技師２人、理学療法士１人）、糖尿病の方の支援を行っています。

糖尿病とうまく付き合いましょう

看護師 大久保《おおくぼ》 多美子《たみこ》　看護師 伊東《いとう》 文美代《ふみよ》

ところで糖尿病って？

糖尿病は「尿に糖が出る」だけではなく、血の中の糖が高くなり全身にさまざまな合併症をきたす疾患です。治療の中心は食事と運動になります。医師が必要と判断した方には、薬が処方されます。合併症を少しでも出にくくするため、当センターでは皆さんが「糖尿病とうまく付き合う方法」を習得していただけるように、さまざまな職種のスタッフがお手伝いしています。

糖尿病療養支援チームによる糖尿病市民健康講座

当センターでは「糖尿病市民健康講座」を定期的に開催しています。当センターを受診中の方だけでなく、他病院・クリニックに通院している方や、「糖尿病ってどんな病気なの？」「私は糖尿病じゃないのかな？」など糖尿病に関心がある方ならどなたでも無料で参加可能です（詳しくは当センターのホームページ・広報さかいや病院内の掲示ポスターをご覧ください）。

講座では毎回テーマを変え、医師・看護師・薬剤師・管理栄養士・理学療法士・歯科衛生士・ソーシャルワーカーなどによる分かりやすいお話をします。また、実際に簡単な運動もしていただけますし、ご希望の方には血糖を測定します。毎回ではありませんが、血管年齢の評価や眼底写真の撮像や足のケアを行い、あなたの現在の状態についてお伝えすることもあります。

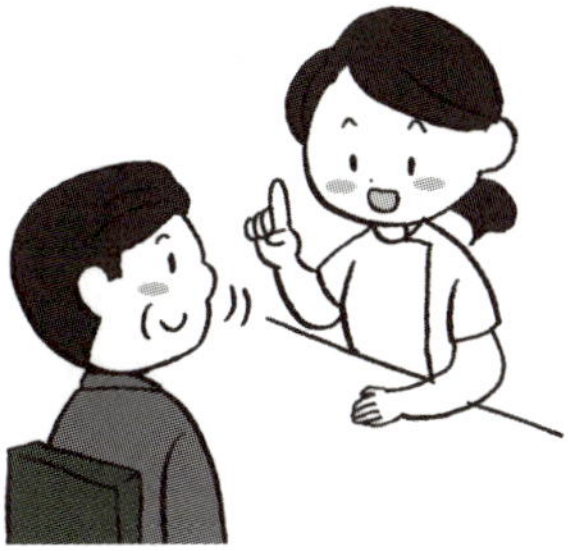

糖尿病療養指導外来とは?

糖尿病を持つ方とその家族の療養上の質問や悩みに対して、日本糖尿病療養指導士の資格を持つ看護師を中心に療養生活がより豊かになるよう支援します。必要に応じて、医師・薬剤師・栄養士・運動療法士と連携をとりサポートします。毎週月曜の午後、月1回を目安に、予約制（30分間）で行っています。

[相談の一例]

・糖尿病には食事と運動が大切って聞いたけど、私の場合はどんなことをすればいいの?
・食事も運動もがんばっているのに、どうして血糖値が思うように良くならないのかな?
・下痢や発熱で食欲がないときでも、いつも通り薬を飲んでいいの?
・たまには宴会や友達とランチに行きたいな。そんなときは何に気を付けたらいいの?
・眼や腎臓にも気を付けるように言われたけど、どんなことに注意したらいいの?

フットケア外来とは?

糖尿病の方の中に、足に深い傷ができてなかなか治りにくかったり（潰瘍《かいよう》）、足先が黒く変色したりする（壊死《えし》）などの糖尿病足病変を発症してしまう方が

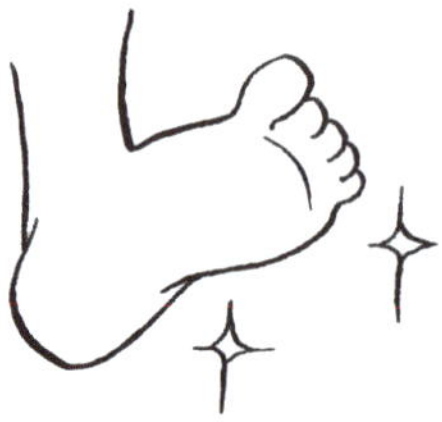

います。神経障害がある方では発見や気付くのが遅れがちとなり、足先の血のめぐりが悪い方では傷が治りにくいために足病変を悪化させやすいことが知られています。さらに高血糖があると細菌に対する抵抗力が低下しているので、そこに細菌が入ると感染して深刻な事態にいたる場合があります。

こうした事態にならないためには、日頃からの足の手入れと異常の早期発見が重要になります。

①足を毎日観察しましょう（足の上側だけでなく指の間や足の裏側も見ましょう）。
②足をきれいに洗いましょう。
③深爪しないように気を付けましょう。
④自分の足にあった靴を選びましょう。
⑤タバコはやめましょう。
⑥足の異常を見つけたら、すぐにかかりつけ医に相談しましょう。

当センターでは、皮膚排泄《はいせつ》ケア認定看護師と糖尿病療養指導士の資格を持ち、フットケア研修を終了した看護師が足を守るお手伝いをしています。糖尿病を持ち、以下の〝ハイリスク〟のある方を対象に医師の指示のもと、毎週月曜に予約制でケアを行っています。フットケア外来について、Q＆Aで説明します。

Q. どんなことをするのですか?

A. 専任の看護師が足の状態を評価し、足を洗ったり、爪切りや角質の除去、靴選びなどのケア方法を一人ずつ指導します。必要なときは、当センター皮膚科に紹介し、診察・処置を行うこともあります。

Q．〝ハイリスク〟のある人って、どんな人でしょうか？

A．①末梢神経障害や動脈硬化性疾患で足の知覚が低下している方。
②足にうおのめ・たこ・傷・潰瘍ができている方。
③人工透析をしている方。
④高齢者や合併症などで視力障害があり、爪を切るのが難しい方。
⑤手足が不自由な方。

透析予防外来とは？

糖尿病の三大合併症の1つ糖尿病性腎症は、ほとんど自覚症状がないまま進行するため、将来、透析にならないように日頃の生活で工夫することが大切になります。そこで腎臓に負担をかけないためにできることは何か、医師だけではなく看護師・栄養士がさまざまな視点で一緒に考えます。医師が患者さんの現在の腎臓の状態を調べ、必要な薬剤の調節や食事量の指示をします。看護師は日常生活で気を付ける具体的なことを一緒に考えます。管理栄養士は、腎臓に負担をかけない食事内容やそれを実行するための工夫を提案します。

尿に異常を感じたとき——腎疾患の診断と治療

内科統括部部長・腎代謝免疫内科部長・人工透析科部長　松浦《まつうら》 基夫《もとお》

腎臓の働き

腎臓は握りこぶしくらいの大きさの臓器で、背中の左右に1つずつあります。腎臓には多量の血液が流れ込み、血液をろ過して尿をつくるフィルターのような働きをしています。このフィルターには、体にとって不必要な老廃物は尿に排泄《はいせつ》し、タンパク質をはじめとして体にとって必要なものは尿に出さないという特別な働きがあります。そのほかにも、血圧の調節、体液量や電解質の調節、ビタミンDの活性化、造血ホルモン（エリスロポイエチン）の産生といったさまざまな働きがあります。

「腎臓が悪い」とは？

腎臓に障害が起こると、まずタンパク尿や血尿など尿所見に異常が出るので、腎臓の疾患を早期に発見するためには尿検査が必須です。血液検査で測定する「クレアチニン」は筋肉から出る老廃物で通常は尿中に排泄されますが、腎臓の働きが低下すると血液中にたまってくるので腎臓の働きをみるよい指標です。その正常値はおおよそ1・0㎎／dℓ以下で、これが2・0㎎／dℓになれば腎臓の働きは大まかにいって半分になったといえます。

「腎臓が悪い」とは尿所見に異常がある場合や血清クレアチニンが上昇した場合を指しますが、その原因はさまざまなため正確な診断には腎生検が必要なことがあります。当センターでは、毎週水曜に腎生検を行い、金曜にその結果

図1　慢性透析患者数の推移(各年12月の慢性透析患者数)

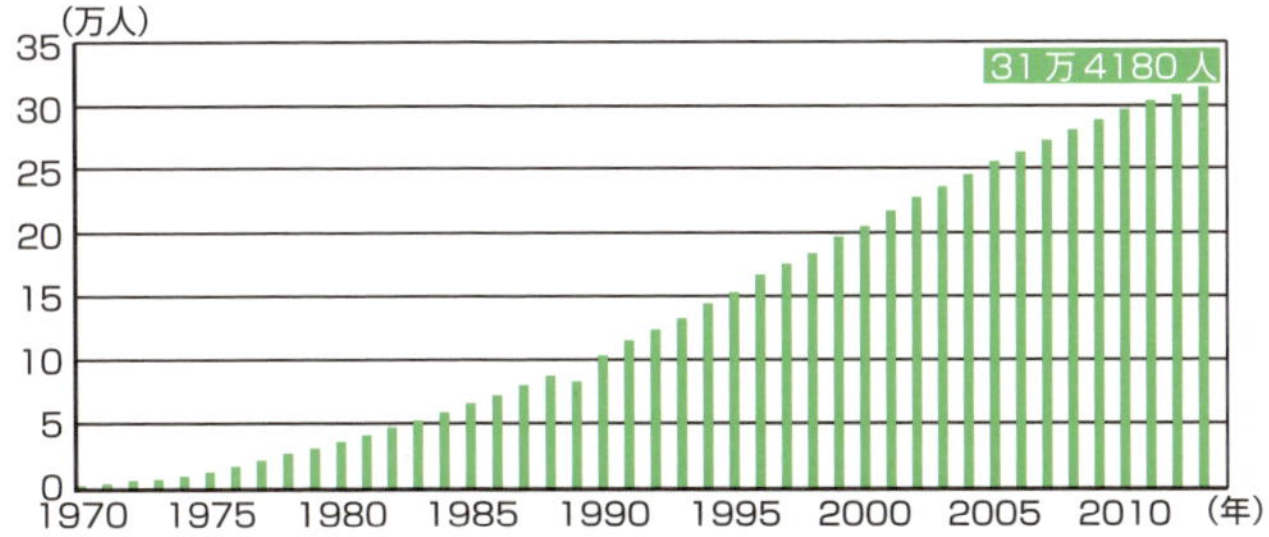

をみて迅速に治療方針を立てています。

慢性腎不全

慢性腎不全とは長期間に徐々に腎臓の働きが低下するもので、腎臓の働きが回復することはなく最終的には尿がほとんど出なくなって末期腎不全といわれる状態となります。腎疾患治療の目標は腎機能を悪化させないことといえますが、治療にもかかわらず末期腎不全に至った場合には、血液透析・腹膜透析・腎移植といった治療法があります。血液透析は腎不全の治療として最も一般的に行われている治療法で、通常1回4時間程度の治療を週3回行います。2013(平成25)年末現在、30万人以上の人々が血液透析を受けています(図1)。

腹膜透析は時間的な制約が少ないという利点があり、当センターでも実施に向けて準備をしています。これらの治療にかかる医療費は高額ですが、慢性腎不全が進行すれば身体障害1級の認定が受けられるため、自己負担はほとんどありません。

2013年1年間に透析導入となった人々の原疾患は、糖尿病性腎症(43・8％)、慢性糸球体腎炎(18・8％)、高血圧性腎硬化症(13・0％)などです(図2)。糖尿病性腎症からの透析導入患者は年々増加しており、糖尿病患者の腎臓を守ることは大きな課題となっています。

急性腎不全

慢性腎不全と違って短時間のうちに腎機能が低下するもので、一時的に血液

図２　慢性透析導入患者の主要原疾患の割合推移

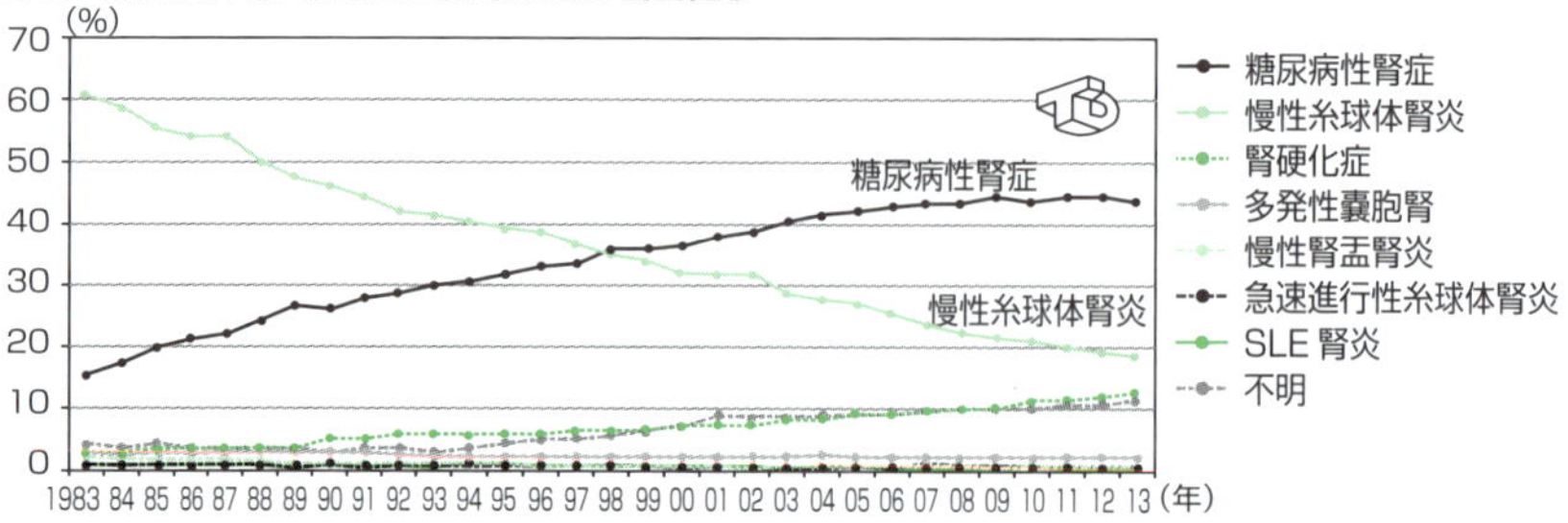

透析が必要となっても基本的には回復する病態です。その原因は、脱水・敗血症・薬剤性・急速進行性糸球体腎炎・血液疾患・尿閉など多岐にわたります。当然、その原因によって治療法は変わり、腎生検による診断が治療につながることも珍しくありません。

ネフローゼ症候群

大量のタンパクが尿中に漏れ出すことによって、血液中のタンパクが低下して全身の浮腫《ふしゅ》をきたす病態であり、治療しなければ急速な腎機能低下や心不全を合併します。ネフローゼ症候群の原因も、微小変化群・巣状糸球体硬化症・膜性腎症・ループス腎炎（ＳＬＥなどの膠原病《こうげんびょう》に合併するもの）・糖尿病性腎症とさまざまで、多くの場合は腎生検によって治療方針を決定する必要があります。

尿所見の異常があれば受診を

足がむくむ、尿に血が混ざる、検診などで尿所見の異常を指摘された場合は、ぜひ当センターを受診してください。尿検査・血液検査・画像検査などで評価を行い、必要に応じて腎生検をお勧めします。当センターの「腎代謝免疫内科」は、腎臓だけでなく腎疾患の原因となる糖尿病・高血圧・膠原病などを1つの科の中で診療を行っているのが強みです。

血液透析——腎臓の働きを代行

臨床工学科科長 藤井《ふじい》 宏一《こういち》

血液透析とは?

腎臓は、生命を維持するための大切な働きをしています。腎不全になると、腎臓で排泄《はいせつ》される老廃物と余分な水分が蓄積されます。その腎臓の働きを代行するために行われる方法として、血液透析と腹膜透析があります。ここでは、血液透析について説明します。

血液透析とは、半透膜を介して拡散と限外濾過《ろか》という現象によって血液から老廃物と余分な水分を除去することです。このとき使用する透析器をダイアライザーと言います。ダイアライザーに血液を流すためには、血液を体外に導き出し循環させることが必要となります。このため、末期腎不全では血液透析を行うための準備として、多くは手首付近の動脈と静脈を吻合《ふんごう》する内シャント手術を行います。この内シャントから血液を取り出し血液透析を行います。血液透析は通常、週3回で4時間程度行います(写真1)。

血液透析の種類

血液透析は総称で使われていることがあります。少し詳しく区別すると、老廃物の除去において拡散と限外濾過の現象をどのように重要視するかで、それらの除去効率が変化します。このことにより、血液透析(HD)、血液濾過(HF)、血液透析濾過(HDF)と区別されます。そのほか、手技の工夫などが加わり、近年、オンラインHDF(血液透析濾過)が話題となっています。

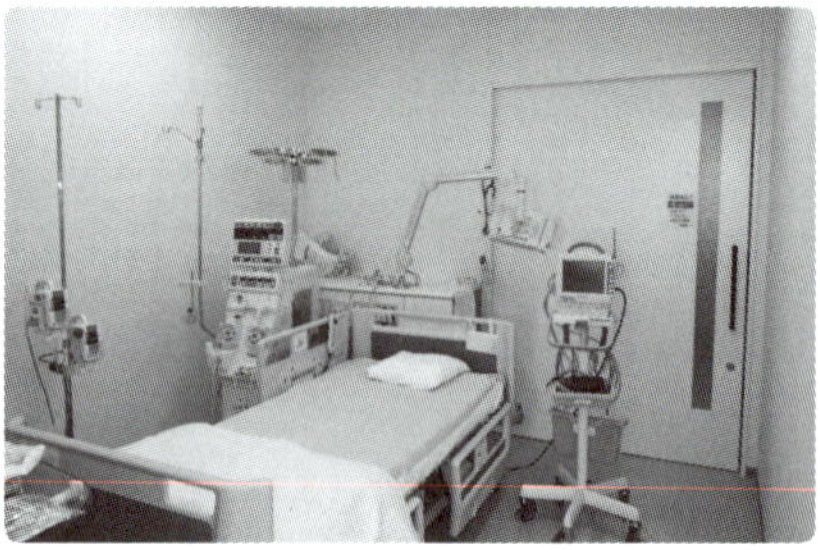

写真1　透析センター（個室）

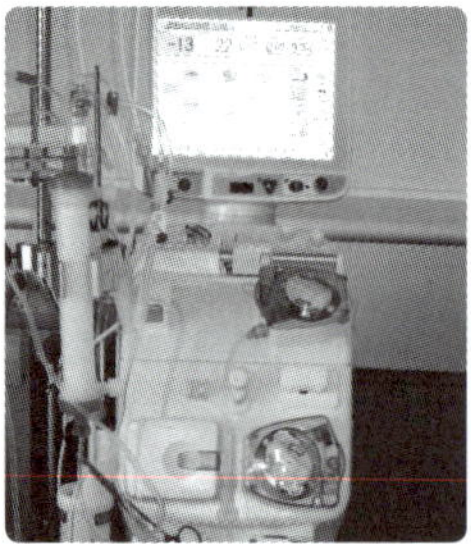

写真2　オンライン HDF 装置

オンラインHDFとは?

HDFの老廃物の除去効率を向上させ、それに伴ってさまざまな腎不全による症状である、イライラ感・掻痒感《そうようかん》・貧血などの改善が期待できる治療法です。当センターでもこのオンラインHDFを行っています（写真2）。

そのほか、さまざまな血液浄化療法

腎不全以外の治療で同様に、体外循環を用いて病因物質を除去する血液浄化療法があります。血液透析も血液浄化療法の1つです。血液透析以外の主な血液浄化療法について以下に紹介します。

①直接血液吸着療法／直接血液を吸着カラムに入れて病因物質を吸着する治療

敗血症ショックなどに対して、血液中のエンドトキシンを吸着します。潰瘍性《かいようせい》大腸炎、クローン病、関節リウマチなどに対して白血球を吸着します。

②単純血漿《けっしょう》交換療法／血液から病因物質を含む血漿を除去し、新たに血漿や血漿タンパクを補充する治療

③二重膜濾過血漿交換療法／血液から血漿を分離し、血漿成分をさらに濾過することにより病因物質を分離除去する治療

④血漿吸着療法／血液から血漿を分離した後に吸着カラムで病因物質を吸着除去する治療

慢性疾患と上手に付き合おう

慢性疾患看護専門看護師　田中《たなか》 順也《じゅんや》

慢性病を抱えるとは、どういうことなの？

慢性病とは、薬や手術などの治療で治らない病気、つまり治癒しない病気のことです。慢性病になると、良くなったり（寛解《かんかい》）、悪くなったり（増悪）を繰り返しながら進行していくといわれており、その経過は何年から何十年にもわたるのが特徴的です。病気には「負けない」「うち勝つ」などといわれていますが、慢性病の場合は「仲良くする」「うまく付き合う」という考え方が基本です。

慢性病とうまく付き合うにはどうするか？　それは、患者さんの日々の自己管理をしっかりすることです。自己管理とは、食事や運動、休息、睡眠、喫煙、飲酒などの生活習慣を自分で調整し、定期診察や服薬を守り病気が悪くならないよう自ら積極的に行動することです。しかし、実際に行動を実行することは、大きな覚悟とストレスが伴い、挫折することも多くなります。さらに、その挫折を繰り返す中で「何で自分だけがこんな病気になるのか、我慢ばかりしないといけないのか」という、憤りやむなしさが生じ、自分に自信を失くし、孤独感を感じやすくなるといわれています。

慢性病を抱えることは、体だけでなく、心にも大きな負担を抱えることになり、患者さん一人でコントロールすることは困難になります。そこで、医療者はもちろんですが、家族や友人、同じ病気を抱えた人たちと助け合いながら、今までの生活や価値観と折り合いをつけ、病気と付き合っていくことが重要になってきます。

慢性病を抱える患者さんや家族への看護支援とは？

慢性病を抱える患者さんや家族への看護支援で重要になるのは、患者さんが病気と共存しながら今までのライフスタイルを再構築し、それぞれが適応できるようにすることと、患者さんが自分自身で管理していけるように支援していくことです。

病気と共存するとは、どういうことか？　これは、自分の中に病気を取り入れ、病気を自分のこととして受け入れていることです。つまり、病気を抱えつつ楽しみを見つけ出し、自分らしい生き方をすることを言います。

ライフスタイルの再構築とは、今まで長年培ってきた生活習慣を病気をコントロールするために修正したり、新たなライフスタイルに適応することを言います。これは、患者さんだけでなく家族にも理解と協力が求められます。この再構築と適応には、医療者が患者さんの今までの人生や価値観、生きる目標を理解した上で、生活を共にしている家族も含め働きかけ、支えていくことが重要になってきます。

そして、患者さんが自分で病気を管理するためには、医療者が病気に関する正しい情報を提供し、自己管理の技術や工夫を伝え、環境を調整するなど病気と向き合える支援が重要になってきます。さらに、自己管理に挫折したり、心が折れそうなときは、患者さんに寄り添いながら、再び病気とともに歩み出せるように見守ることが重要な支援となってきます。

慢性病における専門看護師の役割とは？

慢性病を抱えている患者さんの多くは、複数の病気を抱えていることがあります。そのため、病院内では医師をはじめ、看護師、栄養士、薬剤師、リハビリ、医療ソーシャルワーカーなど多くのスタッフが患者さんを支えています。

専門看護師は、患者さんの残された力が何か、そして必要な資源は何なのかを見極めながら、日常生活をより良く過ごすことが可能になるように他職種と調整することが役割としてあります。つまり、慢性病を抱えながら患者さんも家族も元気に過ごせるように、あらゆるスタッフの力や資源を活用し整えることが、専門看護師としての役割です。

また、慢性病は在宅での生活のありよう、つまり家庭において自己管理がどれだけ実践・継続できるのか、また患者さんや家族が負担感を感じることなく、生活の質（クオリティー・オブ・ライフ）を維持できるのかが問題であるといわれています。そこで、専門看護師には、患者さんや家族が自己管理を無理なく継続できるように支えることが必要です。そのためには、患者さんがまずは病気と向き合えるように導いていきます。そして、患者さんらしく生活を送りながら自己管理ができる方法を、患者さんと一緒に見つけていきます。患者さんが納得のいく人生を歩めるように、患者さんや家族の傍らで自己管理をサポートすることが大きな役割となってきます。

（参考文献）
①ケイト・ローリング他／近藤房恵訳『病気とともに生きる　慢性疾患のセルフマネジメント』日本慢性疾患セルフマネジメント協会編、日本看護協会出版会、2008年 1 ～ 4 ページ
②伊藤まゆみ監修『慢性期看護・ターミナルケア・緩和ケア　対象とのコミュニケーションからケアに至るプロセス、ピラールプレス』2011年 34 ～ 46 ページ

知っておきたい食事のコツ

栄養管理科科長　前田《まえだ》 文《あや》

上手に食べて生活習慣病を予防しましょう

食事は体をつくり、必要な栄養成分をとるためには欠かすことができないものです。また、おいしく食べることは精神的な満足にもつながります。しかし一方で、食べ過ぎや偏った食事は肥満や糖尿病、高血圧、心臓病、脂質異常症などの生活習慣病を引き起こします。上手に食べて生活習慣病を予防しましょう。

腹八分目で肥満を防止、適正体重を維持しましょう

肥満はさまざまな生活習慣病の引きがねとなります。食べ過ぎに注意し、適正体重を維持しましょう。ＢＭＩ（ビーエムアイ／体格指数）が22となる体重を標準体重といい、適正体重の目安とされています。日本人の食事摂取基準（２０１５年版）では、目標とするＢＭＩの範囲が示されています（表１）。自分の適性体重を知り、維持するようにしましょう。

●BMI＝体重（kg）÷［身長（m）×身長（m）］（表2）

早食いはやめましょう。血糖値が上昇して脳の満腹中枢が刺激され、満腹感が生じるまでには、食事を始めて20分ほどかかります。早食いをすると、つい食べ過ぎるのはこのためです。食事をゆっくり味わうことで、腹八分目でも満足感が得られます。

1日3食、バランス良くとりましょう

表1　目標とするBMIの範囲(18歳以上)

年齢(歳)	目標とするBMI(kg/m^2)
18～49	18.5～24.9
50～69	20.0～24.9
70以上	21.5～24.9

厚生労働省／日本人の食事摂取基準(2015年版)より

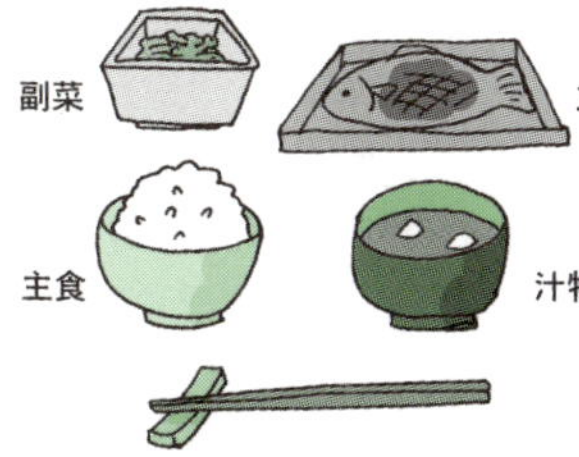

1日の中で果物や乳製品をプラスしましょう

主食、主菜、副菜を組み合わせた食事にしましょう。多様な食品を組み合わせると、必要な栄養素をバランス良くとることができます。

塩分を減らしましょう

食塩をとり過ぎると血液中の塩分濃度が高くなります。それを下げるために水分を多くためこみ、血液量が増え、大量の水を循環させるために血圧が上がります。日本人の食事摂取基準では1日の食塩摂取量を成人男性では８ｇ未満、女性では７ｇ未満を目標量としています。

野菜や海藻、きのこをたっぷりと、まず先に食べましょう

野菜や海藻、きのこには食物繊維がたくさん含まれています。最初に食べることにより食物繊維が最初に体に入り、後から食べるごはんなどの糖質の分解・吸収が遅れ、食後の急激な血糖値の上昇を抑制します。また野菜を先に食べることで、低エネルギーでも食後の満足感が得られやすくなります。

野菜は1日350g(緑黄色野菜は120g以上)を目標にたっぷり食べましょう

野菜にはカリウムが多く含まれています。カリウムには血圧を上げる要因となるナトリウムの排泄《はいせつ》を促して、血圧を下げる働きがあります。また食物繊維も豊富で、食物繊維には血液中のコレステロールを低下させる働きがあります。

表2　標準体重の計算方法

標準体重（BMI 22）は 身長 (m) × 身長 (m) ×22　で計算します。
例えば　60 歳、165cm の人なら ■標準体重 (BMI 22) は 1.65 × 1.65 × 22 = 59.9 (kg)　となります。 ■目標とする BMI（表 1 より、60 歳なので 20.0 ～ 24.9）から同様に計算すると、目標とする体重は 54.5kg ～ 67.8kg となります。

アルコールは適量を守りましょう

アルコールは1gで7キロカロリー。1日の適量は純アルコールで20g、ビールなら中びん1本（500㎖）、日本酒なら1合（180㎖）、ワインならグラス2杯弱（200㎖）、ウイスキーならダブル1杯（60㎖）までです。休肝日は、肝臓を休めるだけでなく、アルコールから摂取するエネルギーの節減にもなります。飲まない曜日を決めるなど、自分に合った休肝日を週2日は設けましょう。

あぶらは質・量とも気を付けましょう

あぶらは1gで9キロカロリーと高エネルギーです。揚げ物やいため物だけでなく、肉類やスナック菓子などにも含まれているのでカロリーオーバーにならないよう注意が必要です。

動物性脂肪に多く含まれる飽和脂肪酸は、中性脂肪に再合成されやすく、体脂肪になりやすい性質があります。牛肉や豚肉を減らし、イワシ、サバ、マグロなど、血中のコレステロールを低下させる働きがある不飽和脂肪酸（代表的なものがDHA、EPA）を含む魚を率先して食べるようにしましょう。

糖尿病や高血圧症、心臓病、腎臓病などでは、栄養素の調整（食事療法）が必要になる場合があります。このような方には管理栄養士による栄養食事指導を行っています。

第4章

脳脊髄神経センター

しびれで悩んでいる方へ ――受診のときのチェックポイント

神経内科部長 階堂《かいどう》 三砂子《みさこ》

手足のしびれをチェックしよう

しびれを訴えて病院を受診する患者さんは実に多いです。2013年度の厚生労働省による「国民生活基礎調査」によると、「手足のしびれ」を自覚している方は人口千人に対し男性32・8人、女性39・4人という数字が出ています。年齢とともに訴える人の率は増加し、80歳以上では10人に1人くらいの割合です。本人にとってはつらくて不安な症状なのですが、医学的には心配のない場合が多いです。そこで、医療機関を受診した方がいいかどうかの判断をするために、重要なチェックポイントを挙げます。

1．特徴／しびれの内容はどのようなものですか？

①じんじん、びりびりといやな感触があるのか（異常感覚）
②触った感じや温度が分かりにくくなっているのか（感覚鈍麻《どんま》）
③動かせなくなっているのか（運動麻痺《まひ》）

①～③は1つだけ、あるいはさまざまな組み合わせで起こります。①だけで②③がない場合は心配のないことが多いです。②③がある場合は受診してください。

2．分布／場所は体のどこですか？

①指、手、腕
②足指、足
③顔

図　全身の神経系

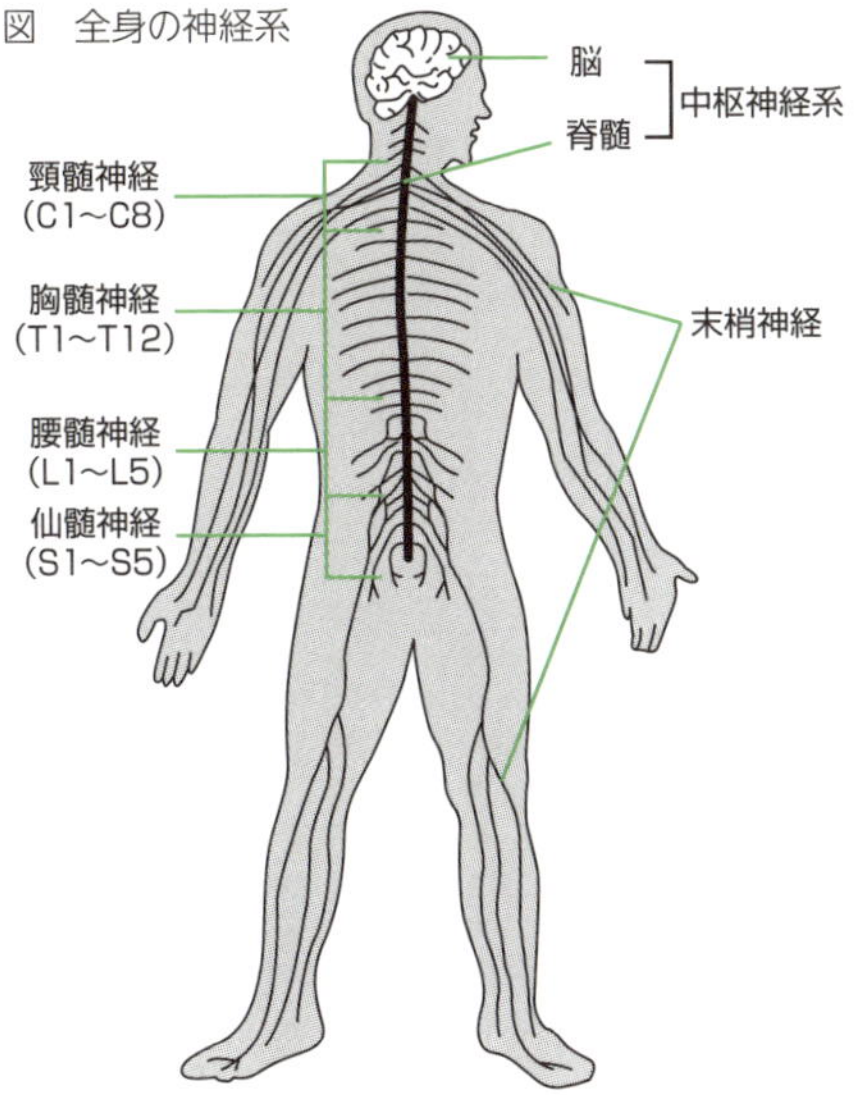

④胸、腹、背中

①～④も1つだけ、あるいはさまざまな組み合わせで起こります。また、右だけ、左だけ、左右ともの組み合わせがあります。人の体には「図」のように全身に神経系が張り巡らされていて、感覚や運動の障害が出るときには一定の法則があります。その法則に従わないしびれ（例えば場所が都度変わるとか、まだら状にしびれるなど）であれば、筋肉痛や関節痛をしびれと自覚していたり、ストレスが原因となっていると考えられます。手や足だけの慢性的なしびれは整形外科的な原因が多いので、まずは近くの整形外科で相談してください。

3．症状の出方／最初にしびれを感じたときの様子を思い出そう

いつ、何をしているときに症状が始まったのか。突然だったのか、いつとはなく、じわじわきたのか。ずっとしびれているのか、発作的に起こるのか。あるいは姿勢や動作と関係して起こるのか。

一定の姿勢や動作で手足のしびれがでる場合は、骨・筋肉などによる神経や血管の圧迫が疑われます。姿勢や動作に関係なく、急に左右いずれかの半身にしびれが起こったときには脳血管障害の可能性があるので、病院の救急外来への受診が必要です。その場合、足のしびれ（運動麻痺）で歩きにくければ救急車を呼んでください。

4．持病／糖尿病やリウマチ疾患などの持病はありませんか？

しびれの原因には物理的圧迫、血流障害、炎症、代謝性（新陳代謝、ホルモンや栄養の乱れ、薬物など）があります。この中で、持

病が原因となっている場合は、その治療をしっかりしていかなければなりません。糖尿病では三大合併症の1つに手足のしびれをきたす神経障害があります。狭心症や脳梗塞《のうこうそく》では、足の血流障害でしびれをきたす閉塞性《へいそくせい》動脈硬化症を伴うことがあります。また、がんなどでは命を守るためにやむを得ず「しびれ」が出るほどの薬を使う場合もあります。このような場合には、まずはかかりつけの先生に相談してください。

しびれで悩んでいる方は大勢いること、多くは深刻な病気ではないこと、ただし早急に受診を要する場合もあること——を伝えられれば幸いです。受診時には前述「1～4」のチェックポイントに沿ってお話しするとよいでしょう。

頭痛の性質を知って対処しよう

神経内科部長　階堂《かいどう》　三砂子《みさこ》

「頭痛持ち」の方へ

頭痛を訴えて病院を受診する患者さんは非常に多いです。平成25（2013）年度の厚生労働省による「国民生活基礎調査」によると、頭痛を自覚している方は人口千人に対して男性22・0人、女性54・4人と女性に多く、また30～40歳代の働き盛りに多いという特徴があります。日本人は4人に1人は「頭痛持ち」といわれていますが、ここではそのほとんどを占める緊張型頭痛と片頭痛について解説します。

緊張型頭痛

慢性頭痛の中で最も頻度《ひんど》が高く、一般に緊張型頭痛の生涯有病率は30～78%で、大半の人が一度は経験するタイプの頭痛です。長時間のデスクワーク、運動不足、ストレスなどが誘因となり、頭頸部《とうけいぶ》の筋緊張が亢進《こうしん》することによって生じる頭痛です。肩こり、首こりが合併しやすく、多くの方は頭頸部周囲の筋肉を押すと痛みを感じます。頭痛は両側の圧迫感や締めつけ感で寝込むほどではなく、逆に動き回っていると紛れるという特徴があります。たまに起こる程度の方もいますが、多くの方は頻繁《ひんぱん》に起こり何日も続きます。

緊張型頭痛では鎮痛剤のほか、筋弛緩薬《きんしかん》、抗不安薬、抗うつ薬にも改善効果がありますが、生活習慣に伴うものですので自力で頭痛を解消する工夫をされない限り良くなりません。普段から適度な運動を行い、頭頸部筋肉を温めたり

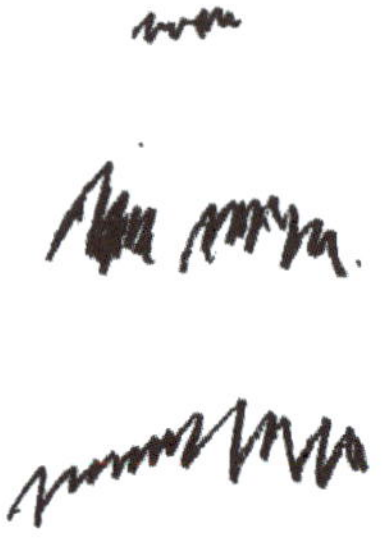

図　閃輝暗点／患者さんによるスケッチ
（光のギザギザが時間経過で変化する様子を描かれた）

緊張をほぐす体操を心掛け、ストレス解消に努めましょう。

片頭痛

国内の片頭痛患者さんは８４０万人くらいといわれ、非常に多い疾患です。「閃輝《せんき》暗点」という言葉を聞いたことはありますか？　キラキラと光が見えて（典型的には上空から見た五稜郭《ごりょうかく》の城壁のようなギザギザの形）、目が見えにくくなってしまう症状です（図）。これは片頭痛の前触れ（前兆）であり5分から1時間くらいで治りますが、引き続き頭痛がします。前兆なく頭痛が生じる片頭痛患者さんもたくさんいます。片頭痛は、通常片側が痛んで心臓の拍動のように脈打つ感じがあり、体を動かすと余計ひどくなります。光や音がつらく感じられ、暗くて静かなところで休んでいたくなったり、吐き気や嘔吐《おうと》を伴ったりします。薬を使用しなくても頭痛は4時間から3日で自然に良くなりますが、寝込む方もいます。

２０００（平成12）年以降に、血管の拡張を抑制するトリプタン製剤が登場したことによって片頭痛治療は劇的に改善し、多くの患者さんが発作が軽くなって仕事や家事をこなせるようになりました。ただ、トリプタン製剤は飲み方を間違えると効果が十分発揮されません。注意点は発作の予防には用いないこと、ただし発作が起こったらできるだけ早めに服用することです。吐き気があるときは制吐剤と一緒に服用するのがよいでしょう。吐いてしまう場合には、点鼻薬や注射薬も使用できます。トリプタン製剤は、妊娠・授乳中や、脳や心

表　片頭痛と緊張型頭痛の主な違い

	片頭痛	緊張型頭痛
頭痛の頻度・長さ	月に数回、4～72 時間痛む	慢性的、30 分～7 日間痛む
痛む場所・性質	片側で、脈打つことが多い	両側で、締め付け感が多い
その他の特徴	閃輝暗点などの前兆を伴い得る 吐き気・嘔吐は珍しくない 光や音がつらい	肩凝り・首凝りが多い 吐き気・嘔吐はないことが多い
頭痛のときの対処	冷やして安静にする方がよい	温めて体を動かす方がよい

臓に血管の病気がある人は使用できません。

薬物使用過多による頭痛

頭痛持ちの方は頭痛薬を常備しているので、つい服薬回数が増えすぎてしまうことがあります。頭痛薬でもお酒やタバコと同様に依存状態になってしまうことがあり、「薬物乱用性頭痛」と呼ばれています。この場合は原因となっている鎮痛剤をやめない限り良くなりませんので、必ず神経内科医や頭痛専門医に受診して相談してください。

頭痛持ちをなくす薬はありませんが、ご自身の頭痛の性質を知って、発作時に一番合った方法で対処できれば、不安やつらさがかなり軽減できると思います。頭痛に振り回されることなく、うまく手なずける頭痛持ちになってください。

てんかんと言われたら

神経内科部長 階堂《かいどう》 三砂子《みさこ》

てんかんとは?

てんかんは、大脳表面の神経細胞が突発的に過剰な電気発射を起こし、さまざまな発作を反復する疾患です(図)。

国内での患者数は約100万人(100~200人に1人)で、誰でもかかり得る身近な疾患です。「子どもの病気」というわけではなく、実は高齢者の方が若者よりも有病率が高いのです。若年者では体質的なもの(特発性)が多く、高齢者では脳血管障害や頭部外傷、認知症などの持病が主な原因(症候性)です。

発作はさまざまなパターンがあります。意識を失って手足を強《こわ》ばらせたり(強直)、ガタガタ振るわせたり(間代《かんだい》)するのは大発作ですが、ぼーっとしたり、複雑部分発作といって舌打ち・舌なめずりをしたり、ごそごそしているだけのこともあります。意識がはっきりしている状態で片方の手や足のしびれ・強ばる発作もあります(単純部分発作)。

発作が起こったときの対処法

けいれん発作が起こり始めたら、危険なものを遠ざける、体を支える、眼鏡を外す、服を緩めるなどけがを防ぐためにできることをしてください。けいれん発作は通常1~2分で治まりますので、安全確保ができたら慌てずに時計を確認しながら発作の様子を観察してください。布団をかぶっている場合は布団をのけて全身の状態も見てください。けいれん中に口に何かを挟むのは、かえ

正常脳波

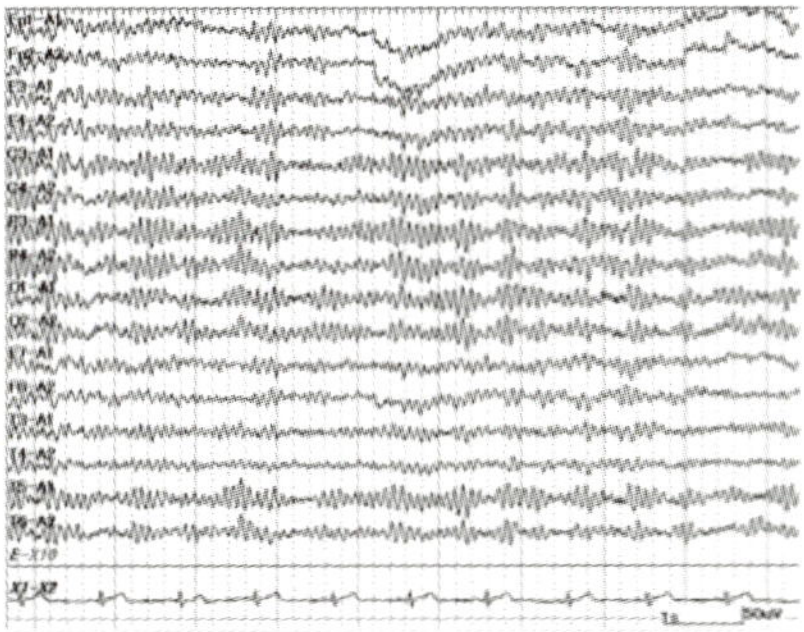

図　過剰な電気発射を起こしたときの脳波（1例）

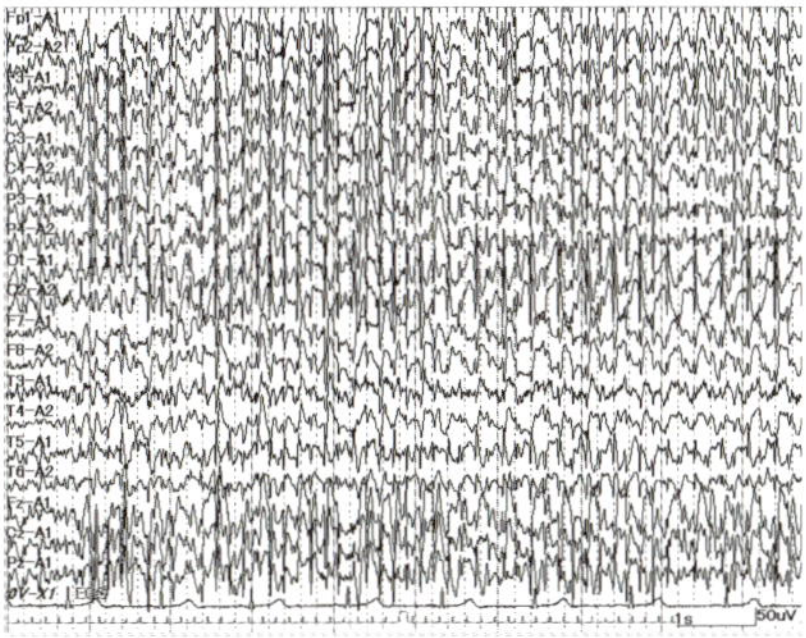

って危険ですのでおやめください。舌を噛むことはかなりまれですし、命にかかわるわけではありません。それよりも、箸やスプーン、布類や指を口に入れようとすることで歯を折ったり、窒息させたり、介助者が指をかまれたりすることの方が問題です。

けいれんが治まった後は、唾液《だえき》の泡や嘔吐《おうと》物を誤嚥《ごえん》しないよう、頭と体を横向きにして口元を下に向けてください。5分以上けいれんが止まらないとか、いったんけいれんが治まっても意識が戻る前にけいれんが繰り返し起こるような場合（発作重積）には救急車で受診してください。複雑部分発作では、けいれんを伴わずに無意味な動作を繰り返したり、うろうろ歩き回ったりするのですが、無理に行動を制止すると抵抗して暴れることがあります。ある程度自由に振る舞わせながら転倒・転落や事故のないよう背後から見守ってください。突然棒のように倒れる場合は支えられませんので、けがを最小限にするための保護具を使用します。普通の帽子のような形の頭部保護具も入手できます。

てんかんの治療

発作を抑えるためには、まず薬をしっかり服用することが重要です。発作が減ると油断して薬をやめてしまう方が時々いますが、そのことにより発作重積を引き起こすことがあります。抗てんかん薬は長期間服用する必要がありますが、副作用がつらいと続けていけません。眠気、ふらつき、食欲不振、抑うつ、体重増加、多毛、歯肉の腫《は》れなどで服薬継続がつらい場合は、早めに担当医に相談してください。

発作が起こりやすいきっかけ（誘因）を普段から避けることも大切です。誘因には睡眠不足、過労、精神的ストレス、深酒などがあります。合併疾患のない患者さんの多くは薬を飲みながら仕事や家事・育児をこなし、普通に社会生活を送っています。患者さんの70％は一番手の薬で発作が治まり、15％は二番手の薬で発作が抑えられます。外科的な治療で良くなる方もいます。

現状では、10～15％の患者さんは多種類の薬や手術を駆使しても発作が治まりにくいですが、今も新しい治療法の開発・治験が続けられていますので、あきらめずにその成果に期待しましょう。

最近の脳神経外科手術ってどんな感じ？低侵襲手術って何？

脳神経外科部長 中島《なかじま》 義和《よしかず》

手術の不安を払拭しよう

「頭を切って頭蓋骨を外されるなんて、脳の手術なんてとんでもない」

脳神経外科の手術って怖いイメージがありますよね。こうした不安をできるだけ払拭できるよう、最新の脳神経外科手術の一部を紹介しましょう。

脳神経外科手術には安全で確実な手術ができるようさまざまな最新の技術が開発されており、日常の手術で臨床応用されています。

脳神経外科手術と言えば、まず手術用の顕微鏡です。脳の深い繊細な場所は細かな神経、血管が縦横に走っています。このような脳深部を扱うには十分な光量と拡大された立体視野が必要ですが、脳神経外科手術用の顕微鏡はこの両方を可能にします。大きな器械ですが操作はすごく軽くて、いろいろな角度からの観察が容易です。

ナビゲーションシステムが手術をサポート

また深部に行けばどちらに行けばいいか迷わない工夫も必要です。車のナビゲーターってご存じですよね。知らない場所で自分が今、どこを走っているかを教えてくれる装置です。

手術用のナビゲーションシステムが開発され、大きな脳神経外科の手術では一般的に用いられています。専用の摂子（ピンセット）や手術用顕微鏡の鏡筒

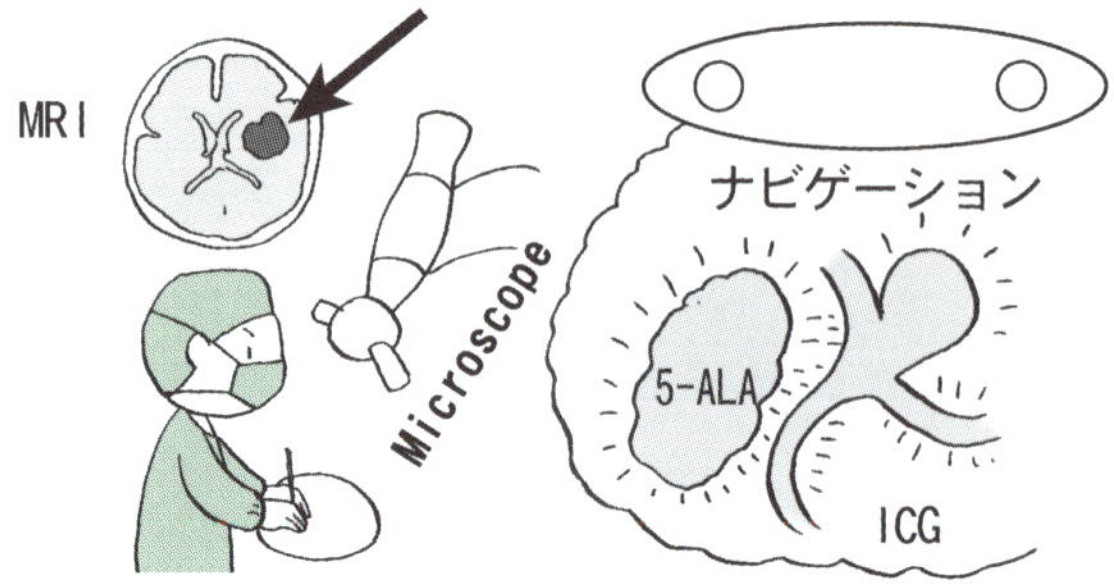

をナビゲーションシステムにかざすと、今、どこを手術しているのか、手術前に撮られたＭＲＩ画像上に位置や方向を指し示してくれます。頭皮を切る前から病変がどの方向にあるのかを手術画面にも正確に示してくれます。最低限の術野で、重要な脳神経、大事な血管を傷つけない手術をサポートしてくれます。

手術用顕微鏡は特殊な波長の光を出すことも可能です。インドシアニングリーン（ＩＣＧ）という薬を注射してある波長の光を当てることにより、脳血管の内部の血流状態を観察することが可能となっています。また一部の腫瘍《しゅよう》では５－ＡＬＡという薬を手術前に内服して特殊な波長の光を当てることによって腫瘍を光らせることも可能です。通常では見えないものを画像化して手術を進めることができるのです。

手術中に脳神経の機能が保たれているかの確認することも大切です。脳神経を直接刺激し反応をみることで、顔の動きや聴力の手術中のモニタリングは以前から行われてきました。最近では手足の動き、のどの動きなど幅広いモニタリングが一般的に行われるようになってきています。

短時間で安全な手術

必要な技術を適切に使って短時間で安全な手術が行われることは本当に大切ですね。このような医療技術も応用して脳や体への負担を抑えた手術は低侵襲手術と呼ばれ、平常の手術で積極的に用いられるようになっています。

正常圧水頭症とは？手術で治せる認知症のお話

元脳神経外科医員
（現大阪大学医学部附属病院 脳神経外科）
横田《よこた》 千里《ちさと》

脳神経外科は、脳や脊髄《せきずい》の病気を「手術」という手段で治す科です。脳の病気は脳出血、脳腫瘍《のうしゅよう》といろいろありますが、生活の中で身近な脳の病気、というといわゆる「もの忘れ」＝「認知症」を思い浮かべる方が多いのではないでしょうか。認知症にはいろいろな原因がありますが、その中でも手術で治せる認知症があります。その中の1つが、「正常圧水頭症《せいじょうあつすいとうしょう》」です。

「正常圧水頭症」とは？

私たちの頭にある脳の中にはもともと「脳室《のうしつ》」といわれるすき間があり、ここで「髄液《ずいえき》」と呼ばれる透明な水が作られて脳や脊髄の周りを常に流れています。この髄液の循環が悪くなり、脳室に髄液が過剰にたまってくると、「水頭症」と呼ばれるようになります（写真）。水頭症の原因にはくも膜下出血や脳腫瘍などさまざまなものがありますが、ここでは特に原因がないのに水頭症になってしまう、「特発性《とくはっせい》正常圧水頭症（以降は正常圧水頭症と呼びます）」についてお話します。

正常圧水頭症の症状は？

正常圧水頭症の症状は、大きく3つあります。

1．歩行障害

歩きにくい、ふらつく、うまく立ち上がったり振り返ったりできない、一歩を踏み出せない（すくみ足）、一度歩き出すと止まれない（突進現象《とっしんげんしょう》）など、

写真　健常人と正常圧水頭症の頭部MRIの例

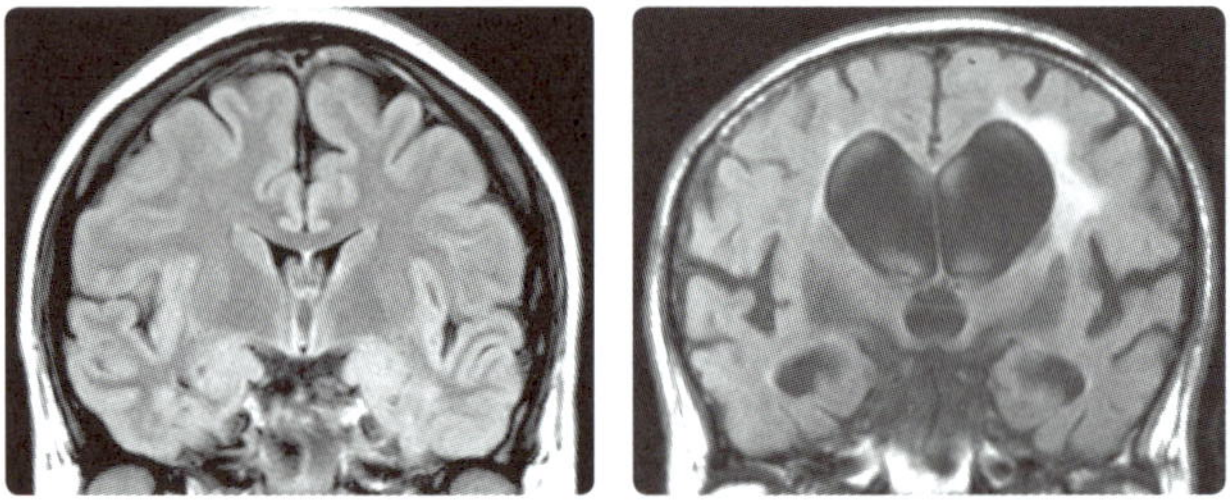

健常人　　正常圧水頭症

歩き方にまつわる症状が現れることがあります。特に、歩き方を見たときに、小股《こまた》でちょこちょこ歩く、外股ぎみ、手の振りが小さい、前屈みである、足が持ち上がらず擦るようにして歩く、などの歩き方があると、この病気の可能性があります。

2. 認知機能障害

ぼーっとしている、意欲や集中力の低下、呼びかけに対して反応が鈍い、もの忘れが次第に強くなる、などがあります。特に、今日の日付や季節、場所が分からない（見当識障害《けんとうしきしょうがい》）などが要注意です。当科でも、もの忘れに対する心配の相談は多いのですが、ほとんどが加齢に伴うもの忘れで、いわゆる「悪い＝治療が必要な」もの忘れではありません。悪いもの忘れの特徴は、「もの忘れをほかの人から指摘されても、全く覚えがない」ようなときで、具体的には「〇〇はどうしたの？」と聞かれ「あっ！（しまった、うっかり忘れてた）」となるのは問題のないもの忘れ、対照的に「それは何のこと？　全く覚えがないけど」となるのは、検査を受けることをお勧めするもの忘れ、と説明しています。問題のないもの忘れも、次第に悪いもの忘れになったりと明らかに悪化する場合は、やはり検査をお勧めします。

3. 尿失禁《にょうしっきん》

尿回数が多くてトイレに行くのが間に合わない、尿を知らない間に漏らしてしまっている、などの症状があります。ただし、この症状だけで発症することはそう多くはないので、尿失禁のみある方は、泌尿器科で膀胱《ぼうこう》など尿路に異常

図　タップテスト（腰椎穿刺）

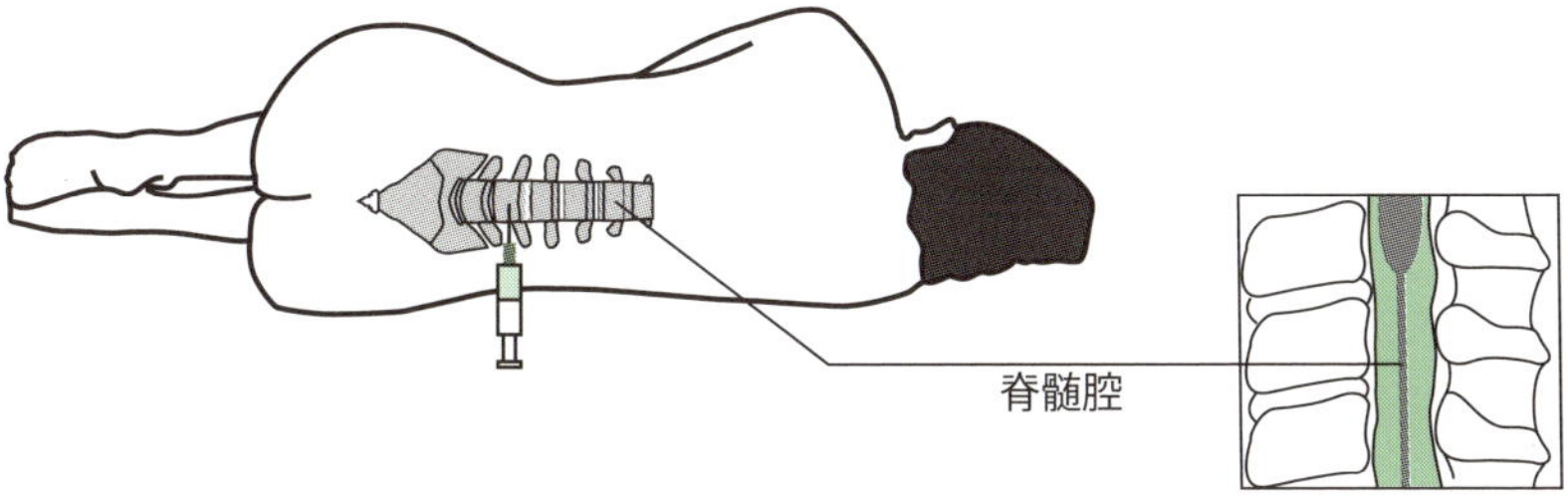

がないか、先に検査することをお勧めします。

正常圧水頭症の検査とは?

前述のような症状がある場合は、まず診察を受けることをお勧めします。診察と同時に、頭の画像撮影をCT、もしくはMRIで行います。このとき、正常圧水頭症に特徴的な画像所見（脳室拡大、円蓋部くも膜下腔の狭小化など）がある場合は、正常圧水頭症を強く疑って、次の検査を説明します。次の検査とは、「タップテスト」という、腰のところに細い針を刺して実際に髄液を少量抜いてみて（腰椎穿刺《ようついせんし》〈図〉）、症状の改善があるかを確かめるものです。当センターでは、1泊2日入院で、まずリハビリの先生が歩き方、認知機能などの症状を評価した上で髄液を抜き、翌日に同様の症状評価を行い退院するという方法で行っています。髄液を抜く間は横向きに寝てもらい、20分程度で終わります。検査後は最低3か月、月に一度程度外来に通っていただき、症状の改善があるかを評価します。症状の改善を認めた場合は、実際に治療を行うかどうかの相談をします。

正常圧水頭症の治療とは?

正常圧水頭症の治療は、「シャント」と呼ばれる直径2㎜程度のシリコン性の細い管を体内に埋めこんで、余剰な髄液をお腹《なか》の中に流すという手術を行います。この管を頭からお腹に通すとV－P（脳室－腹腔《ふくくう》）シャント、腰からお腹に通すとＬ－Ｐ（腰椎－腹腔）シャントと呼びます。どちらを行うかは、腰の手術歴やゆがみなど、その人の状態に応じて決定しています。シャントを埋め込む手術は全身麻酔で、２～４時間程度で行います。シャントは完全に皮膚の下に埋め込まれますので外からは見えず、ほとんどこれまでと同じように生活することができます。手術を行う場合、当センターでは術後のリハビリも含めて２週間程度の入院が必要です。

手術は安全に行えるように細心の注意を払って行いますが、やはり合併症が起こる可能性は残念ながらゼロとは言えません。傷や頭の中の出血や、皮膚の縫合不全《ほうごうふぜん》、シャントの閉塞《へいそく》や感染など、決して多くはないものの、これらに関しては実際に手術をするとなった場合はしっかり説明しますので、分からないことはいつでも質問してください。残念ながら、今のところ薬で治すことはできず、手術以外の治療法はありません。

まずは早めの受診を

手術の結果、およそ９割の方で歩行障害が改善するといわれていますが、認知機能障害、尿失禁については５～７割の改善が期待できるにとどまっています。中には劇的に改善する方もいますが、あまり改善しない場合もあります。特に、長いこと診断されずに病状が進行してしまった例では改善率が悪いという報告もあるため、この病気を疑った場合はまず一度、早めに受診することをお勧めします。

最新の脳血管内治療とは？
——切らない脳神経外科手術

元脳神経外科医長
（現大阪大学医学部附属病院 脳神経外科助教）
西田《にしだ》 武生《たけお》

医療技術の向上で安全な手術へ

脳神経外科では、脳や脊髄《せきずい》、またそれらに栄養を送る血管の病気を手術で治療します。すなわち頭部や頸部《けいぶ》を直接切開して手術を行いますが、医療技術の向上によってそうした手術も安全に行われるようになってきました。その一方で、頭部や頸部を直接切開しないで血管の中から病気を治してしまう「脳血管内治療」も、ここ20年ぐらいで大幅に進歩を遂げて脳神経外科手術の一役を担うようになってきています。ここでは、その「脳血管内治療」と、主な対象疾患について紹介します。

カテーテル治療とは？

脳血管内治療は、鼠径部《そけいぶ》（太ももの付け根）や上腕の血管からカテーテルという細い管を頭頸部の血管病変まで誘導して、そこからバルーンやコイルなどのさまざまな道具を用いて病変を治療するものです。心臓やそのほかの臓器の血管に対しても同様のカテーテルを用いた治療が急速に普及しており、それらと一くくりにして「カテーテル手術」と呼んだりもします。

国内では、ＣＴが開発される前から、脳神経外科医が診断技術の１つとして脳血管撮影検査（カテーテル検査）を行っており、その延長として発展した脳血管内治療も主に脳神経外科医が行っています。脳血管内治療の発展に伴いその技術も知識も専門性が高まっており、日本脳神経血管内治療学会が認定する

写真1　頸動脈ステント留置術

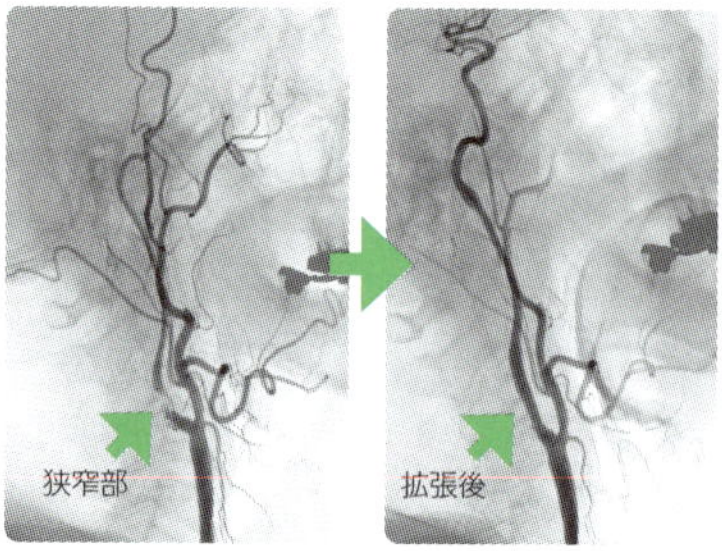

専門医制度が確立しています。ほとんどの脳血管内治療はその専門医によって、もしくはその指導のもとで行われています。

脳血管内治療の対象になる疾患

脳血管内治療の主な対象疾患としては、①脳に血液を送る血管が動脈硬化によって細くなっている状態（代表的なのは内頸動脈狭窄症《ないけいどうみゃくきょうさくしょう》）に対して血管を拡張させるような治療②くも膜下出血の原因になる脳血管のコブ（脳動脈瘤《のうどうみゃくりゅう》）を中から詰めて破れないようにする治療③不整脈などが原因で心臓にできた血の塊（血栓）が脳血管に流れて詰まってしまうタイプの一部の脳梗塞《のうこうそく》に対して詰まった血栓を除去するような治療④血管奇形や脳腫瘍《のうしゅよう》の開頭手術前に、手術中の出血を減らす目的でその栄養血管を詰めてしまう治療、などがあります。

内頸動脈狭窄症に対する頸動脈ステント留置術（写真1）

動脈硬化とは、血管の壁が分厚く硬くなって血管内腔《ないくう》が狭くなっていく現象で、最終的に血管が詰まってしまいます。年齢とともに全身の血管で徐々に進行しますが、高血圧や糖尿病などの生活習慣病がある方や喫煙者の場合には中高年で急速に進行していきます。脳へ血液を送る内頸動脈は、この動脈硬化が起こりやすい血管の1つで、これによる内頸動脈狭窄が進行すると脳梗塞の原因になります。

軽度狭窄の場合には飲み薬による内科治療が行われますが、中等度以上の狭

写真2　脳動脈瘤コイル塞栓術

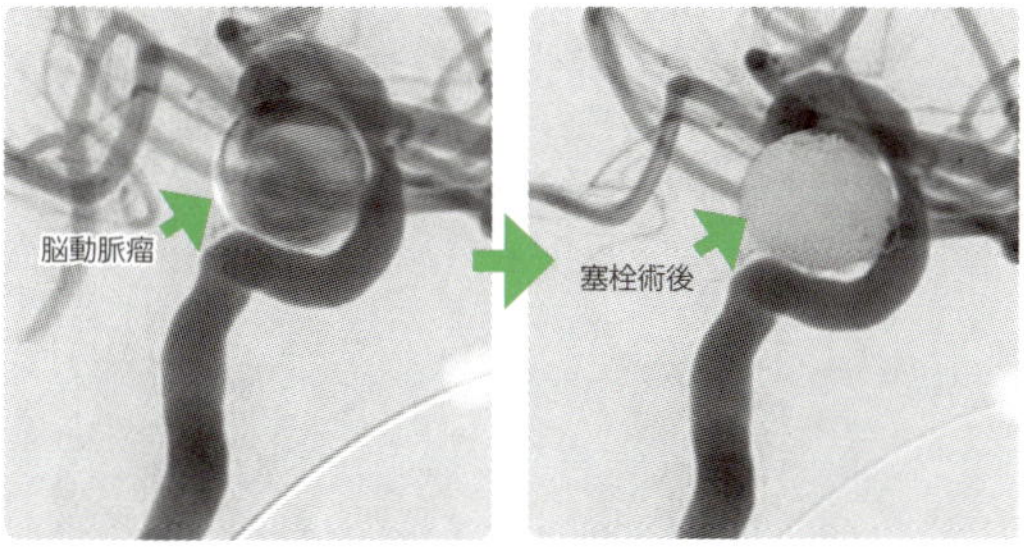

窄の場合には、外科治療が考慮されます。従来は全身麻酔下の手術で頸部を切開し、血管を切り開いて狭窄箇所の血栓をくり抜くような手術が行われてきました。10年ほど前からは、狭窄箇所を血管の中からバルーンやステント（メッシュ様の金属の筒）で拡張させる脳血管内治療が可能になっています。従来の外科手術と脳血管内治療は同等の治療効果がありますが、どちらが適しているかは患者さんによりますので、全身状態を含めて総合的に判断して決定しています。

脳動脈瘤に対するコイル塞栓術（写真2）

くも膜下出血とは、突然の頭痛で発症して死に至ることも多い頭蓋内出血の1つです。原因のほとんどは脳の血管にできたコブ（脳動脈瘤）の破裂です。脳動脈瘤の壁は通常の血管よりも弱いので破れてしまうことがあるわけです。くも膜下出血を起こした患者さんに対しては、まず検査で脳動脈瘤を見つけ出し、出血を起こさないように手術する必要があります。

また最近は脳ドックや頭痛めまいの精密検査で、破れる前の脳動脈瘤が見つかることもあります。このように偶然見つかった脳動脈瘤についても、破れてしまう前に手術を行うことがあります。

脳動脈瘤に対する従来の手術は、全身麻酔下の開頭手術で、脳のしわの間から脳動脈瘤を見つけ出し、動脈瘤の根元に金属製のクリップを挟んで出血しないようにするというものでした。15年ほど前からは、血管の中から動脈瘤の中

写真3　脳血栓回収術

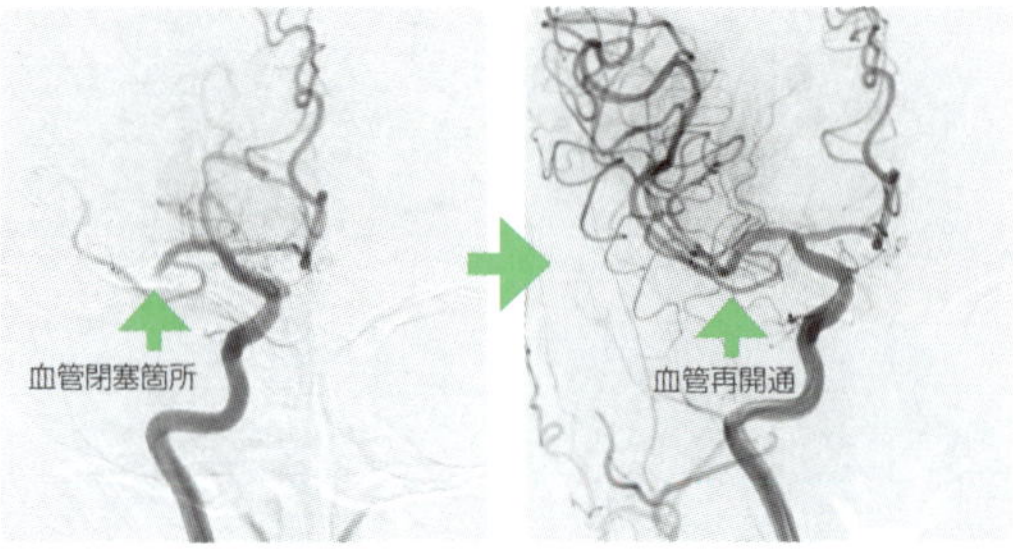

に細いカテーテルを誘導し、そこから軟らかい金属製コイルを詰めて出血しないようにする脳血管内治療が普及してきています。出血予防効果は同等ですが、開頭手術と脳血管内治療のどちらが適しているかは動脈瘤の位置や形状によって決まることが多いです。

急性期脳梗塞に対する脳血栓回収術（写真3）

脳梗塞とは、脳に栄養を送る血管が詰まってしまうことで脳の一部が機能しなくなって、手足を動かせなくなったり言葉を話せなくなったりする病気です。脳の神経細胞はそうした血液不足の状態に非常に弱く、数時間以内に壊死《えし》してしまい、いったん壊死してしまった部分はよみがえることはありません。ですから、治療が有効な時間は非常に限られていて、詰まった血管を再開通させるような点滴治療は症状が出てから4時間半以内しか使用できません。また、点滴治療を行っても、太い血管が詰まっている場合には薬が効かないことも多いです。そこで、閉塞した血管まで細いカテーテルを誘導し、そこからステント様の道具で血栓を引きずり出したり、吸引ポンプで血栓を吸い出したりする脳血管内治療が開発されてきました。この治療は5年ほど前に日本に導入され始めましたが、道具や使い方は日進月歩で、治療成績が上がってきています。

現在では、発症早期に来院した脳梗塞の患者さんには、できるだけ早く点滴治療を開始し、太い血管が閉塞していることが分かった場合にはそれと並行して脳血管内治療を行い、できるだけ早く閉塞血管を再開通させることが重要といわれています。

血管奇形や脳腫瘍に対する血管塞栓術

血管奇形や脳腫瘍は現在でも開頭手術で切除することが多いですが、血管奇形や一部の脳腫瘍には非常に多くの血液が流れ込んでいるので、手術の際の出血量が多くなってしまうことがあります。そうした状況が予測される場合には、開頭手術の前に、血管奇形や脳腫瘍に血液を送っている栄養血管を詰めてしまう脳血管内治療が考慮されます。これは細いカテーテルを栄養血管に誘導して、細かい粒や接着剤や軟らかい金属製コイルを用いて詰めてしまうものです。

病状によって治療法を決める

このように、脳血管内治療は、患者さんに直接メスを入れることなく、体に対する負担をこれまでよりも格段に少なくして、さまざまな病気の治療に貢献できるようになってきています。しかし、どんな治療でも合併症がゼロというものはありません。脳血管内治療も同じです。患者さんの病状によっては、従来通りの手術の方が安全に行える場合もありますし、また治療せずに内科的治療で様子を見る方がいいこともあります。

当科では、脳血管内治療を数年前から本格的に取り入れて、患者さんそれぞれにとってどの治療法が最も安全で確実で効果的か、また体に対する負担をいかに軽くできるか、ということにこだわって診療を行っています。

生活を見直して脳卒中を予防しよう

脳卒中リハビリテーション看護認定看護師　竹野《たけの》 道子《みちこ》

脳卒中って、どんな病気ですか？

「脳卒中」とは、脳の血管が詰まって起こる「脳梗塞《のうこうそく》」と脳の血管が破れて起こる「脳出血」「くも膜下出血」の総称です。脳の血管が詰まった場合はその先に血液が流れなくなりますし、出血した場合には血管から出た血液が脳を圧迫します。脳は運動、感覚、言葉、思考、記憶など場所によってその働きは異なっています。つまり、詰まったり出血したりした場所や、出血の量などによって症状は異なってくるのです。一口に脳卒中といっても、麻痺《まひ》のある人もいればない人もいますし、言葉が話せなくなる人がいるのは、こういったことによるものです。

脳卒中はがん、心筋梗塞、肺炎に次いで日本人の死亡原因第4位で死亡率の高い疾患ですが、死亡しない場合でもしばしば後遺症が残り、介護が必要になることがあります。

時間が大事です

田んぼの用水路を想像してください。用水路を途中で止めてしまったとしたら、水が来なくなった田んぼの稲は時間とともに枯れてしまいます。枯れた後に水を与えてもその稲はもう育ちません。でも、まだ枯れる手前のしおれた状態のときに水が流れてきたらどうでしょう。稲は水を吸って再び元気に育つ可能性が出てきます。

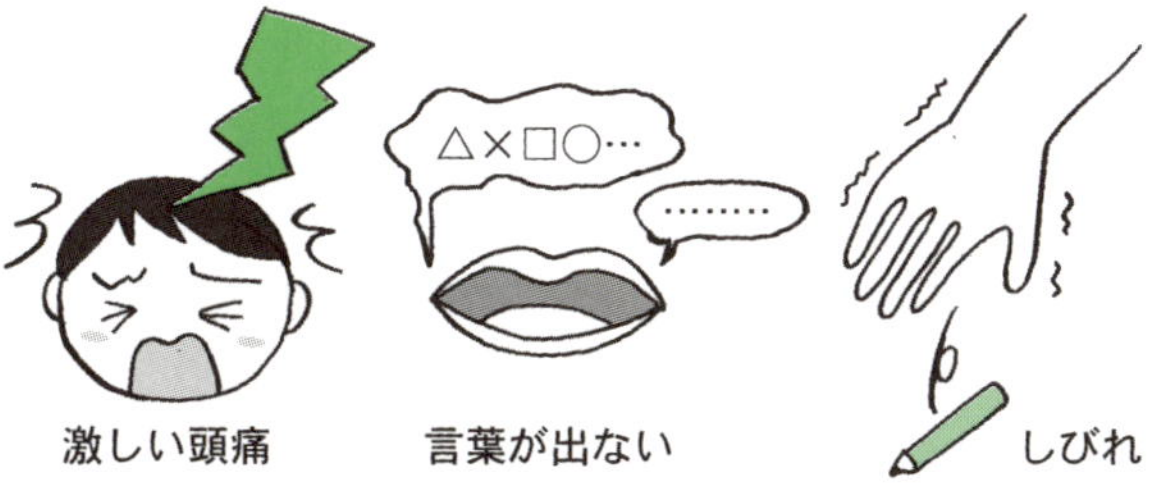

脳も同じです。脳の血管が詰まった場合、血液が届かなくなった血管の周囲の組織は時間とともに死んでいきます。しかし、少しでも早い時間に血流を再開することができれば、脳はその働きを取り戻し、損傷を少なくすることができるのです。「時は金なり」ならぬ「時は脳なり」なのです。

では、そのタイムリミットは何時間でしょうか。発症後4時間半までに血栓を溶かす治療（ｔ－ＰＡによる血栓溶解療法）を開始すると、後遺症を減らすことができるといわれています。4時間半までに治療を開始しようと思えば、検査や準備の時間を考えると、その1時間前、すなわち症状が出てから3時間半後には病院に到着している必要があります。脳卒中が疑われたら一刻も早く病院へ来てください。

脳卒中には、どんな症状がありますか?

脳卒中では次のような症状が突然起こります。

①片方の手足・顔半分の麻痺・しびれが起こる（手足のみ、顔のみの場合もあります）
②ロレツが回らない、言葉が出ない、他人の言うことが理解できない
③力はあるのに、立てない、歩けない、フラフラする
④片方の目が見えない、物が二つに見える、視野の半分が欠ける
⑤経験したことのない激しい頭痛がする
（日本脳卒中協会ホームページより引用）

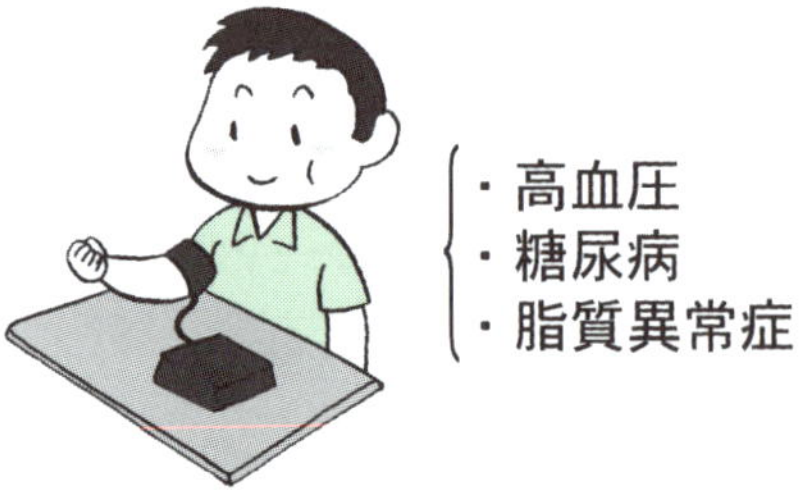

脳卒中になりやすい人って？

次に当てはまる人は脳卒中の発症率が高くなります。治療や生活改善が必要です。

①高血圧症

血圧が高いと動脈硬化が進み、血管が詰まりやすくなったり、血管がもろくなり破れやすくなります。食生活では減塩を心掛けましょう。

②糖尿病

糖尿病がある人はない人に比べて1・5倍脳卒中になりやすいことが分かっています。バランスの良い食生活を心掛けることや、適当な運動などが効果的です。それでも血糖が高い場合は治療が必要です。

③脂質異常症

ＬＤＬコレステロール（悪玉コレステロール）が高い人は太っている人とは限りません。スマートでもコレステロールが高い人はいます。油などの脂肪を取りすぎていないか食生活を見直してみましょう。

④心房細動

心房細動という不整脈によって、心臓の中にできた小さな血の塊が血流に乗って運ばれ、脳の血管に詰まり脳梗塞を起こします。血の塊ができないよう、血液をサラサラにする薬を飲む必要があります。

⑤喫煙

写真　卒煙メッセージ

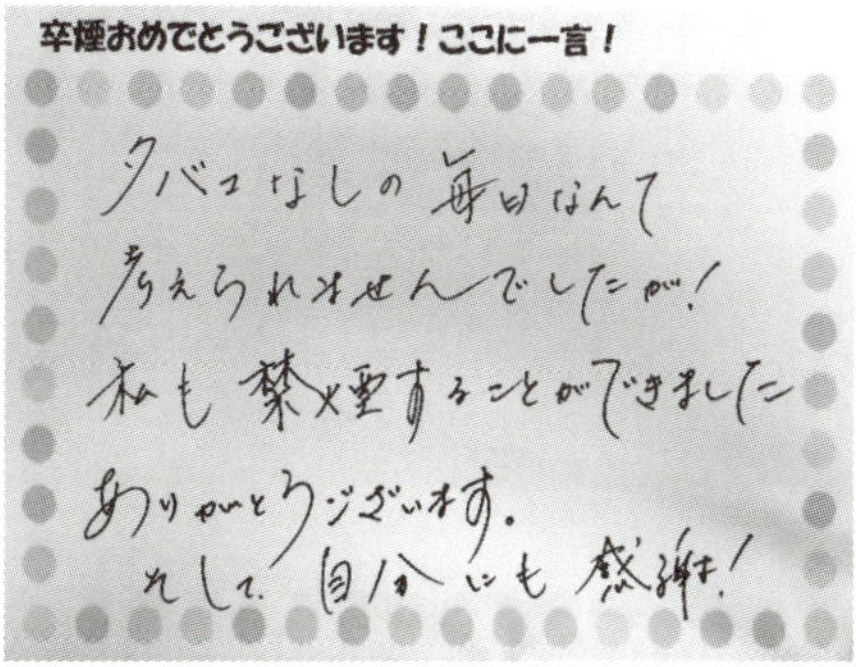

やめようと思ってもやめられないのがタバコです。当センターには禁煙外来があり、飲み薬や貼り薬などを使ってタバコを無理なくやめられるようにサポートしています。

⑥大量飲酒

ビール中瓶1本（500㎖）、焼酎ぐい飲み1杯（70㎖）、日本酒1合（180㎖）いずれか1つならば適量ですが、それ以上飲んでいる場合は血圧が高くなるなど影響が出てきます。ほどほどに飲むようにしましょう。

生活を見直してみましょう

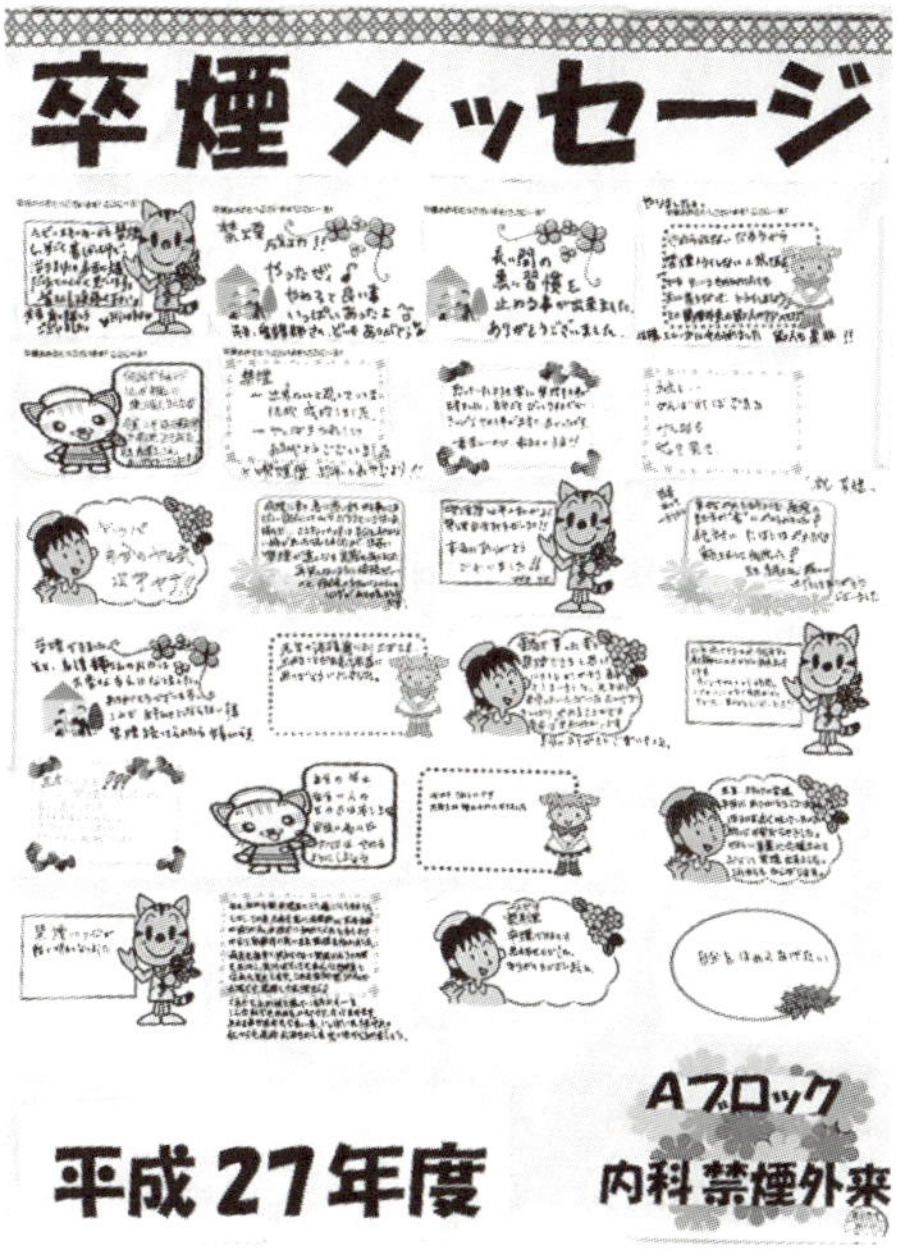

年を重ねても健康で生き生きと暮らしたいものですね。そのために、少し生活を見直してみるのも良いのではないでしょうか。そして、もし脳卒中の症状が出たらすぐに119番して病院へ来てください。

気になる背骨（脊椎）の病気のお話

副院長・地域連携センター長　河野《こうの》 譲二《じょうじ》

首の痛みと「肩こり」の原因

日常生活の言葉の中でも「首」と「肩」というのはよく出てきます。例えば、〝借金で首が回らない〟〝何にでも首を突っ込む〟とか〝片方にばかり肩入れする〟などです。あまり良くないことに使われることが多いように思いますが、首と肩というのは、それだけ痛みが出やすく、不都合を生じることが多いためかと思います。

首と肩とは、解剖の上では違う部位なのですが、普段、正確には区別されていないように思います。例えば、「肩こり」がするという場合の、肩というのは、どこでしょうか？　頭の付け根からうなじ、そして、肩甲骨、肩、背中にかけての筋肉が固くなって張ったような痛みを肩こりと表現されることが多く、本来の解剖学的な肩とは違うように思います。

この部位には僧帽筋《そうぼうきん》といって、首・肩・背骨をつなぎ、首を支える大きな筋肉があり、この筋肉の血行が悪くなり痛みを生じているのが肩こりの主な原因です（図1）。同じ姿勢でデスクワークを続ける場合などには、時々、休憩をはさみ、ストレッチ体操を行って、ひどくならないような工夫が必要です（図2）。

一概に、「首が痛い」、「肩こりがする」といっても、その原因はさまざまで、首と肩は、筋肉や神経などでつながっており、肩が痛い場合には、首もよく見る必要があります。コンピューターを扱っている方などでは「頸肩腕症候群《けいけんわんしょうこうぐん》」

図2　肩こりのストレッチ体操

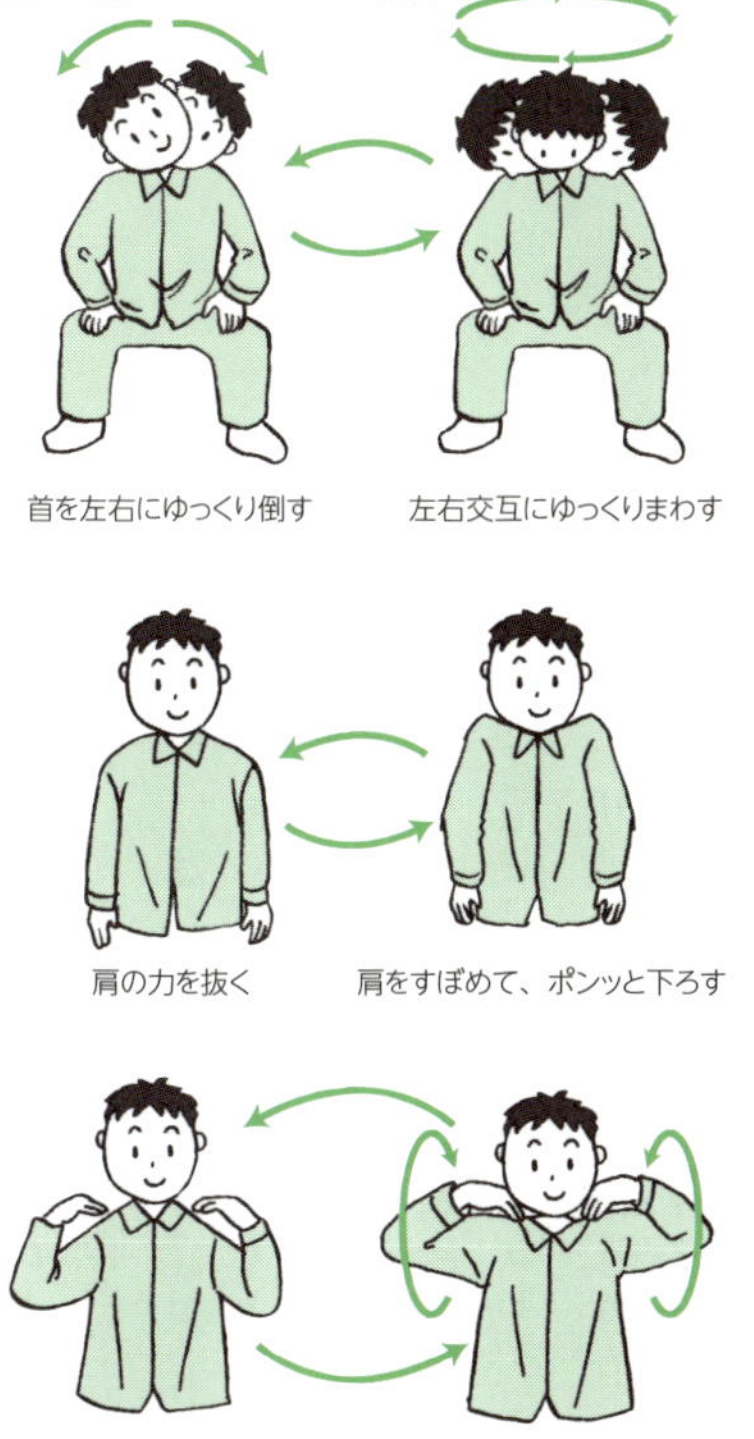

首を左右にゆっくり倒す
左右交互にゆっくりまわす
肩の力を抜く
肩をすぼめて、ポンッと下ろす
指先を肩につける
肩をほぐすように肘をゆっくりまわす

図1　肩こりに関係する筋肉

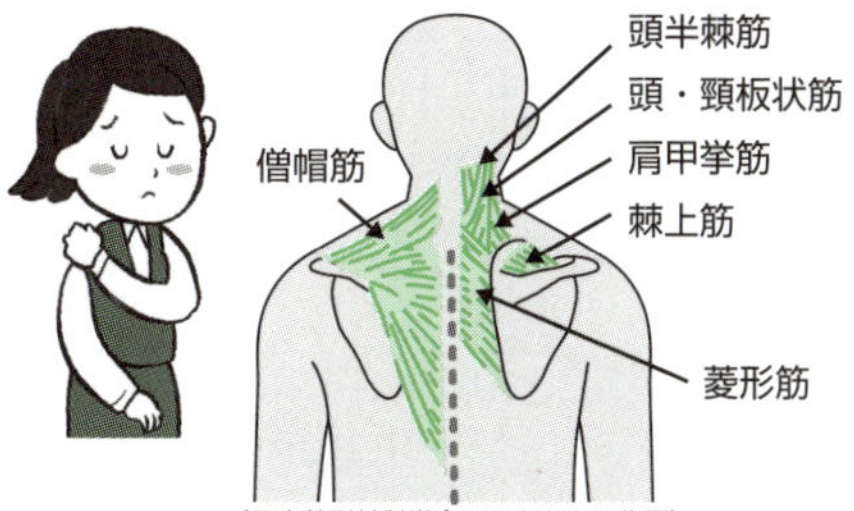

（日本整形外科学会 HP をもとに作図）

といって、検査上原因が特定できない首から肩腕にかけて痛みが生ずるような疾患もあります。また、内臓からの痛み（胆嚢《たんのう》、胃、肺、心臓）が肩に放散したり、歯のかみ合わせが悪かったり、視力低下によって肩こりを生じたりすることがあり、ただの肩こりの中にも病気が隠されていることもあります。

頸椎《けいつい》の病気の種類と治療法

頸椎の病気には、代表的なものとして、「頸椎症」、「頸椎症性神経根症」、「頸椎椎間板ヘルニア」、「頸椎後縦靱帯《じんたい》骨化症」、「頸椎捻挫《ねんざ》」などがあります。

「頸椎症」というのは、老化により頸の骨（頸椎）に変性を生じ、骨が出っ張ってきたり、椎間板がすり減ったりして、変形を生じた状態のことで、60歳を過ぎると全ての人に認められることが知られています。首を動かすと音がすると言って心配する方もいますが、頸椎の関節などから発生することが多く、それだけでは心配はいりません。また、頸椎症のため頭痛が起きていると言われたといって整形外科を受診される方もいますが、頸椎が高度に変形している場合を除いては、頭痛まで生じるようなことはまれです。

頸椎症だけの場合には、治療を要しない

図3　頸椎症性神経根症

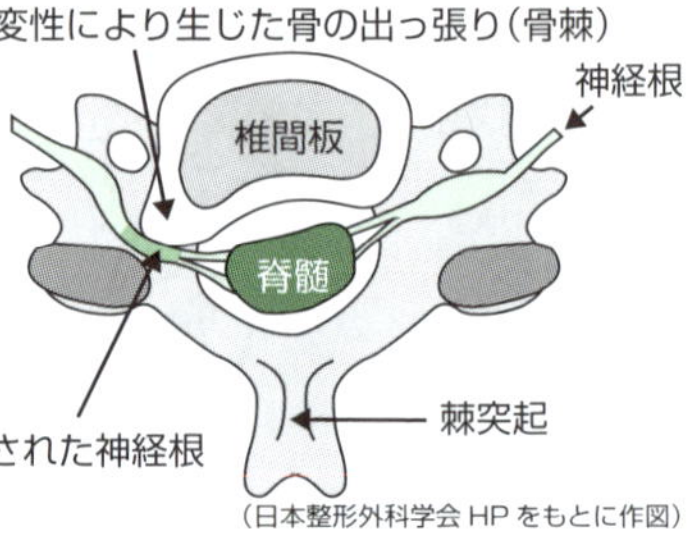

（日本整形外科学会 HP をもとに作図）

ことが多いのですが、出っ張ってきた骨や椎間板が細い神経（神経根）に当たって、片方の首から上腕や手などにしびれや痛みが生じている場合（神経根症状）には、頸椎症性神経根症と言い（図3）、また、太い神経（脊髄）に当たっている場合には、両方の手のしびれや痛み、動きにくさが生じ、さらに、両下肢にも症状が生じて、歩きづらくなったり、ふらついたり、尿が出にくくなったりする場合（脊髄症状）には、頸椎症性脊髄症と言います（図4）。日本人は元来、神経を入れるすき間（脊柱管）が狭い人が多いので神経症状は出やすい状態にあり、頸椎症性脊髄症の場合には、手術が必要になることが多く、頸椎症性神経根症の場合には、保存療法（牽引《けんいん》などのリハビリや薬）で、1～2か月で治る場合がほとんどで、手術に至るケースはめったにありません。

頸椎椎間板ヘルニアは、頸椎症に比較すると若い人に多くみられ、椎間板（頸椎の間にある軟骨）が突出して神経症状を呈するものです（図5）。MRIなどの画像診断の発達により、40歳を過ぎた人では約4分の1の人に認められるといわれ、ある意味で椎間板の年齢的な変化とも考えられます。頸椎症の場合と同様に、脊髄症状が生じている場合は、手術が必要になるケースもあり、神経根症状の場合は、手術に至るケースは、ほとんどありません。

頸椎後縦靱帯骨化症は、頸椎と頸椎を結ぶ靱帯が骨に変化して脊髄を圧迫するもので、日本人に多く、厚生労働省の難病の特定疾患にも入っています（図6）。靱帯がなぜ骨化するのか、どうすれば骨化を防げるのかの研究が遺伝子レベルまで進められていますが、いまだ結論は出ていません。難病というだけ

図4　頸椎症性脊髄症

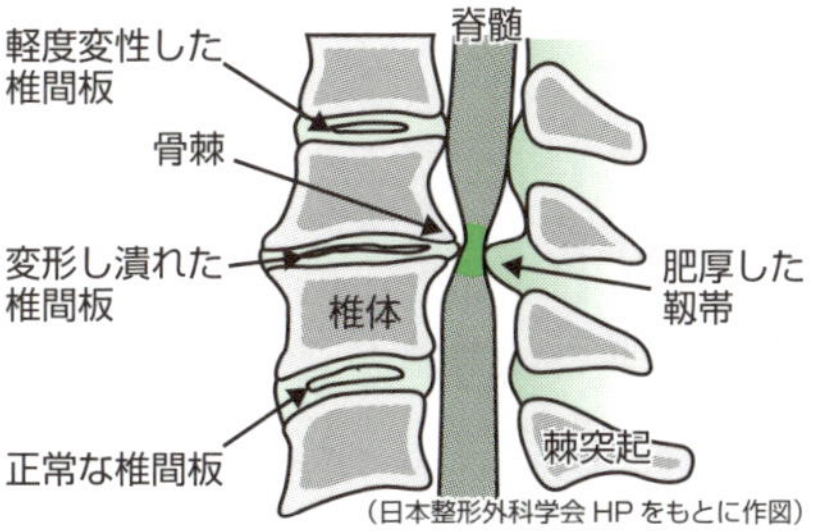

（日本整形外科学会HPをもとに作図）

図5　頸椎椎間板ヘルニア

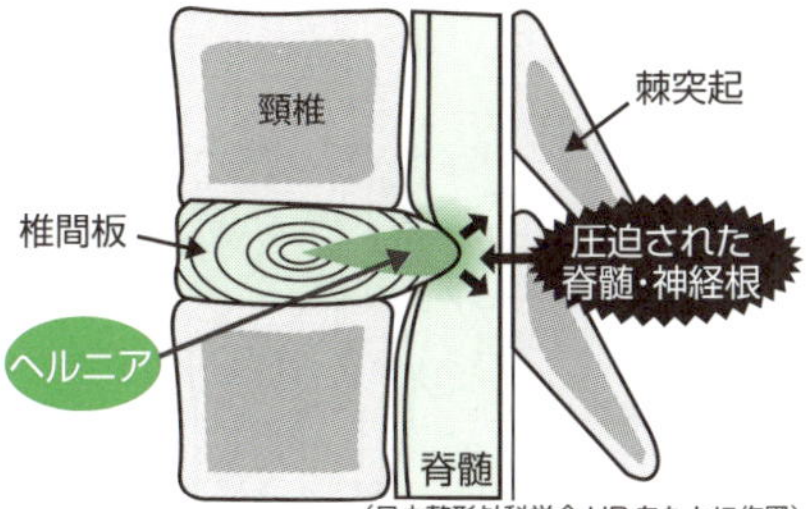

（日本整形外科学会HPをもとに作図）

あって厄介な病気で、脊髄症状を呈することが多く、手術が必要となる場合があります。

首の痛みを生じる外傷としては、頸椎捻挫があります。捻挫というのは骨には異常なく靱帯や関節が損傷を受けた状態を言います。寝違いなども頸椎捻挫の一種で、繰り返す場合は、枕が高すぎる場合などもあり少し調節されてはいかがでしょうか。また、交通事故で頸椎捻挫を起こすこともあり、X線を撮ったが、「骨には異常がありませんよ」と言われた場合がこれに当たります。「むち打ち」損傷ともいわれますが、現在では、車の安全性も高まり、ヘッドレストやエアバッグの装備により重篤なものは減少しました。

過度の心配は、かえって病気の回復を遅らせます。事故に遭われた最初の1～2週間は、捻挫ですから、あまり無理をして首を動かさない方がいいと思いますが、急性期を過ぎれば、適度の運動を行い、社会復帰への意欲をもって普段通りの生活に戻していくのが賢明です。

腰痛、ギックリ腰、坐骨神経痛の症状と対処法

整形外科疾患の中でも腰痛を訴えて外来受診される方は非常に多く、さまざまな病気により腰痛を生じてきます。しかし、そのほとんどは、ただの「こしいた」というべきもので、日常生活の工夫や注意により予防し、ひどくならないようにすることが大切です。

そもそも、腰痛がなぜ起こるのかというと、人類が猿から進化し、2本足で

図6　頸椎後縦靱帯骨化症

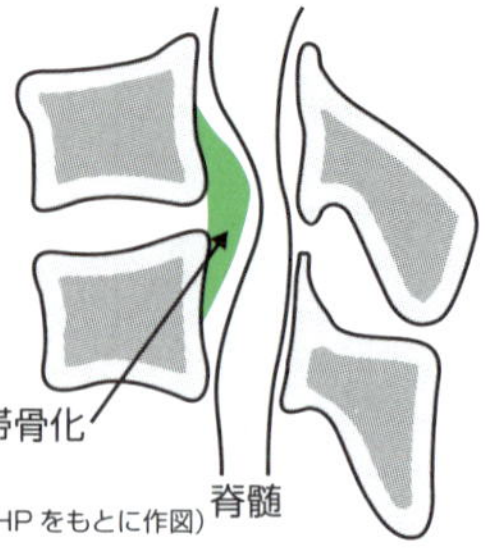

（日本整形外科学会 HP をもとに作図）

図7　坐骨神経痛の部位

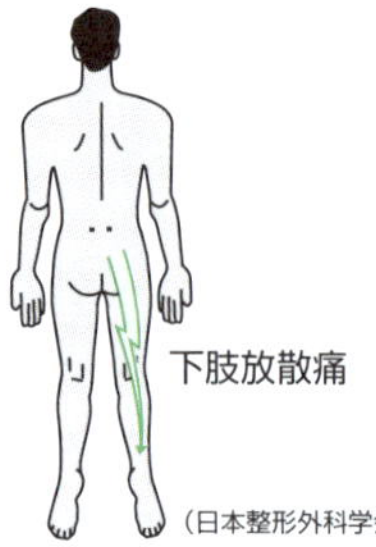

（日本整形外科学会 HP をもとに作図）

立って歩くようになり、腰の負担が増えたことが原因であるといわれています。一生の間に80％の人が腰痛を経験するともいわれ、35～55歳の働き盛りの人によく起こり、仕事ができなくなることもあり、腰痛を防ぐことは、社会的にも重要な課題となっています。

腰が悪くなると、前かがみの姿勢で痛みが出ることが多く、寝起きや体を動かしたときに強い痛みが生じたり、腰だけでなく下肢に痛みが放散したりします。また、腰には下肢にいく神経が集まっており、腰が悪いのに足がしびれたり、足の力が入らず、つまずいたり、ふらついたり、立ったり歩いたりすると下肢に痛みが生ずるような場合があります（神経症状）。また、自転車こぎでは痛みが出ないのに、歩いていると足がしびれて重くなったり、痛みが出たりして、腰をかがめて休むとまた歩ける（間欠《かんけつ》跛行《はこう》）といった症状の方もいます。

ギックリ腰、坐骨神経痛はよく耳にする言葉です。ギックリ腰は、何かの拍子に急に動けなくなるほどの腰痛が襲うことを指し、坐骨神経痛は、おしりから下肢後面の坐骨神経の通り道に沿った痛みの総称です（図7）。また、腰の筋肉由来の痛みを「筋筋膜性腰痛《きんきんまくせいようつう》」、椎間関節由来の痛みを「椎間関節性腰痛」、椎間板由来の痛みを「椎間板性腰痛」と言ったりもします。また、交通事故などで腰を痛め、X線などの検査で異常がない場合、腰椎捻挫と診断されることもあります。

急性の腰痛の場合、2～3日間は痛みのため、身動きがとれないこともありますが、動ける範囲で動いていても慢性化することはないといわれています。1

図8　腰の体操 <おすすめ運動>

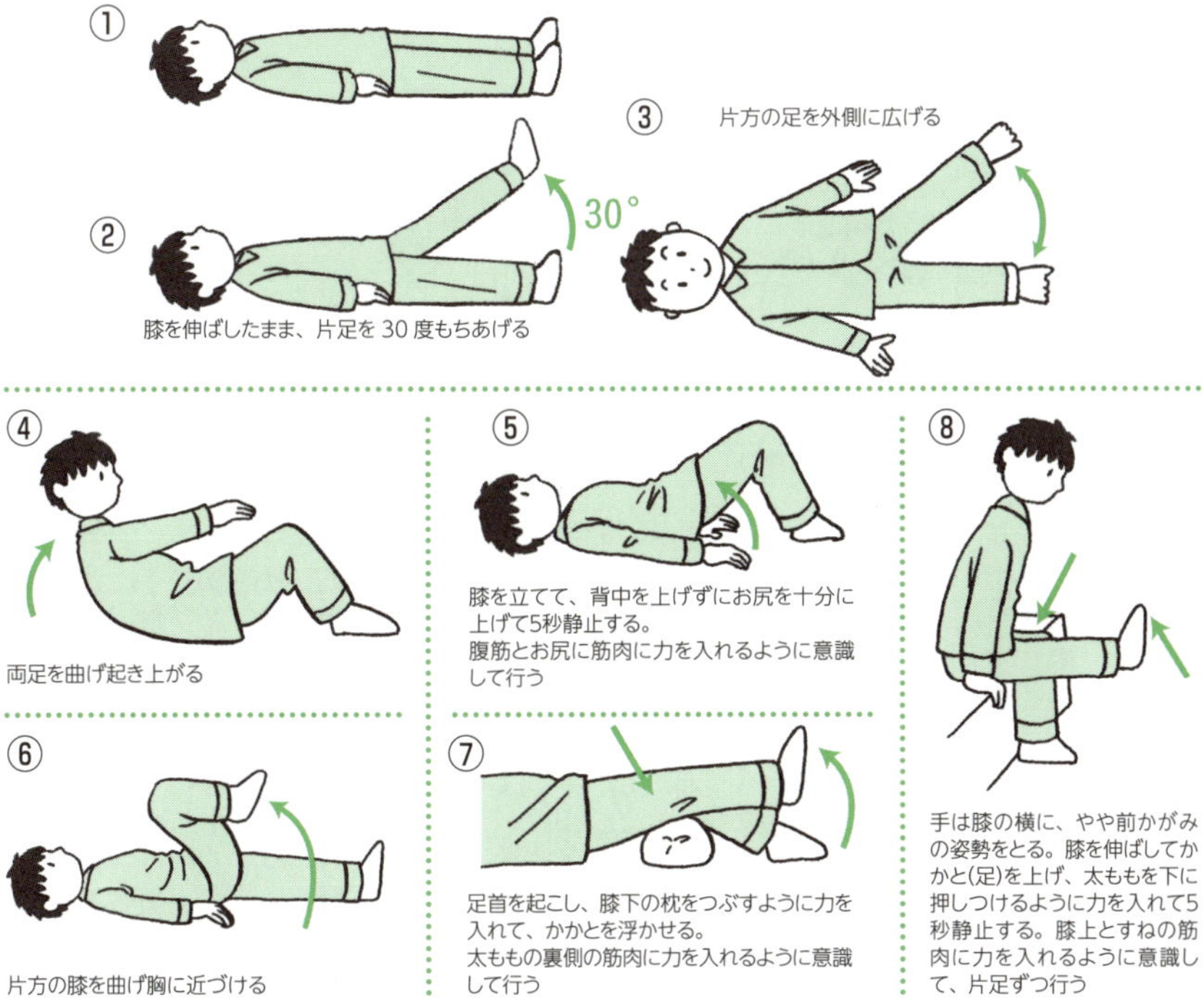
①
②
30°
膝を伸ばしたまま、片足を 30 度もちあげる
③
片方の足を外側に広げる
④
両足を曲げ起き上がる
⑤
膝を立てて、背中を上げずにお尻を十分に上げて5秒静止する。
腹筋とお尻に筋肉に力を入れるように意識して行う
⑥
片方の膝を曲げ胸に近づける
⑦
足首を起こし、膝下の枕をつぶすように力を入れて、かかとを浮かせる。
太ももの裏側の筋肉に力を入れるように意識して行う
⑧
手は膝の横に、やや前かがみの姿勢をとる。膝を伸ばしてかかと(足)を上げ、太ももを下に押しつけるように力を入れて5秒静止する。膝上とすねの筋肉に力を入れるように意識して、片足ずつ行う

週間程度たっても痛みが治まらなければ、病院で診察を受けた方がいいでしょう。痛みが強い場合は鎮痛薬を飲んだり湿布を張ったりすることも効果的です。腰痛をよく起こす人は、痛みが治まれば、日頃から腹筋を鍛えたり、ストレッチをしたり、また、腰痛体操を行うなど毎日の適切な運動が大切です。病院のリハビリでその方法をきちんと教えてもらって行ってください（図8）。

　また、腰痛が起こらないように、日常生活で注意をすることも重要です。いろいろな動作の際に腰を曲げすぎない工夫や、荷物を持つときは左右のバランスを考えて持ったり、急に重いものを持ち上げたりしないようにすることも大切です。無理な姿勢や同じ姿勢での長時間の作業や運転も腰に負担になるため、休憩をとりながら行うことが大切です。運転手さんは事務職の方の約3倍腰痛が起こりやすいともいわれています。女性はハイヒールやきつい下着なども腰には良くないので避けた方がよいでしょう。

　しかし、このような日常生活の注意や腰痛体操な

図9　腰椎椎間板ヘルニア

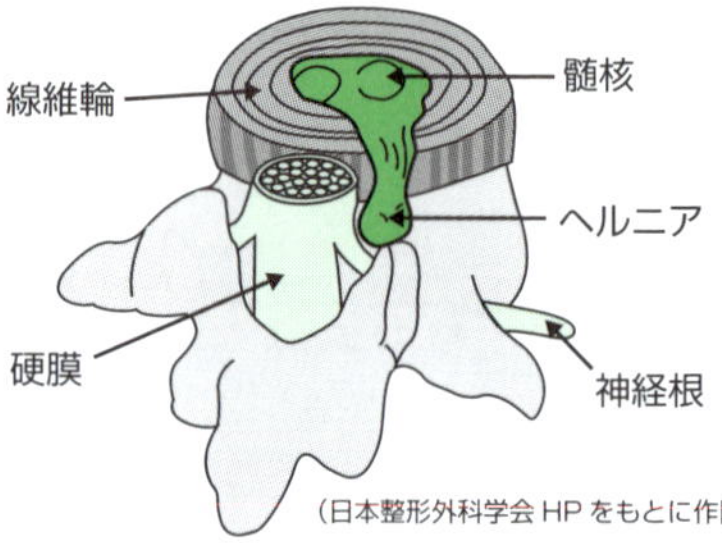

（日本整形外科学会 HP をもとに作図）

図 10　腰椎分離症

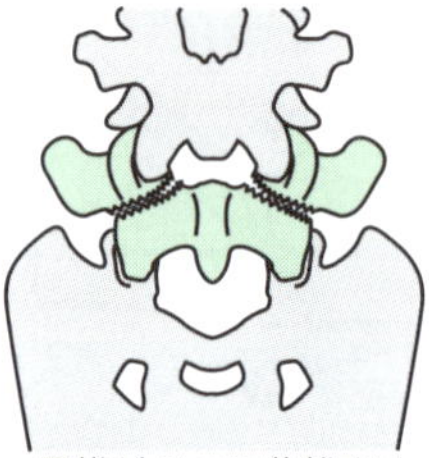

（日本整形外科学会 HP をもとに作図）

どを行っても、なかなか腰痛を防げないことも事実です。腰痛といってもただの「こしいた」から注意すべき腰痛まであります。病院で診察を受けた方がよい腰痛としては、安静にしても治まらず眠れないほどの痛みのもの（激烈な痛み）や、足がしびれて動きが悪くなるなどの神経症状を伴ったもの、排尿排便の感覚がなくなってくるようなもの（重度の麻痺《まひ》で馬尾症候群と呼ぶもの）、背骨の感染により発熱を伴って腰痛を生じるもの（化膿性脊椎炎）などがあります。背骨の中では腰椎ががんの転移が最も多い部位です。また、内科や泌尿器科、婦人科の病気などでも腰痛が生じることもあります。長く続く腰痛や心配なときには、診察をお勧めします。

腰椎の病気の種類と治療法

腰椎の病気としては、変形性腰椎（脊椎）症、腰椎椎間板ヘルニア、腰部脊柱管狭窄症《きょうさくしょう》、腰椎すべり症、腰椎分離症などがあります。腰痛のみならず、神経症状を伴って、日常生活に支障を生じてくると、手術が必要になる場合があります。実際の診察では、問診、身体診察、画像検査（X線、CT、MRIなど）などで総合的に診断を行い、患者さんのニーズと病状に応じて、治療方針を決定します。

腰椎椎間板ヘルニアは、背骨と背骨の間の軟骨（椎間板）が突出して神経に当たり、下肢のしびれ、疼痛《とうつう》、歩行困難、まれに排尿排便障害などをきたすものです（図9）。重症であれば早期の手術が必要なこともありますが、突出し

図11　腰部脊柱管狭窄症

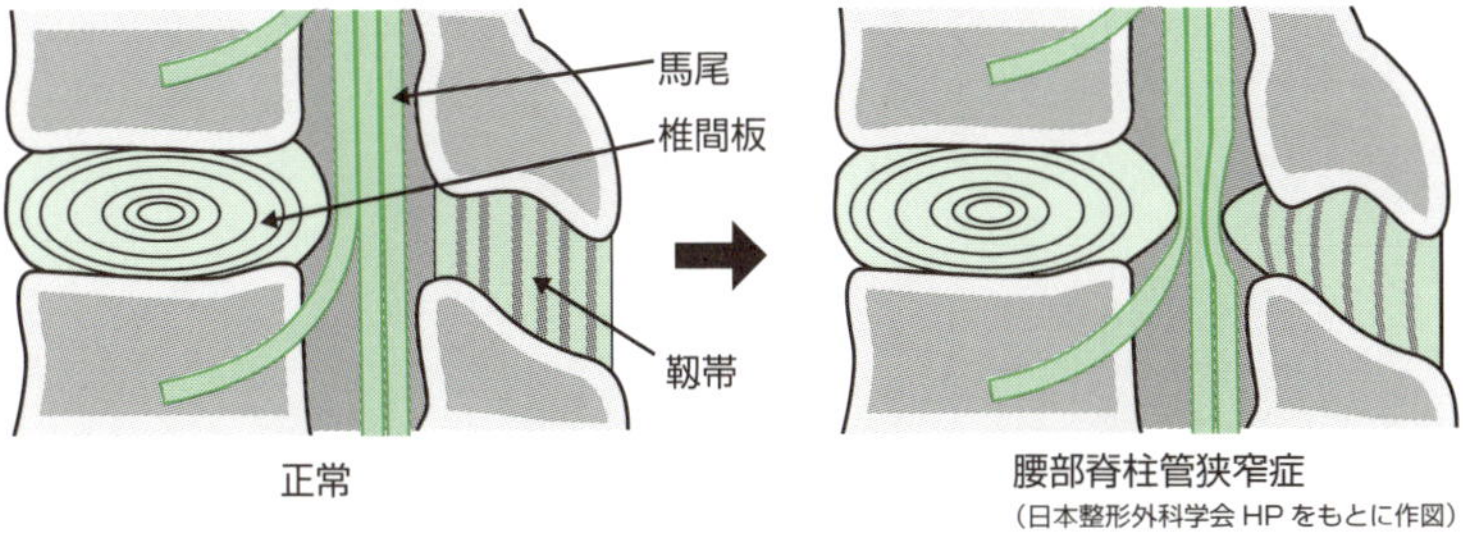

た軟骨が自然に吸収されて治癒する場合も多く、発症から1～2か月は保存治療（投薬やリハビリなど）を行ってみるのが一般的です。それでも治癒せず、痛みが続いて日常生活に支障がある場合には、手術を考慮します。

腰部脊柱管狭窄症は、腰の神経が通っている脊柱管が狭くなって、神経根や馬尾（神経が馬のしっぽのようにたくさん集まっている部分）が圧迫されて、下肢症状（下肢のしびれや脱力、間欠跛行など）や会陰部症状（排便排尿障害）を呈する状態で、変形性腰椎（脊椎）症や腰椎すべり症などのさまざまな疾患が含まれます（図11）。加齢によって、背骨が出っ張ってきたり、変形したり、ずれてきたり（すべり症）して生じるため、いったん症状が出ると、徐々に悪化する場合が多く、高齢化社会とともに、手術が必要になる場合が増えてきています。手術方法は、骨を削って神経の通りを良くして、痛みを軽減するのが基本ですが、変形が高度な場合は、変形を矯正して固定するような手術が必要になるケースもあります。

腰椎分離症は、生まれつき分離している場合と、成長期に運動のやり過ぎなどによって生じた腰椎の疲労骨折が治らず、折れたままになっている場合とがあります（図10）。痛みを伴わない場合は、スポーツ活動なども普通に行っても差し支えがなく、ほとんどが手術は不要です。腰痛を繰り返したり、神経症状を伴う場合は、脊椎専門医の診察を受け、手術が必要かどうかをよく検討すべき病気です。

背骨（脊椎）の病気の治療法

背骨（脊椎）の病気の治療については、手術の場合は、さまざまな手術の対応が可能な脊椎脊髄病専門医での診察が望ましく、投薬やリハビリなどの保存治療の場合は、通院しやすく、専門医との連携が緊密にとれている診療所が良いと思います。

当科では、診療所や他の病院との連携を図るとともに、脳神経外科、神経内科とも合同でカンファレンスの機会を持ち、前述した病気やそれ以外のさまざまな脊椎脊髄病疾患の診療が行える体制を整え、最良の治療ができるように心掛けています。背骨の病気でお悩みの際には、受診してください。

第5章

循環器病センター

急性心筋梗塞、狭心症、心不全の症状と治療法

循環器内科部長　塚本《つかもと》 幸資《こうすけ》

心臓の働きは？

心臓は「心筋」という筋肉でできています。この心筋が収縮、拡張を繰り返すことで、心臓は全身に血液を送り出すポンプとして働きます。

心筋への酸素・エネルギー源の供給システムとは？

心臓は止まることなく、動き続けているので、私たちは生きていけるわけですが、心臓自体も酸素やエネルギー源の供給がなければ、動き続けることはできません。心臓のポンプとしての働きを支えている心筋へは、どのように酸素やエネルギー源が供給されているのでしょうか？

心臓の表面には、細い血管が走っていて、その血管を通じて、心筋に酸素やエネルギー源が供給されているのです。この心筋に新鮮な血液を送るための血管を「冠動脈《かんどうみゃく》」と呼んでいます（図1）。

急性心筋梗塞《しんきんこうそく》とは？

心筋梗塞は、まれな病気ではありませんから、この本を読んでいる方の身の回りにも心筋梗塞になったことがある方がおられるかもしれません。

冠動脈が詰まってしまうと、どういうことが起こるでしょうか？　冠動脈が詰まってしまうと、心筋の一部に新鮮な血液を送ってもらえない部分が出てきて、その血液を送ってもらえなくなった部分の心筋は、死んでしまいます。心

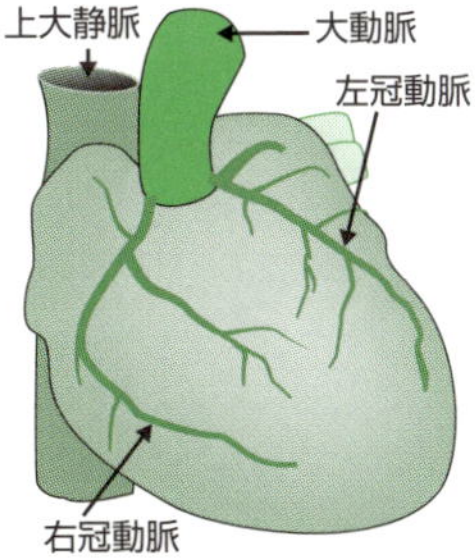

図1　心臓の模式図

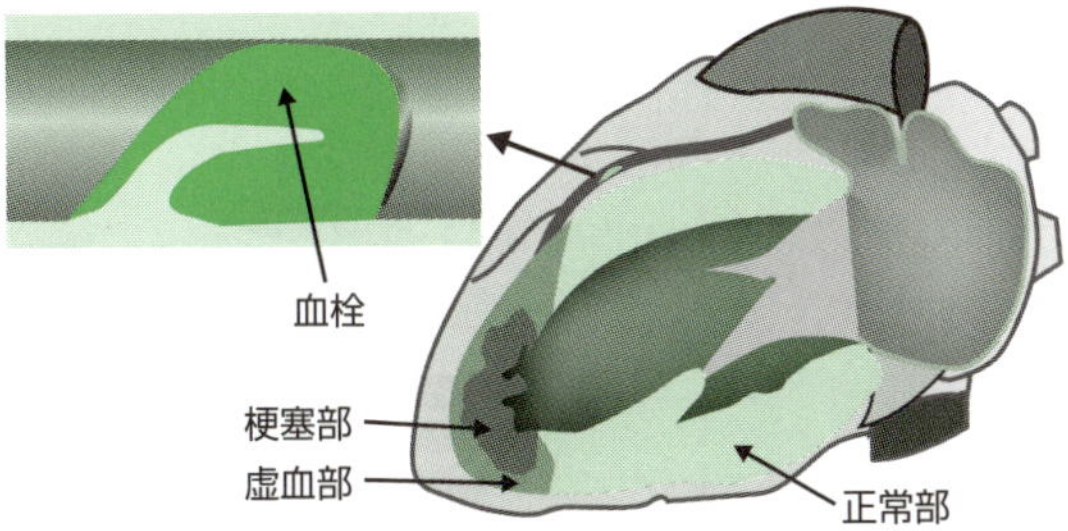

図2　急性心筋梗塞の起こり方

筋は一度死んでしまうと生き返ることはなく、収縮することのできない組織に置き換わってしまいます。これが、急性心筋梗塞という病気です（図2）。

急性心筋梗塞の症状とは？

心筋が死んでしまうことにより、非常に強い、これまで経験したことのないような胸の痛みが30分以上持続します。痛みのために冷や汗が出ることがあります。ただし、急性心筋梗塞の患者さんの中にも、まれに胸の痛みを全く感じない方もいますので、注意が必要です。

急性心筋梗塞の治療とは？

前述したように、心筋は一度死んでしまうと生き返ることはありません。ですから、急性心筋梗塞の治療は、詰まってしまった血管（冠動脈）をできるだけ早く通すことが第一になります。つまり、すでに死んでしまった心筋は助からないけれども、死にかかっている心筋を助け、死んでしまう心筋の量を減らし、急性心筋梗塞の程度を軽くすることができるのです。従って、「少しでも早く治療する」ことが非常に重要と考えられています。

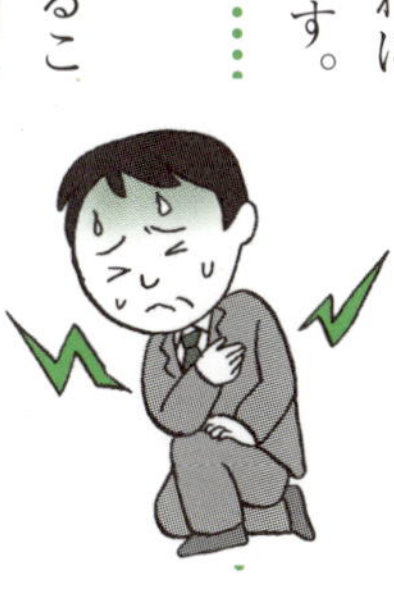

具体的には、心筋が死にきってしまうまでの時間を考慮して、急性心筋梗塞発症から12時間以内であれば、冠動脈を通す治療をすぐに行えば、効果が期待できるといわれています。発症後、12時間を越えていても、胸の痛みが持続し

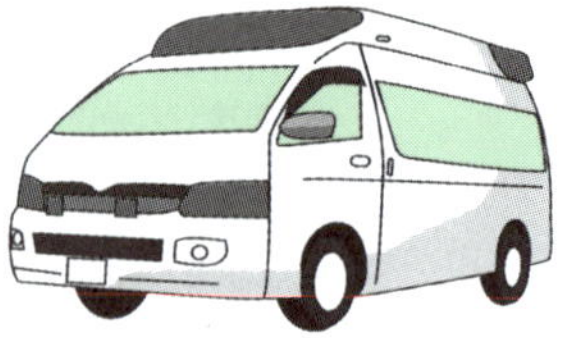

ている場合などには、冠動脈を通す治療を行った方が良いとされています。「少しでも早く治療する」ということを達成するためには、次の3点が非常に重要となります。

1. 患者さん自身が、我慢せずにすぐに救急車を呼んで病院を受診する。
2. 救急車で患者さんをできるだけ早く対応可能な病院に運ぶことができる体制を整える（救急隊と病院との連携を向上させる）。
3. 急性心筋梗塞は病院の通常の診療時間帯のみに起こるわけではないので、病院側が24時間いつ起こった急性心筋梗塞にも対応できる体制を整える。

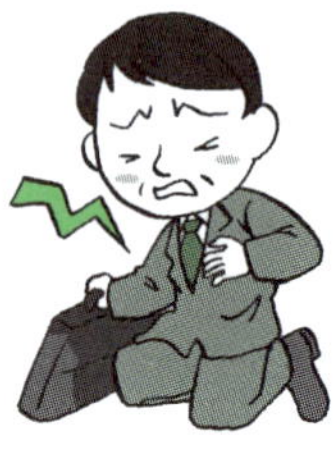

詰まった冠動脈を治療する方法は？

急性心筋梗塞で詰まっている冠動脈を通す方法としては、カテーテル治療で詰まっている部分を通す方法、血液の塊を溶かす薬を使う方法、外科的な手術の3つの方法があります。少しでも早く治療することが重要なので、早く実施できて、安定した成績の期待できるカテーテル治療が、ほとんどの患者さんで選択されます。

カテーテルとは、細長いプラスチックでできた管です。局所麻酔（カテーテルを通すための管を入れる部分の皮膚に麻酔薬を注射します。患者さんの意識は、はっきりした状態のままです）を行って、カテーテルを入れるための管を入れ、その管を通して、X線で見ながら、カテーテルを心臓の方まで進めていき、冠動脈の入り口にカテーテルを引っかけます。冠動脈の入り口に引っかかったカテーテルのもう一方の先端は体の外に出ています。体の外からカテーテルを通して、冠動脈に造影剤を打ち込み、X線で冠動脈に詰まっているところがないかを見ることができます。体の外から、風船やステントという金属の網でできた治療器具を用いて、冠動脈の詰まりを治療することもできます（図3）。

図3　ステントを用いたカテーテル治療

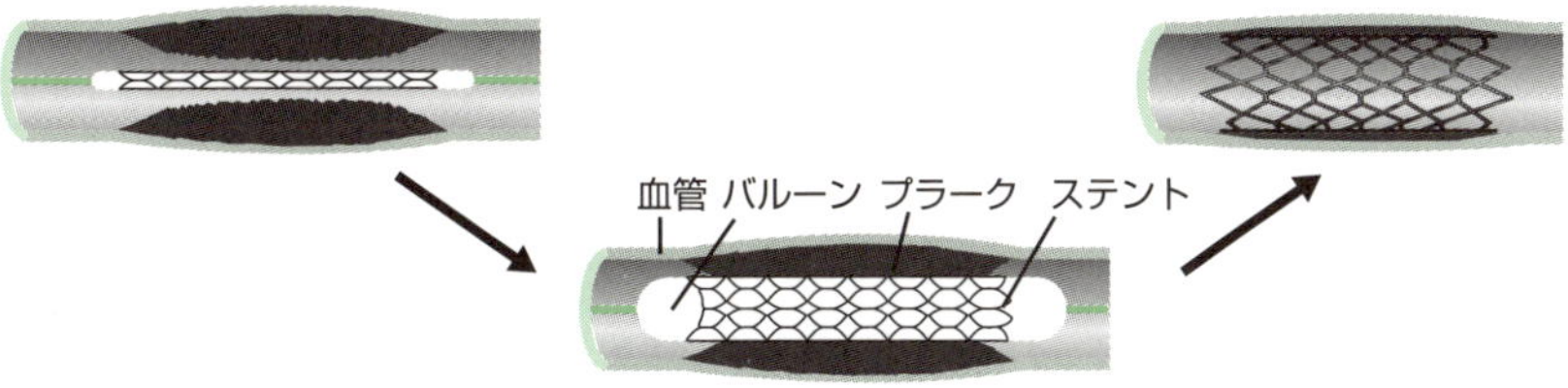

当センターの急性心筋梗塞患者さんへの取り組み

当センターでは、「24時間対応」「救急隊との連携」「少しでも早く治療する」を合言葉に、急性心筋梗塞を発症した直後の患者さんに24時間常に治療を提供できる体制をとっています。また、救急隊から循環器内科医・救急医に連絡が可能な直通電話を以前より運用しており、当センターに隣接した救急隊のワークステーションを通じて救急隊との連携にも力を入れています。

また、入院中より積極的に生活指導も含めた包括的な心臓リハビリテーション（263ページ参照）を行い、急性心筋梗塞の再発予防にも力を入れています。

狭心症とは？

私たちがじっとしているときは、心臓はそれほど激しく動く必要はありません。しかし、走ったりしているときには、心臓は、より激しく動いて、全身に

図4　労作性狭心症と冠攣縮性狭心症

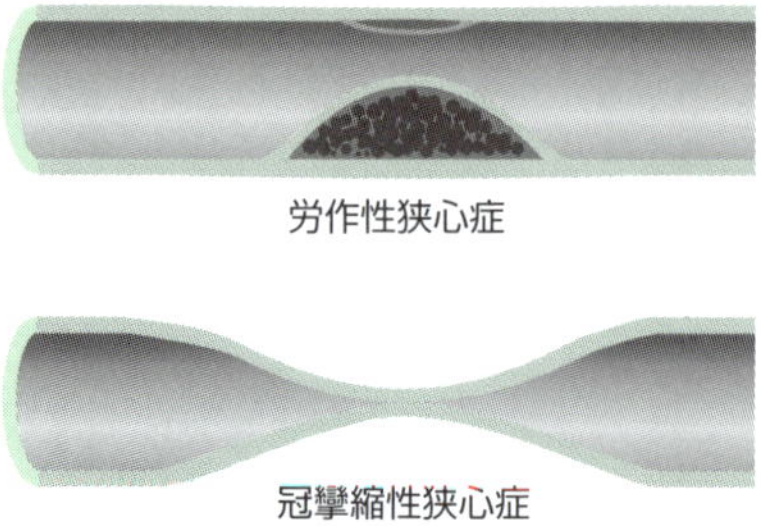

より多くの血液を送る必要があります。走ったときに、胸のドキドキを感じたり、脈が速くなったりするのは、心臓が激しく動いていることを自分で感じているのです。

心筋に血液を送るための冠動脈に動脈硬化が起こって、狭くなっている部分があるとどういうことが起こるのでしょうか？　じっとしていて、心臓がそれほど激しく動いていないときには、心筋への血液の供給が足りていても、運動して心臓が激しく動いたときには、心筋への血液の供給が不足するという状況が起こり、胸が痛くなります。これを狭心症と呼んでいます（図４）。

典型的な狭心症の患者さんは、胸の痛みを感じますが、まれに、胸の痛みを感じない方もいます。胸の痛みを感じない方の場合、自覚症状はないので、検査をして初めて分かる、もしくは、心不全などの病気を起こして、初めて診断される、ということになります。

危険な狭心症とは？

狭心症の患者さんの中でも、胸の痛みの起こる頻度《ひんど》と強さ、および、胸の痛みが起こるまでの運動の強さが安定していて、ひどくなってきていないものは、安定した狭心症で、比較的安全なタイプの狭心症と考えられます。

一方、狭心症の患者さんの中でも、胸の痛みの起こる頻度が多くなり、強さもどんどん強くなっているとか、少しの運動で胸の痛みが起こるとか、初めて胸の痛みを感じたとか、というような状態の方は、不安定な狭心症で、心筋梗

表　危険な狭心症とは?

1. 胸痛の頻度が増加してきている
2. 胸痛の程度が強くなってきている
3. 少しの運動で胸痛が起こる
4. 初めて胸痛を自覚した

塞を起こしかかっていると考えられ、非常に危険なタイプの狭心症と考えられます。不安定な狭心症の方は、入院して早期に治療を受ける必要があります(表)。

狭心症の治療は?

心筋梗塞のときと同じようにカテーテルや外科手術によって治療します。状態によって、薬だけで様子をみる場合もあります。

急性心筋梗塞・狭心症の再発を防ぐためには、どうすればよいか?

急性心筋梗塞や狭心症で、カテーテルなどの方法で冠動脈の詰まりを治療したり、そのほかのさまざまな治療をしたりすることは、非常に重要です。しかし、もう1つ重要なことがあります。それは、再び発症する可能性を減らすための長期的な取り組みです。

急性心筋梗塞や狭心症で冠動脈が詰まったり、狭くなってしまったりする原因は、動脈硬化であると考えられています。動脈硬化とは、全身の血管(動脈)にコレステロールなどが蓄積して、血管(動脈)が傷んでしまった状態です。動脈硬化の進行によって、血管(動脈)の血液の流れる部分が狭くなったり、詰まったりします。動脈硬化は全身に起こりますが、動脈の詰まりや狭窄《きょうさく》が心臓の冠動脈に起こったのが、急性心筋梗塞や狭心症ということになります。

急性心筋梗塞や狭心症を起こした患者さんは、冠動脈の詰まった部分以外の

図5　動脈硬化の危険因子

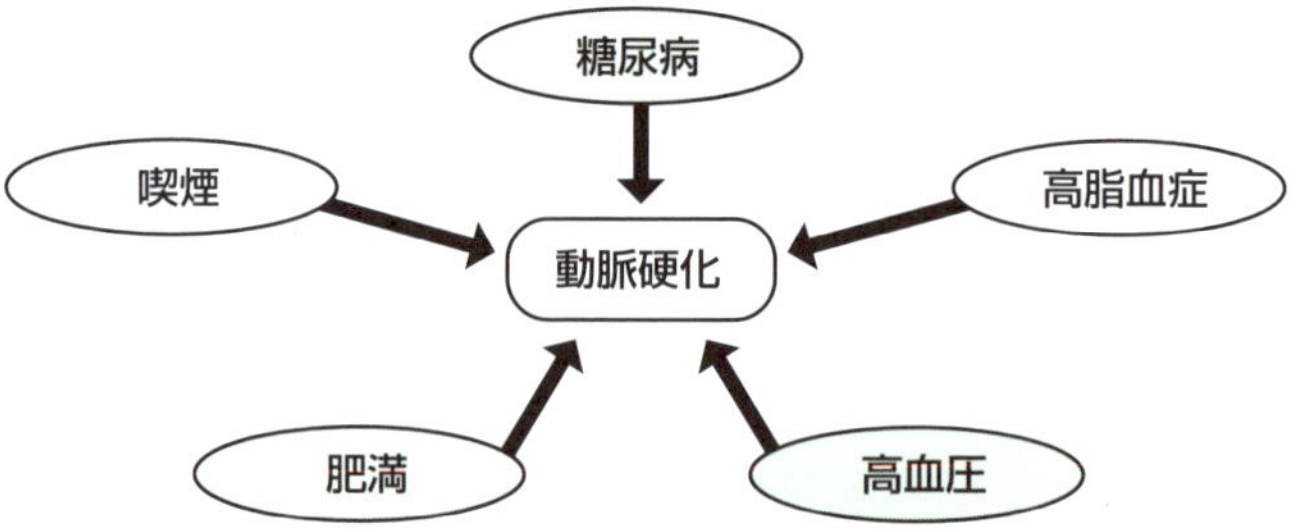

動脈硬化が進行していることも多いので、将来的に急性心筋梗塞が発生する可能性が健康な人よりも高いと考えられます。また、動脈硬化は冠動脈以外でも全身に進行していますから、急性心筋梗塞を起こした患者さんは、脳梗塞など心臓以外の病気にかかる可能性も高いと考えられています。

では、動脈硬化の進行を抑えるにはどうすればいいでしょうか？　自分でできる非常に重要なこととしては、タバコを吸わないことです。また、具体的には、血液検査の悪玉コレステロールを減らすこと、糖尿病や高血圧の治療をすること、などが挙げられます（図５）。これらの治療は、将来的に動脈硬化に関連した病気が起こるのを防ぐという目的で行われるので、症状がないからといって、治療を止めてしまっても良いということにはなりません。

心不全とは？

心臓は、全身に血液を送り出すポンプの働きをしていますが、心臓の働きが落ちて病気になった状態を心不全と言います。心臓の働きが落ちるというのは、具体的に言うと、心臓の収縮する能力が落ちてしまうことです。原因としては、心筋梗塞で心筋が死んでしまって、動かない部分ができること、高血圧や不整脈の影響などで心筋にダメージをきたし、心臓の収縮力が落ちてしまうこと、心筋症などによって、心筋がやられてしまうこと、などが挙げられます。また、心臓の収縮力がそれほど落ちていなくても、心不全を起こす方が少なからずいることも分かってきています。

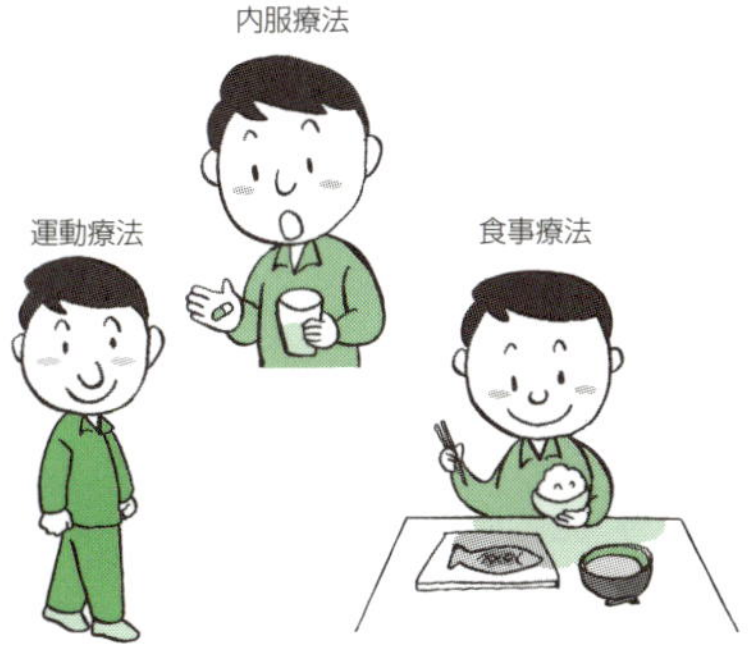

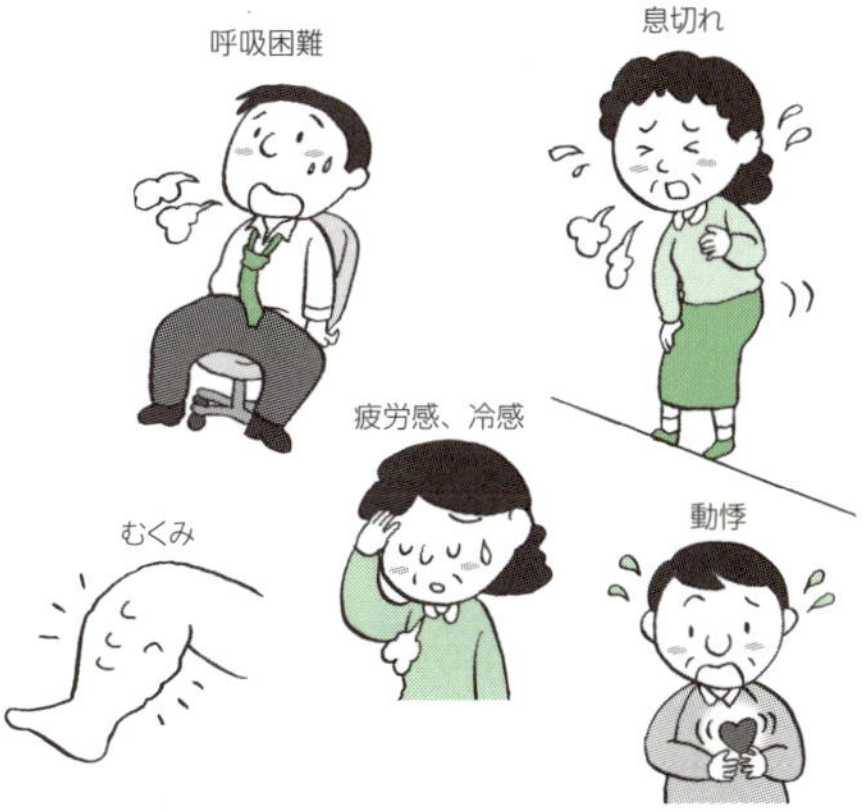

心不全の症状は？

心臓の働きが落ちると、肺に水分がたまってきて、呼吸が苦しくなります。また、全身に水分がたまってきて、むくみを生じたりします。

心不全の治療は？

自分でできる心不全治療の一番の基本は、食生活をはじめとする生活習慣の改善です。心臓の働きが低下すると、体に入ってきた水分や塩分を尿として排《はい》泄《せつ》することが十分にできなくなり、体に水分がたまりやすくなります。従って、健康な人と同じ生活をしていたのでは、水分や塩分が過剰になって、心不全を起こしてしまいます。弱ってしまった心臓に合わせて、体に入ってくる水分や塩分の量を制限することで、体に水がたまってしまうのを防ぐ努力が必要になります。

具体的には、食事の塩分を減らし、水分の摂取を制限し、毎日体重や血圧を測って記録して、自己管理を行っていくことが重要です（図6）。病院で処方を受けた薬をきちんと内服することも重要です。

また、最近では、心臓リハビリテーション（263ページ参照）が心不全の患者さんに対して非常に有効であることが分かってきています。当センターでは、心不全の患者さんの治療において、長期的な再発予防という視点で、生活指導や心臓リハビリテーションを積極的に実施しています。

心不全が悪くなる原因

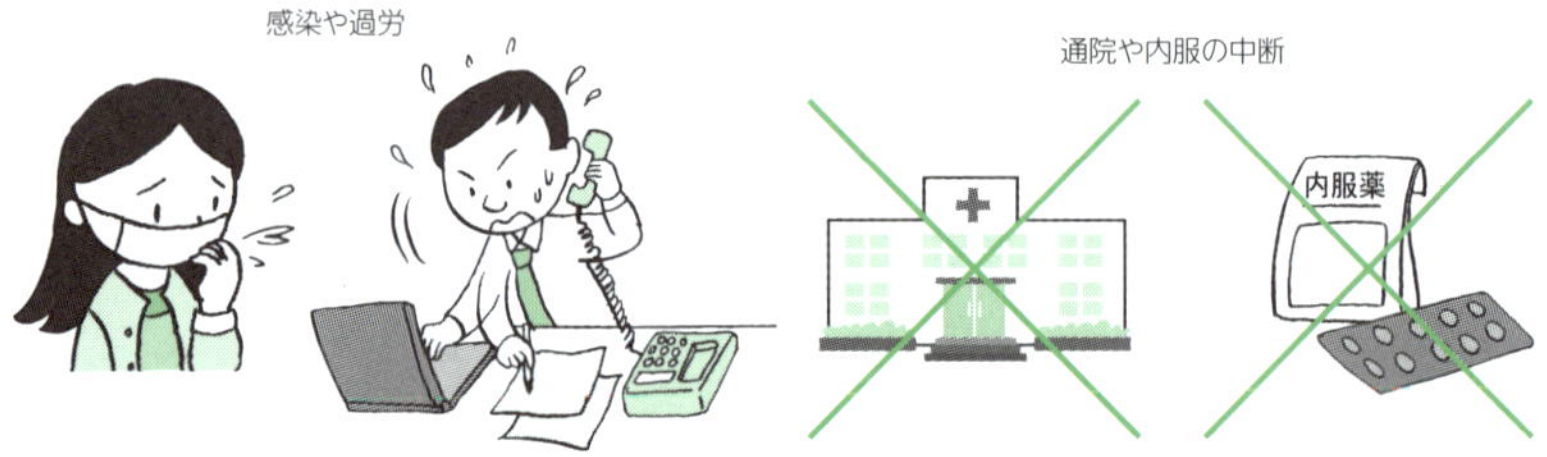
感染や過労
通院や内服の中断
内服薬

図6　自分で行う血圧・体重の管理

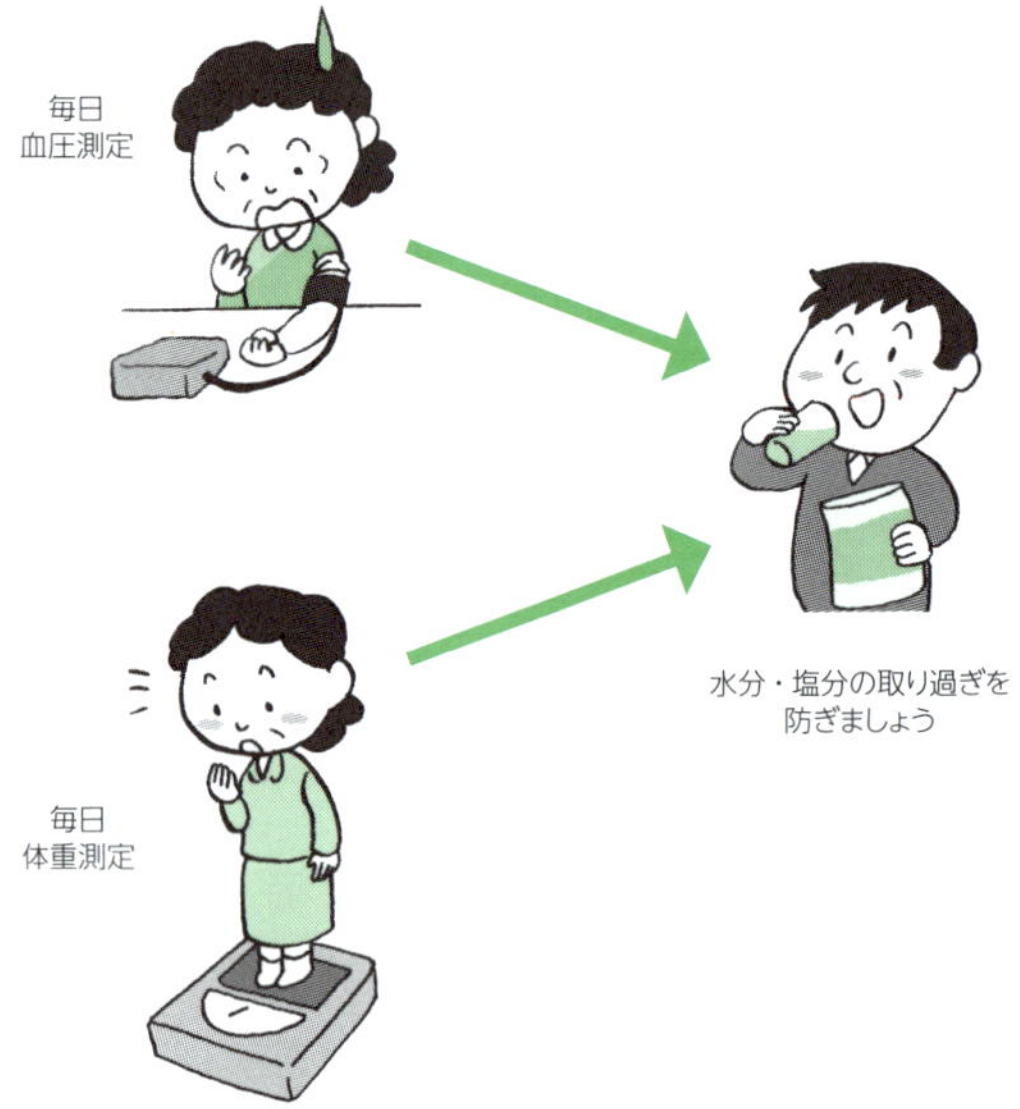
毎日
血圧測定
毎日
体重測定
水分・塩分の取り過ぎを
防ぎましょう

心不全の患者さんは一度良くなっても治療や内服を勝手に中断したり、塩分や水分を取り過ぎて血圧が上がったり体重が増えたり、風邪や肺炎などの感染症にかかったり、過労が重なると再び悪くなります。内服、食事、運動療法を併用して元気に長生きできるように調整することが大事です。

ここまで進んだ心疾患の外科治療

心臓血管外科部長　澁川《しぶかわ》 貴規《たかのり》

狭心症《きょうしんしょう》、心筋梗塞《しんきんこうそく》の外科治療

心臓は毎分4～5ℓの血液を全身に送り出すポンプの役割をしています。成人の握りこぶしぐらいの大きさの筋肉の塊で、重さはおよそ250～300gです。この筋肉に酸素と栄養分を送り込んでいるのが、心臓の表面をとりまく冠動脈という血管です。

この冠動脈が動脈硬化や血の塊で狭くなったり、詰まった状態を狭心症、心筋梗塞と言います。症状は胸が痛くなったり、息苦しかったり、ひどい場合は気を失ったり、心臓が止まることもあります。

冠動脈の狭い部分、詰まっている部分を直接広げたり、開通させるのがカテーテル治療ですが、これらの部分をそのままにして、別の道筋をつくるのがバイパス手術です（図1）。道路でいえば迂回路《うかいろ》をつくるわけです。用いられる血管は、患者さん自身の胸の内側の血管、腕の血管、胃の周りの血管、足の血管で、冠動脈の病気の場所に応じてこれらを使い分けます。

心臓弁膜症の外科治療

心臓には4つの部屋があり、それぞれの部屋の出口には一方向にしか開かないドアがあります。このドアを「弁」と言い、弁の病気を弁膜症と言います。弁が硬くなって、開きにくい状態と閉まりが悪い状態とがあります。動脈硬化やばい菌がついたり、心筋梗塞でもこのような状態は起こります。その状態を

写真1　生体弁（上）と機械弁（下）

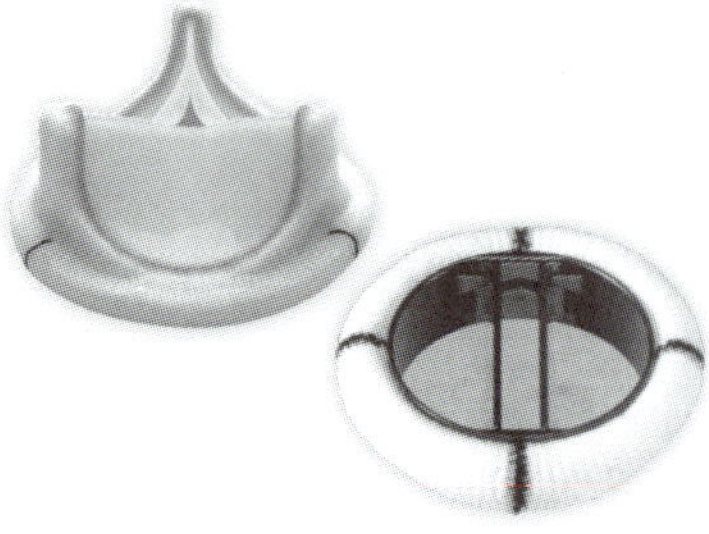

図1　冠動脈バイパス手術

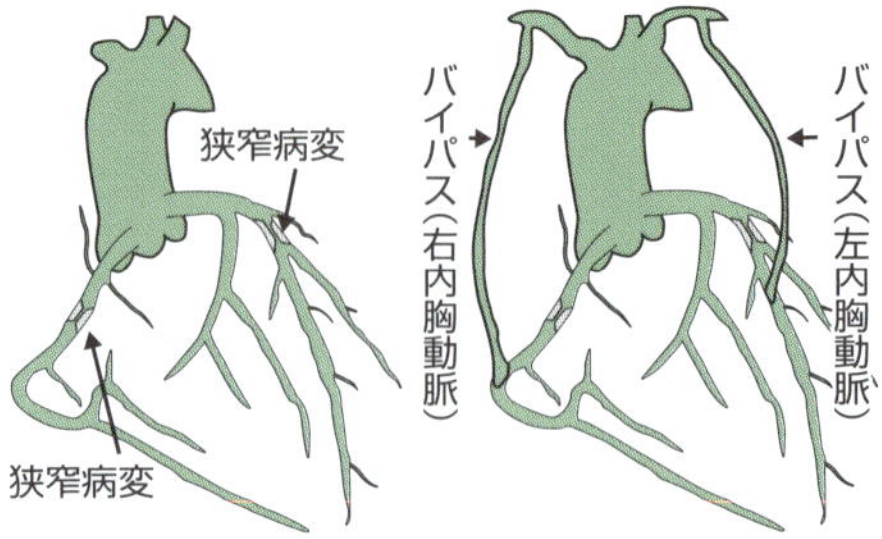

そのままにしておくと、倦怠感《けんたいかん》、息切れ、むくみなどの症状が出ます。飲み薬で対応できることもありますが、悪くなりすぎる前に手術が必要です。
　ドアの故障の程度によっては修繕のみでいい場合、これが弁形成手術です。これに対して、ドアの故障がひどくて、新しいドアに交換しないといけない場合、これが弁置換手術です。機械の弁と動物の組織を使って加工した弁（生体弁）の2種類あります（写真1）。機械の弁は長持ちして一生ものですが、血の塊がつきやすく、血をサラサラにする薬を一生飲む必要があります。生体弁は血の塊がつきにくいので、この薬を長期間飲む必要はありません。ただ10～20年経つと弁が傷んでくる場合があり、そのときはもう一度手術が必要になります。患者さんの年齢、状態などを考えてどちらにするか決めることになります。

大動脈瘤《だいどうみゃくりゅう》の外科治療

　大動脈は心臓から出る、体の中で最も太い血管のことです。胸では直径3㎝、お腹《なか》では直径2㎝が正常です。これが1・5倍以上に大きくなった状態を動脈瘤と言います。多くの大動脈瘤は徐々に大きくなり、ほとんどの場合、何の症状もありません。やせた人ではお腹に「どくんどくん」とする動脈の動きがあるので精密検査をすれば見つかります。違う理由で検査したら、たまたま見つかることも多いです。

　ただ、胸の大動脈瘤では声がかすれたり、食べ物のつかえ感という症状は時にあります。怖いのは大きくなって破裂してしまう場合です。破裂の兆候とし

写真2　人工血管置換手術

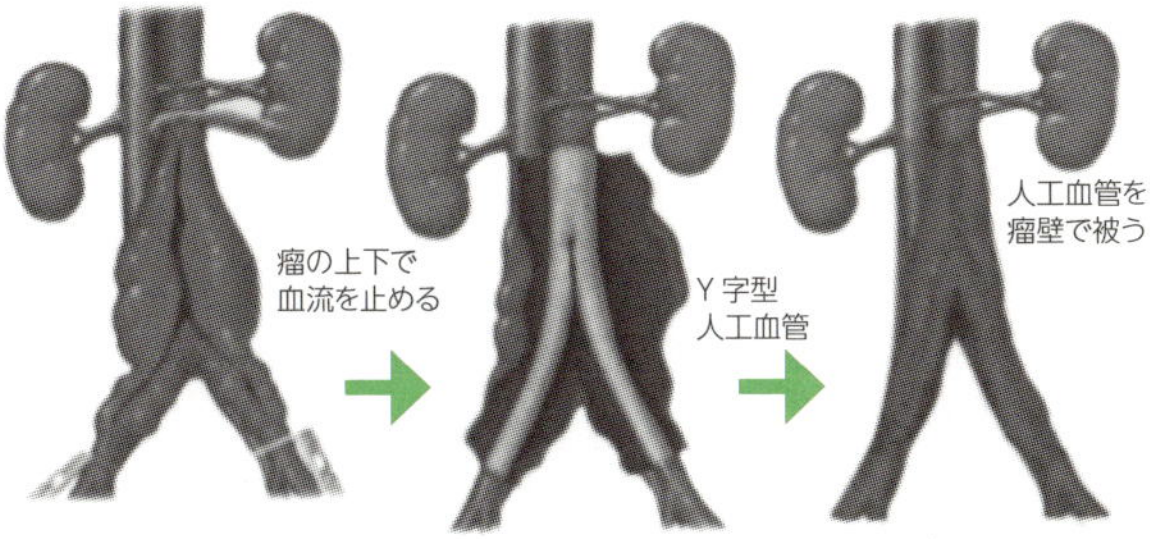

図2　人工血管置換手術

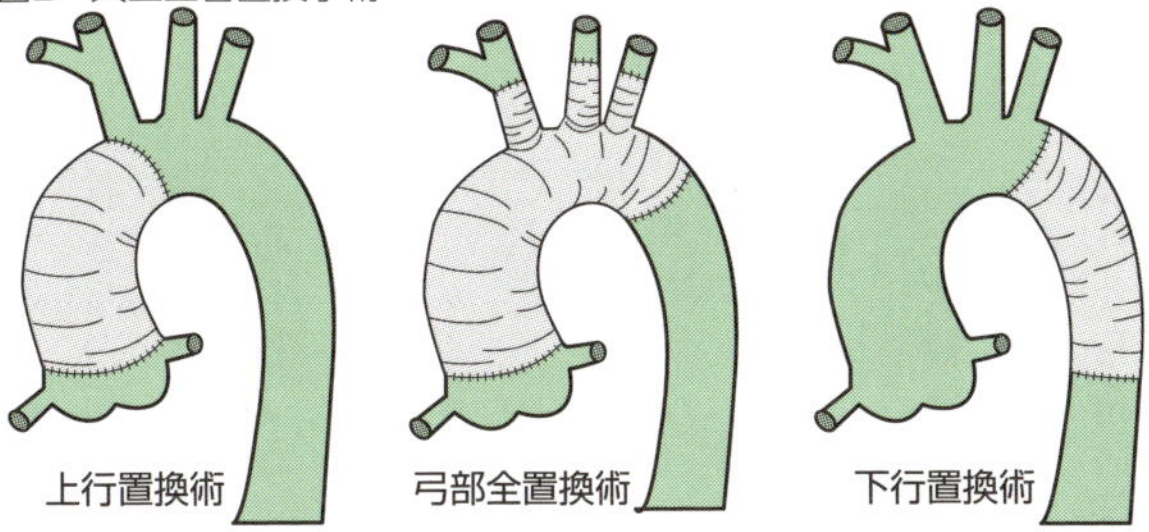

ては胸、背中、お腹や腰に痛みを伴うことが多いです。破裂してしまうと大量の血が血管の外に出るので血圧が下がり、ショック状態になります。そのまま亡くなってしまう場合と救急車で病院までたどり着く場合とあります。病院までたどり着く人は、下がった血圧と出た血が固まって栓となり、周りの臓器が守ってくれる場合です。急いで手術を準備して無事手術が終われば、助かる可能性が出てきます。

大動脈瘤の大きさと破裂の可能性には関係があります。小さいうちは破裂する可能性は低いですが、ある一定以上になるとぐんと高くなります。ですから大動脈瘤は見つかれば定期的に検査して、ある一定以上に大きくなった時点で破裂する前に手術が必要です。予防的な手術になるわけです。手術の方法には2種類あります。動脈瘤を切って、人工の血管をつなぐ方法（人工血管置換手術）は標準的な方法として、60年前から行われています（写真2、図2）。大きな手術になることが多く、患者さんの体に与える負担は大きく、手術のあと回復に時間がかかる欠点があります。

最近増えてきている手術方法が、「ステントグラフト治療」です（写真3、4）。胸、お腹を大きく切ることなく、多くは太ももの付け根の血管からカテーテルという管を入れて、ばね付きの人工血管を大動脈瘤まで入れて、血管の内側から治

写真4　ステントグラフト治療（お腹）

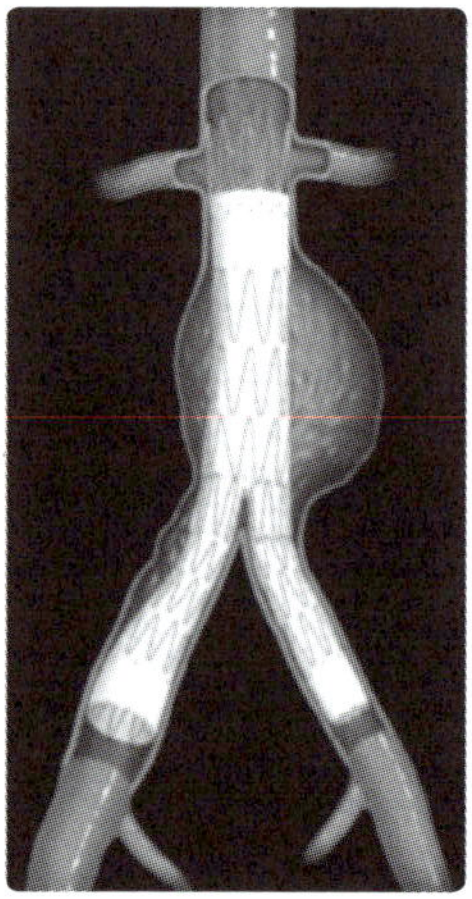

写真3　ステントグラフト治療（胸）

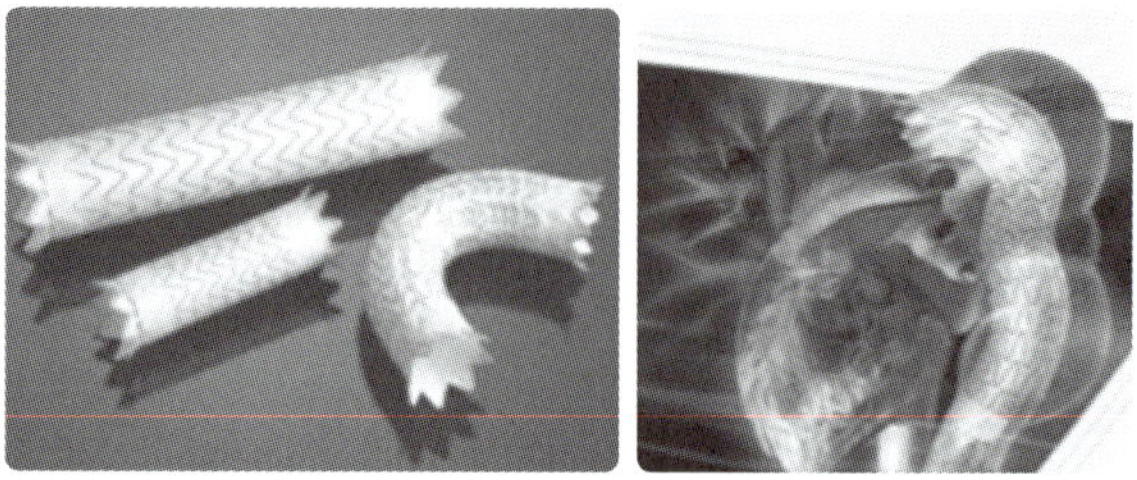

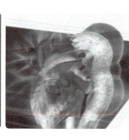

療するという方法です。これなら手術時間も短く、手術の傷も小さいので、患者さんの回復も早い利点があります。いままで躊躇《ちゅうちょ》されていた高齢者の大動脈瘤、ショック状態となった重症の患者さんなどに対して、ふさわしい手術といえるでしょう。ただ血管に縫い付けているわけではありませんので、ずれてこないか、すき間ができてこないか、定期的に検査をしていく必要があります。

　このステントグラフト治療に不可欠なのが、血管撮影装置を備えた手術室で、これを「ハイブリッド手術室」と言います。当センターのハイブリッド手術室は、これまで使用してきた医師たちのさまざまなリクエストに応えた最新のものです。

当センターの強み

　三次救急医療を始めた当センターには、堺市で救急車搬送患者受け入れ数No１の実績があります。マンパワーの充実した精鋭部隊である救急科をはじめ、これから新病院、心臓血管外科を立ち上げようと同じ方向をめざす病院全体の意欲が当センターの最大の強みです。

心臓リハビリテーションで、生き生きと元気に

循環器内科副部長　藤川《ふじかわ》 純子《じゅんこ》

適切な運動療法で日常生活へ復帰

心筋梗塞《しんきんこうそく》、狭心症《きょうしんしょう》、心不全、下肢閉塞性動脈硬化症《かしへいそくせいどうみゃくこうかしょう》の病気で入院した患者さんや心臓の手術を受けられた患者さんは、病気を治すために最初は安静が必要ですが、安静の期間が長すぎると筋肉や体力が弱り、日常生活を行うだけでも息切れや疲れを感じ生活に支障がでるだけではなく、心臓に負担がかかることになります。そこで病気の状態が安定したら、少しずつリハビリテーションを行い退院後の日常生活に安全に戻れるように準備をしていきます。

また退院後は病気の再発を防ぐために薬の内服、食事療法、適切な運動、禁煙が必要になりますが、中でも適切な運動療法を継続して行うことにより病気の再発を防ぎ、寿命が延びることが証明されています。

そこで前述の病気で入院され病状が安定したら、体調の自己管理や日常生活の注意点、薬のことや食事療法などを退院までに覚えていただき、医師の指示のもと歩行や自転車のような機械（写真）を使用して運動療法を行います。このことを心臓リハビリテーションと言います。

5か月間は保険を適用

運動療法は入院中だけではなく、外来でも約5か月の期間は保険が適用されます。外来でも運動療法を続けることにより「自信がついた」「体力がついた」「体が楽になった」との声をいただき、再入院を予防する効果も出ていますので、

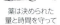

できるだけ外来でも継続することをお勧めしています。

病気になってしまったとしても、生き生きと元気に暮らせるよう心臓リハビリテーションスタッフ（医師、看護師、理学療法士、作業療法士、薬剤師、栄養士、臨床心理士）がお手伝いをします。他院で入院加療を受けられた患者さんでも病気の発症より約5か月間は保険を適用して、外来で運動療法を施行することが可能ですので、ご希望がありましたら、かかりつけ医を通して紹介していただきますようお願いします。

写真　エルゴメーター

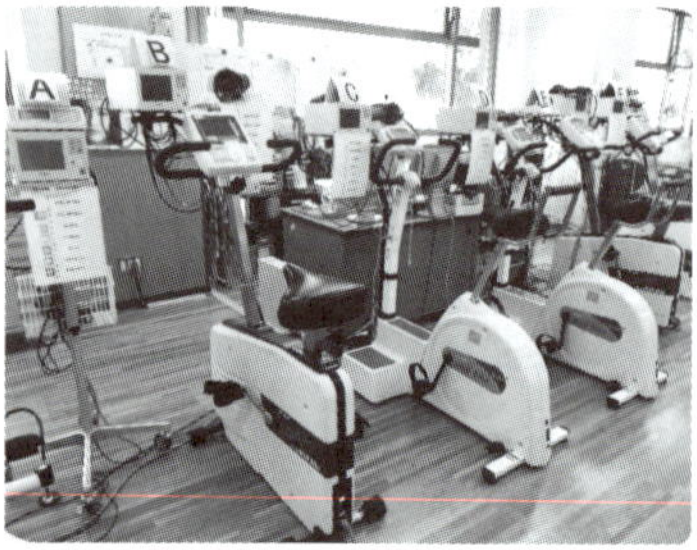

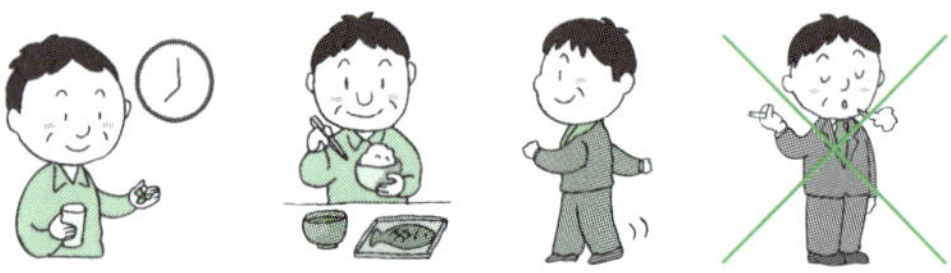

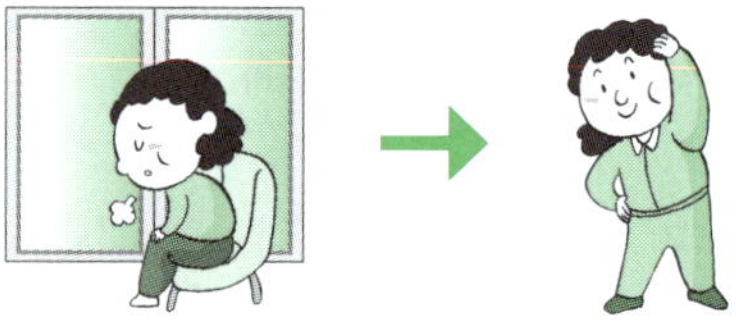

薬の内服の注意点

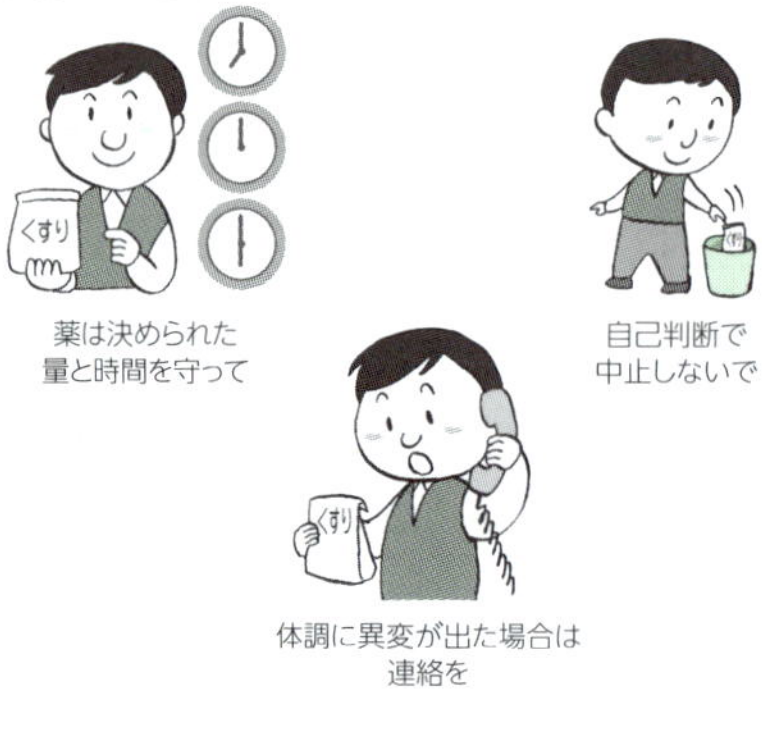
くすり
薬は決められた
量と時間を守って
自己判断で
中止しないで
くすり
体調に異変が出た場合は
連絡を

食事の注意点

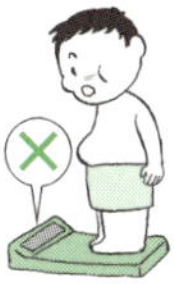

適切なカロリー

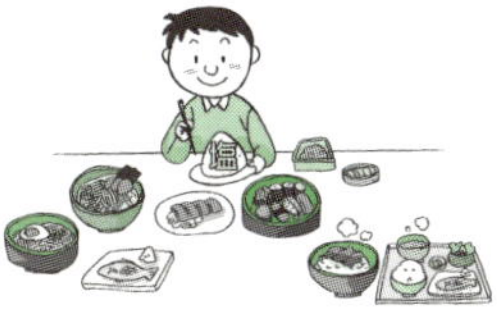

塩分を控えめに(6g/日以下)

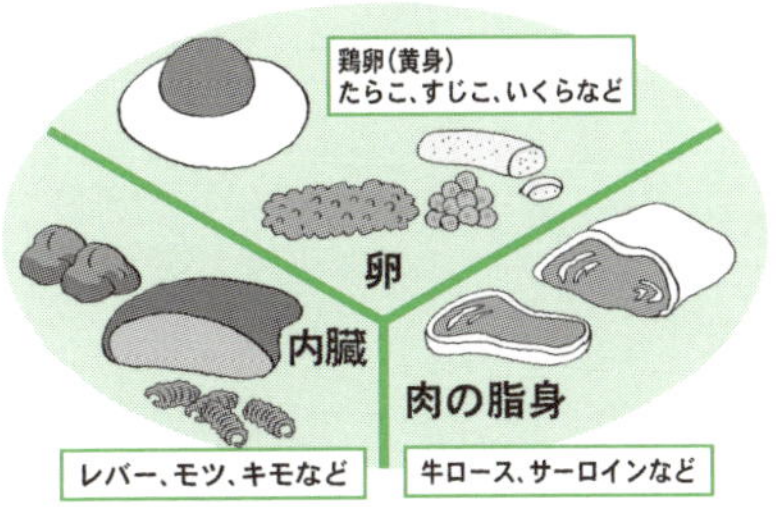

脂質や飽和脂肪酸を控えめに

運動療法の注意点

体調に合わせた有酸素運動を毎日1回 30 分以上

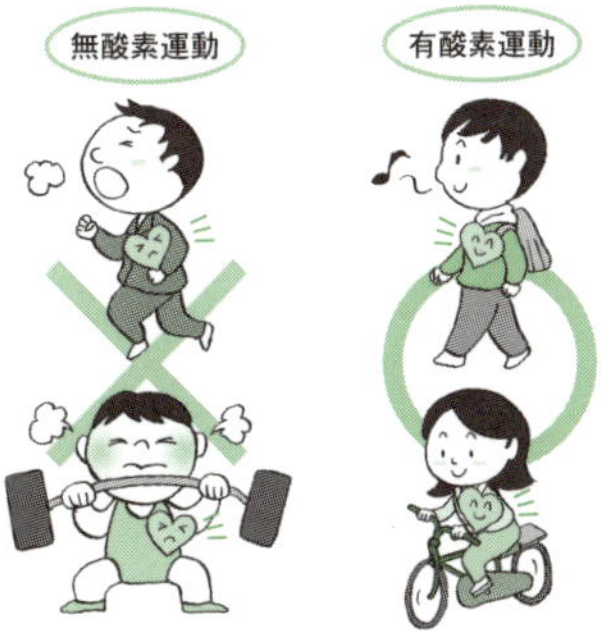

1週間で3時間以上　目標に

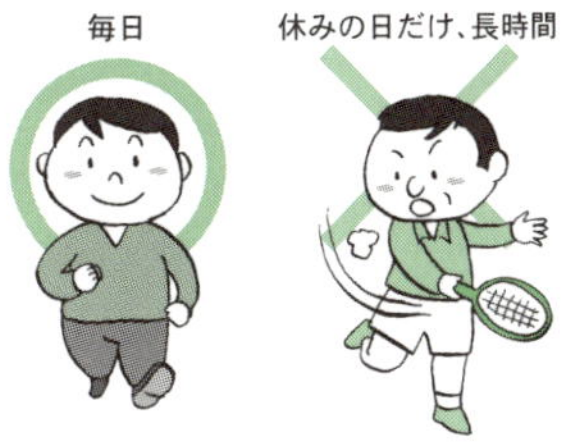

体調の自己管理

毎日、血圧や体重を測定し、記録をつけて自己管理を

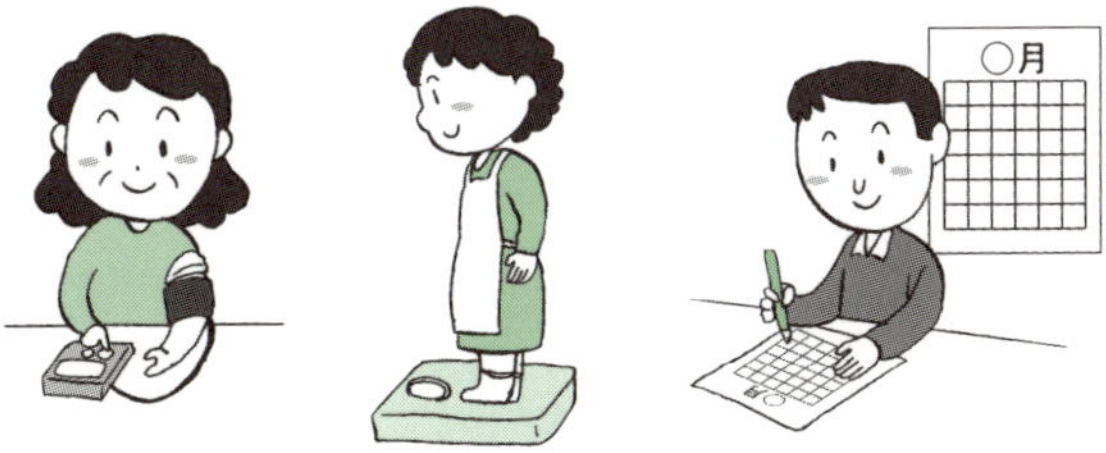

第6章

肺の病気

肺が破れるとどうなりますか？自然気胸と膿胸の治療

呼吸器外科部長 池田《いけだ》 直樹《なおき》

自然に肺が破れる病気「自然気胸《ききょう》」とは？

皆さん、「気胸」という病気をご存知でしょうか？「若い痩《や》せ型の男性が急に胸が痛くなり苦しくなって病院で胸部X線検査を受けたら、『肺が破れている』と言われ、入院して胸に管を入れられた。だけど、空気漏れが止まらなくて、結局手術を受けた」という話を、耳にされたことがあるかもしれません。ここでは、自然に肺が破れる病気「自然気胸」について説明します。

どんな病気ですか？

肺の一部が破れて、肺の中の空気が漏れて肺がしぼんでしまい、息がしにくくなってしまう病気です。症状としては突然の胸痛、咳《せき》、呼吸のしにくさなどです。発生率は人口10万人に40～50人とされており、それほどまれな病気ではありません。その一方で好発年齢と性別に特徴があり、大半が10～20歳代で、背が高く痩せ型で「胸が薄い」男性に多く発症します。

肺が破れると、なぜ息がしにくくなってしまうのですか？

その前に、「呼吸の仕組み」について説明します。

1．胸部の正常構造と呼吸の仕組み／肺＝「風船」

まず胸部、胸の構造について説明します（図）。皮膚、皮下脂肪、筋肉の下にある肋骨は、左右各12本あり、それぞれの肋骨の間にある肋間筋によってつ

図　胸部の解剖

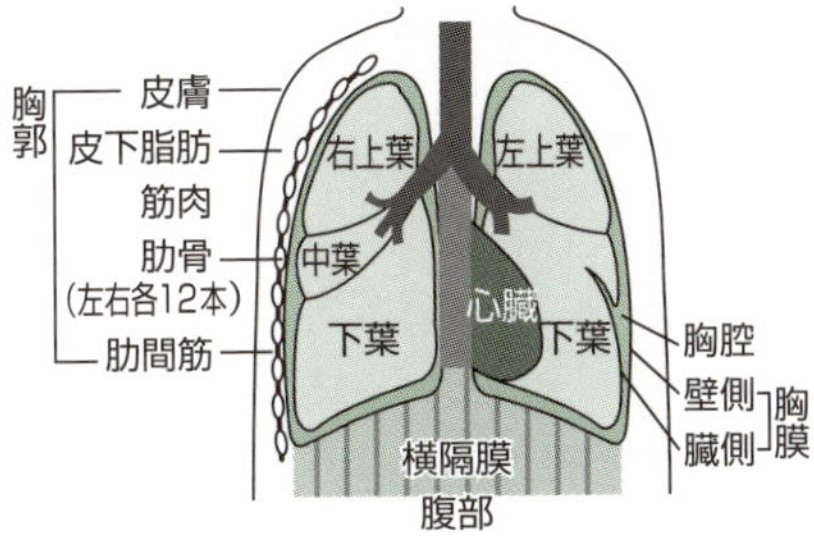

ながり、いわば「壁」にあたる胸郭《きょうかく》を構成します。その胸郭の内部で横隔膜により腹部と仕切られた空間を胸腔《きょうくう》と言い、その左右に分かれた胸腔に、右肺は上葉、中葉と下葉、左肺は上葉と下葉が存在します。肺の表面を覆う膜を臓側胸膜と言い、その対面の胸腔内側を覆う膜を壁側胸膜と言います。

人は呼吸をしますが、「息を吸う」「息を吐く」ために具体的に何をどう動かしているのでしょうか？　まず息を吸うためには、肋骨と肋骨をつなぐ肋間筋と横隔膜（これも筋肉でできています）を動かして胸郭を広げて胸腔を大きくします。すると、大きくなった胸腔に合わせて肺が膨らんだ結果、空気が口から流入して「息を吸うこと」ができます。逆に息を吐くためには、力を緩めると広がっていた胸郭は元のサイズに戻り、その結果、空気を口から吐き出して肺も元のサイズに戻り、「息を吐くこと」になります。

このように呼吸をスムーズに行うためには、外側の胸郭の大きさの変化に合わせて、内側の肺の大きさもスムーズに変化することが大切で、そのために胸腔内は陰圧（物体の内部の圧力が外部圧力より低い状態）に保たれています。胸腔内が陰圧であればこそ、胸郭が大きくなるにつれ空気を吸い込んで肺も膨らみ、逆に広がった胸郭が戻るにつれ空気を吐き出して肺も元のサイズに戻ります。スムーズな呼吸のためには、肺が胸腔全体にすき間なく広がっていることが必要です。つまり、肺は胸腔全体にすき間なく広がる「風船」のようなものだとイメージできます。

2. 肺が破れるとどうなるか？ 「気胸」とは……

もし、肺が風船のようなものだとすると、「破れたらどうなるだろうか……？」と不安になるかもしれません。「破れる」といっても、ゴム風船のように破裂することはないのですが、しぼむようになります。その結果、本来は肺がすき間なく広がっている「胸」に空「気」がたまった状態になります。それを「気胸」と言います。

治療が必要な理由はなぜですか？

1. 呼吸の量（換気量）が低下する

当然の話ですが、気胸になると肺がしぼんでしまい、いくら胸郭を大きくしても、しぼんだ肺が膨らまないために、空気を十分に吸うことができなくなります。同時に、空気を十分に吐くこともできなくなるので、血液中の酸素濃度の低下と二酸化炭素濃度の上昇が同時に起こり、治療が必要となります。

2. 胸腔内での感染が起こる可能性がある

肺が破れ気胸を発症した際には、本来は空気のないスペースである胸腔内に「空気」が漏れます。この漏れた空気は体の外から入って来たものなので、中には菌を含んでいる可能性もあります。従って、気胸を放置しておくと、その汚染された空気が、本来は菌のいない胸腔内に広がって感染し、膿《うみ》が胸腔内にたまる場合もあります。そうなると、致命的な敗血症に陥る可能性（こうした状態を「膿胸」と言います）もあるため、早期に治療が必要となります。

写真1　肺に発生したブレブ

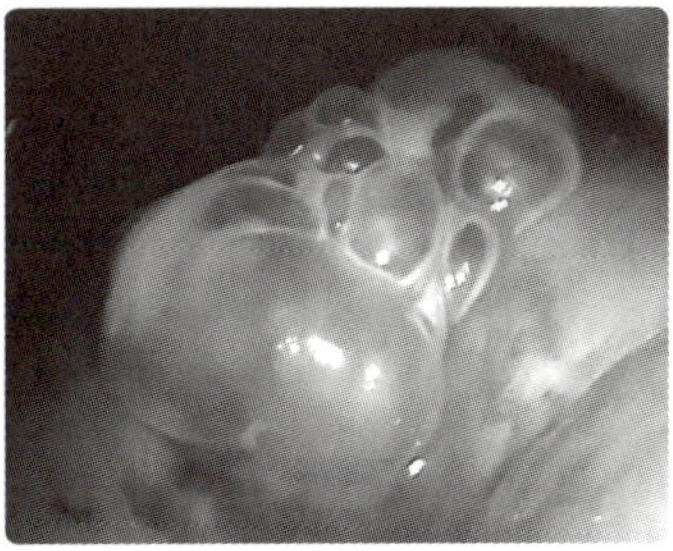

「自然気胸」の「自然」って、何ですか？

気胸は肺が破れて発症すると述べましたが、破れるのは肺の表面直下に存在する「ブレブ」だと考えられています（写真1）。ブレブは、肺の表面に突出した薄い膜でできた「風船」のようなものです。正常な肺と比べて脆弱《ぜいじゃく》なため、手術の際に破れていることもあります。ブレブは喫煙などさまざまな原因で発生しますが、10～20歳代に発生するブレブの原因は、主に体格、「胸が薄いこと」が原因と考えられています。10～20歳代の痩せ型の男性に発症する気胸は、何もしないのに突然発症し、その過程が極めて「自然に」発症することから「自然気胸」と表現されています。

治療の話――手術しないといけないですか？

治療の方法は以下の3つです。自然気胸の根本の原因は、「体格」に由来するとされているため、仮に現在発生するブレブを全て切除しても、今後、別の場所から新たに発生する可能性もあります。また、発見しにくい小さなブレブが原因になっている場合もあるため、初回から全例を手術するわけではありません。

1．経過を観察する

肺が「しぼんだ」程度が軽ければ、空気が漏れた穴も小さいでしょうから自然に治癒することも期待できるので、自宅で安静を維持し、外来通院で胸部X

写真2　胸腔鏡下ブレブ縫縮術

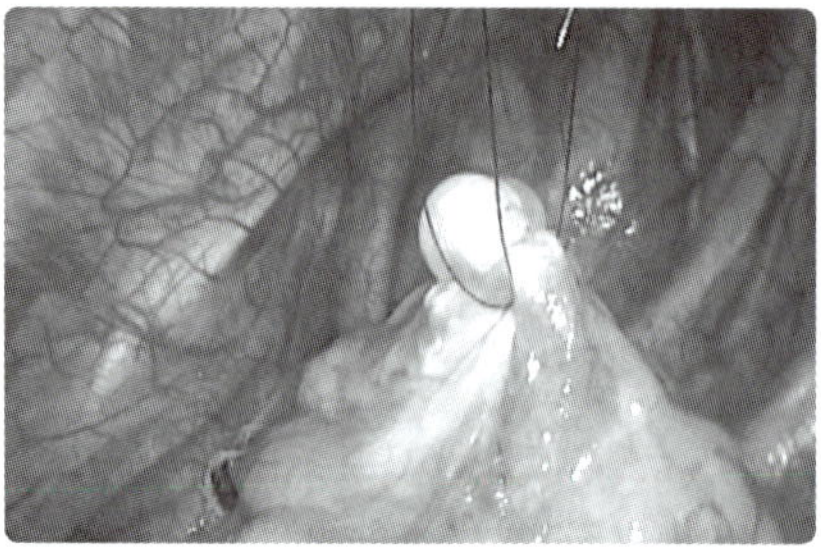

線検査を行い、治癒まで1～2週間経過を観察します。

2．胸腔ドレナージ

肺が「しぼんだ」程度が重ければ、入院した上で胸腔ドレナージが適応されます。胸腔ドレナージとは、局所麻酔下で肋骨と肋骨の間から胸腔内に管を入れ、真空ポンプで治す方法です。この方法は、真空ポンプで胸腔内を1～2週間陰圧に保つことで、肺が膨らんで空気が漏れた穴が自然に閉じることを期待するものです。

3．手術／胸腔鏡下ブレブ切除縫縮術《ほうしゅくじゅつ》

さまざまな方法で手術はなされていますが、当センターでは、主に全身麻酔下での胸腔鏡下ブレブ縫縮術（写真2）を施行しています。具体的には、側胸部1か所に胸腔鏡（1㎝径の棒状の内視鏡で、その先端から見える画像をテレビモニターに映すシステム）を挿入、さらに腋窩《えきか》に約3㎝程度皮膚を切開して処置孔を作成します。胸腔鏡の観察に加えて処置孔から肉眼でも十分に観察してブレブを見落とさないように発見し、空気漏れが起きないようにブレブを縫縮して手術は終了です。

この方法のメリットは、①肺を切除しないこと②鏡視だけでなく肉眼視も併用するので、発見しにくいブレブを見つけやすくなること③皮膚切開する場所が腋窩なので、傷が目立ちにくい——などです。さらにブレブが発生しやすい肺尖部《はいせんぶ》には吸収糸シートで被覆して再発を防ぐようにしています。

経過観察と胸腔ドレナージに共通しているのは、手術ではないというメリッ

写真3　胸腔内に貯留した膿

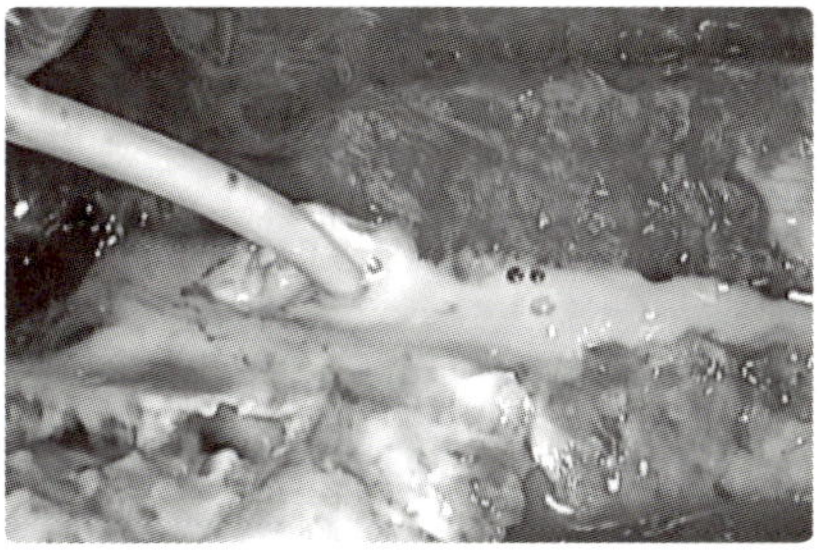

トがある一方、原因である破れたブレブを処置できないデメリットがあります。また、原因に直接対処していないため、後にすぐ再発する可能性もあります。胸腔鏡手術は原因のブレブに直接対処するため、再発する可能性はぐんと低くなる一方、手術であることはやはり大きなデメリットです。従って当センターでは、初回発症の場合は、経過観察や胸腔ドレナージで対応し、それでは対応できない場合や再発時に胸腔鏡手術することを基本方針としていますが、両側気胸の場合や患者さんの意向や病状も考慮し、最善の治療をお勧めしています。

胸の中に膿がたまる病気「膿胸」とは？

気胸を放置しておくと膿胸に陥るリスクについて前述しました。肺が破れたことによって、汚染された空気が本来は無菌の胸腔内に広がった場合や、肺は破れなくても肺の中の炎症（つまり「肺炎」の状態です）が、胸腔内に波及した結果、感染のため膿を含んだ胸水が胸腔内に貯留した場合を膿胸といいます（写真3）。治療しなければ敗血症まで進行し致命的になったり、慢性化して治療に年単位を要したりする場合もあるので、早期に治療する必要があります。

治療の話――手術しないといけないですか？

治療の方法は以下の3つです。患者さんの病態に合わせ、最適な治療を実施しています。

1．抗生物質の点滴

まず、菌が体内にあることが問題なので、菌に効く抗生物質を点滴で投与します。軽症であればこれだけで良いのですが、しかし、胸腔内に菌が広がり膿を含んだ胸水がたまっている場合には、これだけで治癒することはありません。

2．胸腔ドレナージ

胸腔ドレナージとは、局所麻酔下で胸腔内に管を入れ、真空ポンプで治す方法です。これにより、膿を含んだ胸水がほぼ完全になくなれば治癒に向かいます。

3．胸腔鏡下膿胸腔搔《そう》爬《は》術《じゅつ》

抗生物質の点滴や胸腔ドレナージでも治癒しない場合もあります。それは、膿を含んだ胸腔内が胸水から析出してできた「隔壁」で仕切られているため、膿が「閉じ込められて」いる場合や、胸腔内の壁に膿が固着している場合などです。こうした場合には、全身麻酔下に胸腔鏡で観察しながら、胸腔にたまっている仕切りや膿を「ごっそり」かき出し、治癒を図ります。

息苦しくなる病気、COPDって何?

呼吸器内科部長　郷間《ごうま》 厳《いわお》

ほとんどがタバコによる発症

ＣＯＰＤとは、日本語にすると「慢性閉塞性《へいそくせい》肺疾患」という長い名前になります。「閉塞性」とは、「吐き出しにくい」ということを説明する医学用語です。「慢性」とありますが、20年以上もかかって発症してくる病態です。吐き出しにくい病気の変化として、胸の中では、空気の通り道である気管支や肺胞《はいほう》というところが炎症を起こしたり破壊されたりということが生じています。それぞれ、慢性気管支炎や肺気腫《はいきしゅ》という病理的な変化が起こっています（図１）。

原因は、空気の通り道を痛めるような有害な物質を吸入することです。最大の原因はタバコの煙で、日本人の場合、約90％が自らの喫煙が原因となります。そのほかの有害物質には、非喫煙者の場合、身近なほかの人のタバコの煙も危険因子となります。咳《せき》、痰《たん》、動いたときの息切れが特徴的な症状ですが、自覚症状が乏しいこともしばしばみられます。

そのままだと、どうなるのか?

吐き出しにくいことにより、初めは激しい運動をしたときに息切れを感じますが、進行すると、軽い動作でも息切れを感じるようになってきます。痰が増えてきて、増えた痰を咳で出しにくくなる症状も加わってくることも多いです。その状態でも思うように運動ができなくなってきますが、風邪をきっかけに急に呼吸困難を生じて、緊急入院で治療をしなければならなくなることもあります。

図1　COPDの病態生理

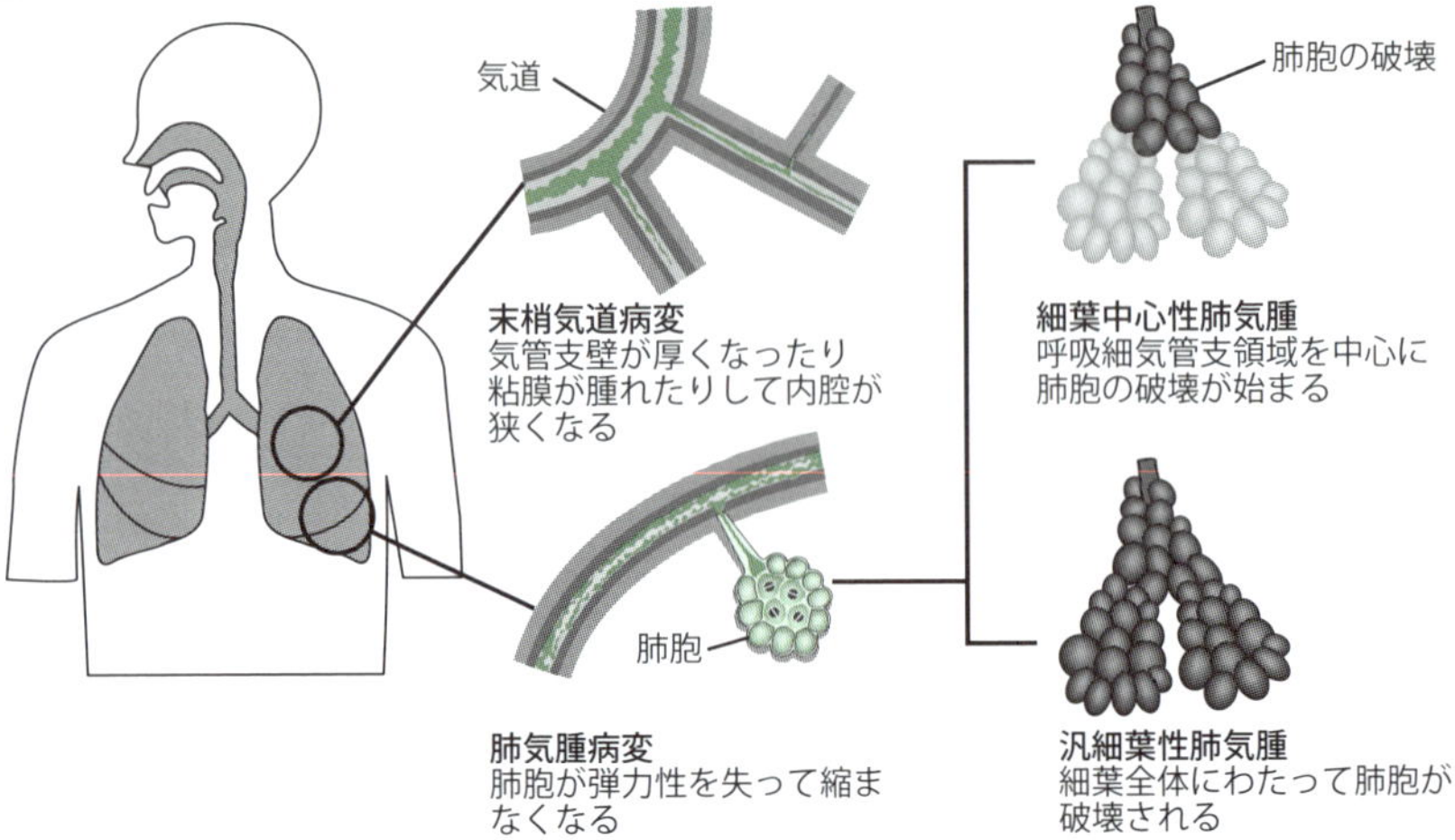

『スーパービジュアル呼吸器疾患』(成美堂出版 ,2014) をもとに作図

ゆっくりと進む場合、また、急に苦しくなる場合でも、病態は進行性です。入院を繰り返すようになり、徐々に生活の範囲が制限されるようになります。しばしば体力が低下し、外出もできないくらい呼吸困難が進む頃には、肺機能の低下に伴い酸素を取り込む力が不足して、酸素療法が常時必要になることも珍しくありません。また、吐き出しにくいことにより、体から生じる炭酸ガスが吐けなくなって、正常では生じることのない炭酸ガスの濃度上昇が起こってきます。そうなると、体内の酸性度が上昇するなどの異常が伴ってきます。呼吸をするにも普通より余分のエネルギーが必要となり、体重が減っていきます。食事を増やそうとしても、進行した状態では食事が摂れないくらい息がしんどくなることが起こってきます。

一方で、COPDには肺がんや気胸、心臓に負担がかかって肺性心という状態になることがあるほか、肺以外の部位のがん、骨粗《こつそ》しょう症《しょう》や抑うつ症状、四肢《しし》の筋力の低下など全身の合併症も生じてくることが問題です。

診断の方法

まず、タバコを吸っている40歳以上の方は、リスクが高く

図2　健常者とCOPDのスパイロメトリー

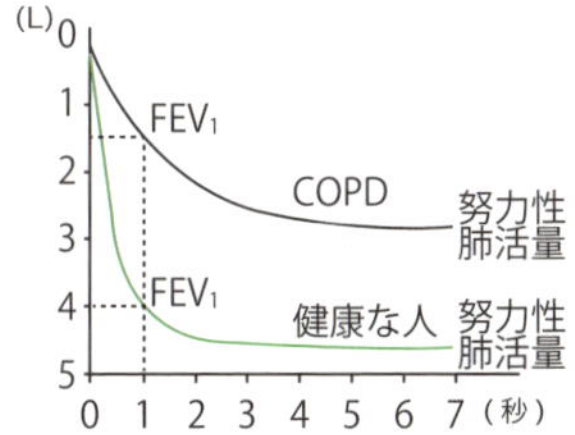

スパイロメトリーでは、図のように息を勢いよく吐いたときの量が少ないことが明らかになります

日本呼吸器学会 / 編『COPD 診断と治療のためのガイドライン（第 4 版）』(2013) メディカルレビュー社をもとに作図

なります。また、禁煙して長く経過している方でも、かつて喫煙していた期間が20年以上など長かった方には生じてくる可能性があります。診断には、スパイロメトリーという呼吸機能の検査が必要です（図2）。これは、痛みもなく簡単に受けられる検査なので、ぜひ一度受けていただきたいと思います。

健康診断などで実施される胸部X線検査では、残念ながらＣＯＰＤを早期発見することは難しいことが多く、かなり進行しても気付けないことが少なくありません。むしろ、丁寧な身体診察が早期にＣＯＰＤと診断できる可能性があります。

治療の選択肢

第一に優先されることは、禁煙です。禁煙は、病気の悪化を防ぎ、肺炎を予防する意味からも何よりも必須です。また、栄養療法と呼吸のリハビリテーションを実施することが早期から大切です（図3）。

病状の進行に合わせて実施する治療には、薬物療法があり、主に気管支拡張薬の吸入です。気管支拡張薬には内服薬や貼り薬もありましたが、薬剤の進歩により吸入薬の効果がとても大きく得られるようになりました。吸入する回数も1日1～2回で済むように改良されており、まずは吸入薬が優先されます。

それらのいろいろな治療でも十分でない重症では、在宅酸素療法を導入し、さらに悪い場合は、補助換気療法という人工呼吸の一種を実施することもあります。肺の一部を切除するという外科療法もありますが、これを実施すること

図3　COPD増悪の有無による生存率

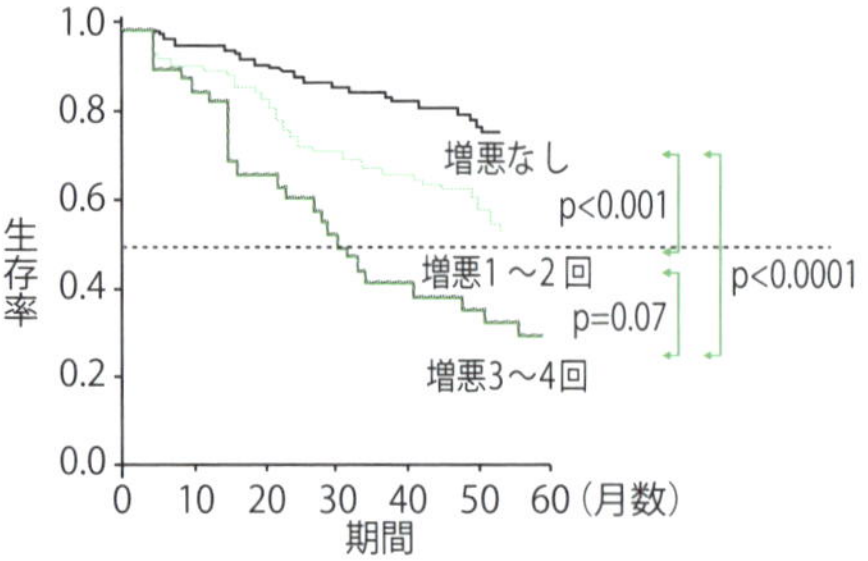

Solar-Cataluña JJ, et al. Thorax 2005. をもとに作図

- 急に呼吸状態が悪くなり、入院治療などを要することを増悪と言います。増悪を1回でも生じるとその後の生存率に悪影響が生じます
- 早期診断と普段の療養により、増悪を起こさないようにすることが大切です

が良いと思われる方はごく一部の病態に限られ、一般的ではありません。

選択肢の利益とリスク

早期であれば、禁煙することだけでも症状や検査結果が改善することもありますし、その後の進行の心配も減ります。

気管支拡張薬の効果は比較的早期に実感できることも多いのですが、そこで喫煙をやめないと、肺機能の低下が早く進むことが分かっています。

ある程度以上の重症度では、薬物療法だけでなく、できる治療法を全て実施することが大切です。医師だけでなく、薬剤師、栄養士、理学療法士、作業療法士などの多職種がかかわれる専門治療のできる施設での受診が望ましいでしょう。ずっと付き合わないといけない慢性の病気ですので、生活上の困ったことを相談できるかどうかも大切なポイントです。

万が一のときの対処

急に呼吸困難を生じるような場合には、緊急治療が必要となります。そのようなときに、どこに受診すれば良いかをあらかじめ主治医の先生と決めておくことをお勧めします。

間質性肺炎という病気をご存知ですか?

呼吸器内科部長 郷間《ごうま》 巌《いわお》

間質性肺炎《かんしつせいはいえん》とは?

少し難しい用語ですが、間質性肺炎という病気があります。名前だけですと、肺炎の一種と思われてしまいがちですが、大きく異なる種類の病気です（図1）。肺炎と言いますと熱が出たり、咳《せき》や痰《たん》が出たりするなどの症状が主体ですが、間質性肺炎は、症状でも異なります。急性のものでは熱を伴うこともありますが、熱が全くないことも多いです。

症状の特徴と合併症

乾いた咳が出ますが、痰がないことが多いです。そして進行すると息切れが生じてきますが、動いたときにそれが目立ちます。多くの細菌性肺炎は細菌などの感染で痰が増えてそれを出すために湿った咳が出てきます。間質性肺炎は、肺を構成する肺胞《はいほう》の壁に病変の主体があるため、痰は増えないで、酸素を取り込む力が落ちていきます。同時に、肺が固くなって柔軟性を失うために、肺が小さくなる、つまり縮んでいってしまいます。そのことも咳が出やすくなる原因の1つです。さらに進行すると、じっとしていても息苦しくなり、酸素療法が必要になってきます。肺が小さくなるので、深呼吸ができにくくなったり、吸い込んだ拍子に咳が出たりして苦しくなります。

肺が小さくなることで起こる合併症に、気胸《ききょう》や縦隔気腫《じゅうかくきしゅ》があります。また、固くなった（線維化と言います）組織は、がんを合併しやすい部位になるため、

図1　間質性肺炎の病理的変化

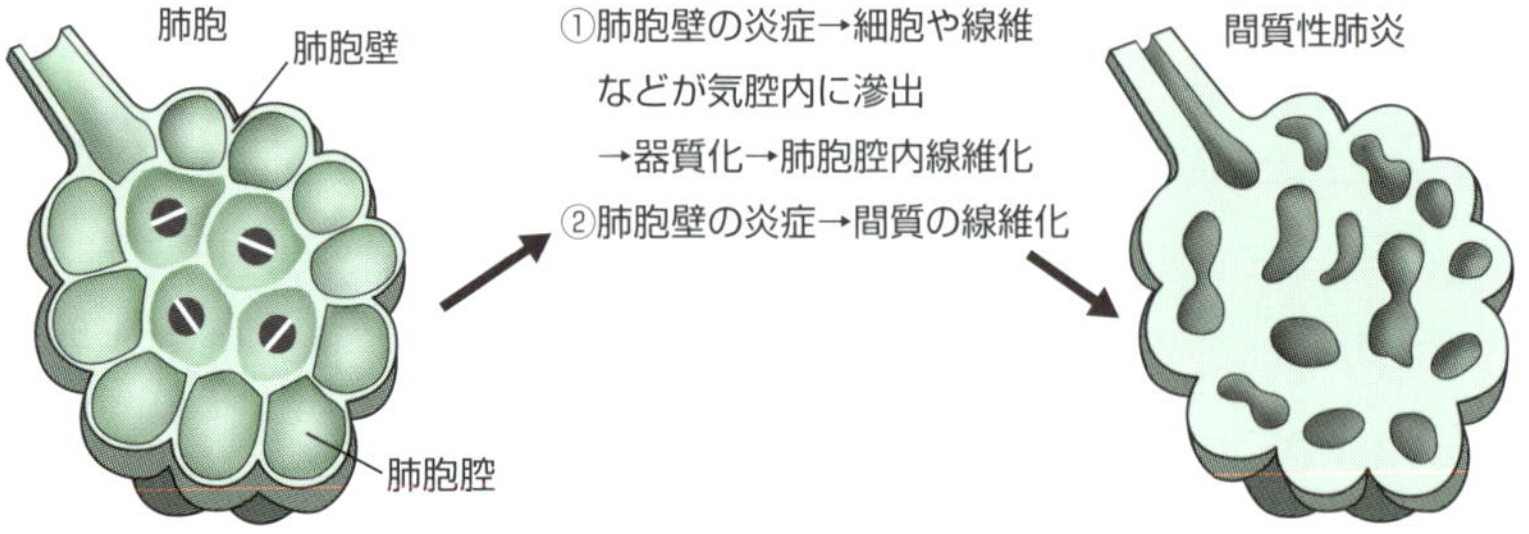

慢性になると肺がんを合併することも珍しくありません。

臨床経過と対処法、専門性が高い病気(表)

原因不明（特発性《とくはっせい》）のものから、職業性の粉塵《ふんじん》によるものや薬剤、放射線など治療に関連するものや喫煙に関連するものなどさまざまです。かつては、原因が推定できないことも多かったのですが、この領域の研究が進みました。鳥類の抗原に長期間曝露《ばくろ》されて起こるもの、ほかの症状がはっきりしない膠原病《こうげんびょう》が隠れているものなどが明らかになり、原因に応じた治療もできるようになってきました。

診断のための検査と大切なポイント

一般的な検査に加えて、高分解能ＣＴ、気管支鏡検査、肺生検を実施します。これらの検査を呼吸器内科医、呼吸器外科医、放射線科医、病理医が検討して診断を行うことが重要であり、このようなことが得意な施設で治療を受けることが重要です。一度の精密検査では結論が出ず、その後の経過を追いかけることで診断がはっきりしてくることもこの病気の特徴です。

治療の選択の重要性(図2)

診断に基づいた治療が必要です。急速に進行する場合は、人工呼吸や集中治療室での治療が必要になることがあります。その場合は、緊急かつ専門的対応

表　間質性肺炎の病変が生じる主な疾患

- **特発性間質性肺炎**
  - 特発性肺線維症（ＩＰＦ）
  - 非特発性間質性肺炎（ＮＳＩＰ）
  - ＩＰＦ、ＮＳＩＰ以外の間質性肺炎
- **慢性過敏性肺炎**
- **薬剤性肺炎**
  - 抗がん薬
  - 関節リウマチ治療薬
  - 漢方薬
  - 健康食品など
- **放射線肺炎**
  がんへの放射線治療に併発する
- **膠原病随伴性間質性肺炎**
  膠原病に伴うものだが
  急性に発症し、急速に進行して
  致命的となるものもある
- **じん肺**
  - 珪肺
  - 石綿肺
  - その他、長期の粉塵吸入による
- **サルコイドーシス**
- **その他**

図2　特発性肺線維症とその他のがんとの5年生存率の比較

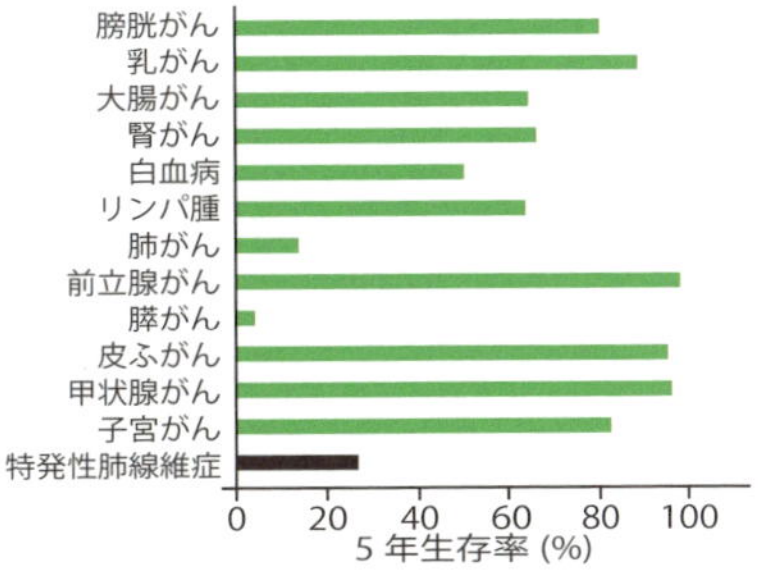

Vancheri C,et al.Eur Respir J. 2010;35:496-504.
をもとに作図

これまでの治療では、特発性肺線維症は多くのがんよりも生命予後が不良です。
新しい抗線維化薬が２種類使用できるようになり、効果が出てきています。今後の改善が期待されています

ができる施設での治療が重要です。一方、徐々に進行する場合には、しっかりと検査を実施し、適切な治療を選択することが大切です。その理由は、ある程度の副作用が避けられない薬を長期間使用しなければならないためです。一方で、よく使われるステロイド薬が経過をむしろ悪化させるものもあります。

膠原病などに伴う間質性肺炎では、免疫抑制薬の使用が有効なことがあります。また、特発性肺線《はいせん》維症《いしょう》に対しては、進行を抑制できる「抗線維化薬」という特殊な薬剤が使用されるようになってきています。

進行すると在宅酸素療法が必要な場合もあります。また、回復が望めず、肺移植を患者さんに相談することもあります。

ようこそ、禁煙外来へ!!

禁煙専門指導看護師　髙畑《たかはた》 裕美《ひろみ》

多くの病気の原因が「タバコ」です

国内では、タバコによる年間死亡者数は約13万人もあり、受動喫煙によっても約6千800人の方々が亡くなっています。このように、厚生労働省の研究では成人死亡の決定因子の第1位は喫煙といわれています。紙巻きタバコは、葉を切り刻んで紙に巻いただけではありません。吸いやすく、やめにくくするために、いろいろな添加物が加えられていることが明らかになっています。

また、世界保健機構（WHO）の国際がん研究機関によると、発がん性物質は70種類以上に及ぶといわれています。これらによって、肺がんをはじめ、全身のがんが生じるリスクが高まります。そればかりでなく、心筋梗塞《しんきんこうそく》や脳梗《のうこう》塞《そく》、慢性閉塞性《へいそくせい》肺疾患（COPD）、糖尿病、歯周病、喘息《ぜんそく》、認知症、不妊などもタバコの煙によって引き起こされます。

吸わないからといって安心ではありません！

タバコを1日20本吸う夫の妻が、肺がんになるリスクは2倍もあるといわれています。受動喫煙によっても肺がん、心筋梗塞になることは証明されています。妊娠中の喫煙は胎盤を通じて胎児に影響し、流産、早産、低出生体重児が増え、出生後も乳幼児突然死症候群、中耳炎、学習障害などを引き起こしています。妊娠中の喫煙は胎内の女児の卵母細胞をも傷つけてしまい、女児の子、つまり孫まで影響することが最近分かってきました。

表　禁煙治療の保険適用基準

保険適用

①35歳以上の者は喫煙指数（1日の喫煙本数×喫煙年数）が200以上
②直ちにやめたいと思っていること
③タバコ依存症スクリーニングテストで5点以上
④「禁煙治療のための標準手順」に沿った禁煙治療について説明を受け、当該治療を受けることを文書で同意している者であること（禁煙宣言書の記載）
⑤1年以内に禁煙治療を受けていないこと

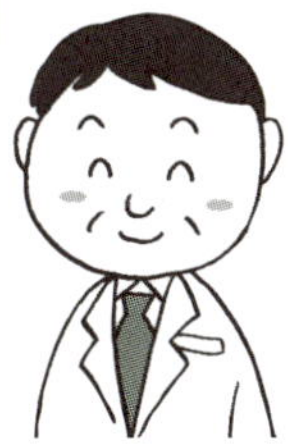

それなら、ベランダ喫煙や換気扇の下で吸っているから大丈夫と思っていませんか？　タバコの煙が髪の毛、服に付きあとから有害物質が浮遊し影響を与えます。完全禁煙することしか確実な対策はありません。

手術前、最低3週間はタバコをやめることが必要です

タバコを吸い続けていると、麻酔のトラブルや術後に肺炎や無気肺を起こしたり、創《きず》の治りが悪くなるなどのトラブルを起こし、入院期間が長くなるおそれがあります。そのために、術前2か月以上、最低でも3週間前から禁煙することが必要になっています。

意志が弱いからやめられない？　いいえ

「何度も禁煙にチャレンジしたけど、また吸ってしまった」「3日はやめられるけど、なかなか続かない」という方は多いのではないでしょうか。では、やめたいけど、なかなかやめられないのはなぜでしょうか。それは、タバコは嗜《し》好《こう》品ではなく、病気を起こす依存性薬物に相当するからです。喫煙習慣は意志の問題ではなく「ニコチン依存症」という病気のためです。依存性（自分の意志でやめにくい度合い）においては麻薬に匹敵するといわれ、禁煙補助薬で禁煙ができても再発しやすいものです。

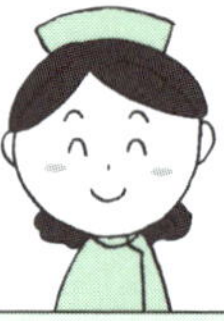

当センター禁煙外来
5回受診完了者の禁煙成功率
85.1%

あきらめず最後まで受診することが成功の秘訣《ひけつ》!

禁煙外来では、「タバコを今すぐにやめたいけれど、自力では難しい」という方に禁煙補助薬を使い、楽に禁煙に取り組めるように支援します（表）。たまにやってくる「吸いたい気持ち」に対し、少し頑張ってやり過ごしてもらうことが必要です。それに対して、例えば当センターでは、禁煙の専門医や看護師が「動機づけ面接法」「認知行動療法」のカウンセリングを取り入れ、吸わないことを続けられるように一緒に考えていきます。

禁煙が成功する秘訣の1つは、タバコの害やニコチン依存症について、しっかり知ることです。もう1つは、あきらめず最後まで（12週間）受診することも大切です。もし、身近で応援してくれる家族や友人がいれば、より成功しやすいと思います。

「何度も禁煙にチャレンジしたけど難しい」「もう、いい年だから今さらやめても」などと言われる方もいると思います。しかし、いくつになっても禁煙することは決して遅くありません。80歳をすぎて禁煙外来に来られ成功した患者さんも大勢います。喫煙習慣を卒業した皆さんは、「やめてよかった。どうしてもっと早くやめなかったんだろう」「ストレスがなくなった」「時間が増えた」などと禁煙の良さを実感しています。禁煙外来のスタッフも日々勉強し、いろいろな患者さんと一緒に禁煙に取り組んでいきたい気持ちで頑張っています。笑いのたくさんある外来です。私たちと一緒に挑戦してみませんか？

第7章

お産の話

安全なお産をするために

産婦人科医員 梅田《うめだ》 杏奈《あんな》

異常の早期発見に努めよう

大部分の妊婦さんは、妊娠中特に問題なく経過し、無事出産を終えられます。しかし、一部の妊婦さんは、妊娠中あるいは分娩《ぶんべん》中に治療が必要な病気を発症します。妊娠中に発症する病気の特徴として、病気が急激に悪化することがあり放置するとお母さんと赤ちゃんの双方に命の危険が生じることがあります。従って、定期的に妊婦健診を受け、異常の早期発見に努める必要があります。当センターでは、医師と助産師が共同で妊婦健診を行い無事出産を終えるよう努めています。以下、妊娠・分娩中に起こる代表的な病気について説明します。

妊娠悪祖《おそ》——「つわり」とは？

妊娠が成立すると、体の中では目まぐるしい変化が起こります。その変化に伴い、妊娠5～6週頃から、だるさや吐き気、嘔吐《おうと》などの症状が現れます。50～80％の妊婦さんが経験する「つわり」です。多くは一時的なもので、12～16週頃には自然によくなります。しかし、1～5％の妊婦さんで、つわりの症状が悪化し、脱水や栄養状態が悪くなることがあり、妊娠悪祖と言います。1回の食事量を少しにして何回かに分けてとるようにして対応しますが、症状のひどい場合は、点滴が必要です。治療をしても、全身の状態がどんどん悪化してしまう場合には、お母さんの体を保護するために中絶を考慮しなければいけないこともあります。

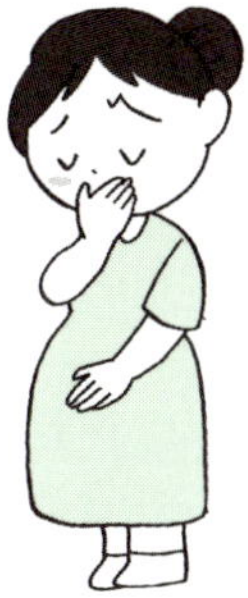

流産とは?

妊娠22週未満に妊娠が中断されることを、流産と言います。妊娠と診断されたうち、約15%に起こり、多くは染色体異常などの赤ちゃん側の原因で起こります。性器出血と下腹部痛が主な症状です。子宮の入り口が開いておらず、赤ちゃんが子宮の中にとどまっている状態を切迫流産と呼び、妊娠を継続できる可能性はありますが、妊娠初期には有効な治療法はありません。子宮の入り口が開いて性器出血が増加し、強い腹痛が現れてきた状態を進行流産、赤ちゃんやその付属物の一部が子宮の外に完全に排出されずに子宮の中に残った状態を不全流産と呼び、いずれも妊娠継続は不可能となります。

自然に経過をみることもありますが、痛みが強い場合や出血が多いときは、子宮の内容物を人工的に排出させる子宮内容除去という処置が必要となることが多いです。赤ちゃんが子宮の中で亡くなっているが、子宮の中にとどまっている状態を稽留《けいりゅう》流産と呼び、自然に排出されない場合には子宮内容除去が必要となります。

切迫早産とは?

妊娠22週以降37週未満で、規則的に子宮が収縮し、子宮の入り口が短くなったり開いたりすることを切迫早産と言います。お腹《なか》の張りや痛み、性器出血などが症状として現れます。安静にすることや子宮の収縮を抑制する薬剤を使用

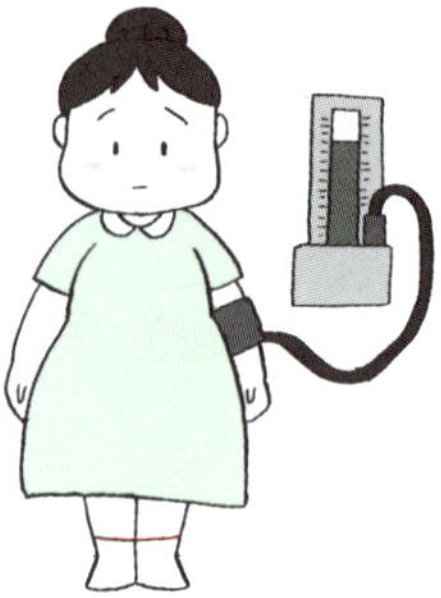

して、できる限り進行を止めるようにします。子宮の中の感染が疑われる場合には、赤ちゃんの状態が悪化する可能性があり、早期に分娩することが必要です。妊娠の週数や赤ちゃんの状態、子宮の状態などを総合的に判断して、治療の方針を決めていきます。妊娠の週数によっては、赤ちゃんが未熟な状態で出生することもあり、ＮＩＣＵ（新生児集中治療室）での管理が必要となります。

妊娠高血圧症候群（妊娠中毒症）とは？

以前は「妊娠中毒症」と呼ばれていましたが、２００５（平成17）年から「妊娠高血圧症候群」へと呼び方が変わりました。妊娠20週以降、分娩後12週までの間に、高血圧（または高血圧にタンパク尿を伴う）を認めます。血管の異常が原因といわれていますが、詳細な原因はまだ分かっていません。初産婦さん、若年または高齢の妊婦さん、双子以上の多胎《たたい》妊娠、肥満の方、糖尿病やそのほかの内分泌疾患を合併されている方などに起こりやすいといわれています。自覚症状がないことも多いですが、急激な体重の増加やむくみ、頭痛などがみられます。

治療の基本は、分娩により妊娠を終了することです。しかし、妊娠の週数によっては、赤ちゃんが未熟な場合もあり、安静を保つことや血圧を下げる薬の使用により、妊娠を継続することもあります。分娩後、速やかによくなることが多いですが、子癇《しかん》と呼ばれるけいれん発作や後述する常位胎盤早期剥離《じょういたいばんそうきはくり》などを合併した場合には、生命にかかわるような経過をたどることもある、危険な

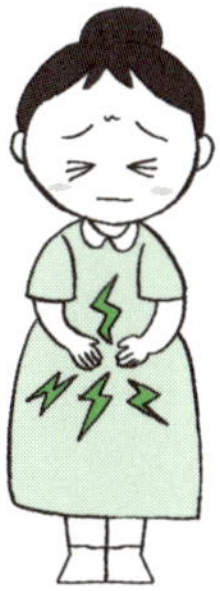

病気です。

常位胎盤早期剥離とは?

正常の分娩経過では、赤ちゃんが生まれた後に、胎盤が子宮から剥《は》がれて出てきます。しかし、この病気では、赤ちゃんが生まれる前に胎盤が剥がれてしまいます。約1%の頻度《ひんど》で認められます。高齢妊娠、喫煙などがリスクとなります。突然の激しい腹痛で発症し、子宮はまるで板のように硬くなります。胎盤が剥がれた範囲が少しであれば、症状は強く出ないこともあります。性器出血はあまり多くなく、全くないこともあります。胎盤が子宮から剥がれてしまうと、赤ちゃんは酸素をもらえなくなってしまうので、急激にしんどくなり、子宮の中で死亡してしまうことも多いです。お母さんも、血液が固まりにくくなるDICという状態となり、全身の状態が急激に悪化します。

この病気が疑われた場合には、一刻も早く妊娠を終了させ、輸血などの治療を行いますが、死亡率は30~50%とかなり高いです。子宮が収縮しない状態となることも多く、多量の出血によりお母さんが危険な状態となる場合には、子宮を摘出する必要があります。急激な状態の変化に対応できるよう、当センターのような、総合病院での全身管理が必要です。

前置《ぜんち》胎盤、低置《ていち》胎盤とは?

正常の妊娠では、胎盤は子宮の上の方に付着しています。正常よりも下方に胎盤が付着しており、子宮の入り口をふさいでいる状態を前置胎盤、子宮の入り口をふさいではいないが入り口に近い場所に付着している状態を低置胎盤と言います。経腟《けいちつ》エコーで診断します。子宮の下方は、分娩後にあまり収縮しないので、赤ちゃんが生まれた後に出血が止まらずに大量出血となります。子宮を収縮させる薬剤を使用し、子宮を圧迫する処置を行いますが、止血できない場合には、外科的な治療（血管に詰め物をする動脈塞栓《そくせん》や子宮摘出）を行います。

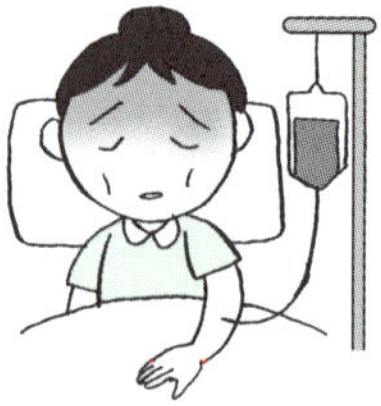

弛緩《しかん》出血とは？

正常の分娩では、赤ちゃんと胎盤が出た後に、子宮は硬く収縮し出血が止まります。なんらかの原因で子宮が収縮しにくくなり、大量に出血することを弛緩出血と言います。原因は、長時間の分娩、弱い陣痛、多胎や巨大児の妊娠で子宮が通常よりも引き伸ばされていた、子宮筋腫《きんしゅ》がある、胎盤の一部が子宮の中に残っている――などさまざまです。薬剤の使用や子宮を圧迫する処置だけで改善することもありますが、出血が止まらない場合には、外科的治療（動脈塞栓や子宮摘出）や輸血が必要です。対応が遅れると、生命にかかわる状態となることもあります。

妊娠糖尿病とは？

妊娠前に糖尿病と診断されておらず、妊娠中に行う血糖の検査で基準値以上となった場合、妊娠糖尿病と診断されます。妊娠中には、血糖値を下げる能力が低下しますが、その程度のひどいものが妊娠糖尿病となります。高齢妊娠や肥満、過度な体重の増加、家族に糖尿病の方がいる場合などで、リスクが高くなります。

赤ちゃんの体がつくられる妊娠初期にお母さんの血糖値が高い状態であれば、赤ちゃんに奇形がみられることがあります。赤ちゃんの血糖値が上昇することで、巨大児となることが多く、分娩の際に赤ちゃんの肩が出てこない肩甲《けんこう》難産《なんざん》となります。お母さんの血糖値が高いことで、流産や早産、前述した妊娠高血圧症候群のリスクが高くなります。赤ちゃんに十分な酸素や栄養を与えられないことで、赤ちゃんが成長できなくなることもあり、最悪の場合には、子宮の中で赤ちゃんが亡くなってしまうこともあります。

生まれた後に、赤ちゃんの血糖値が低くなることも多く、神経の障害が残る可能性があるため注意が必要です。たびたび血糖値を測定し、適切な食事療法（食事を調節することで、食事制限ではありません）を行います。食事療法のみでは血糖値が上昇してしまう場合には、インスリンという薬剤注射が必要となります。当センターでは、糖尿病内科の医師と協力して、妊娠糖尿病の患者さんの管理を行っています。

安心して出産・育児ができるように

助産師　五影《いつかげ》 靖子《やすこ》　助産師　梶谷《かじたに》 恵子《けいこ》

助産師はあらゆる年代のサポーター

助産師の仕事はお産のお手伝いをする人と思われがちですが、妊娠や出産の時期だけでなく、思春期や更年期など、女性のライフサイクル全てにかかわります。当センターでは、小中高校生を対象に、学校へ訪問し命の大切さを伝えています（写真1）。人は何億分の1というすごい確率で選ばれ、そして自分で生きることを勝ち取ってこの世に生まれてきます。生きている自分に自信と誇りを持ってほしいと願いながら、この授業を行っています。性体験が身近なものになってくる高校生には、安易な性交渉に対する警鐘をならします。そして、本当に赤ちゃんを授かりたいと思うときまで、自分の体を守ることの大切さをお話しします。

外来では、妊娠中や産後そして更年期や老年期の皆さんに、女性特有の症状や悩みに医師とともに対応しています。一時的に症状を改善するだけでなく、健康を維持し充実した生活が送れるよう、私たちは、心と体に大きな影響を受けるこのライフステージにかかわり、女性がうまく自分自身を守ることができるよう応援します。

自分が望む安心で幸せな出産へ（安産の体づくり、写真2）

私たちは、皆さんが望む出産ができるようお手伝いするパートナーです。どうすれば少しでも望む出産ができるのでしょうか。それは、皆さんがつくり出

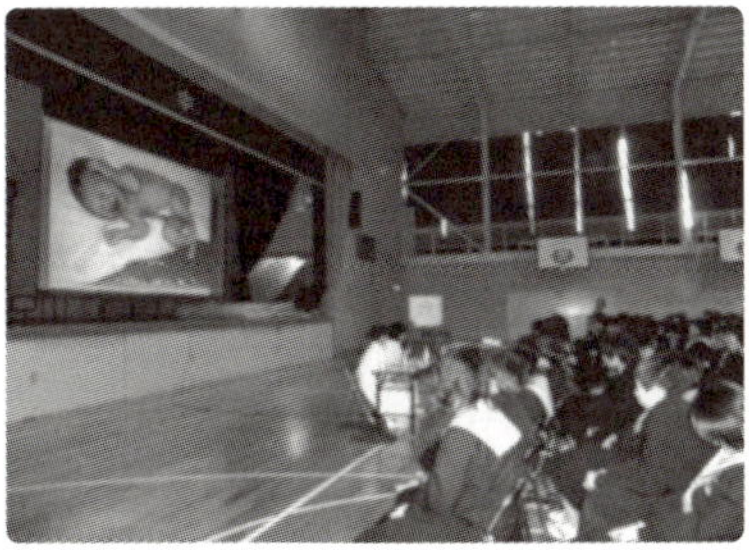

写真1　学校での講演

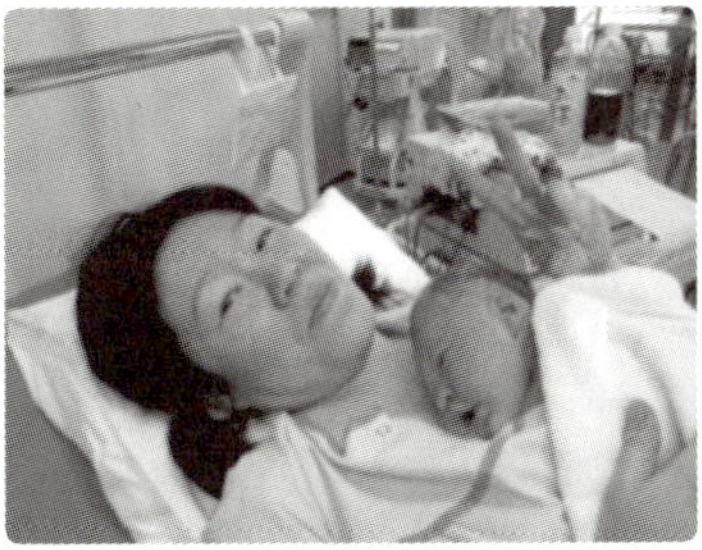

写真2　出産直後の様子

すものです。そのためには心と体の準備が必要です。そこで、助産師外来や両親学級などで妊娠中に必要な知識を得て不安を解消しましょう。

冷えは大敵なのをご存じですか。体が冷えると内臓も冷えます。ばい菌と戦う能力が衰え風邪を引きやすく、お腹《なか》が張る・頭痛・腰痛・母乳の出が悪くなるなどの原因となります。そこで、腹帯や靴下で冷えを予防し、適度な運動も効果的です。

母乳は、赤ちゃんを産むと勝手に出てくる、赤ちゃんはすぐ上手に母乳を飲むと思っていませんか。赤ちゃんは1日8回の授乳で練習し、上手に吸えるようになります。また、出産後3日目頃より母乳の出が良くなります。そのため、乳頭乳輪部を柔軟にすること、乳首の形を飲みやすいようにすることが妊娠中より必要です。

タバコの有害を知っていますか。タバコには、ニコチン・一酸化炭素といった有害物質が含まれます。ニコチンは血管の攣縮《れんしゅく》を起こし酸素の流れを悪くします。また、ニコチンは酸素を運ばず一酸化炭素を赤ちゃんに運びます。それにより、血液で酸素や栄養をもらっている赤ちゃんは酸素不足・栄養不足になります。しんどくなった赤ちゃんは、お腹にいることができず、早産になったり、出産後原因不明の乳児突然死症候群になることもあります。受動喫煙も同じで、家族の協力が必要です。

産後は心のケアも必要です。慣れない育児や3時間ごとの授乳で寝不足になり、不安と疲れで押しつぶされそうになる人もいます。家族の支えが必要で、

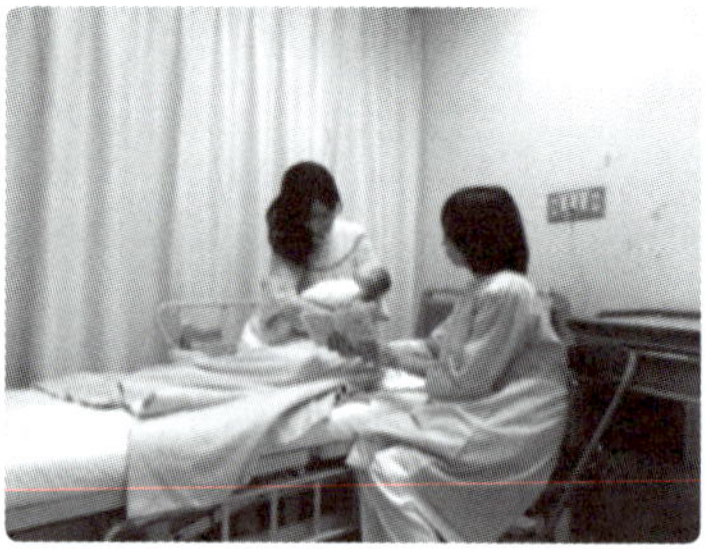
写真3　入院中の指導

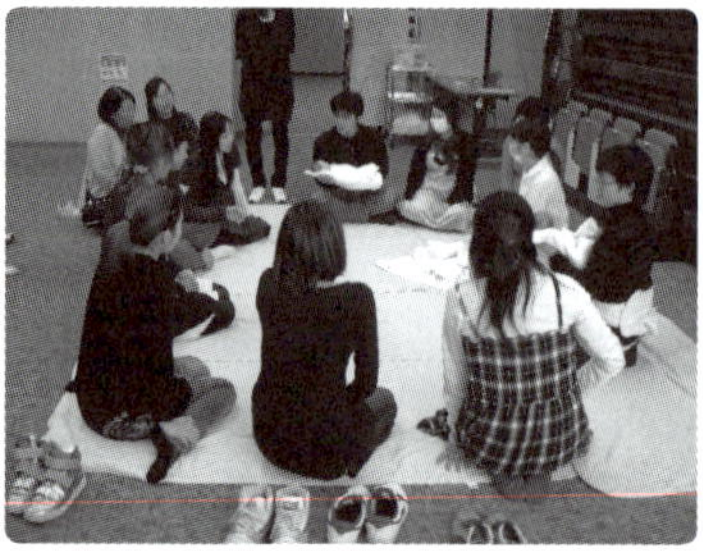
写真4　産後教室

家族の協力が得られないときはサポートセンターの利用も考慮しなくてはいけません。

まだまだ、たくさん心や体の準備が必要です。助産師と一緒に学びましょう。

地域とつながり、育児スタートの不安を解消

入院中は助産師がそばにいて、気になることもすぐに解決できます。しかし、退院するとそうはいきません。特に初めての子育ては不安がつきもので、退院後に手伝いが得られず、一人で試行錯誤しながら赤ちゃんと過ごしている人は多いのではないでしょうか。

当センターではお母さんが不安なく授乳や育児ができるよう、入院中に赤ちゃんの世話の仕方や退院後の生活についてお話します（写真3）。また、退院後は電話で相談を受け、母乳外来ではおっぱいの状態や赤ちゃんの発育をチェックし、順調かどうかをみていきます。また、産後教室では、同じ月齢の赤ちゃんとママが集まり、赤ちゃん体操やおしゃべりで気分転換を図ります（写真4）。しかし、それだけでは不安が解決できないこともあります。そのような場合、保健センターと協力し、家庭訪問やヘルパー派遣などを活用することができ、心身ともに安心した状態で育児ができるように環境を整えていきます。また、妊娠中から必要なときは保健センターと連携し、安心して出産を迎えて育児ができるように支援しています。

第8章

子どもの病気

特効薬のない RSウイルス感染症への対処法

小児科部長 岡村《おかむら》 隆行《たかゆき》

RSウイルス感染症とは?

麻疹《ましん》、風疹《ふうしん》、おたふく風邪などはワクチンにより、またインフルエンザや水痘などは抗ウイルス薬により、予防あるいは治療可能なウイルス性疾患になりました。しかし、まだワクチンや抗ウイルス薬もなく、乳幼児を脅《おびや》かす疾患も少なくありません。RSウイルス（Respiratory Syncytial ウイルス）もその1つです（図1）。RSウイルスは、乳幼児に肺炎や細気管支炎などを引き起こす主要な原因ウイルスで、毎年秋から春にかけて流行を繰り返します。

症状——反復感染することも

手指などとの接触やくしゃみなどの飛沫《ひまつ》から感染します。潜伏期間は3～5日程度で、発熱、鼻水などの症状で発症します。そのうち3～4割の子どもが咳嗽《がいそう》（咳《せき》、しぶき）やゼイゼイという喘鳴《ぜんめい》、呼吸回数の増加、息苦しそうな呼吸（努力性呼吸）をするようになり、症状が出て5～7日目頃から改善してくる病気です（図2）。生後1か月までに罹患《りかん》することはまれですが、感染すると重症化することが多く、人工呼吸器管理が必要なこともあり、時に死に至ることもあります。生後1か月以降でも重症化することがあり注意が必要です。ほとんどの子どもは2歳までに罹患しますが、1回感染しても2回、3回と反復感染することがあります。

図1　乳幼児の肺炎や細気管支炎の主な原因ウイルス

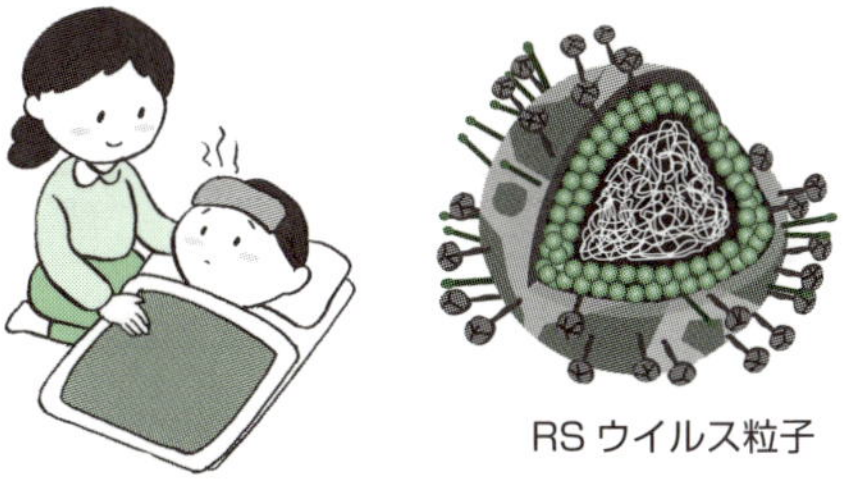

診断――鼻汁などを検査

鼻汁など（綿棒で鼻の穴の分泌物を採ります）を検査して、20～30分程度で診断することができます。ただし、感染していても20％前後は陰性となるので、そのときの流行の状況なども含めて診断します。肺炎や細気管支炎になっているかどうかは胸部Ｘ線検査を行い確認します。

治療――対症療法が主体

ＲＳウイルスに対する特効薬はありません。症状に対する治療、つまり対症療法が主体です。軽症の場合は鎮咳剤《ちんがいざい》・去痰剤《きょたんざい》（いわゆる風邪薬）で対応します。鼻水を止める薬（抗ヒスタミン薬など）は、鼻水をさらに粘稠《ねんちゅう》（粘り気があって濃いこと）にしてしまい、咳嗽を悪化させたり、呼吸困難を起こしたりすることもあるので使用しないこともあります。咳嗽や鼻汁がひどくて眠れないとき、食事ができないとき、呼吸が苦しそうなときなどは入院で治療を行います。点滴で水分を補い鼻水などの粘稠度を下げます。また、鼻水や気管からの分泌物を何回も吸引します。特に乳幼児では吸引して気道をきれいにすることが、症状の改善に重要な役割を果たします。

そのほか、必要に応じて酸素吸入などを行います。重症の場合には、ガンマグロブリン製剤やステロイドなどの薬を用いたり、人工呼吸器管理を行ったりすることもあります。繰り返しますが、いずれも対症療法であり、入院治療を

図2　RSウイルス感染症の経過

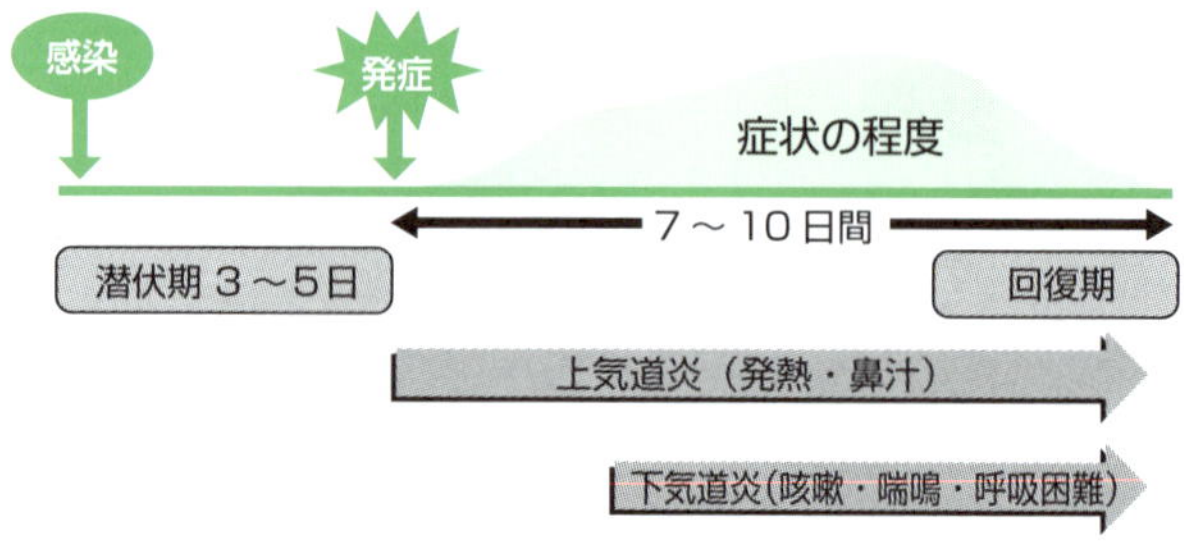

行っても発症後5〜7日は症状が悪化することがあります。

予防法——マスク着用や手洗いが大切

日頃からのマスク着用や手洗いが大切です。もし兄弟がRSウイルスに感染した場合は、1歳未満の乳児とはできるだけ接触させないようにすることも1つの方法です。早産児や基礎疾患（心疾患、ダウン症など）を持つ子どもには、パリビズマブ（商品名／シナジス）を接種する方法もあるので医師と相談してください。

覚えておいてほしいこと

RSウイルス感染による症状は急に悪化することがあります。特に乳幼児では風邪程度の症状であっても、翌日には呼吸困難になってしまうこともあります。咳嗽・鼻水がひどくて、ゼイゼイ言いながら胸とお腹《なか》をぺこぺこさせながら苦しそうに呼吸をしているとき、ほ乳ができなくなっているとき、眠れなくなっているときなどには早急に医療機関を受診してください。

けいれん性疾患——こんなときは救急車を

小児科部長　岡村《おかむら》 隆行《たかゆき》

けいれんとは?

手足を突っ張ったり、ガタガタと手足を伸ばしたり曲げたりを繰り返すような動作を生じることです。症状は全身のこともあれば、体の一部のこともあります。子どもの場合は意識を失っていることが多いのですが、意識のある(受け答えができる)こともあります。「ひきつけ」と「けいれん」は同じです。

原因——最も多い「熱性けいれん」

子どものけいれんの原因で最も多いのは「熱性けいれん」です。10人に1人程度は熱性けいれんを経験します。そのほかに、胃腸炎に関連したけいれんや憤怒《ふんど》けいれん(泣き入りひきつけ)、てんかんなどがあります。まれに髄膜炎《ずいまくえん》や脳炎、脳症が原因のこともあります。

けいれんを起こしたときの対応

初めてけいれんを見たときは非常にあわてると思います。しかし、けいれんが起こっても、すぐに呼吸が止まったり心臓が止まったりすることはありませんから、落ち着いてください。まずは安全な場所に寝かしてください。けいれんと同時に嘔吐《おうと》することもあります。嘔吐物が詰まって窒息しないように顔を横に向けてください。舌を噛《か》むのを予防するという理由などで、口の中にタオルなどを入れてはいけません。窒息などの危険性が高くなるだけです。最も大

観察のポイント

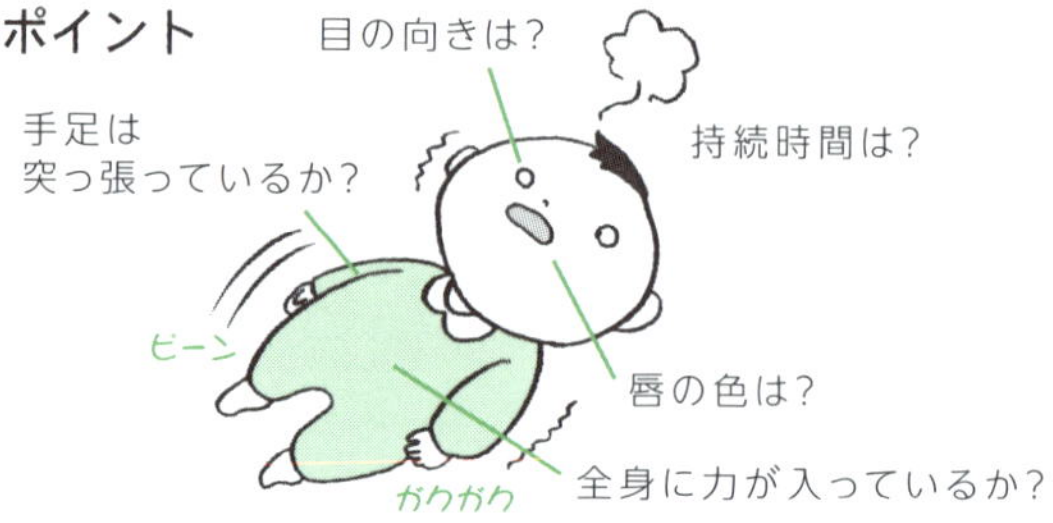
目の向きは？
手足は
突っ張っているか？
持続時間は？
ビーン
唇の色は？
全身に力が入っているか？
ガクガク

切なことは、どのようなけいれんなのかをよく見ておくことです。観察のポイントは、次の4つです。

1. 目はどちらを向いているのか（白目をむいているのか、右あるいは左に寄っているのかなど）。

2. けいれんの始まりはどこからか、左右同時に始まったのか、右あるいは左の片方から始まって、徐々に全身に広がっているのか。

3. 手足は突っ張っているのか、力がぐっと入って固まっているのか、それは両手両足なのか、片方だけなのか。

4. けいれんの持続時間はどのくらいか。

多くのけいれんは数分から10分程度で治まります。医師の診察時にはけいれんが止まっていることがほとんどです。診断や治療には「1～4」の内容が非常に大切になるので、ぜひとも記憶しておいてください。

では、どのような場合に救急車を呼ぶべきでしょうか。けいれんが2～3分で治まり、すぐに声をあげて泣いたり追視（物を目で追う運動）したりするようならば、自家用車などでかかりつけ医や急病センターなどを受診してください。けいれんが5分以上持続している、けいれん後も意識がはっきりしない（けいれん後しばらくぼーっとしていること。その後眠ってしまうことがよくありますが、注意は必要です）、または24時間以内に2回以上繰り返しているときは、

けいれんの状態

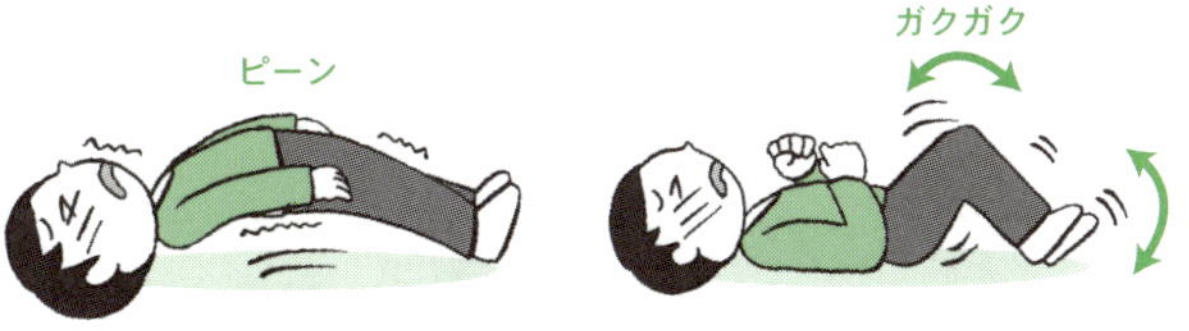

強直性けいれん　　間代性けいれん

救急車を呼んでください。もちろん、5分以内であっても不安ならば救急車を呼んでもかまいません。

治療——てんかんには抗けいれん薬

けいれんが起こったときの様子や持続時間、必要ならば血液検査や脳波、頭部の画像検査（ＣＴやＭＲＩ）を行い、原因に応じた治療を行います。熱性けいれんならば治療が不要なことがほとんどです。てんかんならば、症状に応じて抗けいれん薬を数年間使用することもあります。

熱性けいれんの治療と予防

発熱後1～2日の間に生じることが多いけいれんですが、けいれんが起こってから発熱に気付くこともあります。救急車で搬送されても、病院に到着したときにはけいれんも止まって、受け答えもできるようになっていることも少なくありません。このような場合、特に初回のけいれんならば治療や予防薬はなく、自宅で療養することが可能です。持続時間が長かったり、1日に2回以上繰り返したりしている場合は、入院での経過観察や治療が必要なこともあります。

熱性けいれんの予防の坐薬《ざやく》（ダイアップ坐薬）は、何回も熱性けいれんを繰り返していたり、持続時間が長かったりした場合には用います。しかし、初回けいれんの場合にはふらつきなどの症状が出たり、坐薬の鎮静作用のために熱

けいれんが生じたときの対応

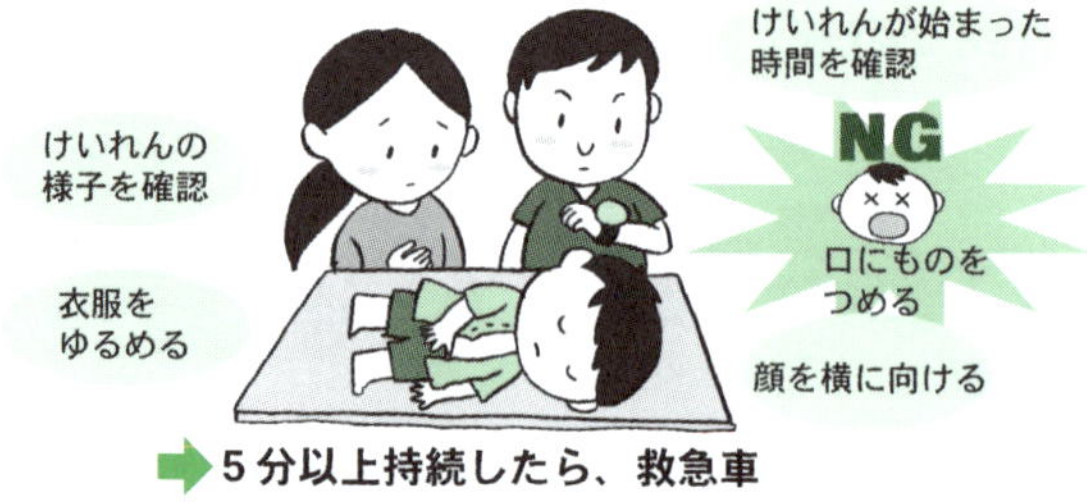

性けいれんと脳炎・脳症との区別がつきにくくなったりすることもあるので、使用するかしないかは医師が判断します。解熱剤は通常に使用してかまいません。解熱剤で熱が下がった後に再度熱が上がるとけいれんを起こす可能性が高くなる、という説に科学的根拠はありません。

最後に

子どもがけいれんを起こすと非常にあわてると思います。しかし、すぐに命にかかわることはないので、落ち着いて対応することが大切です。

子どもの便秘治療——お子さんのすこやかな成長のために

小児科副医長　高柳《たかやなぎ》 恭《きょう》子《こ》

初期の正しい診断が大切

子どもの便秘症はとても多い病気で、たいしたことはないと考えられがちですが、便がなかなか出なかったり、出るときに肛門が痛かったりして、つらい思いをしているお子さんや家族も少なくはありません。便秘症は、きちんと治療をしないと、悪循環を繰り返してどんどん悪化してしまうことがあります。また、初期に正しく診断し、積極的に治療をすればコントロールできる病気でもあります。

「便秘」とは、便が長い時間出ないか、出にくい状態のことをいい、「便秘症」とは、便秘のために治療が必要な状態のことで、便秘症が1～2か月以上続いた場合には、「慢性便秘症」と言います。子どもでは10人に1人もしくはそれ以上（5～30％）の割合でみられ、決して珍しいことではありません。子どもの成長・発達段階で、離乳の開始や終了の頃、トイレットトレーニングの頃、学校へ通い出した頃といった節目に慢性便秘症が始まりやすいともいわれています。

便秘症であるか否かの診断がとても大切で、症状、病歴、身体所見から確認をします。便の回数が週に3回より少なかったり、便を出すときに痛みや出血があったりすれば便秘と考えます。ウサギのうんちのようなコロコロ便や便が腸にたまりすぎて軟らかい便が少しずつ1日に何回も漏れ出るような場合も便秘が疑われます。では、便秘の原因は何なのでしょうか。便秘症の中には腸や肛門、ホルモンや神経、体の他の部分になにか特別な原因があることもありますが、便秘症のほとんどは、原因が分からない体質的なもので、「機能性便秘症」

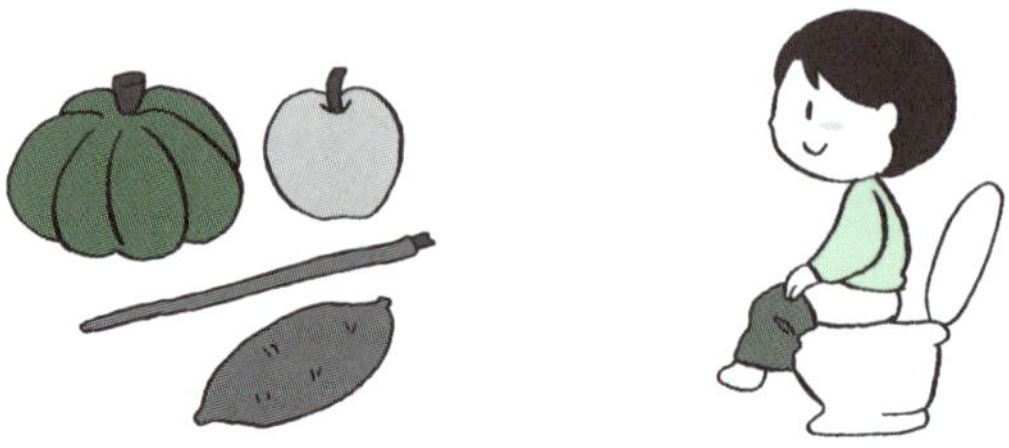

（習慣性便秘症とも言います）と呼ばれます。

治療の目標は「便秘でない状態」、つまり週に3回以上痛みを伴わず快適に便が出る状態に達し、それを維持することにあります。そのために、たまった便を出し（便塊除去）、便を硬すぎないように保ち、いつも直腸を空にしておくことが大切です。治療の中心は、規則正しい生活・排便習慣の指導、食事療法、薬物療法の３本柱となります。

生活・排便習慣の改善

生活・排便習慣の改善とは、早寝早起きを心掛け、バランスのとれた食事を三度きちんととり、決められたおやつの時間以外には間食をとらないようにします。適度に体を動かし、腸の動きを活発にして便通をよくしましょう。具体的には朝食をゆっくりとり、朝食後に大腸の活動は一番活発になるので、便意を感じたら積極的にトイレに行き、食後ゆとりのある時間帯にトイレに座る習慣をつけましょう。また、トイレットトレーニングが便秘の原因になっていることもあるので、便秘治療により規則的な排便習慣ができてから無理なく始めることも大切です。

食事療法

食事療法として、食事の量が十分足りているか（無理なダイエットをしていないか）を確認し、水分不足であればこまめに水分をとりましょう。食事の内容も大切で、食物繊維は、腸で吸収されず水分を含んで便の量を増やし、硬く

図　ブリストルスケール

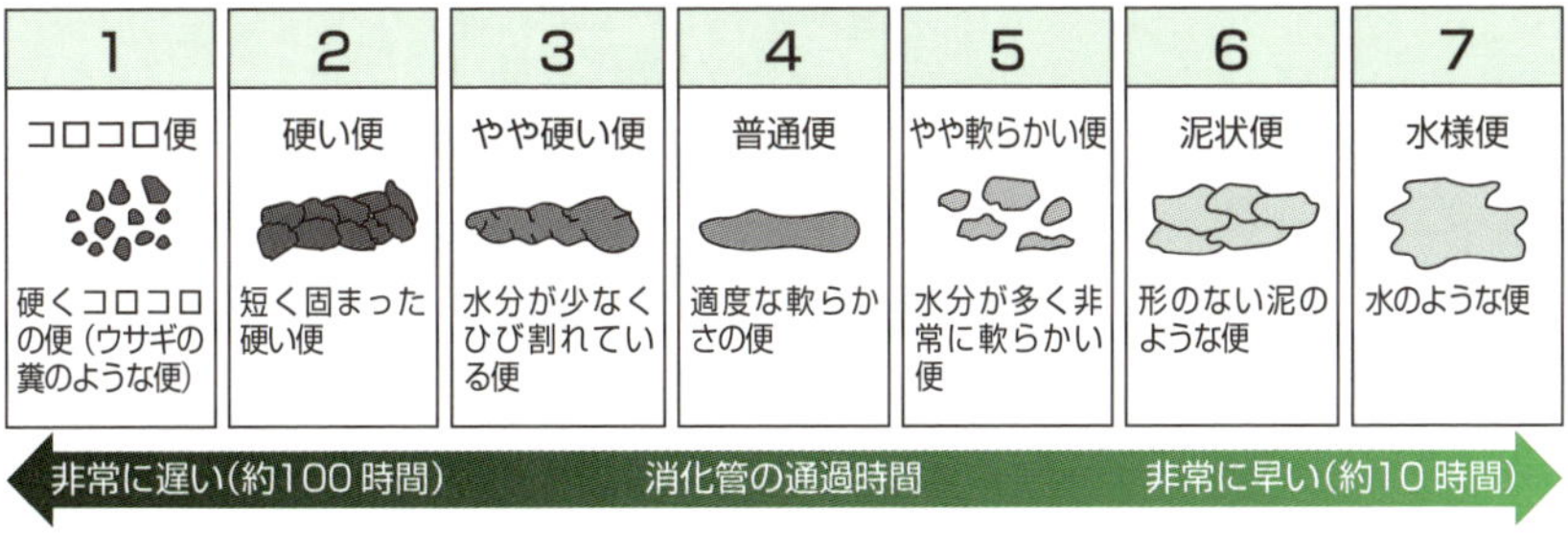

なることを防止する効果が期待できます。適した食材として野菜、果物、海藻、豆類、芋類などに多く含まれています。甘い飲み物やお菓子でカロリーをとっていると繊維不足になるかもしれないので注意が必要です。

薬物療法

薬は便を軟らかく保ち、腸の動きを活発にするためのものです。便が詰まってから飲むよりも、たまらないように毎日飲むほうが効果的です。子どもの便秘によく使われる薬として塩類下剤（酸化マグネシウム、水酸化マグネシウム）や糖類下剤（ラクツロース、マルトース）などの浸透圧性下剤から開始し、水分も十分にとった方が効果は得られやすいといわれています。浸透圧下剤だけでは十分な効果が得られないときは刺激性下剤（ピコスルファートナトリウム、センノシド）に変更、追加を行います。自分の判断で量の調節は行わず、きちんと排便日誌をつけて状態を把握しましょう。

浣腸《かんちょう》や薬は決してクセになるものではありません。きちんと治療して便秘でない状態を続けていれば、浣腸は不要になり、薬も減らしていけることが多いので、治療は長く続けましょう。多くの場合6か月から2〜3年は続けることになります。治療がなかなか軌道に乗らない場合には、なにか特別な原因があるかもしれませんのでさらに詳しい検査などを行うこともあります。

お子さんのすこやかな成長のためにも便秘症が疑われるときはご相談いただき、正しい知識で正しい治療を行いましょう。

食物アレルギーの予防と最新治療

小児科部長　岡村《おかむら》 隆行《たかゆき》

食物アレルギーとは？

食物アレルギーの医学的な定義は、「食物によって引き起こされる抗原特異的な免疫学的機序（仕組み）を介して、生体にとって不利益な症状が惹起《じゃっき》される現象」です。私たちの体には、侵入してきた異物を認識して排除するという働き（免疫反応）があります。食物アレルギーでは食物に含まれる主にタンパク質（抗原／アレルゲン）を異物として認識し、それを攻撃するために「抗体」を作ります（これを「感作」と言います）。その抗体が過剰に反応して、じんましんとか腹痛などいろいろな症状を出してしまいます。

食物アレルギーでは、正しくアレルゲンを診断し、それに基づいて必要最小限の食品除去を行うことが非常に重要です。

食物アレルギーとはどんな疾患ですか？

乳児期では5～10％、幼児期では3～5％、学童期では1～5％の子どもに食物アレルギーがあるとされています。食物アレルギーは4つの型に分類することができます（表）。一般的に食物アレルギーと言えば即時型を指すので、以下は即時型食物アレルギーに関して説明します。原因となる食物は、乳幼児では卵・牛乳・小麦が多く、学童期になるとエビ・カニなどの甲殻類、そば、果物などが多くなります。卵・牛乳・小麦は3歳までにおよそ50％が、6歳までに90％が耐性を獲得してアレルギー症状が出なくなります（図1）。

表　食物アレルギーの臨床病型　（※）全ての乳児アトピー性皮膚炎に食物が関与しているわけではない

臨床型		年齢	頻度の高い食物	治りやすさ	アナフィラキシーの可能性
新生児消化器症状		新生児期	牛乳	(+)	(±)
食物アレルギーの関与する乳児アトピー性皮膚炎(※)		乳児期	卵・牛乳・小麦・大豆	多くは（+）	(+)
即時型症状		乳児期～成人期	乳児～幼児：卵・牛乳・小麦 学童～成人：甲殻類・卵・魚類・そばなど	卵・牛乳・小麦など(+) その他は（±）	(++)
特殊型	食物依存性運動誘発アナフィラキシー	学童期～成人期	小麦・エビ・イカ	(±)	(+++)
特殊型	口腔アレルギー症候群	幼児期～成人期	果物・野菜	(±)	(+)

真部哲治；食物アレルギーの疫学と臨床，呼吸 33（12）1204-1209,2014 より

症状は、じんましんや湿疹《しっしん》などの皮膚症状が90％にみられます。それ以外に鼻汁・咳嗽《がいそう》・喘鳴《ぜんめい》などの呼吸器症状、眼瞼《がんけん》の浮腫《ふしゅ》や口唇の腫《は》れなどの粘膜症状、嘔気《おうき》・嘔吐《おうと》・腹痛などの消化器症状などがみられます。7～10％の子どもで複数の症状が急速に全身性に現れるアナフィラキシー症状を認めます。アナフィラキシー症状に血圧低下、意識障害などを伴うアナフィラキシーショックは生命の危機的状況であり迅速な対応が必要です。

食物アレルギーの診断

診断の方法には、特定の食物に対して症状が現れたことがあった場合、その食物に対する抗体の関与を調べる「免疫学的検査」と、実際にその食物を食べてみて反応をチェックする「食物経口負荷試験」などがあります。免疫学的検査として、血液検査（抗原特異的IgE検査）と皮膚のプリックテストがあります。注意すべき点は、これらの検査が食物アレルギーの決め手にはならないということです。これらの検査が陽性であっても、食べられる場合も多いので、その食物の除去には注意が必要です。

一方、食物経口負荷試験は診断の根拠になる検査です。実際には原因と考えられる食物を20～30分ごとに少量から少しずつ増やしながら食べてみて、症状が出るかどうかを見極めます。当然、アナフィラキシーな

図1　年齢とともに食べれるようになります
（年齢別有病率）

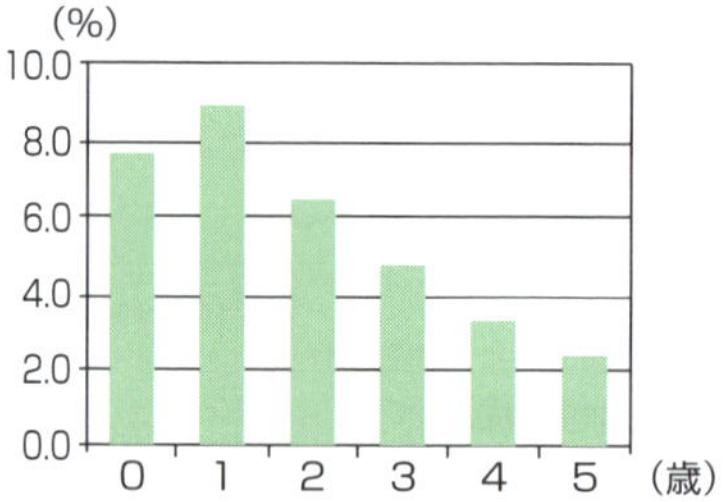

保健所におけるアレルギー対応ガイドライン
（厚生労働省 平成 23 年3月）をもとに作図

ど重い症状が出ることもあるので病院内で注意しながら行います。食物負荷試験は、原因となる食物を明らかにする（原因食物の同定）だけではなく、食べられるようになったかどうか（耐性獲得の確認）や、どの程度の量なら食べることができるか（安全域の設定）などを決める目的で行うこともあります。

予防と治療

食物アレルギーの症状を誘発しないように食物経口負荷試験の結果に基づいて「必要最小限の食物除去」を行います。例えば卵では、卵黄・卵白、加熱・非加熱などを考慮して、どのような調理法ならばどのくらいの量まで食べられるのかを医師と相談して決定します。年長児から学童期になると食べられるようになることも多いので、適宜見直しが必要になります。

もし、原因食物を食べてしまい症状が出た場合には、症状に応じた治療を行います。軽度の皮膚症状ならば抗ヒスタミン薬などを内服して注意深く経過観察を行います。しかし、急激に症状が悪化する場合や呼吸器症状（喘鳴や嗄《さ》声《せい》、呼吸困難など）も出現した場合、アナフィラキシー症状を認めた場合には緊急に病院での処置が必要となるので救急搬送を依頼してください。

また、最近は医師の指導の下に原因食物を少量から計画的に増やしながら食べ続けて食べられるようにする（耐性を獲得する）経口免疫療法を行うこともあります。しかし、有効性や安全性が確立していないので、誰もができる治療法とはなっていません。

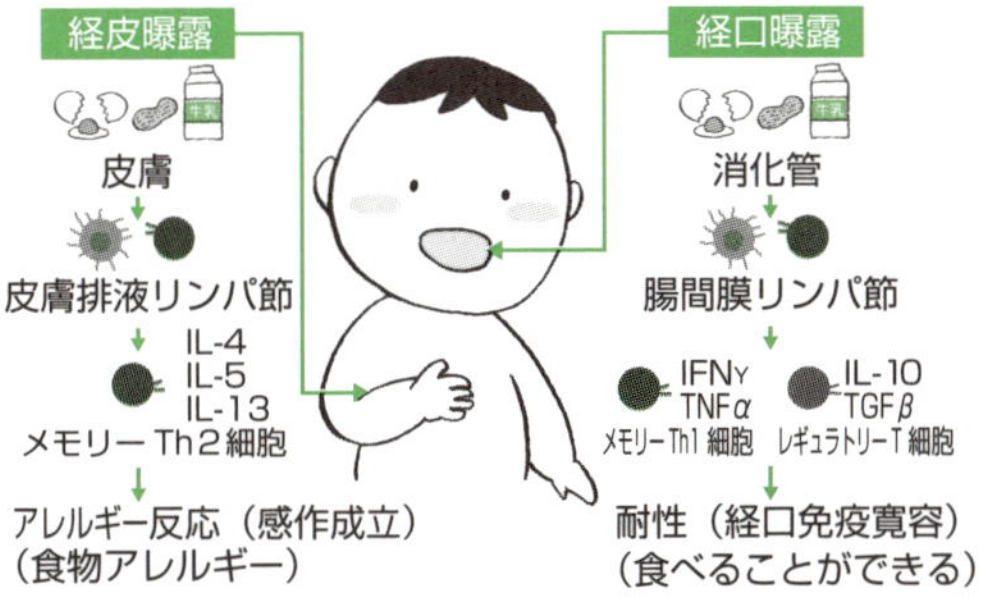

図2　経皮感作が食物アレルギーの原因となります

注意すべきことと最近のトピックス

食物アレルギーにならないように、妊娠中にお母さんが食物除去を行ったり、離乳食開始時期を遅らせたり、卵など特定の食物を1~2歳まで食べさせなかったりする方がいます。以前はこのような方法が推奨されたこともありましたが、現在は推奨されていません。それどころか、いくつかの食物では早期から食べさせた方が食物アレルギーになりにくいとされています。一般に妊娠中の食物除去は不要です。また、離乳食も5~6か月からいろいろな種類のものを少量ずつ継続的に食べさせてあげてください。

最近のトピックスとして、アトピー性皮膚炎と食物アレルギーの関係があります。従来、食物が原因でアトピー性皮膚炎が生じるとされてきました。食物アレルギーの分類（表）にもありますように、乳児期早期に適切なスキンケアとステロイド剤の塗布を行っても改善しない場合があり、食物アレルギーの関与する乳児アトピー性皮膚炎とされています。しかし最近、湿疹（皮膚炎）のため皮膚のバリアが壊れてしまい、そこから食物の抗原が侵入し抗体ができて（経皮感作）、その食物を摂取することで皮膚炎がさらに悪化することもあることが明らかになってきました（図2）。

つまり、食物アレルギーがアトピー性皮膚炎の原因ではなく、アトピー性皮膚炎が食物アレルギーの原因であるということです。このことから、新生児~乳児期のスキンケアをきちんとすることは、アトピー性皮膚炎の改善だけではなく、食物アレルギーの発症予防にもつながると考えられるようになっています。

かかりつけ医と相談を

アレルギー疾患に関して最近、いろいろなことが分かってきています。一方で、いろいろな考え方や民間療法があり保護者の方が戸惑うことも少なくないと思います。しかし、食物アレルギーに関しては、原因食物をはっきりさせて最小限の除去を行うことが最も大切なので、自己流に陥らず、かかりつけ医とよく相談して治療を行ってください。

子どもが安心して手術を受けるために

手術看護認定看護師　石森《いしもり》 薫《かおる》

手術を受ける子どもへの取り組み

「チーム医療」という言葉を聞かれたことはありますか？　チーム医療とは「医療に従事する多種多様な医療スタッフが、各々の高い専門性を前提に、目的と情報を共有し、業務を分担しつつも互いに連携・補完し合い、患者の状況に的確に対応した医療を提供すること」といわれています（厚生労働省「チーム医療の推進に関する検討会報告書」より抜粋）。

これは医療の場ではしばらく前から、取り上げられることが多くなった概念です。手術室では医師や看護師、さまざまな医療者が、手術の前から協力し合うことで、患者さんが安全に、そして安心して手術を受けられるよう取り組んでいます。

チーム医療として小児科病棟と連携した取り組みに、手術を受ける子どもに対して心の準備といわれるプレパレーション（preparation）があります。プレパレーションとは、これから行われる手術や処置について、あらかじめ分かりやすく説明することで不安を減らし、子どもなりに困難を乗り越え、頑張ることができるように支援することです。

術前訪問――絵本を使って説明

手術室はテレビで見たことがあっても、手術の経験がないと実際に入る機会がありません。みんながマスクと帽子をかぶって同じように見えるので、大人

写真1　手術室

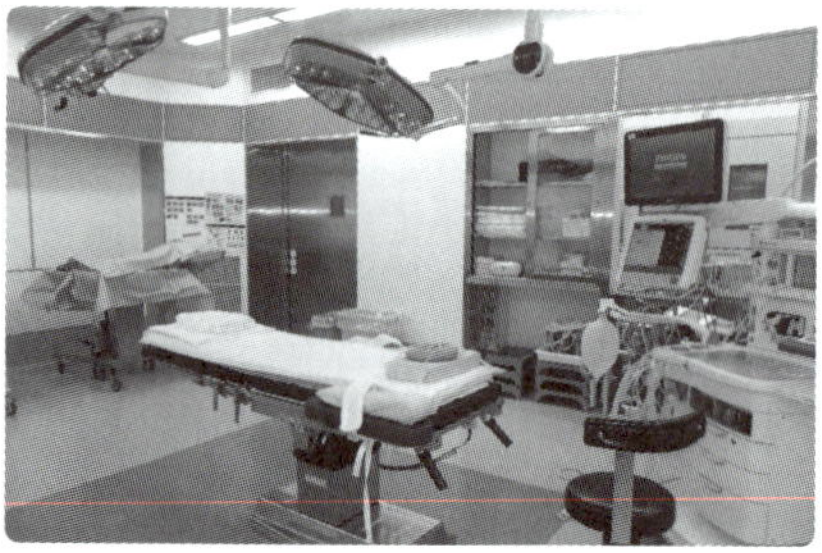

にとってもよく分からない、怖い場所というイメージがあるのではないでしょうか。大人でもそうですから、子どもにとってはなおさらともいえます。そのため手術の前日に、手術室看護師が患者さんの部屋まで行って、手術室の環境や手術室に入ってからすることについて説明する、術前訪問を行っています。その中で子どもの患者さんには小児科病棟と同じ絵本を使って（写真2）、手術室とはどんなところか、部屋に入った後で心電図や呼吸状態を調べるシールを体に付けること、マスクを使った呼吸方法など、手術の日の手順や注意する点について、分かりやすく説明しています。

また、術前訪問でのプレパレーションを通して、子どもだけでなく両親にも、手術室のことや手術室に入ってから行われる処置をイメージしてもらうことで、子どもが安心して手術に臨むことができるようにすることも、術前訪問の大切な目的の1つになります。

電車を模した乗り物で手術室に入室

プレパレーションの1つに、電車による手術室（写真1）への入室があります。子どもが電車を模した乗り物「特急さかい号」（写真3）に乗って、小児科病棟看護師、家族と一緒に小児科病棟「こども駅」から手術室「よくねるよくなる駅」まで来てもらう方法です。病棟で発券された電車の切符を持って、手術室まで来てくれた子どもには、到着駅の改札として、手術室看護師が切符にシールを貼ります。手術が終わると、頑張って手術を受けることができた印とし

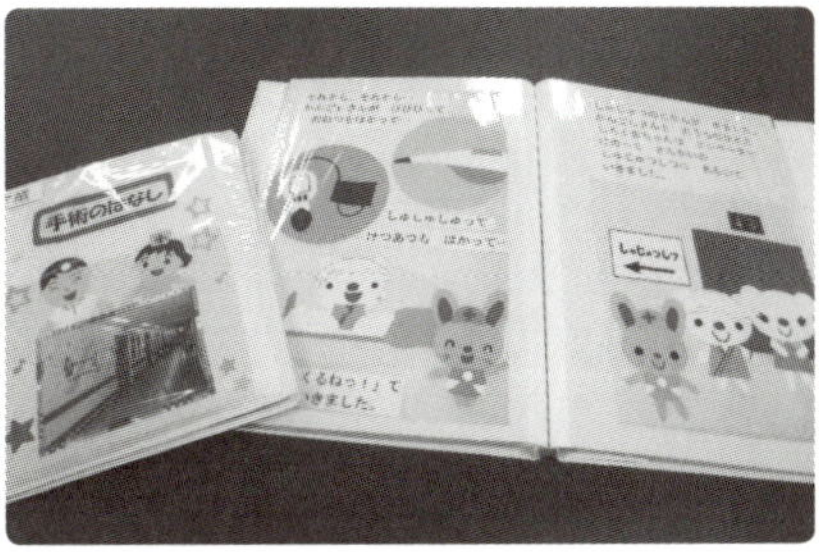

写真2　小児科病棟の絵本

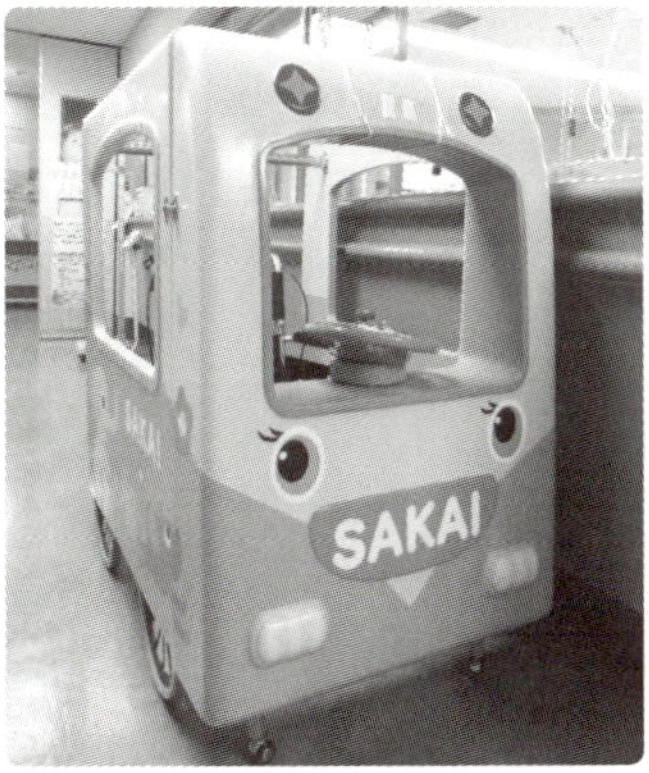

写真3　電車を模した乗り物「特急さかい号」

て、もう1枚シールを切符に貼って子どもに返しています。これらの手順を経ることによって得られた達成感を、病気からの回復の一助にしてもらいたいという思いも、この手順には込められています。

手術への環境づくり

手術当日は手術室看護師も、小児科病棟の看護師が着ているようなかわいいエプロンを着けて患者さんを出迎えたり、手術をする部屋やベッドサイドをカラフルな絵やモビールで飾り、手術を受ける子どもの不安や緊張が少しでも和らぐ環境づくりにも取り組んでいます。

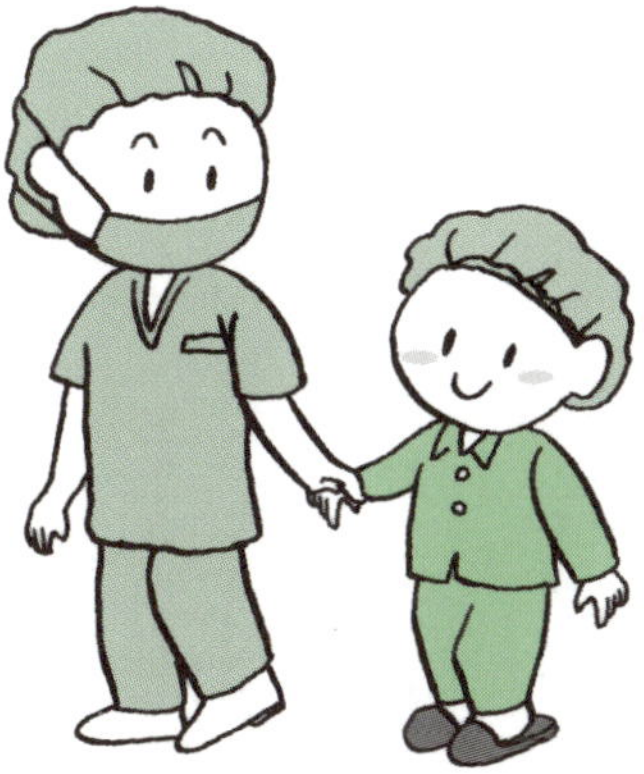

子育てに難しさを抱えている家族をサポート

臨床心理士 新家《しんけ》 亜矢子《あやこ》

知られるようになった発達障害

子育てに難しさを抱えている家族のお話を伺っていると、お子さんの発達の特性ゆえに、困難が生じている場合がしばしばあります。特に、発達障害の特性が大きくかかわっていることがあります。お子さんの発達上の特性のために、周りの人に期待されるような行動や考え方をするのが難しく、お子さんも家族も困ることがあります。

自閉症スペクトラム障害や注意欠如・多動性障害といった発達障害が、今日広く知られるようになりました。よく知られるようになった理由としては、発達の特性に気付きそれに応じて、早期から得意なところを生かして苦手なところに適切なサポートを行えば、お子さんが大きくなったときの社会に適応する力や、人との関係づくり、心の健康などに大きく影響してくるということが、さまざまな現場や研究から分かってきたからです。お子さんの特性に早く気付き、それに応じたサポートをしていくことが、お子さんの成長過程にとても重要です。

早期のサポートのための早期の気付き

家族が気付くポイントはさまざまありますが、初めに言葉の出始めや、その後の伸び具合が気になる場合が多いように思います。言葉が遅い場合、そこばかりに注目しがちですが、そもそも言葉は、ほかの人とものごとや気持ちを共

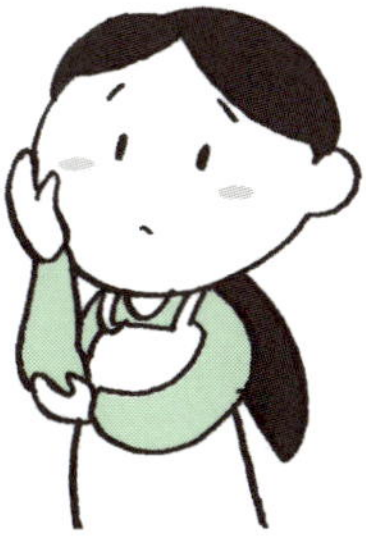

有するための手段の1つです。ですので、言葉を話すための基礎となる、人への興味ややりとりの意欲、コミュニケーションの力、興味のあるものやよくする行動など、幅広く観察する必要があります。

いつもお子さんのそばにいる家族の立場ですと、専門家から発達の特性について指摘されても、なかなかピンとこない場合もあると思います。お子さんの特性をよりよく理解できるようになるには、客観的にお子さんの特性を把握することが大切です。当センターでは、遊びや人とのかかわりを通して、お子さんの特性を調べる心理検査をすることができます。どういったしぐさや行動が特徴的なのか、どの程度特性が強いのかを明らかにできますので、お子さんの特性を理解するのに役立つと思います。

特性を理解し、それに応じた接し方を

子育てに難しさを抱えている家族の中には、不安を感じたり、疲れてしまう方も多く、それがお子さんへの接し方に影響して、家庭内で悪循環が起きてしまうこともあります。一番近くでお子さんに接するのは家族ですので、悪循環になってしまった状況を改善するため、家族の普段のお子さんへの接し方を見直すことはとても重要です。

例えば、お子さんが言うことをきかないとき、頭ごなしに叱《しか》って言うことをきかせることは、即効性はありますが、お子さんが「怒られるからこうする」という罰に動かされるようになったり、萎縮《いしゅく》して「怖い」といったネガティブ

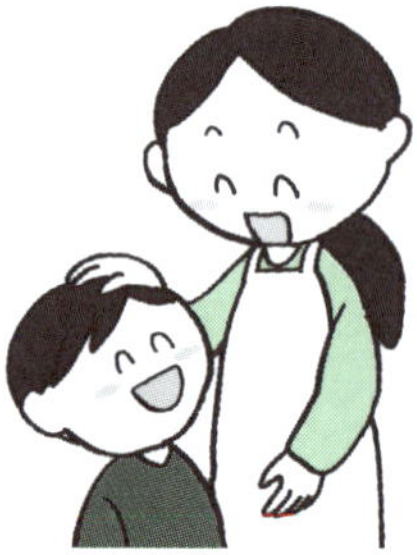

な感情を持ったり、自分を責めてしまったりしかねません。それが繰り返され蓄積されると、自分の感情をうまく表現できなかったりコントロールできなくなったりして、急に怒ったり、泣いたり、人を攻撃してしまったり、逆に引きこもってしまったりして、あるいはしんどさが頭痛、腹痛、不眠などの身体の症状で現れるようになることもあります。

何をしてはいけなくて、何をすべきなのか、お子さんが本当に理解できるように伝えてあげる必要があります。何度言ってもお子さんが理解できていないのなら、言うのはいったんやめて、ほかの方法を考えてみるといいときがあります。お子さんの中には、言葉で言ってもきかないけれど、目で見たものを理解するのが得意なタイプもいて、ルールとして書いたものをいつも見えるところに貼っておくと、守ることができる場合があります。文字ではなく、絵にするといい場合もあります。また、実際に家族がすべきことを実演したり、お子さんと一緒に練習してみることでスムーズに理解できるタイプの子もいます。お子さんの得意なところ苦手なところを明らかにし、苦手なところは得意なところを生かしながら改善していくのがいいと思います。

また、大人にとっては当たり前のことを、お子さんは非常に努力をしているときがあります。どの方法を用いたとしても、お子さんの取り組んでいる姿勢や取り組んだことを必ず褒めてください。「これをしたら家族がうれしいんだ。褒めてくれるし、僕もいい気分になれるんだ」と分かると、おのずとその行動が増えていきます。それが繰り返されると、お子さんの自信がついてきて、難

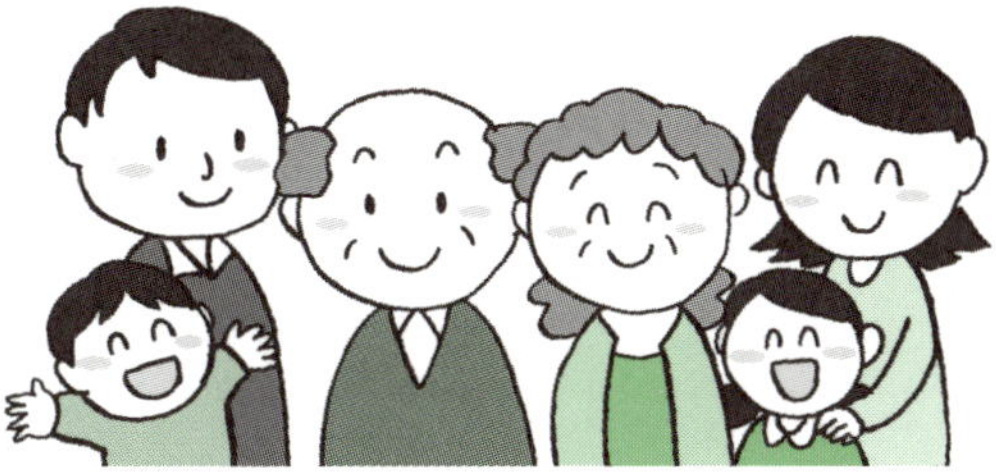

しいことにもチャレンジしようという意欲がわいてきます。

まずは家族が冷静になること

家族が怒鳴らないように努めやさしい言葉をかけても、声や言い方などが言葉と一致していないと、そのずれをお子さんが敏感に感じ取って混乱し、効果が発揮されません。まずは、家族自身が本当に落ち着いて話ができるようにする必要があります。

気持ちを切り替えるための方法の1つとして、深呼吸がお勧めです。目を閉じてしばらく深呼吸をします。できればその場から離れて静かなところでやってみるといいでしょう。水を飲んだり、いったん外に出たりするなどの方法もいいかもしれません。自分自身を振り返って、気分が切り替わる方法を普段から見つけておくといいでしょう。

社会的なサポート

日々、地域社会や制度などは変わり続けていますので、昔のやり方を今の生活に適用することが難しいところもあります。現在の社会や自分の家庭に合った方法を積極的に取り入れていく必要があります。

家庭の外のサポートを利用していくことは不可欠です。園や学校などのサポートだけでなく、福祉や医療、あるいは民間の団体も役立ちます。大切なポイントは、お子さんの特性と家族の生活を照らし合わせて、何が必要かを見極めることです。適したサポートを選び、場合によっては組み合わせることもいいでしょう。そのためには幅広く情報を収集する必要があります。気になったら、まずは身近な専門家に相談することをお勧めします。

最近は、地域の病院やクリニック、園や学校、福祉施設などで、家族が難しいお子さんへのかかわり方を学ぶ「ペアレント・トレーニング」という学習ができるようになってきました。難しい子どもを育てるということは簡単なことではありませんので、これらをうまく活用しながら子育てしていくことがとても大切です。

第9章

年齢とともに気になる病気

摂食・嚥下専門外来と嚥下障害への手術治療の取り組み

耳鼻咽喉科・頭頸部外科部長　長井《ながい》 美樹《みき》

摂食・嚥下《えんげ》とは？

摂食・嚥下とは、脳が食物を認識することから始まります。認識した食物を口に運び、もぐもぐと咀嚼《そしゃく》し食物を噛《か》み砕き、咽頭《いんとう》に送り込み、食物が食道から胃まで到達するまでの過程を言います。「図1」は側面から嚥下の一連の流れを示したものです。「摂食・嚥下の具合が悪くなる」ことを「摂食・嚥下障害」あるいは「嚥下障害」と言います。

嚥下障害の原因は？

摂食・嚥下のいずれの過程に問題が生じても嚥下障害となります。主な病態を「表1」に示しました。加齢による身体機能の変化も嚥下障害の一因になります。例えば高齢の方では、食欲不振による体重減少、真夏の脱水の状態でも嚥下機能は低下します。

嚥下障害で起こる誤嚥《ごえん》

嚥下障害によって気管や肺に食物が入ると「誤嚥」が生じます。嚥下障害の程度が悪化すると「誤嚥性肺炎」を発症することがあり、誤嚥性肺炎は時に生命にかかわることがあります。厚生労働省による日本の「平成27年人口動態統計」では、日本人の死因の3大疾患は悪性新生物（がん）、心疾患、肺炎となっています。高齢者の人口比率が多くなり、誤嚥性肺炎での死亡が増加してい

図1　側面からみた嚥下の一連の流れ

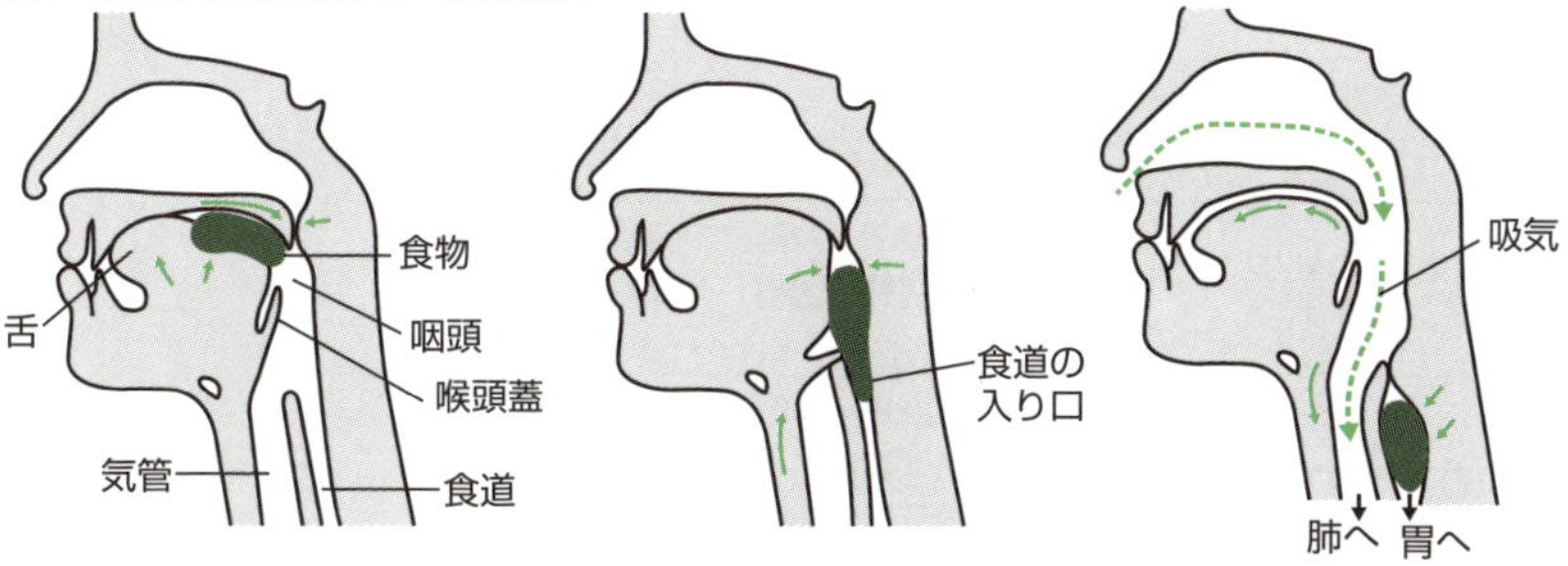

咀嚼後食物が舌のベルトコンベアのような動きで咽頭に送られる

食物が咽頭に入り食道入り口が開く瞬間、呼吸は停止している

食物が食道に入り呼吸が再開している

表1　嚥下障害をきたす主な病態

	口腔・咽頭	食道
器質的問題	頭頸部がん（がんそのものによる、手術や放射線治療の合併症による） 舌・口腔・咽頭・喉頭のその他の炎症性の疾患、腫瘍性の疾患 その他	食道の腫瘍（良性・悪性） 狭窄 異物 その他
機能的問題	脳血管障害（脳卒中）、神経筋疾患 呼吸不全、小児の疾患 その他	食道アカラシア 強皮症、筋炎 脳幹部病変、その他
上記以外	加齢　意識障害　食欲不振　認知症　極端なやせ　その他	

ると考えられます。

多職種が連携した摂食・嚥下専門外来

当センターでは摂食・嚥下専門外来を開設しています。耳鼻咽喉《いんこう》科・頭頸《とうけい》部《ぶ》外科が窓口となりますが、相談内容により院内の専門多職種（言語聴覚士、歯科口腔《こうくう》外科医、神経内科医、歯科衛生士、管理栄養士）と連携して対応しています。時間の限られた一人の患者さんと大切に向き合うため、完全予約制での診療です。どのような事例でも真摯《しんし》に対応しますので、ぜひ相談してください。

嚥下障害への手術治療——社会復帰から在宅療養までを視野に入れた治療

当センターでは嚥下障害に対する手術治療に、積極的に取り組んでいます。そもそも、嚥下障害に手術治療があるなど知らなかったという人がほとんどだと思いますので、説明します。

「表2」に摂食・嚥下障害への医療的アプローチを

表2　摂食・嚥下障害への医療的アプローチ

	内容
負担(負荷)の少ないアプローチ	・義歯の調整　・食形態の調整 ・食事時の姿勢の調整　・食具の工夫 ・その他
負担(負荷)をかけて良くするアプローチ※	・バルーン訓練　・Shaker（シャキア）法 ・舌突出嚥下訓練 ・手術（嚥下改善手術や誤嚥防止手術） ・その他

※ある部分の補強や機能を強化したり、強制的に形態を変えることで良くする治療

表3　嚥下の手術のタイプは大きく分けると2つある

	嚥下改善手術	誤嚥防止手術
特徴	・嚥下を助ける構造をつくる手術 ・社会復帰をめざす比較的若い方や体力のある人に向く	・完全に誤嚥をなくす手術 ・救命や療養を目的に行うことが多い ・年齢や疾患は不問
術後の誤嚥リスク	ある	なし
手術後の発声	可能	不可能
術後の経口摂取	術後のリハビリを理解できる認知機能と続けられる意欲と体力が必要だが、多くは普通食摂取が可能	原疾患の進行度や術前からの寝たきり度・認知機能によって異なり、食べられる人もある

表4　嚥下の手術のさらに詳しい術式

嚥下改善手術	誤嚥防止手術
輪状咽頭筋切除術 喉頭挙上術	声門閉鎖術 喉頭気管分離術 喉頭摘出術
中間に位置する 喉頭蓋管形成術	

患者さんへの負担（負荷）の程度で分けて示しました。この中で、手術は負担がかかるほうになります。しかし、手術は短時間で強制的にある部分の形態を変えるため、劇的な効果が得られる治療です。

嚥下の手術のタイプには大きく分けると2つあり、「表3」に示しました。嚥下を助けるために行う「嚥下改善手術」と誤嚥をなくすために行う「誤嚥防止手術」です。これらは全く異なります。「表4」に嚥下の手術のさらに詳しい術式を記載しました。1つの術式で行う場合と幾つかを組み合わせる場合があります。

「図2」は嚥下改善手術の説明図です。この手術では食道の入り口を包む筋肉（輪状咽頭筋）を切除し、喉頭《こうとう》を前上方に持ち上げて固定します。

図2　嚥下改善手術：喉頭挙上術《こうとうけんじょうじゅつ》+輪状咽頭筋切除術

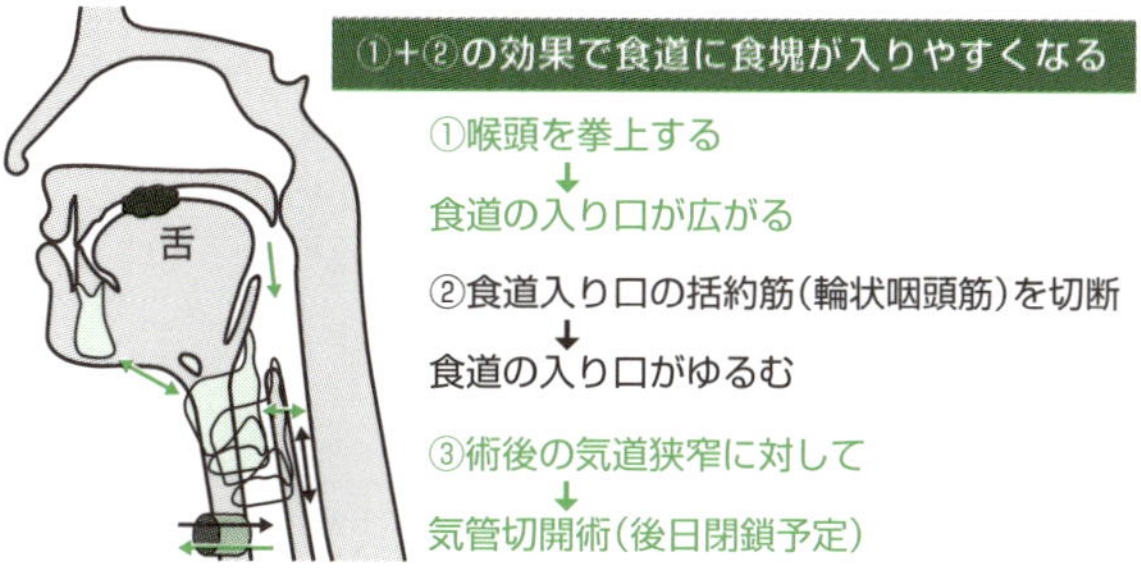
①+②の効果で食道に食塊が入りやすくなる
舌
①喉頭を拳上する
↓
食道の入り口が広がる
②食道入り口の括約筋（輪状咽頭筋）を切断
↓
食道の入り口がゆるむ
③術後の気道狭窄に対して
↓
気管切開術（後日閉鎖予定）

図3　誤嚥防止手術の「声門閉鎖術」

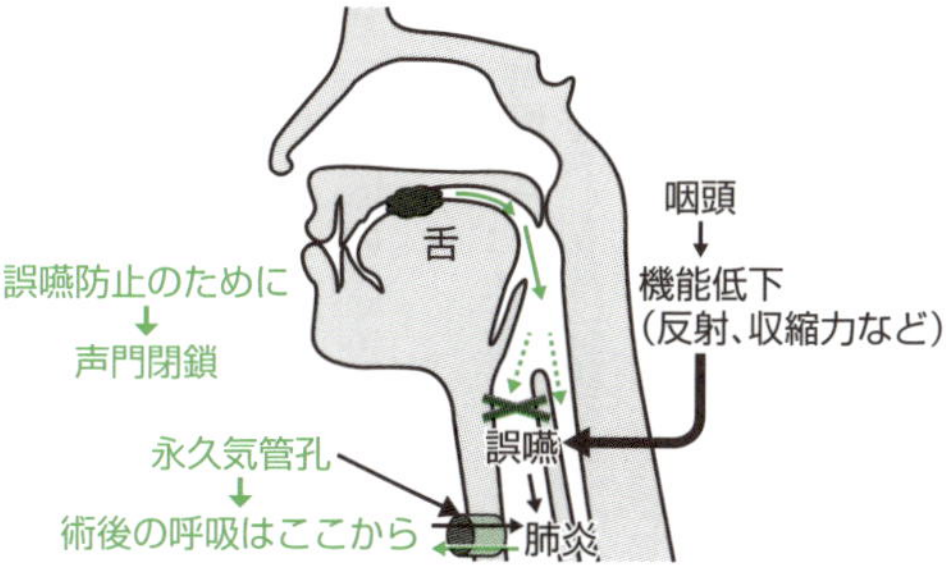
舌
咽頭
↓
機能低下
（反射、収縮力など）
誤嚥防止のために
↓
声門閉鎖
永久気管孔
↓
術後の呼吸はここから
誤嚥
肺炎

気管切開をしますがいずれは閉鎖します。手術で嚥下しやすい状態をつくり、新しくつくった状態で食べるためには、手術前とは異なる新たな訓練が必要になります。新たな訓練を理解できる認知機能と意欲・体力が必要です。食べる訓練では誤嚥のリスクがあります。経口摂取（口から飲み物や食べ物、薬などをとる）の再獲得には個人差はありますが、ある程度の訓練期間が必要です。そして、術後の訓練期間を乗り越えれば多くの方が普通食摂取が可能となります。将来的に社会復帰をめざす比較的若い患者さんに向いています。

誤嚥防止手術は誤嚥性肺炎で生命予後（生命にかかわる、今後予想される状態）が危ぶまれる状態を回避したり、一切の経口摂取を禁止され、味覚を楽しむこともできずにいる状況から脱することができます。「図3」は誤嚥防止手術の声門閉鎖術の説明図です。声門部で縫合し、口からの侵入物を完全にブロックしています。術後は永久気管孔から呼吸をすることになります。利点は誤嚥がなくなり、生命予後が改善する可能性があること、また吸引回数の減少が得られます。昼夜を問わないたびたびの吸引から開放されることで、患者さんだけでなく介護者の負担軽減があります。欠点は術後に声が出なくなってしまうことです。手術侵襲《しんしゅう》（手術による身体への負担）は比較的低く確実に誤嚥がなくなるので、年齢や疾患を問わず行うことが可能です。

嚥下障害への手術治療は、摂食・嚥下のケアやリハビリテーションの中でも特殊なものと考えられがちですが、決してそうではありません。手術で救うことのできる患者さんは確実に多くいると思います。遠方の方の場合にも、かかりつけ医の診療情報提供があればできるだけ対応します。

（参考図書）
『摂食嚥下ケアがわかる本』（p135～p144、監修／松田暉、編集／野崎園子、エピック社）
『大阪府立急性期・総合医療センターの最新治療がわかる本』（p290～p293食の楽しみを全ての人に―嚥下機能の検査と改善術、長井美樹）

生涯おいしく楽しく食べるために——これって摂食・嚥下障害？

リハビリテーション技術科 言語聴覚士 吉山《よしやま》 志織《しおり》

本当の意味での「噛《か》む」「飲み込む」とは？

「噛む」「飲み込む」というのは非常にあいまいな表現で、本当の意味での「噛む」は「食べ物を適切な力で砕き、すりつぶし、唾液《だえき》と混ぜ合わせ、飲み込むのに適した形状にする」ということ、「飲み込む」は「気道（肺）に入ることなく、のど（咽頭《いんとう》）にも引っかからず、食道（胃）に送り込まれる」ことを言います。

「そんなの当たり前」と思うかもしれませんが、「図1」のようなことはありませんか。

心当たりがある……という方、噛む能力、飲み込む能力が低下している（摂食・嚥下障害）かもしれません。加えて、体重が減ってきた、痰《たん》が増えてきた、よく熱が出る、などの症状がみられる場合はかかりつけ医に相談することをお勧めします。

おいしく食べる、安全に飲み込むために必要なことは？

噛む能力、飲み込む能力は、以下のことが大きく影響してきます。

・歯（もしくは入れ歯）はそろっているか？　抜けているところはないか？
・入れ歯はあっているか？
・口の中は清潔か？　乾燥していないか？

歯や口の中の状態が悪いことで噛みにくい、飲み込みにくいことがあります。

図1　こんな事ありませんか・・・？

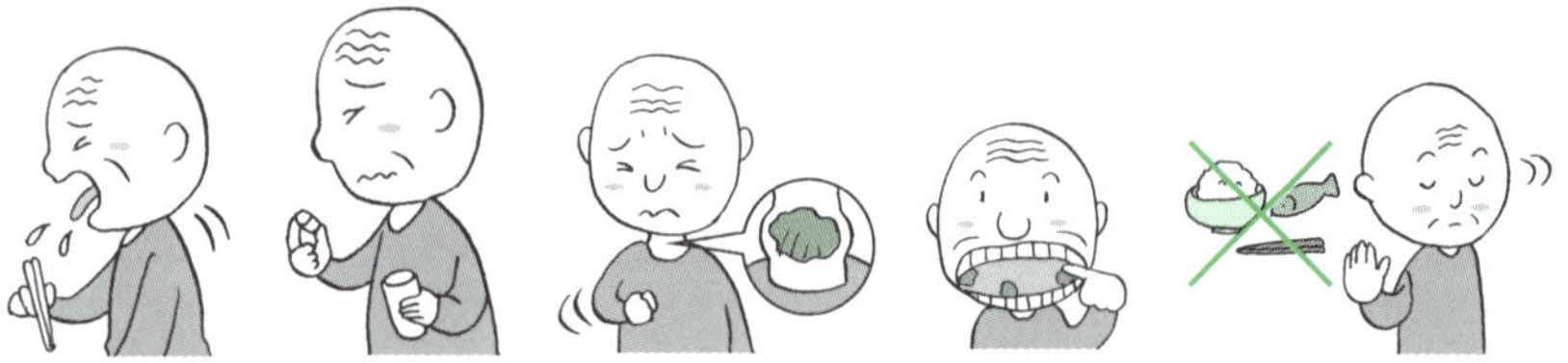
食事中や唾液を
飲み込むときにむせる
薬が飲みづらく
なった
食べ物がのどに
つかえる感じがする
飲み込んだ後に口の中に
食べ物が残っている
食べる量が
減ってきている

歯科で口の中の状態や、歯のぐらつきの有無、入れ歯の適合性などを診てもらいましょう。

・口唇や舌、頬《ほお》の動きは良いか、力強さはあるか

「噛む」ためには歯だけでなく、口唇や舌、頬なども適切に動かなくてはいけません。さらに、この部分は飲み込むために食べ物をのどに送り込むときにも重要な役割を果たしています。鏡で自分の口を見てみましょう。しっかり開けられますか？　舌を口の外まで出すことができますか？

今日からできる！　噛む能力、飲み込む能力を鍛える方法

・嚥下体操（図2）

首、肩、上半身の体操、深呼吸、発声、口唇や舌の体操を行い、噛む、飲み込むのに必要な部分を鍛えます。

・頭部《とうぶ》挙上《きょじょう》訓練（シャキア訓練、図3）

頸部《けいぶ》にある舌骨上筋群《ぜっこつじょうきんぐん》という筋肉を強化することで喉頭《こうとう》（のど仏がある付近のこと）の動きが良くなり、その結果、飲み込む能力が鍛えられます。注意していただきたいのは、頸椎症《けいついしょう》など首の病気がある人はできません。また高血圧や心疾患による運動制限がある人は、かかりつけ医に相談しましょう。

工夫次第でうまく食べられるように

噛む能力、飲み込む能力を鍛える方法を示しましたが、それだけではうまく

図2　嚥下体操
（②〜⑦、⑨は各５回を目安に行ってください）

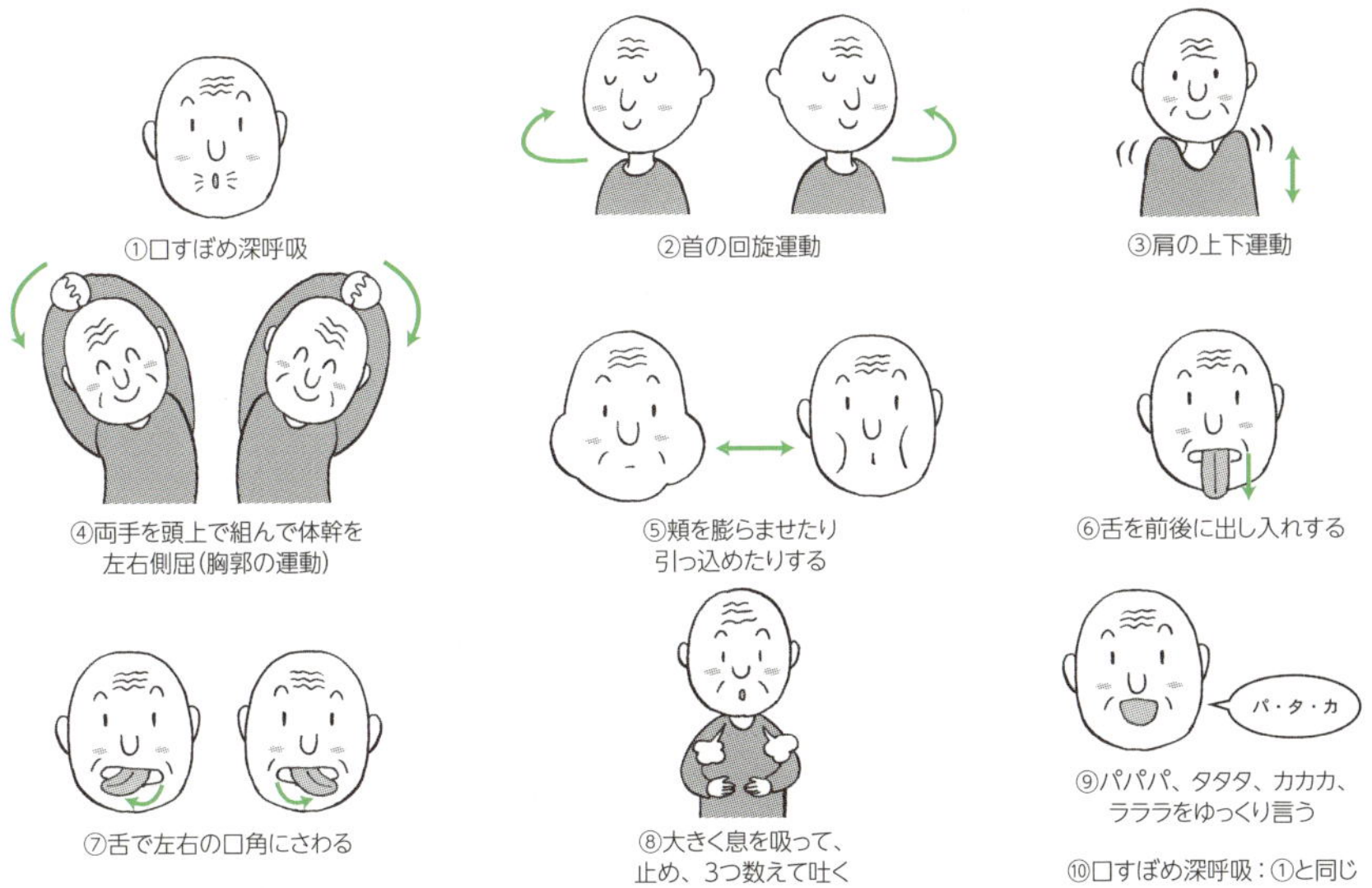

①口すぼめ深呼吸
②首の回旋運動
③肩の上下運動
④両手を頭上で組んで体幹を左右側屈（胸郭の運動）
⑤頬を膨らませたり引っ込めたりする
⑥舌を前後に出し入れする
⑦舌で左右の口角にさわる
⑧大きく息を吸って、止め、3つ数えて吐く

⑨パパパ、タタタ、カカカ、ラララをゆっくり言う
⑩口すぼめ深呼吸：①と同じ

いかないこともあります。その場合は、次のような工夫をすることでうまく食べられるようになることもあります。

・「テレビを見ながら」「新聞を読みながら」「おしゃべりしながら」などの「ながら食べ」はやめましょう

何かをしながら食べるということは、食べることに集中できず、噛んだり飲み込んだりすることが不十分になることがあります。

・食物の形態を変えてみましょう

一般的に食べにくいとされているものを控え、食べやすいものを取り入れると食べやすくなることがあります（表）。また水でむせる、という場合にはとろみをつけるという方法もあります。

以上に述べたものはほんの一例です。適する場合と適さない場合があり、ほかに適した方法があることもあります。気になることがあれば、かかりつけ医や看護師に相談されるとよいでしょう。訓練が必要であれば、専門職（言語聴覚士など）と連携していくのが理想的です。

生涯おいしく楽しく食事ができるよう、「噛む」「飲み込む」を見つめ直してみてはいかがでしょうか。

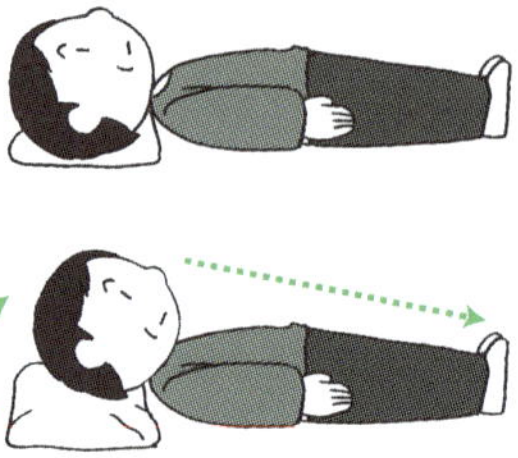

図３　頭部挙上訓練（シャキア訓練）
仰向けに寝て、肩を床に付けたまま頭だけを足の指が見えるまで上げる
①「１分間上げ続け、１分間休憩する」を３回繰り返し、それを30セット行う
②「30回連続して上げ下げする」
この①と②を１日３セット、６週間行うのが正式な方法です。無理な場合には可能な範囲の回数で上げ下げを繰り返すだけでも良いです

表　食べにくいもの、食べやすいもの

食べにくいもの	食べやすいもの
ぱさつく（パン、ゆで卵など） 弾力が強い（こんにゃく、かまぼこなど） のどに張り付きやすい（もち、のりなど） 繊維が多い（ゴボウ、ふきなど）	やわらかいもの（豆腐、プリンなど） しっとりしたもの（煮魚など） とろみのついたもの（あんかけなど） ゼリー

参考文献
1）藤島一郎：『脳卒中の摂食・嚥下障害，第２版』医歯薬出版，東京，1998.
2）Shaker R,et al：Augmentation of deglutitive upper esophageal sphincter opening in the exercise. Am J Physiol,G1518-G1522,1997.

パーキンソン病との上手な付き合い方

神経内科部長 階堂《かいどう》 三砂子《みさこ》

「パーキンソン病」って何？

最近はテレビやインターネットでさまざまな情報があふれているためか、「パーキンソン病が心配なんです」と訴えて受診する方がちらほらいます。手の震えや小刻み歩行でパーキンソン病だと思う方が多いようですが、症状が似ていても全く別の疾患であったり、パーキンソン病とは異なるパーキンソン症候群であったりすることもあります。パーキンソン症候群はパーキンソン症状を呈する疾患の総称ですが、パーキンソン症状とは振戦《しんせん》（震え）、動作緩慢《かんまん》（動作が遅い）、固縮《こしゅく》（筋肉の強《こわ》ばり）のうち2つを呈する場合を指します（国際パーキンソン病・運動障害疾患学会による定義）。

パーキンソン症候群の代表選手

パーキンソン病はパーキンソン症候群の代表選手であり、国内での患者数は15～18万人（10万人当たり100～150人）と推定されています。罹患者《りかんじゃ》は加齢とともに増加し、高齢者であれば学生時代の同窓生にパーキンソン病の方が1人や2人いても不思議のない頻度《ひんど》です。

パーキンソン病の原因は、神経細胞の変性・脱落です。「図」の左側に示した脳の絵を見てください。脳の中央部分にある「中脳」と呼ばれる部分に、「黒質」という黒っぽい色素を持つ神経細胞があります。パーキンソン病は、さまざまな原因からこの黒質神経細胞が障害されて減っていきます。黒質で神経同

図　パーキンソン病の原因

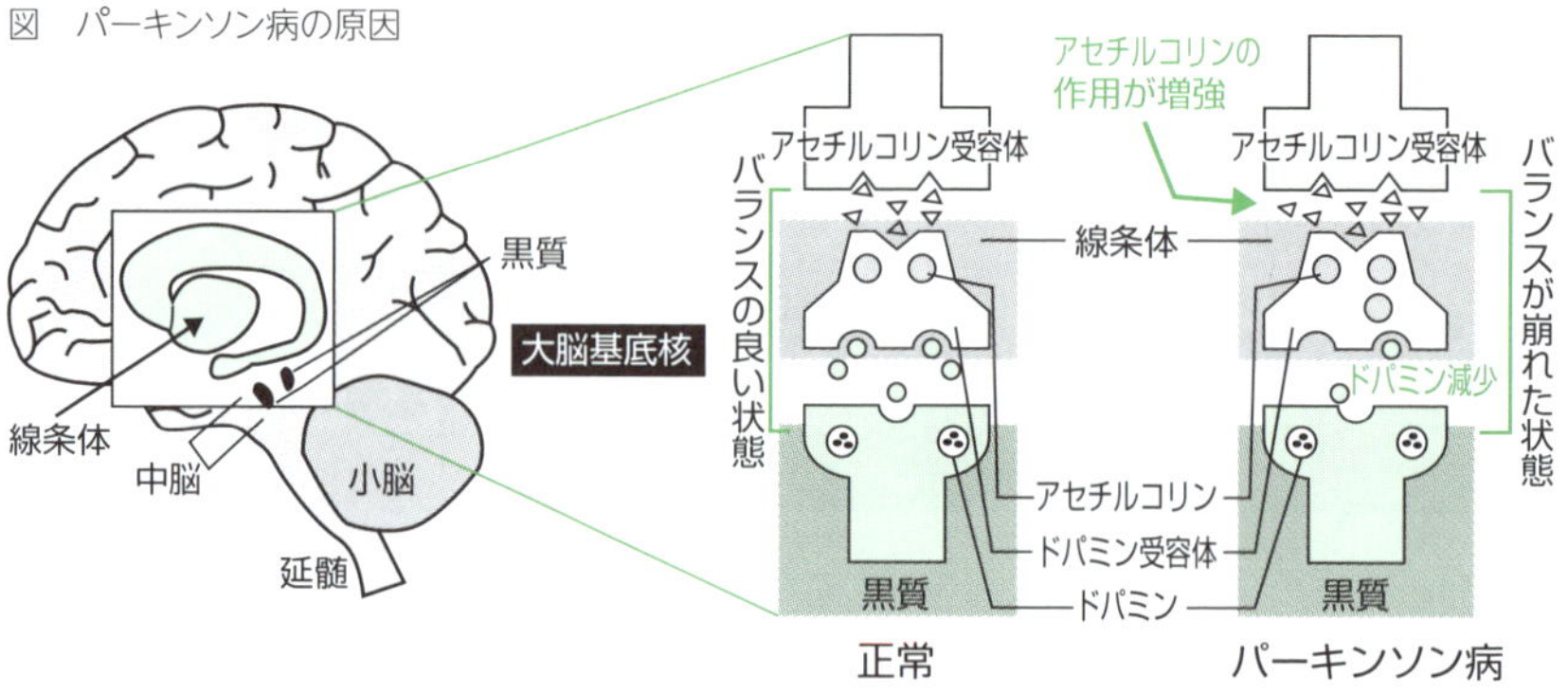

士の連絡係を務める「ドパミン」という神経伝達物質を作り、線条体へドパミンを届けます。線条体はドパミンが足りていれば元気に働けるのですが、ドパミンが不足すると働きが衰えてパーキンソン症状が現れるようになります。黒質神経細胞の脱落は年齢変化によっても起こるため、加齢とともに患者数が増えるのです。

パーキンソン病の4大症状

パーキンソン病では振戦、動作緩慢、固縮、姿勢保持障害（バランスの悪さ）の4大症状があります。具体的には、手足や口元あるいは頭部が震えたり、表情が乏しくなり、動くまでに時間がかかったり、動作が遅くなったりします。言葉や文字も小さくなり、細かい動作が難しくなります。手を振らずに前かがみで歩くようになり、足をひきずったり、すり足や小刻み歩行がみられます。進行すると、小刻み歩行が極端に早足になって止まらなくなる「加速・突進現象」や、足が前に出ない「すくみ足」のために転倒しやすくなります。通常、左右どちらかの手あるいは足から症状が始まり、だんだんと四肢《しし》に広がっていきます。

運動障害のほかに、「非運動症状」と称される便秘、頻尿《ひんにょう》、立ちくらみ、脂顔、嗅覚《きゅうかく》低下、抑うつ、認知機能低下などさまざまな症状もみられます。「レム睡眠期行動障害」という特殊な睡眠障害がみられることも多いのですが、これは夢をみながら叫んでしまったり、夢遊病のように体が動いてしまう症状です。

写真　ダットスキャン／線条体ドパミン神経の障害を調べる検査
正常では脳の線条体に放射性物質がとりこまれ、そら豆のような形が光って見える

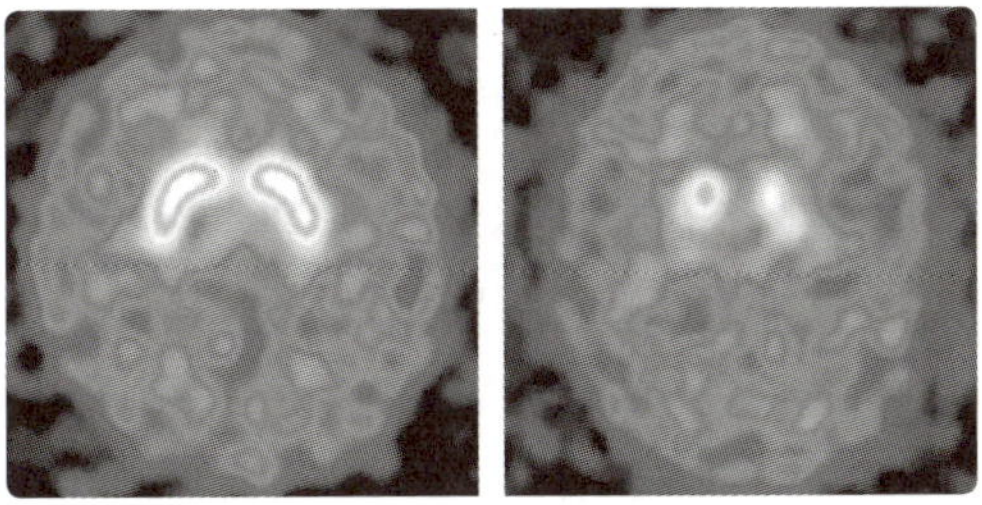

正常　　障害されている

パーキンソン病以外のパーキンソン症候群

レヴィー小体型認知症、進行性核上性《かくじょうせい》麻痺《まひ》、大脳皮質基底核変性症、多系統萎《い》縮症《しゅくしょう》（ＭＳＡ‐Ｐ）、正常圧水頭症、脳血管障害、薬剤性パーキンソン症候群、アルツハイマー病などパーキンソン病と症状が紛らわしい疾患は数多く、専門医にとっても診断が難しい場合はまれではありません。患者さんにとっては、病院を受診すればすぐに診断がついて当然と思われると思いますが、特に病初期には、パーキンソン病なのかそのほかのパーキンソン症候群なのか区別がつきにくく、経過をみながら再評価して判断する場合もあります。

検査法

通常の頭部ＭＲＩを撮影しても、パーキンソン病では異常がみられないのが一般的です。頭部ＭＲＩ検査は、異常がないことを確認してパーキンソン病以外の疾患を見逃さないために行います。パーキンソン病で特徴的な異常所見が得られるＭＩＢＧ心筋シンチグラフィーやダットスキャン（写真）は非常に有用ですが、放射性物質を使用するため高額であることが難点です。

薬物療法と外科的治療

残念ながら、現代の医学ではまだパーキンソン病を根治することはできません。しかし、数あるパーキンソン症候群の中では群を抜いて薬物治療の効果が

表　パーキンソン病薬の特徴

レボドパ薬	単剤と分解酵素阻害薬を配合した製剤がある。後者が主流
ドパミン受容体刺激薬	構造から麦角系と非麦角系に分けられる。後者が主流 1日1回で長く効く製剤が使用されることが多い
ドパミン放出促進薬	アマンタジン塩酸塩（元はインフルエンザの薬だった）
ドパミン分解阻害薬	ドパミンを分解する酵素（MAO-B、COMTなど）の働きを抑える
ドパミン作用調節薬	ゾニサミド（トレリーフ®）、イストラデフィリン（ノウリアスト®）
その他	抗コリン剤、ノルアドレナリン補充薬など

得られます。パーキンソン病の薬物療法の基本は、脳内で不足しているドパミンを補うことなので直接ドパミンを補うレボドパ薬が基本薬ですが、長期に症状を安定させるために、ドパミン受容体刺激薬、ドパミン放出促進薬、ドパミン分解阻害薬、ドパミン作用調整薬など各種の補助薬を組み合わせて使用します（受容体はドパミンなど神経伝達物質の受付窓口の役割を担うもの）。これらの抗パーキンソン病薬は、どの症状に効きやすいか、効果の持続時間、剤型（経口薬、貼り薬、注射薬）、副作用などさまざまな違いがあります（表）。薬剤以外にも脳深部刺激療法（DBS）という脳神経外科で行う治療法もあります。

国内では『パーキンソン病治療ガイドライン』が出版されており、全国どこでも標準的な治療が受けられます。ただし、実際の治療は個々の患者さんの事情に合わせて調整する必要があるので、ガイドラインから外れた治療になっている場合もあります。この病気は長期戦ですので、患者さんと医師が良好な関係を築きながら二人三脚で計画的に治療を進めていく必要があります。パーキンソン病は加齢とともに症状が悪化していく疾患ですが、寿命への影響はほとんどないといわれています。

男性の宿命、前立腺肥大症の上手な対処法

泌尿器科副医長　武田《たけだ》 健《けん》

前立腺肥大症とは?

前立腺の肥大は30歳代から始まり、50歳で30%、60歳で60%、70歳で80%、80歳では90%にみられ、男性の宿命といえます。前立腺が肥大しても、特に症状の出ないこともありますが、膀胱《ぼうこう》の出口を圧迫して排尿《はいにょう》にさまざまな障害を起こしてしまうことがあります。

前立腺肥大症の症状は、「尿が出にくい、勢いが弱い、排尿途中で尿が途切れる、排尿するためにお腹《なか》に力を入れなければいけない」といった排尿症状だけでなく「頻尿《ひんにょう》（特に夜間、排尿のために目が覚める）、急に尿がしたくなって我慢しにくい（尿意切迫感と言います）」といった蓄尿症状、「残尿感、排尿後に尿がしたたり落ちる」などの排尿後症状があります。これら不快な症状だけでなく、前立腺肥大症が進行すると重篤な感染症や、尿が出せなくなったり（尿閉）、尿から排出される老廃物が体にたまってしまう（尿毒症）など命にかかわるような状態に陥ることもあります。

前立腺肥大症でなくても排尿の異常は起きる

前立腺肥大症と同じ症状は、膀胱の機能がうまくいかない場合（脳卒中やパーキンソン症候群など）や、心臓・腎臓の機能が悪いために夜間の尿量が多くなってしまうこと、尿の通り道の感染症や結石による刺激、膀胱や前立腺にできた「がん」、誤った生活習慣でも起こります。特に生活習慣では、就寝前に

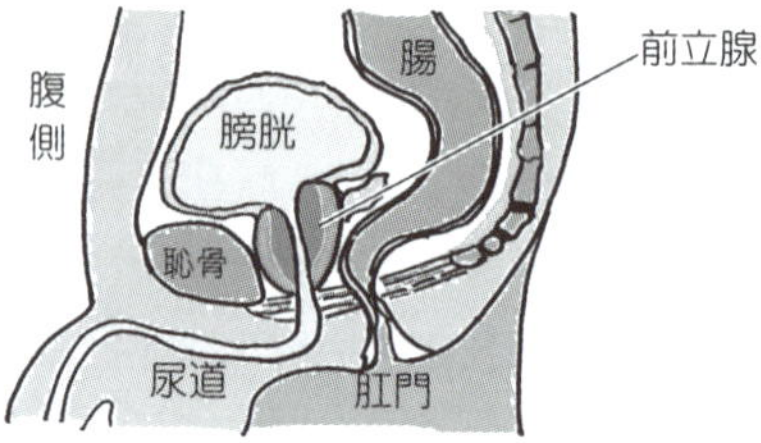

正常の前立腺

アルコールやカフェインを取る、「血液がサラサラ」になると妄信して過剰に水を飲む方がいます。簡単に改善できることなので注意する必要があります。

どんな検査、治療法があるか

問診票（国際前立腺症状スコア）、尿の勢いと残尿量の測定、検尿と血液検査（がんがないか調べます。前立腺特異抗原／ＰＳＡ）、前立腺の触診と体積の測定を行います。前述のように、ほかの原因がないかについても検討します。これらの結果を総合して、治療方針を決めます。

１．薬による治療

・**α１受容体遮断薬、ＰＤＥ５阻害薬**

前立腺の緊張を和らげることで尿道の圧迫が解除されて、尿の勢いを改善します。また、膀胱の緊張も和らげて頻尿もある程度改善します。

・**５α還元酵素阻害薬**

男性ホルモンが前立腺に与える影響を弱くして、前立腺を縮小させます。速攻性はなく、月単位の時間をかけて前立腺は3割ほど縮小します。

・**頻尿を改善する薬剤、漢方薬などを使用することもあります**

薬物療法では十分に症状が改善しない場合には手術治療を考慮します。

２．手術治療

・**経尿道的前立腺切除術**（ＴＵＲＰ）

尿道から内視鏡を入れて、内側から電気メスで前立腺を少しずつ削り取って

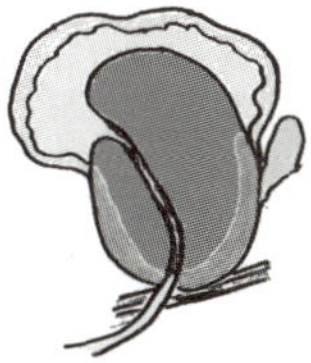
肥大した前立腺

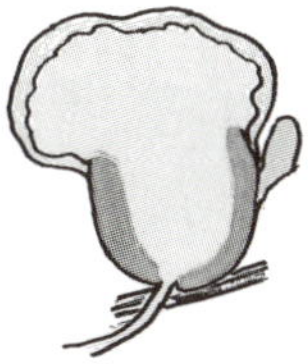
経尿道的核出術後

膀胱の出口の狭窄《きょうさく》を解除します。前立腺は血流が豊富なので出血量が多くなりがちで、特に大きな前立腺の患者さんは輸血が必要なこともあります。年月が経って再手術が必要なことがあります。

・経尿道的前立腺核出術（ＴＵＥＢ）

尿道から内視鏡を入れて電気メスで手術しますが、出血は大幅に減少し、大きな前立腺肥大でも安全、確実に前立腺組織を摘出できる方法です。当科で施術した患者さんの出血量は、多くても献血１回分相当です。これまで輸血を要した患者さんはありません。入院期間は１週間程度です。

・ホルミウムレーザーを用いた内視鏡手術

前述のＴＵＲＰ、ＴＵＥＢと同等の手術です。切除には電気メスの代わりにレーザーを使う施設もあります。

・開放手術

過去には大きな前立腺の患者さんに行われていましたが、内視鏡的核出術が普及したために適応となる患者さんは少なくなりました。

治療の分担

当科では、近隣の泌尿器科専門医がいる医院と連携していますので、薬物療法で状態が安定すれば連携先で投薬継続をお願いし、手術加療が必要になれば当科に紹介受診していただく体制をとっています。

関節の病気になったとき

整形外科医長 栗田《くりた》 正浩《まさひろ》

関節とは？

関節は、骨と骨とを連結している特殊な組織または器官で、主に四肢《しし》の関節は可動関節と呼ばれます。関節包《ほう》、およびその内面を覆う膜のような滑膜という組織、さらに骨の表面に存在する関節軟骨が関節腔《くう》を形成しています。関節にはいろいろな病気がありますが、これから関節軟骨の変性によって生じる変形性関節症という疾患を代表的な膝《ひざ》関節と股《こ》関節について説明します。

変形性膝関節症の治療

膝関節を構成する組織、関節軟骨や骨に「老化」が進み、関節の破壊へと至る疾患です。関節の老化現象を生じる一次性関節症と、先天的または後天的な関節疾患や外傷によって生じる二次性関節症に分けられます。高齢者にみられる膝の痛みの多くは一次性関節症によるものです。二次性膝関節症の中には半月板損傷、靭帯損傷、関節内骨折などの外傷や、化膿性《かのうせい》関節炎や慢性関節リウマチによる炎症性疾患、痛風などの代謝性疾患、骨壊死《えし》などが挙げられます。病状の程度には個人差があり、年齢、肥満、男女差、生活環境が関節症の発生、進行に関与しています。

1．症状

歩くときの痛みをはじめ、階段の上り下りや正座、立ち上がるときなどに痛みが生じます。病状が進めば膝が伸びなくなる、曲がらなくなるといった可動

図1　内反変形（O脚変形）

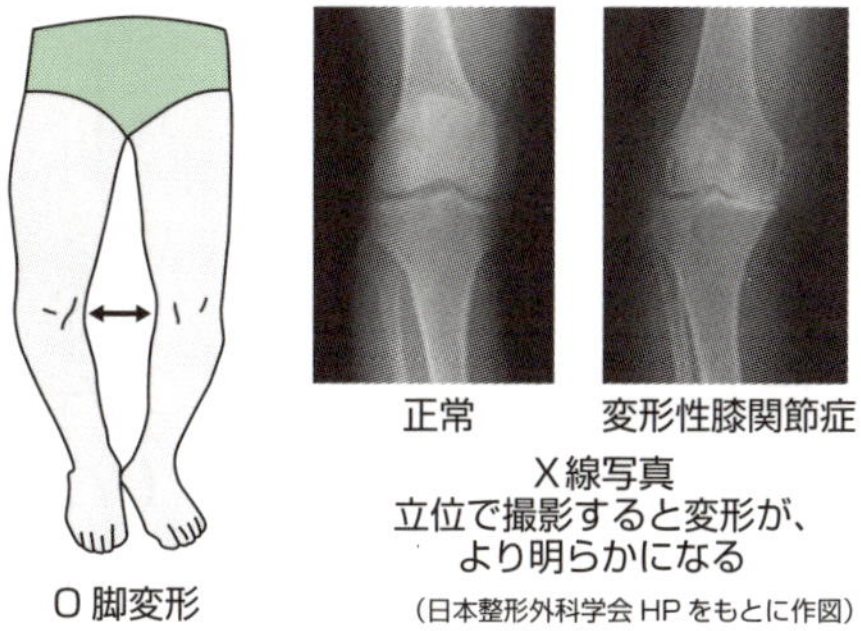

X線写真
立位で撮影すると変形が、
より明らかになる

（日本整形外科学会HPをもとに作図）

図2　脛骨高位骨切り術

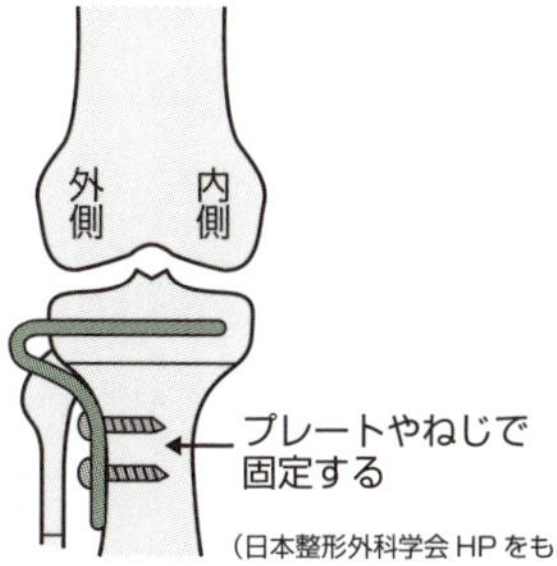

（日本整形外科学会HPをもとに作図）

域（動ける範囲）が制限されます。また関節液が貯留し「水がたまる」という状態が生じることもあります。老化により多くは膝関節内側の軟骨が擦り減り、次第に内反変形（O脚変形）がみられるようになります（図１）。疼痛《とうつう》の長期化したものでは大腿部《だいたいぶ》の筋肉が萎縮《いしゅく》してしまいます。膝関節痛が固定化し保存的療法では症状の改善が認められない場合、次に述べる手術療法の適応になります。

2. 手術的治療

（１）脛骨《けいこつ》高位骨切り術

簡単にいうとO脚の下肢を、脛骨をいったん切って角度を変えて、若いときのようなまっすぐな下肢にするものです（図２）。一般的適応として、①内反変形を呈するもの②内側の関節軟骨の摩耗《まもう》は高度であるが、外側の関節軟骨は保たれており、また大腿膝蓋関節（大腿骨と膝蓋骨でつくる関節）の破壊が少ないもの③膝の可動域があまり悪くないもの④長期にわたる後療法が可能であること――などが挙げられます。

（２）人工膝関節置換術

関節の破壊が著しく、強い疼痛や膝の可動域制限により日常生活にも支障をきたしており、脛骨高位骨切り術では良い結果が期待できない患者さんが適応となります。人工膝関節置換術の最大の利点は、手術後の痛みが取れ、楽に歩けるようになることです。可動性の大きな改善は期待できず、術後に膝の曲がる角度は１００～１２０度で正座はできません。しかし、洋式の生活スタイル

図3　人工膝関節置換術

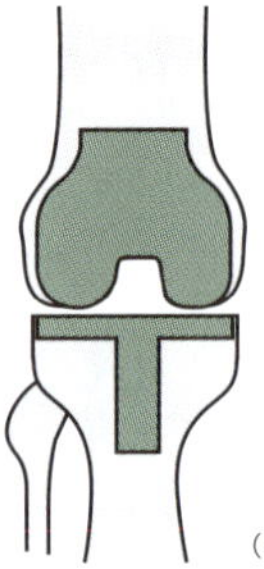

（日本整形外科学会HPをもとに作図）

であればそれほど支障をきたすことはなく、また、手術前に著しく可動域が悪い患者さんにとっては逆に膝の動きは良くなります（図3）。

変形性股関節症の治療

股関節の変形、破壊が生じる病気です。原因不明の一次性変形性股関節症と何らかの原因により生じる二次性変形性股関節症に大別されます。二次性股関節症の原因として臼蓋形成不全《きゅうがいけいせいふぜん》、骨折や脱臼などの外傷、大腿骨頭壊死症、化膿性股関節炎などの炎症性疾患などが挙げられますが、国内では臼蓋形成不全による二次性股関節症が大多数を占めています（図4）。

1．症状

股関節症の主な症状は、関節の痛みと機能障害です。股関節は鼠径部《そけいぶ》（脚の付け根）にあるので、最初は立ち上がりや歩き始めに脚の付け根に痛みを感じます。関節症が進行すると、その痛みが強くなり、場合によっては持続痛（常に痛む）や夜間痛（夜寝ていても痛む）に悩まされることになります。

一方、日常生活では、足の爪切りがやりにくくなったり、靴下が履きにくくなったり、和式トイレの使用や正座が困難になります。また、長い時間立ったり歩いたりすることがつらくなるので、台所仕事などの主婦労働に支障をきたします。階段や車・バスの乗り降りも手すりが必要になります。

2．手術的加療

（1）骨切術

図4　二次性股関節症

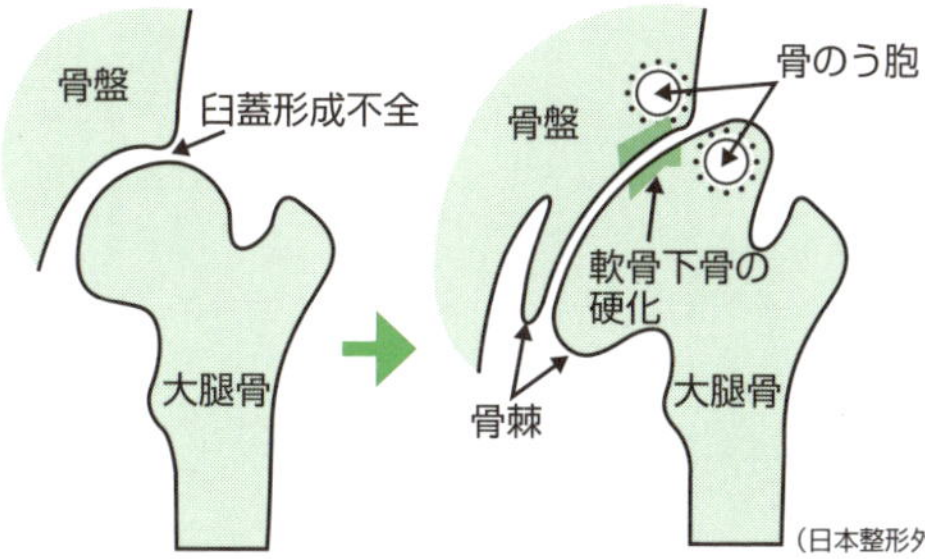

（日本整形外科学会HPをもとに作図）

股関節は、球状の大腿骨頭とその上にかぶさるお椀のような骨盤側の臼蓋より構成されていますが、臼蓋が大腿骨頭を完全に覆っていない状態が、臼蓋形成不全です。この場合、関節破壊がまだ軽度なら骨切り術という関節の適合性を良くする手術を行うケースもあります。これは人工関節のように人工物を使うのではなく自分の骨のみの手術です。年齢が比較的若く、股関節の破壊が強くない場合が適応です。

（2）人工股関節置換術

人工関節は金属（チタン合金、コバルト合金など）、ポリエチレン、セラミックといった生体材料で作られた人工の股関節です。比較的高齢で股関節の破壊が著しい場合が人工関節置換術の最も良い適応です。人工股関節置換術の最大の魅力は、術後早期に痛みがなくなり、歩行能力も改善し、制限された日常生活も著しく広がることで、近くの外出すら十分にできなかった患者さんが、旅行にも行けるようになります。また、人工股関節自体は杖《つえ》などを要するものではありません。欠点は、人工関節は一生持つものではなく15～20年後に入れ替える手術が必要だということ、また正常な股関節ほどの動きは得ることができないということです。しかし、人工膝関節置換術と同様、洋式の生活スタイルなら特に大きな支障はなく、術前の苦痛、不自由さから開放されます。

以上、関節の病気というテーマで膝関節と股関節の治療法について紹介しました。このほかにも関節の病気はいろいろあります。ご心配な方は、整形外科の受診をお勧めします。

第10章

感染症のお話

HIV感染症——多剤併用治療で発症率、死亡率は大きく減少

内科統括部部長・腎代謝免疫内科部長・人工透析科部長 松浦《まつうら》 基夫《もとお》

HIVとAIDS

1．HIV／AIDSとは？

HIVとはHuman Immunodeficiency Virus（ヒト免疫不全ウイルス）の略で、HIVに感染した状態をそのままにしておくと、長い間に次第に免疫機能が低下して日和見《ひよりみ》感染症を合併するようになります。この状態をAIDS／Acquired Immune Deficiency Syndrome（後天性免疫不全症候群）と呼びます。

免疫とは病原体（病気の原因となる微生物）が体の中に入り込んだとき、その病原体の増殖を抑制し排除しようとするシステムで、日和見感染症とは免疫機能が低下したときにのみ発症する感染症です。例えば、AIDSに特徴的な疾患の1つである「ニューモシスティス肺炎（カリニ肺炎）」の原因となる真菌（カビ）は多くの人の肺の中にいますが、免疫機能が低下しない限り肺炎を引き起こすことはありません。

2．HIV感染症の経過

免疫機能の指標は「CD4陽性細胞数」で、血液1㎖中に700～1500個あります。「図1」に示すように、治療をしなければ「CD4陽性細胞数」は次第に減少して免疫不全に至りますが、適切な時期に治療を始めれば、「CD4陽性細胞数」は回復します。感染から免疫不全に至る期間は個人差が大きく、この間は血液検査でHIVの有無を調べない限り感染していることは分かりません。

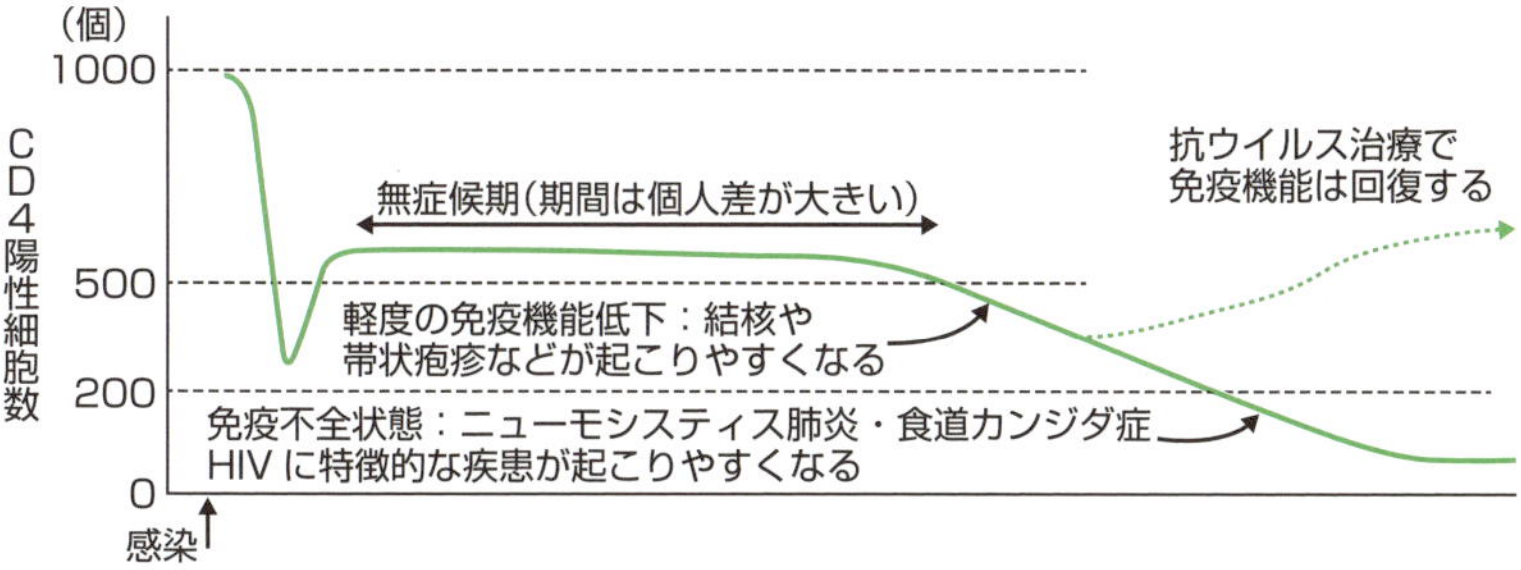

図1　HIV感染症の自然経過／治癒しなかった場合、長期間の時間を経て免疫不全に陥るが、適切な時期に治療を開始すれば免疫機能は回復・維持できる

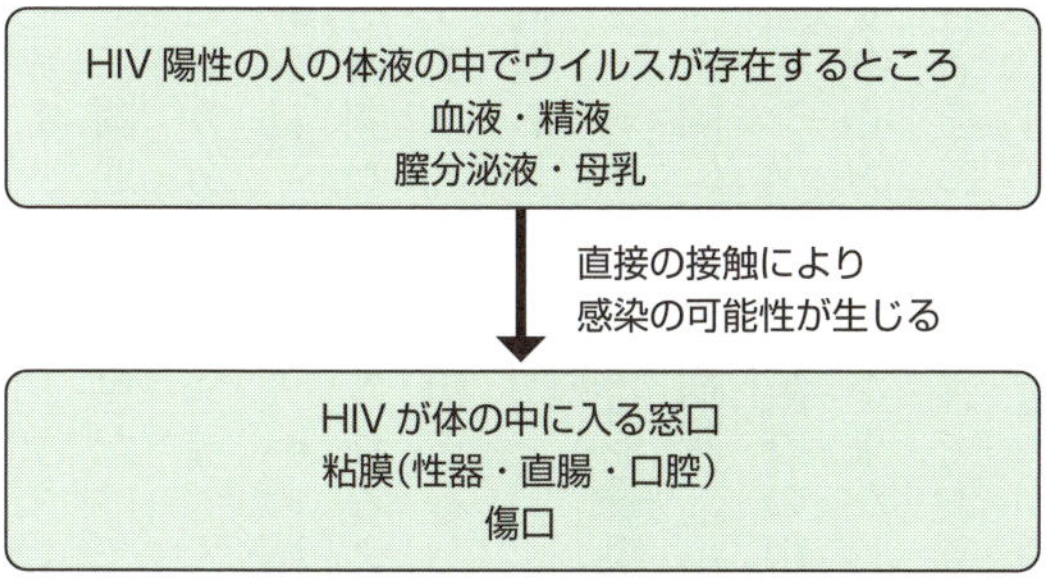

図2　HIV感染の考え方／性行為以外の日常的な接触では感染しない

3．HIV感染の経路

ＨＩＶを含む血液・精液・膣《ちつ》分泌液が直接粘膜や傷口に接触することで感染する可能性が生じます。従って、感染経路としては、性行為や血液を介した感染（覚せい剤、麻薬注射における注射器の共用など）、母子感染などがありますが、ＨＩＶ陽性の人との日常的な接触でＨＩＶが感染することはありません（図２）。性行為での感染に対しては、多くの場合コンドーム使用などの工夫で直接の接触を避けることにより感染を防ぐことができます。

進むＨＩＶ感染症の治療

1．抗ウイルス治療薬

１９９６（平成８年）年以降、副作用が少なく強力な抗ウイルス作用を持った薬が次々と開発され、現在20種類以上の薬が使用できます。このうち３〜４種の薬を組み合わせて内服する「多剤併用治療」により、ＡＩＤＳ発症率や死亡率は大きく減少しています。しかし、現在の抗ウイルス治療では、体内からＨＩＶを完全になくすことは難しいと考えられています。

ＣＤ４が低ければ、日和見感染症を発症する可能性があるため直ちに治療を開始する必要があります。

図3　世界のHIV流行状況（2014年12月、国連AIDS合同計画より）
2014年末にHIVと共に生きている人々／3690万人、2014年1年間にHIVに感染した人々／200万人、2014年1年間にAIDSで死亡した人々／120万人

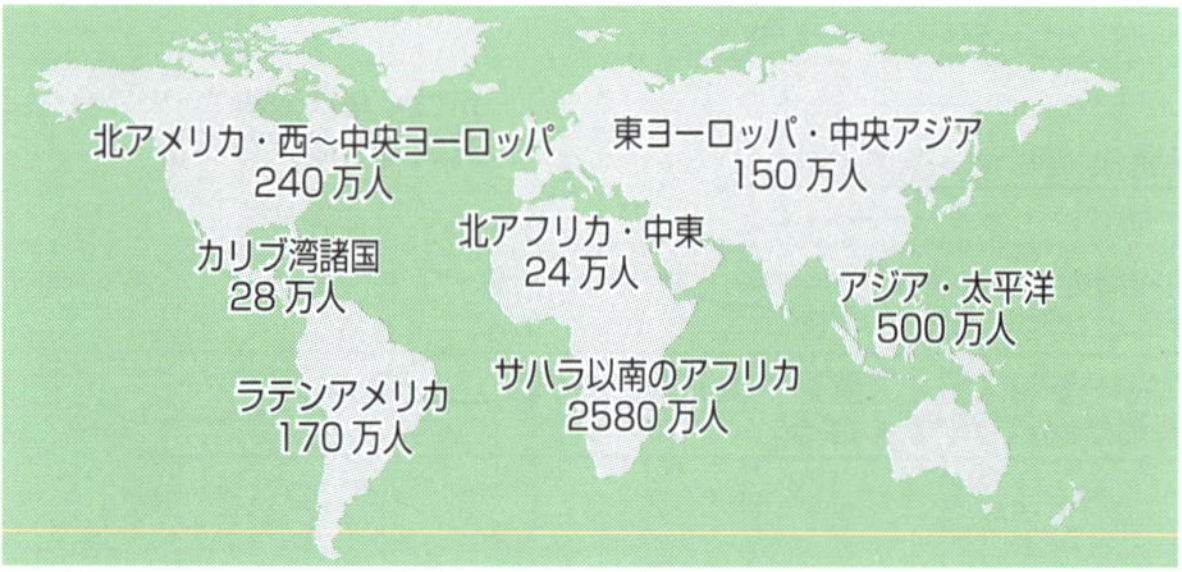

しかし、最近の研究では、ＣＤ４に関係なく早期に治療を開始した方が、ＨＩＶに関連した疾患だけでなくＨＩＶと直接関係のない疾患のリスクも減少することが分かってきました。また、治療により血液中のウイルス量が十分抑制されれば、ほかの人への感染を予防できることも明らかになり、できるだけ早い治療開始が推奨されるようになっています。これらの医療費は高額ですが、抗ウイルス治療が始まると医療費の助成制度が利用できます（所得に応じた自己負担あり）。

2．HIV感染症診療拠点病院

全国に「拠点病院」「中核拠点病院」「ブロック拠点病院」が整備されており、当センターは大阪府の中核拠点病院の１つとして、南大阪のＨＩＶ感染症診療で中心的な役割を果たしてきました。１９９３年以降、約２００人のＨＩＶ陽性者を診療してきており、多くの方は抗ウイルス治療によって免疫機能が改善して日常生活を送っていますが、初診時に重篤な日和見感染症を合併していた人の中には死亡された方もいます。

3．HIVの検査が望ましい場合

免疫機能が低下する前にＨＩＶ陽性が分かって適切な治療をすれば、免疫不全に陥ることなく治療が可能です。梅毒・クラミジア・淋病《りんびょう》・尖圭《せんけい》コンジローマ・性器ヘルペス・アメーバ赤痢・急性肝炎（Ａ型・Ｂ型）など性行為で感染する疾患と診断された場合、ＨＩＶ検査を受けることをお勧めします。また、結核・帯状疱疹《たいじょうほうしん》・口腔《こうくう》カンジダ症などはＨＩＶ感染症に特徴的な疾患ではありません

図4　日本における新規 AIDS ／ HIV 報告者の年次推移
「HIV」は AIDS 発症前に HIV 陽性が判明した人、「AIDS」は AIDS を発症して初めて HIV 陽性が判明した人の数

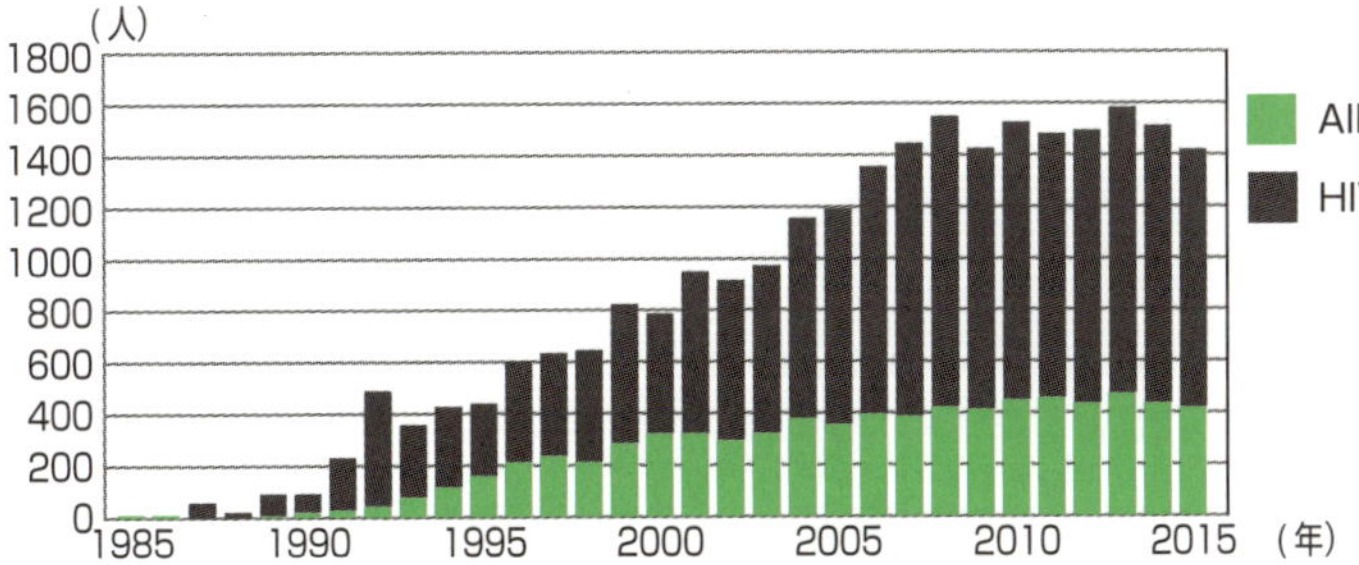

が免疫機能の低下が疑われますし、長期にわたる原因不明の発熱や下痢もＨＩＶに関連して起こることがあります。このような場合にもＨＩＶ検査を受けることをお勧めしています。

「HIV／AIDS」と診断されたとき

看護師 三田《みた》 洋子《ようこ》

当センターでのＨＩＶ診療——チーム医療

医師としては主に内科の３人（腎代謝免疫内科１人・呼吸器内科２人）が診療にあたっています。ＨＩＶに感染して免疫機能が低下すると高率に肺炎などの呼吸器疾患を合併するので、ＨＩＶの診療に呼吸器内科は欠かせません。ＨＩＶ陽性者の診療にあたっては、内科だけでなく全科的な対応が必要ですが、現在は病院の全ての診療科でＨＩＶ陽性者の診療ができるようになっています。また、専門薬剤師・専従看護師・医療ソーシャルワーカー（ＭＳＷ）・臨床検査技師・心理カウンセラー（週１回の非常勤）といったスタッフが協力して診療にあたっており、「チーム医療」を行っています。

ＨＩＶ陽性と分かったとき

1．検査

ＨＩＶ陽性が判明したときにＡＩＤＳを発症していれば、合併する日和《ひより》見《み》感染症の治療が優先されます。通常、その治療が一段落した後に抗ウイルス治療が始まります。ＡＩＤＳを発症していなければ、ＣＤ４陽性細胞数やＨＩＶのウイルス量の検査をして免疫状態を評価し、抗ウイルス治療の開始を検討します。また、ほかの性感染症（ウイルス肝炎・梅毒など）の有無も検査します。

2．仕事など

ＨＩＶ陽性だからできない、というものはありません。感染が分かった多く

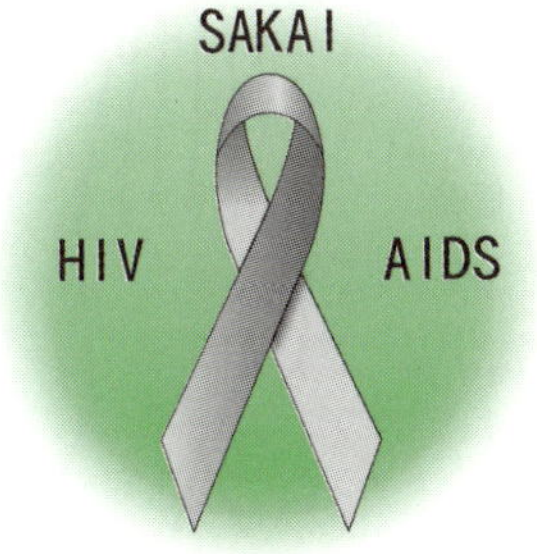

の人が、それまでと変わりなく仕事や学業を続けています。職場や学校でＨＩＶ陽性であることを表明している人もいますが、陽性であることを伝えなければならない義務はありません。

3．誰に伝えるか

ＨＩＶ陽性の結果を、いつ誰に伝えるかということは、よく考えて決める方が良いでしょう。セックスのパートナーには結果を伝えてＨＩＶ検査を勧める必要がありますが、急ぐことはありません。また、信頼できる人に伝えて支援を得ることも大切ですが、いずれもＨＩＶを十分理解してからでも遅くはないと思います。

4．セックス

ＨＩＶはセックス以外の日常的な接触での感染はありません。セックスによって相手にＨＩＶを感染させる可能性があり、また、セックスによってあなた自身がほかの性感染症に感染する可能性もあります。このような感染を防ぐためには、性感染症がどのように感染するのかをよく理解することが大切です。

HIV陽性が分かった後

1．私たちが支援します

ＨＩＶ陽性と伝えられたとき、さまざまな不安や疑問が募《つの》ると思います。そんなときはＨＩＶ診療チームの私たちが疑問に答えます。必要な場合には本人の了解の上で、家族やパートナーの方へも説明を行います。

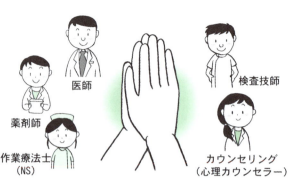

2．相談したいとき

HIV診療チームのどのメンバーでも気軽に声を掛けてください。当センターでは、毎週金曜に専門のカウンセラーがカウンセリングを行っています。希望時は遠慮なく申し出てください。HIV陽性の人とパートナー、家族のための電話相談や、陽性者を支援する団体など、ご希望に応じて紹介します。

3．抗ウイルス治療

HIVに対する抗ウイルス治療は、粘り強く内服治療を続けることが必要です。抗ウイルス治療が軌道に乗って免疫機能が回復し、ウイルス量が十分に抑制されれば、2～3か月に1回程度の通院で十分です。

4．医療費

最初は健康保険を利用して診療を受けることになり、通常は医療費の3割が自己負担となりますが、抗ウイルス治療が始まると医療費の助成制度が利用できます（所得に応じた自己負担あり）。当センターでは、医療ソーシャルワーカー（MSW）が相談に応じています。

5．HIV陽性女性の出産について

現在国内では、HIV陽性の母親から子への感染は適切な予防対策（母親への抗ウイルス剤投与・帝王切開による産道での感染予防・哺乳《ほにゅう》の禁止など）でその感染率をほぼゼロとすることが可能になっています。子どもを産みたいと思われている方は初めからあきらめずに相談してください。多職種がそれぞれの専門性を生かしながら赤ちゃん、両親、家族をサポートしていきます。

肝がんの予防のために

消化器内科副部長 藪田《やぶた》 隆正《たかまさ》

原因の9割が肝炎ウイルス

原因の約9割が肝炎ウイルス（C型肝炎やB型肝炎）で、残りは飲酒やNASH（非アルコール性脂肪性肝炎）などによるものと考えられています。

C型肝炎の治療

C型肝炎ウイルス（HCV）は感染者の血液を介して感染します。過去の輸血や血液製剤の投与、臓器移植、適切な消毒をしない器具を使っての医療行為、刺青、ピアスの穴あけ、麻薬、覚せい剤の回し打ち、感染者との剃刀《かみそり》や歯ブラシの共用など、またごくまれに出産や性交渉の際にも感染の可能性があるといわれています。感染後約70％の症例が慢性化し、慢性肝炎は約20年の経過で約30～40％の方が肝硬変に進行し、肝硬変のうち年率約7％の頻度《ひんど》で肝がんが現れます。

根治的治療はHCVを体から排除することです。このために以前は、抗ウイルスたんぱくや抗ウイルス免疫を誘導し、肝炎ウイルスの増殖を抑制する効果のあるインターフェロンという薬剤を使っていました。当初、単独療法では約10％、リバビリン併用で約50％、リバビリンとテラプレビルやシメプレビルなどのプロテアーゼ阻害剤を加えた24週間の治療で最終的には約90％まで奏功率は高くなりました。しかし発熱、食欲不振、頭痛、倦怠感《けんたいかん》、脱毛、血球減少やうつ傾向の出現といった副作用は、さまざまな工夫で徐々に軽減してきたとはいえ、依然としてみられました。その後、プロテアーゼ阻害剤を含めたHCV直接阻害薬

（Direct Acting Antivirals／ＤＡＡ）と呼ばれる薬の開発が進み、インターフェロンを使用しない（インターフリー）治療法が開発されました。

これらの薬を組み合わせて内服する治療法として、まず２０１４（平成26）年9月にダクラタスビルとアスナプレビル併用療法（24週間内服）が登場しました。この治療では、薬剤耐性（ウイルスの遺伝子の一部に存在する薬が効きにくい遺伝子変異）があれば治療効果が下がるため、事前の検査が必要ですが、耐性がなければ90％以上の著効率が得られています（耐性があれば約40％）。これはジェノタイプ1型（セログループ1）のＨＣＶに対する治療法ですが、ジェノタイプ2型（セログループ2）のＨＣＶには、ソホスブビル、リバビリン併用療法（12週間内服）が適応となり、こちらの著効率も90％以上です。その後1型に対しては、２０１５年8月にソホスブビルとレジパスビルの配合剤が登場し、第一選択となっています。これはウイルス耐性の事前検査は不要ですが、腎機能低下が重度であると使用できない場合もあります。服薬期間も12週間と短くなり、著効率は１００％近いといわれています。

２０１５年9月には、1型に対して、さらに新しくオムスタビルとパリタプレビルとリトナビルの配合錠（12週間内服）が登場しています。こちらも著効率は90％以上ですが、薬剤耐性があれば治療効果が下がるため、事前に検査を必要とし、耐性がなければ90％以上、耐性があっても80％の著効率が得られています。インターフェロン療法に比べ副作用がほとんどなく、高い有効率が見込めるため、こうしたＤＡＡを用いたインターフェロンフリー治療が急速に広まってきています。日本肝臓学会肝炎診療ガイドライン作成委員会が治療指針を発表していて、毎年改定されていますが、２０１５年最新版では、セログループ1でも2でも、初回治療でも再治療でも、基本的にＤＡＡが第一選択として推奨されています。また肝機能が比較的保たれているChild-PughA の代償性肝硬変も治療対象となっています。

しかし、肝機能がさらに低下した非代償性肝硬変の患者さんには投与できないため、肝線維化進展や肝発がんを抑制する目的でインターフェロン少量長期投与、これまでインターフェロン以外の療法として施行されている経口薬のウルソデオキシコール酸（ウルソ）、強力ネオミノファーゲンシー注射、肝炎に悪影響となる鉄過剰を調整する瀉血《しゃけつ》療法などは今もその他の治療として選択されています。

これまで紹介してきたC型肝炎の治療は、高額な医療費を要する治療です。インターフェロンやインターフェロンフリー治療などに対して医療費助成があり、1か月当たり数万円の自己負担限度額で治療が受けられるようになっており、日本肝臓学会認定の肝臓専門医がいる施設で専門医からの診断書をもらい、受給の申請をして受給者証が交付されてから治療を受けることになります。

B型肝炎の治療

B型肝炎ウイルス（ＨＢＶ）が慢性感染している人の大部分は、母親がＨＢＶの持続感染者で、出産時に産道出血によりＨＢＶが新生児の体内に侵入することにより感染します（母児感染）。そのほか乳幼児期に何らかの理由で、Ｈ

ＢＶの持続感染者の血液・体液が体内に侵入すると、持続的な感染を起こします。

思春期以降にＨＢＶに感染すると、多くの場合は一過性感染で終わりますが、近年ジェノタイプＡ型のＨＢＶに感染すると比較的高率に慢性化を起こすことも知られています。出生後肝炎の発症はなく、ＨＢＶは排除されずに患者さんの体内で共存しています。しかし思春期を過ぎると自己の免疫力が発達し、体内のＨＢＶを病原菌であると認識できるようになり、白血球（リンパ球）がＨＢＶを体内から排除しようと攻撃を始めます。このときリンパ球がＨＢＶの感染した肝細胞も一緒に壊してしまうので肝炎が起こり始めます。

一般に10～30歳代に一過性に強い肝炎を起こし、ＨＢｅ抗原陽性の増殖性の高いウイルスからＨＢｅ抗体陽性の比較的おとなしいウイルスに変化します。ＨＢｅ抗体陽性となれば多くの場合、生涯強い肝炎を発症しません。このように思春期以降に一過性の肝炎を起こした後は、そのまま一生肝機能が安定したままの人が80～90％、残りの10～20％の人は慢性肝炎へと移行し、その中から肝硬変、肝がんになる人も出てきます。

根治的治療はＩＦＮと核酸アナログ製剤の2剤に大きく分けられます。ＩＦＮは一般に年齢が35歳までの若年者で、肝炎の程度の軽い人、核酸アナログ製剤は35歳以上の非若年者、35歳以下であっても肝炎の進行した人に対して投与を行います。ＩＦＮ療法は比較的若年者の自然経過でＨＢｅ抗原陽性がＨＢｅ抗体陽性にならない慢性肝炎の状態の人に、ＩＦＮによって自己の免疫の力を強めてHBe抗原陽性からHBe抗体陽性のHBVに変えることが治療の主な目的です。

核酸アナログ製剤は薬の力でHBVの増殖を直接抑えて肝炎を沈静化させます。薬を飲んでいる間ウイルス量は低下し、肝炎は起こりません。しかし薬を中止すると、ほとんどの症例で肝炎は再燃します。また薬剤耐性株と呼ばれるHBVが現れることがありましたが、最新のものでは出現頻度や副作用は非常に低いこと、また以前の薬剤で耐性株が現れた場合には別の核酸アナログ製剤を併用すれば良いことが分かり、比較的安全に使用できるようになりました。高額な医療になりますが、所得に応じて医療費助成が受けられます。

アルコール性肝障害の仕組みと症状

世の中には各種の飲料水がありますが、水を除けば、最も古くから飲まれていたのはアルコールだそうです。適量であれば食欲増進やストレス、緊張が緩和しリラックスできること、会話がはずむことによってコミュニケーションが良好になることもあり、数千年にわたりアルコールは多くの場面で飲まれ親しまれています。一方注意しなければならない点も多く、健康保持のために飲み方に考慮が必要です。

アルコールは肝臓以外にも、全身に影響を与えます。アルコール性急性・慢性膵炎《すいえん》、アルコール性心筋症、糖尿病、アルコールの直接作用による食道炎や胃炎、ビタミン欠乏になることでウェルニッケ脳症や認知症などの中枢神経障害と末梢神経障害、さらに急性アルコール中毒、依存症などになります。

飲んだアルコールの約70％は小腸で、約30％は胃で吸収されますが、基本的にアルコールはどの粘膜からも、そのままの形で大部分が2時間以内に吸収されます。肝臓の細胞内でアルコールはアセトアルデヒドに変えられ、アルデヒド脱水素酵素の働きにより酢酸（お酢）に変わり無害化されます。アルコールやアセトアルデヒドが直接的に肝臓を障害するほか、アルコールを無害化することが負担となり、普段の肝臓の働きである糖・脂肪を分解・合成することが妨げられることになり、肝障害はこれらが重なって起こると考えられています。

風邪薬の成分であるアセトアミノフェンなどの薬剤、ウイルスなどによる肝炎、糖尿病や鉄過剰状態はそれらの肝障害を助長します。日本人の約半数は飲むと赤くなりやすい体質で、アルデヒド脱水素酵素の働きが遺伝的に弱く、慢性的な肝障害を起こします。また日本人の約4％はアルデヒド脱水素酵素の活性がほとんどなく、急性中毒症を起こすため、飲酒は危険です。日本酒換算で毎日平均5合以上（大酒家、女性では約3合／日）を10年以上続けていると、肝硬変になることがあります。肝硬変初期であっても症状はなく、肝不全に進行してから黄疸《おうだん》・腹水・食道静脈瘤《じょうみゃくりゅう》などの症状が出ます。常習飲酒家や大酒家が急に飲酒量を増やすとアルコール性肝炎を起こすことがあります。

重症化（重症型アルコール性肝炎）すると、劇症肝炎治療に準じた治療が必要で禁酒しても1か月以内に死亡することがあります。禁酒以外に効果的な治療法はありません。アルコール性肝硬変の場合、飲酒を続けると5年後まで生きられる確率は約30％ですが、禁酒すると80％以上に上がります。厚生労働省が推進する21世紀での日本国民の健康づくり運動「健康日本21」では「節度ある適度な飲酒」は、日本酒換算で1日1合（ビール500㎖、ワイングラス2杯に相当）までの量に控え、週に少なくとも2回の休肝日を設けることが推奨されています。

NASH（非アルコール性脂肪性肝炎〈nonalcoholic steatohepatitis〉）の治療

飲酒歴がほとんどない人で起こる、肝臓の脂肪化を基盤とした肝障害です。栄養過多などで肝細胞に脂肪が沈着したあと、何らかの障害要因が加わると約2割が肝炎に進展し、放置しておくと肝硬変、肝不全となることがあります。長い経過の中で肝臓がんになる症例もみられます。肥満、高脂血症、糖尿病・高血糖が続くと肝細胞に脂肪が沈着します。そのため非アルコール性脂肪性肝障害は、メタボリックシンドロームの1つと考えられています。

肥満や糖尿病の増加に伴い、国内では約1千万人が脂肪肝になっていると考えられており、その脂肪肝の50人に1人は肝炎に進展しています。単純な肝脂肪化つまり脂肪肝では大きな肝障害は起こりませんが、障害要因として鉄過剰や細胞への強い刺激が加わると肝障害を起こします。つまり、肥満になると体内でインスリンが効きにくい「インスリン抵抗性」が生じます。肥満からくる糖尿病の入り口になり、血糖値が上昇するだけでなく、脂肪肝がみられます。これにアディポカイン、エンドトキシン、酸化ストレスという要因が作用して脂肪肝を基に炎症が引き起こされます。

治療は食事療法や運動療法（有酸素運動）、高脂血症や糖尿病に対する治療（インスリン抵抗性を改善するピオグリダゾンやメトホルミンなど）が主体となります。食事量が適正でも、食事内容がアンバランスだったり、間食をしていたりすると、肝臓は脂肪化を起こします。一方で極端な食事量の制限も脂肪化を起こします。肝障害要因に対して、体内の活性酸素などを抑えるウルソデオキシコール酸やビタミンC・E、ポリエンホスファジルコリン（EPL）の投与、鉄制限食などの治療が有効なことがあります。

感染を予防しよう

元感染症対策室次長 岡本《おかもと》 みちる　感染症対策室次長 西原《にしはら》 美里《みさと》

手指《しゅし》衛生（手洗い）が重要

・手指衛生は最も重要な感染対策です。
・手指衛生は、感染症への感染や食中毒の予防に大きな効果があります。
・手指衛生によってヒトからヒト、環境からヒトへの病原体の広がりを防ぐことができます。

石鹸を用いた流水下手洗いが必要な場面

①手に目に見えて汚れがある場合
②血液、体液が付着した、あるいは可能性がある場合
③下痢や嘔吐《おうと》の症状がある患者および、その患者の周辺環境と接触した後
④アルコールに抵抗性のある病原体（ノロウイルス）、芽胞《がほう》のある細菌（クロストリジウム・ディフィシルなど）が診断された患者および、その患者の周辺環境と接触した後
⑤トイレの後
⑥食事前

咳《せき》エチケットが大事

咳エチケットは、感染予防策の1つです。咳やくしゃみをすることで飛沫《ひまつ》が2～4m飛ぶといわれています。飛沫の中には多くのウイルスが含まれており、この飛沫を浴びることで感染を受ける可能性があります。飛沫を飛ばさないこ

■石鹸を用いた流水下手洗いの手順

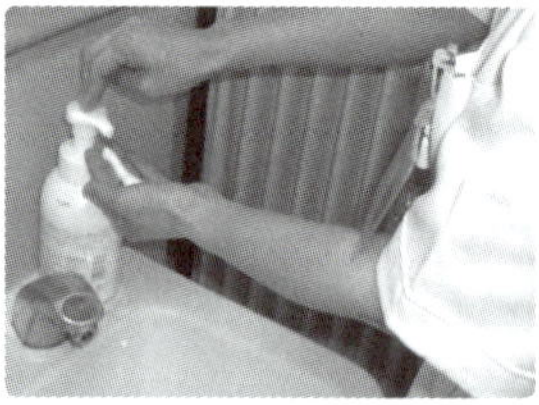

①流水で手を流し、液体石鹸をつけしっかり泡立てます

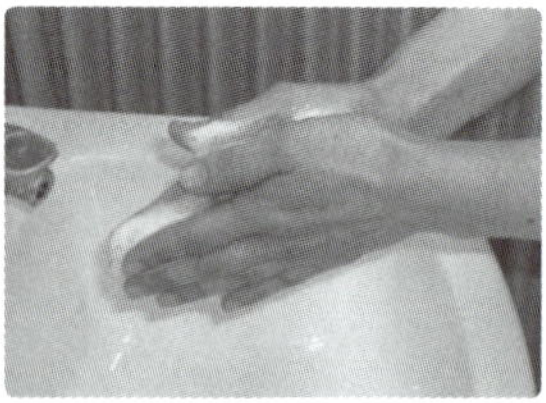

②手のひらをよく擦ります

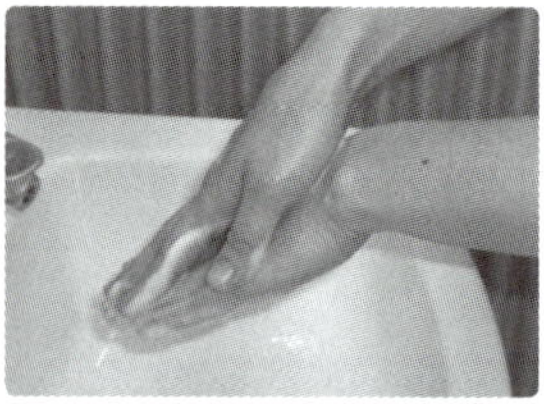

③手の甲、指の背面を洗います

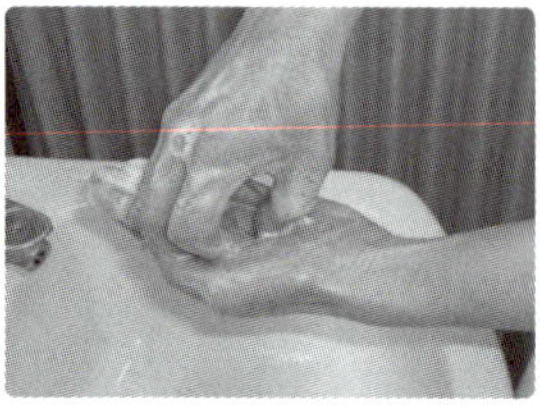

④指先を反対側の手のひらでよく擦ります

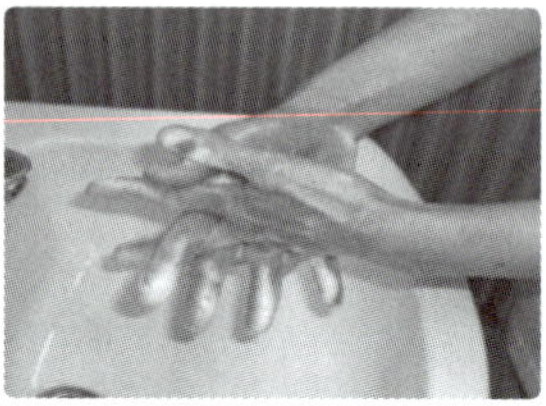

⑤指の間を擦り合わせて洗います

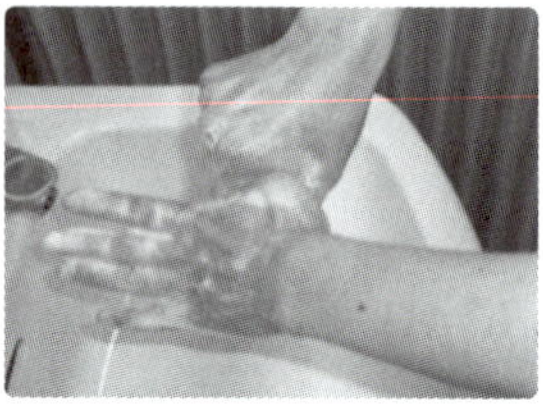

⑥親指を反対側の手で包むようにして洗います

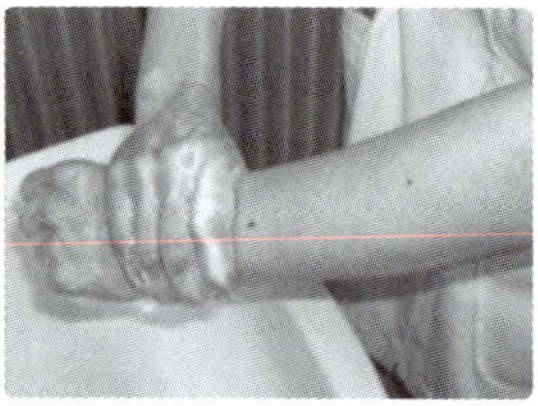

⑦手首を握って擦ります

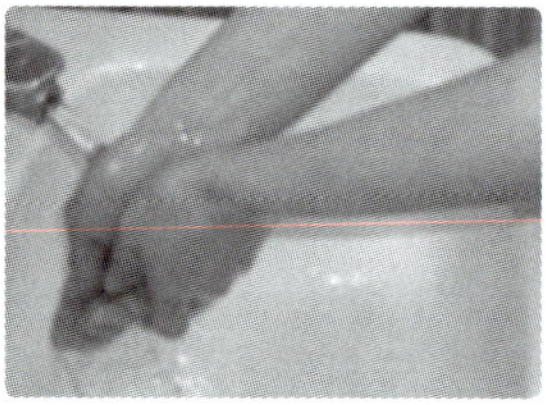

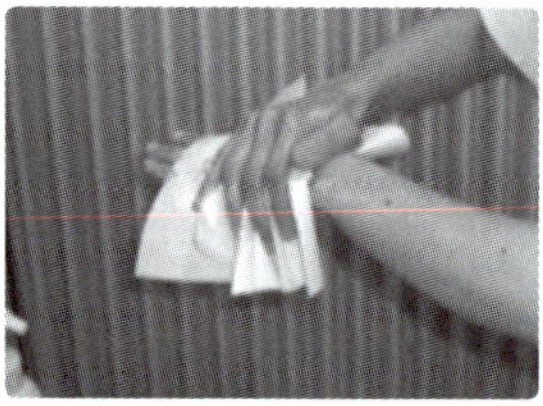

⑧流水でよく洗い流し、ペーパータオルで押さえてふきます

■速乾性手指消毒剤を用いた手順

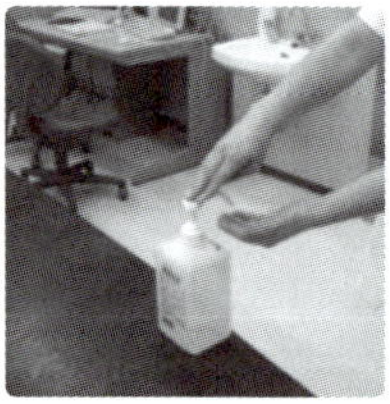

①必要回数プッシュし、アルコールを手のひらで受けます

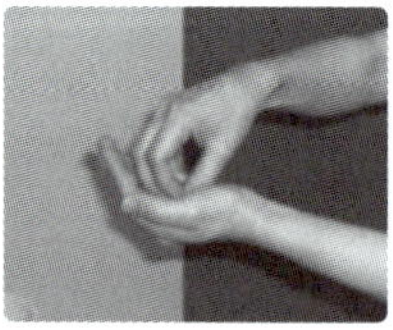

②たまっているアルコールに指先・つめを浸し、手のひらに擦ります。次に反対側の手にアルコールを移し、同様に行います

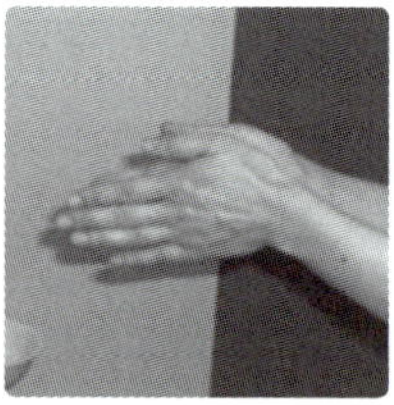

③手のひらを擦り合わせます

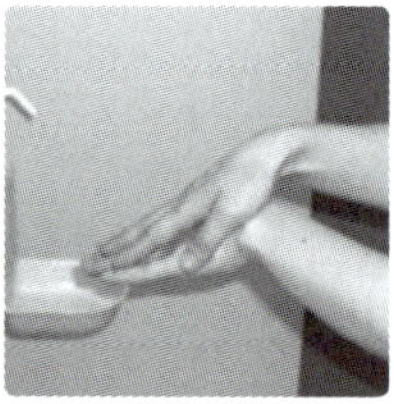

④手の甲を反対の手のひらで擦り、反対も同様に行います

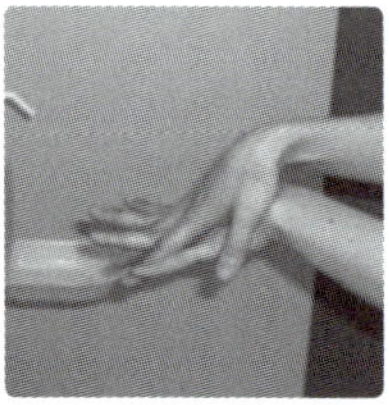

⑤指の間のくぼんだ部分もしっかりと擦り、反対も同様に行います

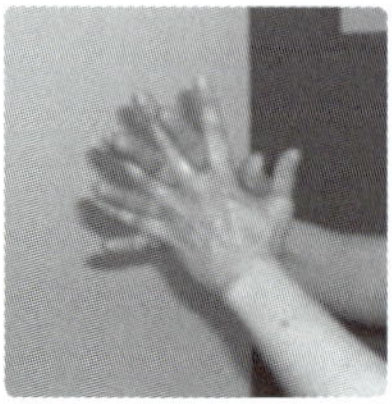

⑥指の間をしっかりと擦ります

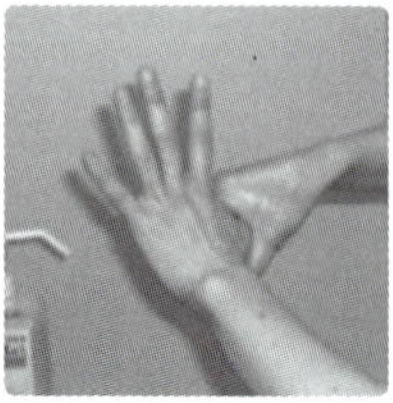

⑦親指を包みこむようにして擦り、反対も同様に行います

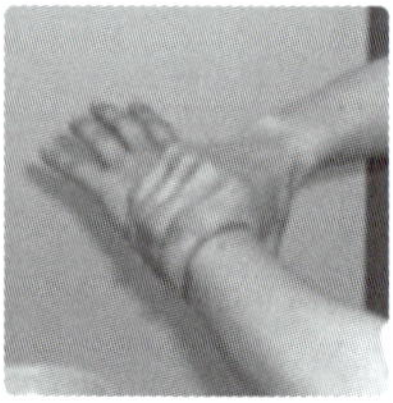

⑧手首を握って擦り、反対も同様に行います

【マスクの着用方法】

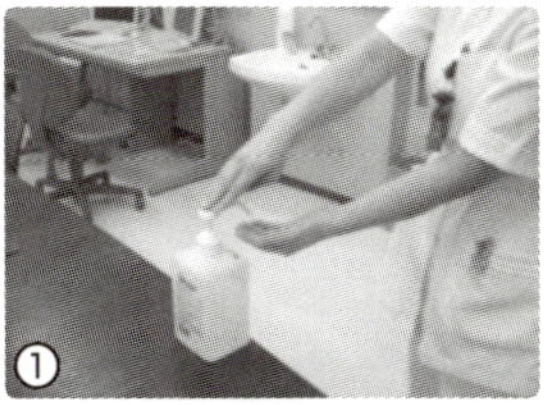

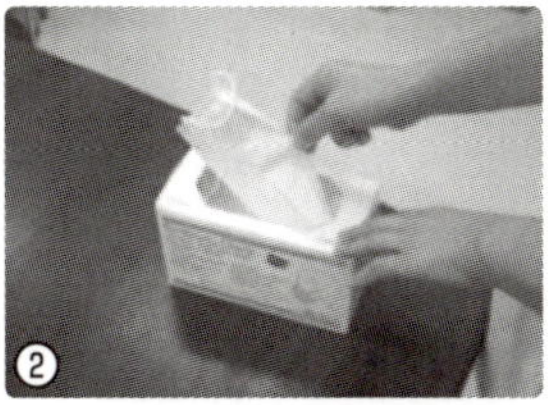

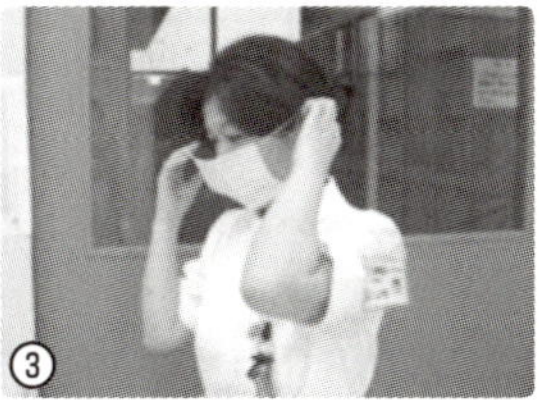

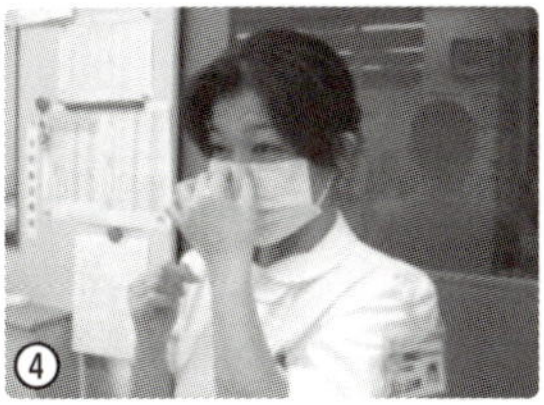

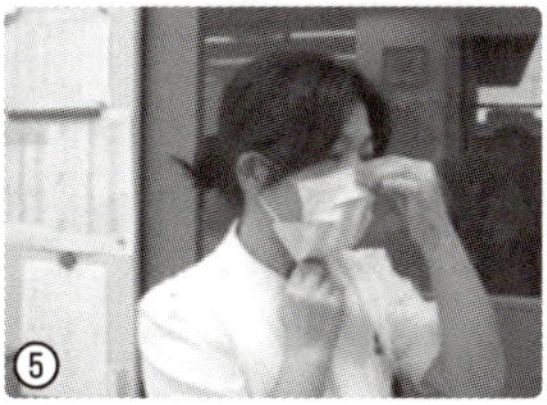

①手指衛生を行います
②マスクを箱から取り出します
③ノーズワイヤーの部分を上にしてマスクをつけます
④ノーズワイヤーを鼻と頬の形に合わせます
⑤プリーツを伸ばし、あごの下までカバーします

【マスクのはずし方】

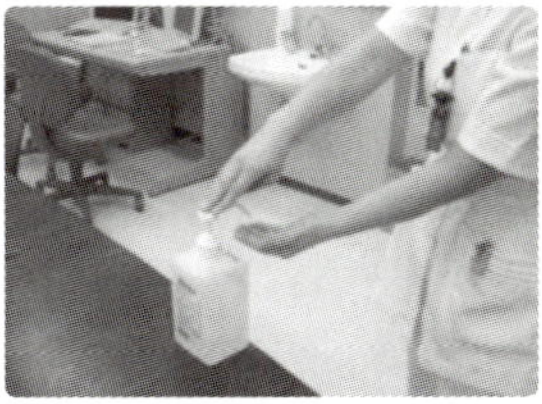
①手指衛生を行います

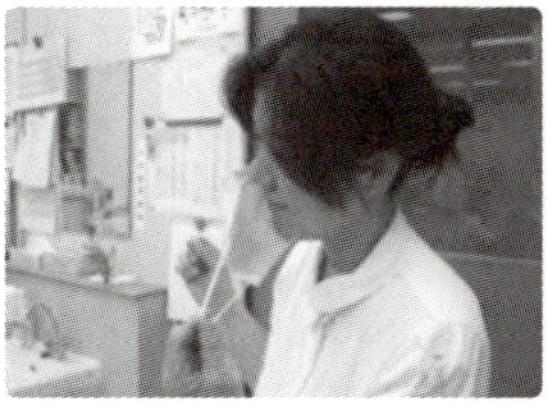
②マスクの前面に触れないようゴムの部分を持って外します

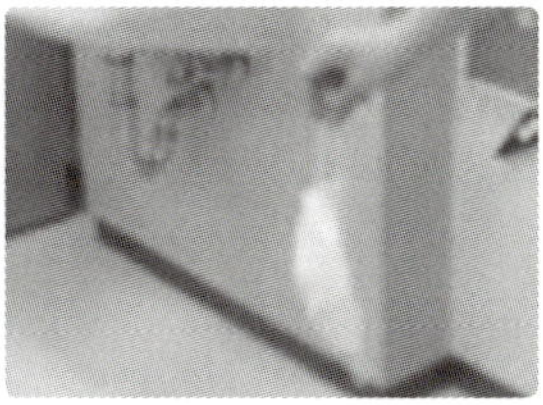
③マスクの表面に触れないよう廃棄します

と（咳エチケット）が大事になります。

【咳エチケット】

①咳、鼻汁、気道分泌物の増加など呼吸器症状や発熱といった症状がある場合、マスクを着用します。

・マスクは透過性の低い「サージカルマスク」がより予防効果が高くなります。

・症状のある人がマスクを着用することで、飛沫を拡散させないため予防効果があります。

・症状のない健常な人がマスクを着用しているからといって、ウイルスの吸入を完全に予防できるわけではないことにも注意が必要です。

②咳やくしゃみが出るときにマスクの着用がない場合は、ティッシュなどで鼻と口を覆い、ほかの人から顔をそむけ、できるだけ1m以上離れます。

③鼻汁や痰《たん》などを含んだティッシュは、ふた付きのゴミ箱に捨てます。

④咳・くしゃみ時に押さえた手、鼻をかんだ手は、すぐに石鹸を用いた流水下手洗いを行います。

第11章

眼、耳、鼻、のど、口のお話

白内障のお話——目のかすみや視力低下などを感じたとき

眼科部長・アイセンター長 林《はやし》 仁《ひとし》

白内障とは?

白内障とは、目の中で焦点を調節する役目をしている水晶体（レンズ）がだんだんと濁ってくる病気であり、目のかすみや視力低下、あるいは光の散乱によるまぶしさを自覚症状として感じます。多くは加齢によって起こるので、全ての人に起こり得る病気であり、かつ完全な予防はできません。加齢以外にも、糖尿病やアトピー性皮膚炎、長期間のステロイド薬、外傷などが、白内障を進行させる原因となります。まれですが、生まれつきの白内障（先天性白内障）という病気もあります。

白内障の手術とは?

白内障手術は、眼科における最も一般的な手術です。濁ってしまった水晶体を2・5㎜前後の傷口から取り出して、代わりに人工レンズ（眼内レンズ）を入れます。手術は局所麻酔で行って、10～30分くらいで終了しますので、患者さんの身体的な負担は少ないといえます。ただし状況によっては、全身麻酔をかけたり、手術に1時間以上の時間を必要とする場合、あるいは人工レンズを入れないで手術を終えたりすることもあります。

人工レンズには、単焦点レンズと多焦点レンズがあります。多焦点レンズは、眼鏡での遠近両用レンズのイメージですが、現在のところ健康保険の全額適用はなく、片目の手術で40万円近くかかります（施設によって差があります）。ですから、単焦点レンズを使用する手術が圧倒的に多く行われており、手術後は必要に応じて、新しく眼鏡を作製することが必要となります。

手術に関するよくある質問

Q．手術を受ける時期は、いつがいいですか？

A．水晶体の濁りが進みすぎると、手術に必要な傷口が大きくなって、視力回復に時間がかかることがあります。また放置することで、ほかの病気の発見が遅れるリスクも出てきます。かかりつけ医での定期検査を受けながら、日常生活に支障が出てきたら、手術の時期だと考えてください。

Q．どれくらい見えますか？

A．「ものを見る」ということは、水晶体だけでなく、角膜や網膜、さらには視神経や脳といった、全ての組織や器官の総合力の結果です。白内障手術だけでもって、具体的に「視力が〇〇になる」といった約束はできません。ただ大多数の患者さんが、手術後に「明るくすっきりした」と言って、喜んでおられます。

角膜移植のお話
――症状に合わせて最善の術式を

眼科部長・アイセンター長　林《はやし》 仁《ひとし》

進歩した角膜移植

角膜移植が臨床に登場してから約100年が経ち、国内でも既に50年以上の歴史があります。角膜には、眼球の一部である役割と、光が通るレンズとしての役割があります。これらが何らかの理由で障害されて薬での治療に限界が生じた場合に、角膜移植が唯一の治療法となります。手術器具や術式が進歩したことに加えて、アイバンクから斡旋《あっせん》提供された角膜組織（以下、ドナー角膜）の保存方法も改良されたことで、現在では予定手術も可能な時代になってきました。

全層角膜移植と角膜パーツ移植

一口に「角膜移植」と言っても、実は細かな術式が存在します。最も基本的な術式は、角膜の全ての厚みを取り換える全層角膜移植です。それに対して、病気のある部分だけを取り換える手術法は角膜パーツ移植と呼ばれ、表層角膜移植術や深層角膜移植術、あるいは角膜内皮移植術などがあります。これらは移植される組織が少ないことから、全層移植よりも拒絶反応が少ない、外力に強い、抜糸時期が早い、などの利点があります。一方で、全層移植よりも概して手術手技が複雑で、手術時間がかかるという欠点があります。ですから、患者さん個々の病状に合わせて最善の術式を考えていく必要があります。

低い拒絶反応のリスク

提供されたドナー角膜は患者さんのものではないため、細菌や異物のように免疫細胞によって攻撃されることがありますが、これを拒絶反応と言います。角膜移植は、ほかの内臓移植手術に比較すると拒絶反応のリスクはかなり低く、成績は比較的良好といえます。これは角膜という組織が基本的に血管のない組織だからです。しかし、長期的な目の病気によって角膜に血管ができていたり、何らかの癒着があったりする場合には、拒絶反応の発生リスクがやや高くなります。

目覚ましい再生医療の進歩

最近の医学的な目覚ましい進歩の1つに再生医療があり、京都大学の山中教授によるｉＰＳ細胞の研究がノーベル賞を獲得したことは記憶に新しいかと思います。現在、患者さんの体の一部を取り出して角膜を形成させる研究が、世界的に盛んに行われています。これが結実すれば、拒絶反応やドナー不足といった問題が解消することが期待されています。

眼科看護師が説明する日帰り白内障手術

副看護師長 新村《しんむら》 直美《なおみ》

白内障とは？

白内障とは、目の中の水晶体が濁る病気のことです。多くは加齢によるもので、白内障が進行してくると視力低下（眼鏡を調整しても視力が良くならない）、かすみ、まぶしさ、近視の進行（遠くが見えなくなる）、複視（物が二重に見える）などの症状が出るようになります。

手術決定に関しては医師が十分に手術の説明を行い、日帰り手術か入院手術かを患者さんや家族と話し合い決定します。

手術前の説明を看護師がお話しします

1．白内障手術は、ほかの手術と比較しても手術による生命の危険性は低いです。しかし、局所麻酔下で行われるために患者さんが不安を感じやすいなどの特徴があります。そこで、私たち看護師はスライドを使ってゆっくりと患者さんに説明しています。

2．日帰り手術は、まずアイセンターに患者さんに来ていただき準備をします。手術はアイセンター内の手術室で行います。準備から手術までの時間は外来の看護師が対応します。もちろん、手術室まで外来の看護師が一緒に歩いていきます。

3．手術3日前から、抗菌薬の点眼を1日3回行います。これは手術後の感染予防のための大事な点眼です。手術前の点眼はとても重要ですので忘れ

表1　手術後の過ごし方

～手術後の安静・日常生活について～

手術をした目の清潔や安全に関しては、患者さんの協力が必要です。
手術の後は、下の表にしたがって日常生活を送ってください。
分からないことがあれば、医師または看護師にお尋ねください。

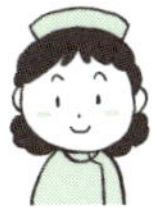

日常生活	当日	1日目	3日目	1週間	4週間
歩行・飲水・食事	○	○	○	○	○
散歩・買い物・家事 読書・テレビ	×	○	○	○	○
ひげそり・歯磨き 首から下のシャワー・入浴	×	○	○	○	○
美容院・理髪店での洗髪 ※注　あお向けの姿勢で、目に水が入らないように	×	○	○	○	○
飲酒・喫煙	×	×	×	○	○
軽い運動・肩たたき・歯の治療	×	×	×	○	○
パーマ・毛染め・散髪	×	×	×	○	○
自分で洗髪・洗顔・化粧	×	×	×	○	○
旅行・性生活・グランドゴルフ	×	×	×	×	○
重労働・自転車	×	×	×	×	○

ないように気を付けてください。

4．内服している薬について確認します。時々、薬を中止することがありますので医師に確認して説明します。

5．手術後に必要な物品（カッペ〈プラスチックの眼帯〉、清浄綿、テープ、ゴーグル）を準備していただきます。これは、術後に目を保護するためですので、患者の皆さんに準備していただいています。なぜ必要か？　ほこりや風を防ぎ、不用意に触わらないようにするためです。

日帰り手術って、どこでするの？

日帰り手術はアイセンター内手術室で行いますが、まず患者さんにはアイセンターに来ていただきます。

1．手術に呼ばれるまでの時間は、手術着に着替えてその後点眼薬と点滴をするためのルート確保（静脈留置針を入れます）を行います。既往に糖尿病があり、内服やインスリン投与をしている患者さんの場合は、血糖測定を行い手術まで待っていただきます。

2．手術が終了したら、リカバリー室で安静にします。

3．手術室では、抗生剤の点滴をします。手術終了後は、バイタルサイン（血圧、脈、酸素飽和度、熱）をチェックし、患者さんによっては血糖測定を実施します。
4．点滴が終了したら点滴を抜いて着替えていただき、明日から使用する点眼薬、内服薬（抗生剤）の説明をして帰宅となります。
5．ここで一番気を付けないといけないのが、翌日まで眼帯をしたままの状態ということです。かなり大きめの眼帯で固定をします。帰宅時は可能な限り付き添いをお願いしています。

手術後の過ごし方

パンフレット（表1、2）で説明したように過ごしていただきます。説明をしても理解できないことが多いと思います。その都度聞いていただいたら説明します。手術後日に外来診察がありますが、眼帯を外したときの患者さんの歓声（うわぁー、明るいわ！）を聞くととてもうれしく思います。

術後点眼薬の指導

白内障術後は3本の点眼薬があります。点眼回数、点眼時間を説明して実際に点眼していただき、自宅で安心して点眼ができるように説明をします。

点眼はなかなか難しいようですが、一番大事です。1日2回の点眼薬が1本、1日4回の点眼薬が2本です。しっかりと点眼できることを確認させていただきます。

もし点眼が難しそうだなと判断した場合は、家族へのご協力をお願いしています。

表2　手術後の注意点

～日常生活について～
日常生活は通常通りで構いませんが、激しい運動はしてはいけません。
無理をしないようにしましょう。

自分で行う洗顔や洗髪は、医師の許可があるまではしないでください（約１週間後からは可能です）。ただし、美容院や理髪店でのあお向けの姿勢で洗髪してもらう場合は可能です。目に触れないように、よくしぼったタオルで顔を拭くことも可能です。ただし、目の周囲は清浄綿で清潔に保つようにしてください。

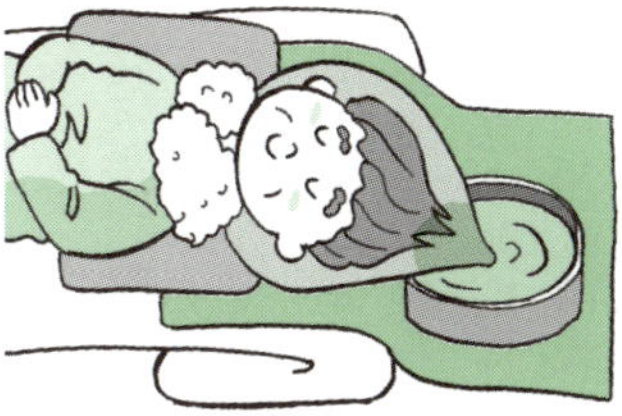

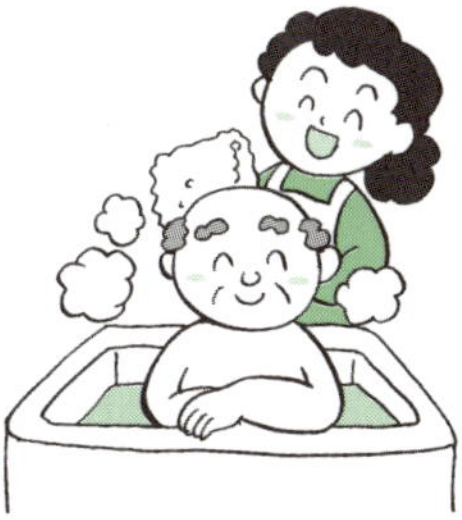

首から下のシャワーや入浴であれば、手術翌日から可能です。目にお湯がかからないように注意しましょう。

万が一、目にゴミが入ったら無理にこすらず、まずは、抗生剤の目薬（ベガモックス）を２～３滴点眼して様子をみてください。あまり改善がなければ早めに受診してください。

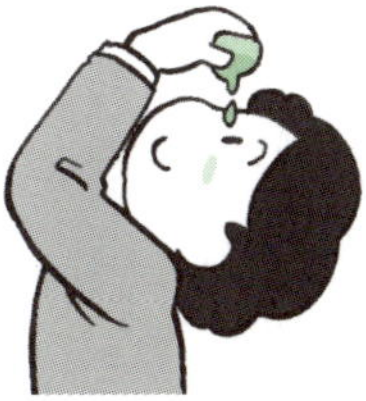

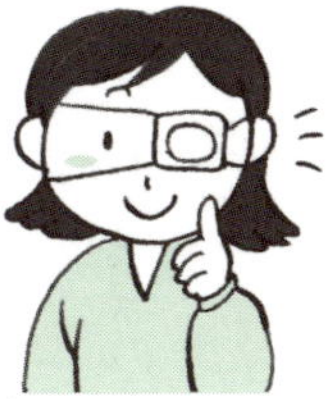

手術後１週間は、細菌感染を避けるため、注意が必要です。ホコリや汗が入らないように、アイカップや保護メガネを１日中使用してください。寝るときは、手術後１か月はつけてください。

網膜剥離って何？どんな治療法があるの？

元眼科副部長
（現大阪大学医学部附属病院 眼科助教） 佐藤《さとう》 茂《しげる》

網膜とは？

カメラに例えるとフイルムに相当する薄い神経の膜で、目に映る像を信号化し、その情報を脳に送る重要な働きをする目の中の組織のことです。眼球の壁の内側に張り付いています。

網膜剥離《もうまくはくり》とは？

網膜が眼球の壁から内側に剥《は》がれる病気が網膜剥離です。網膜はその機能を発揮するための重要な成分を壁からも受け取っているので、壁から剥がれると機能できなくなり、やがて死んでしまいます。網膜剥離はその原因により幾つかの種類に分けられますが、今回は治療を急ぐ必要のある裂孔原性《れっこうげんせい》網膜剥離について解説します。

裂孔原性網膜剥離とは？

網膜に破れ目ができて、そこから目の中の水が網膜と壁の間に回り込み、どんどん網膜が剥がれていくタイプの網膜剥離です。破れ目が形成される原因としては外傷がよく知られています。ボクサーが発症したとの報道を時々見かけますが、実際の頻度《ひんど》はそれほど多くありません。裂孔原性網膜剥離がよく発症する年齢は、20歳前後と60歳前後に2つのピークがあり、それぞれの年代で裂孔形成の原因が異なることが知られています。

20歳前後の患者さんの場合は、網膜の周辺部に薄い部分が形成される異常があり、その薄くなった網膜の一部に穴があいてしまう割合が多いとされています。60歳前後の患者さんの場合は少し複雑です。目の中を満たしている硝子体《しょうしたい》というゼリー状の組織が前方へ収縮を始めること（後部硝子体剥離）が、この年代によく起こります。ほとんどの人は、網膜と硝子体は特定の部位を除いて強く癒着しているところはないので、問題なく収縮していきます。しかし、病的な網膜と硝子体の癒着部がある人は、その部位が引っ張られて、ついには裂けてしまい網膜裂孔を形成します。

裂孔原性網膜剥離の自覚症状

1．飛蚊症《ひぶんしょう》

視界に半透明～不透明な濁りが見え、目を動かすと揺れながら動いて見える症状です。蚊が飛んでいるのに似ているためにこの名前があります。前述の後部硝子体剥離が起こった場合、網膜から離れた硝子体の影が網膜に映るために、ほかに病気がなくても飛蚊症が突然現れたことに気付くことが多いです。硝子体の中には線維や細胞がありますが、青空や白い壁、あるいは読書のときのように比較的明るい光が目の中に入る条件下では、後部硝子体剥離がなくても、これらの線維や細胞の影が網膜に映り、飛蚊症として感じられることがあります。

病気がなくても現れる飛蚊症は生理的飛蚊症といって、心配する必要はない

写真1　右眼裂孔原性網膜剥離（手術前）

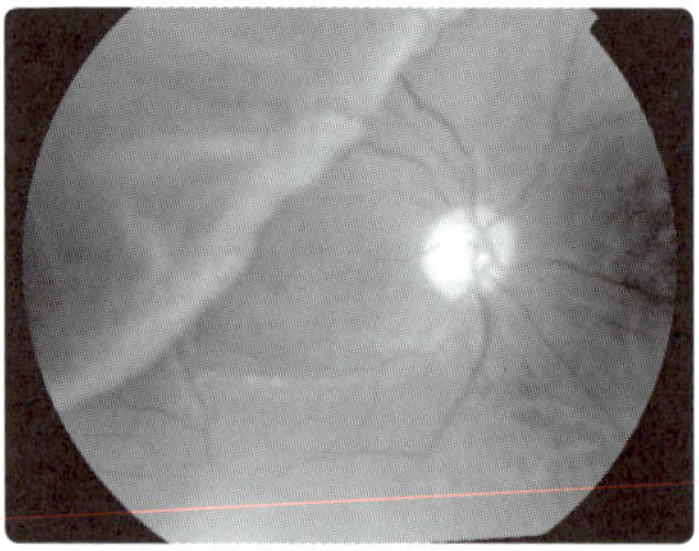

ものです。しかし、実際には患者さんが飛蚊症から受ける印象だけから病気の有無を判断することは困難で、眼科医の診察を受ける方が安全です。

2．光視症《こうししょう》

光がないところでも、閃光《せんこう》のような光を感じるのが光視症です。網膜は、刺激を受ければ光として感じるようにできているので、硝子体の牽引《けんいん》（網膜を引っ張る）などの刺激を網膜が受けると光視症が生じます。患者さんが光視症を感じた場合は、網膜裂孔や裂孔原性網膜剥離が生じている危険が高いと考えられているので、眼科を受診することをお勧めします。しかし、必ずしも網膜剥離などの病気があるとは限りません。

3．視野異常

網膜が眼球の壁から剥がれると機能が悪くなり、網膜が剥がれた部分の視野が暗くなり、視野の異常が生じます。裂孔原性網膜剥離は多くの場合、進行性なので、視野の異常を感じた場合は、この病気を疑って速やかに眼科を受診する必要があります。

裂孔原性網膜剥離の治療

1．強膜バックリング

強膜バックリングは、眼球の壁の外側にバックルと呼ばれる材料を縫い付けることによって、網膜裂孔に一致した部分の眼球の壁を眼球の中心に向かって押し込み、眼球の壁を変形させる治療法です。バックルはシリコーンという材

写真2　右眼裂孔原性網膜剥離（手術後）

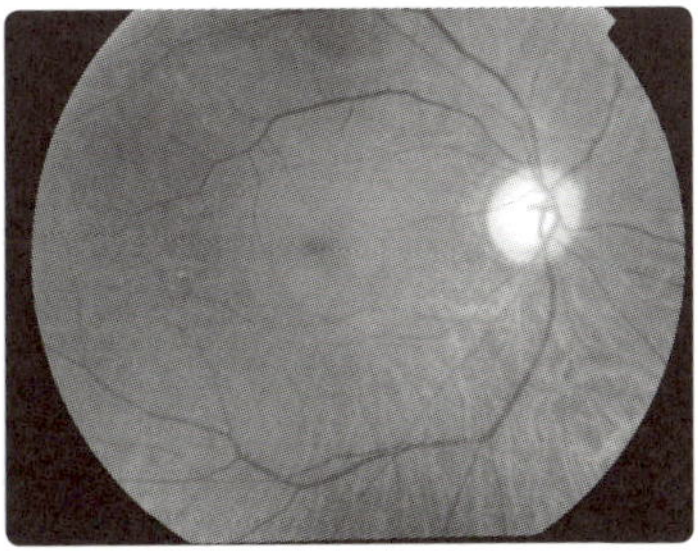

質でできています。極端に大きな網膜裂孔など、特殊な裂孔による裂孔原性網膜剥離では、強膜バックリングによる治療は限界があります。病態にもよりますが、いったん、網膜復位（網膜がもとの正常な状態に戻ること）が得られれば、その後の網膜再剥離の危険性も低いと考えられています。

2. 硝子体手術

眼内に針のように細い器械を入れて硝子体を切って取り除くと、異常な網膜硝子体癒着部にかかる硝子体牽引を解除あるいは減らすことが可能です。この後、網膜の裏にたまった水を吸い取りながら、同時に眼球の内部に空気を満たしていくと、剥がれていた網膜を壁に張りなおすことができます。さらに、網膜の破れ目周囲にレーザーを使って光凝固をして手術を終了します（写真1、2）。これが、硝子体手術の一連の流れです。現在の日本においては、裂孔原性網膜剥離に対して最も広く行われている方法となっています。ただ、網膜裂孔周囲の凝固が完成されるまでの約2週間は、気体が網膜裂孔を眼内から押さえてくれるような特定の姿勢（おおむね下向き姿勢）を、維持する必要があります。

自覚症状を感じたら眼科へ

網膜の中心の部分を黄斑部《おうはんぶ》と言い、視力を出すのに最も重要な部分です。裂孔原性網膜剥離が黄斑部に及ぶと速やかに働きを失いやすく、黄斑部の網膜剥離を放置しておくと、治療をしても視力の回復が悪くなります。これはカメラに例えるとフィルムが駄目になって写真が撮れなくなった状態と同様なので、眼鏡やコンタクトレンズをいくら作り変えても、よく見えるようにはなりません。自覚症状を感じた場合は、一度眼科の受診をお勧めします。

（本稿は網膜硝子体学会ホームページ「網膜剥離についての解説文」から抜粋並びに改変しました。更に詳しい情報は、網膜硝子体学会ホームページ（http://www.jrvs.jp/）をご覧ください。）

聞いたことあるけど、緑内障ってどんな病気?

元眼科医員
(現独立行政法人 国立病院機構 大阪医療センター 眼科医員)
内堀《うちぼり》 裕昭《ひろあき》
眼科医員 三浦《みうら》 聡子《さとこ》

緑内障とは?

緑内障とは、目の視神経が障害を受けて視野が欠けていく病気で、40歳以上の日本人の約5%(20人に1人の割合)にみられ、年齢とともに増加します。また国内における失明原因の第1位ですが、早期発見・早期治療によって失明の危険性を減らすことができる病気です。

眼圧とは?

目の中では「房水」の循環(図1)によって発生する、ほぼ一定の圧力で眼球の形状が保たれます。この圧力のことを「眼圧」と呼び、すなわち目の硬さであるといえます。これが上昇すると(眼球が硬くなると)、視神経が障害を受けやすくなり(図2)、緑内障になるリスクが高くなります。従って、自分の眼圧を把握しておくことは、とても重要です。

日本人の平均眼圧は14・5mmHgであり、正常な眼圧は10～20mmHgです。眼圧は、1日の間や季節でも変動し、冬季に高く、夏季に低くなりやすい傾向にあります。そのほかにも年齢、性別、屈折(近視や遠視の程度)、人種、体位、運動、血圧などの多くの因子が複雑に影響しあっています。

緑内障の症状

緑内障の自覚症状としては、見えない場所(暗点)の出現、あるいは見える

図1　房水の循環

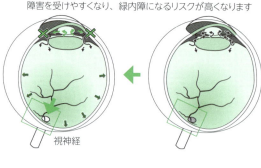

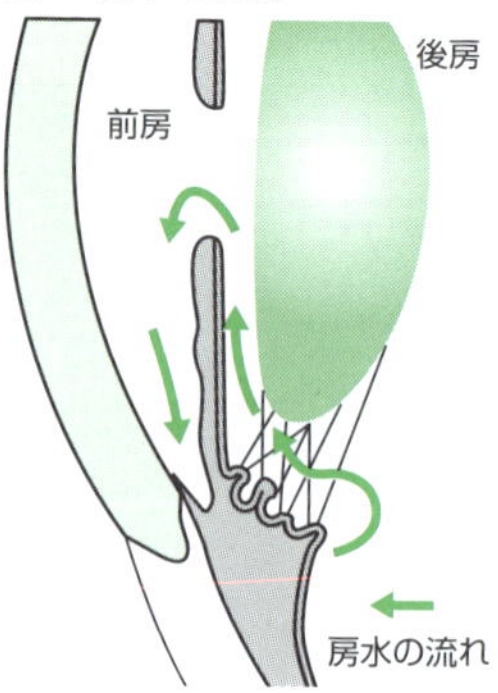

図2　眼圧（目の硬さ）。上昇すると（眼球が硬くなると）、視神経が障害を受けやすくなり、緑内障になるリスクが高くなります

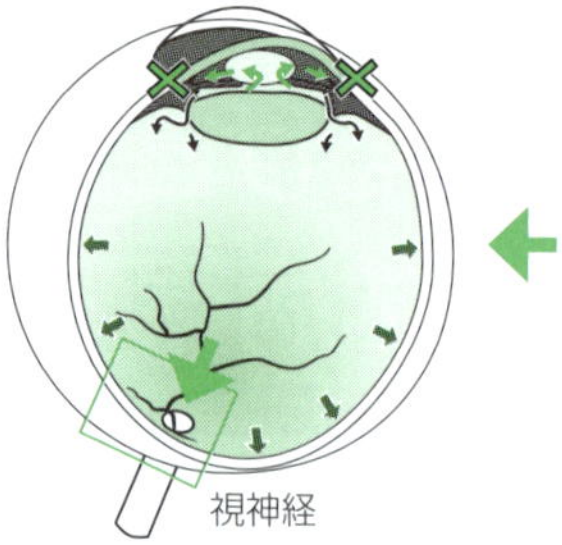

範囲（視野）が狭くなる症状が最も一般的です。早期では自覚症状に乏しく、症状が出る段階ではかなり進行していることが多いです（図3）。

緑内障の分類

緑内障にはさまざまな種類があります。その中でも最も頻度《ひんど》が高いのが、全体の約7割を占める「正常眼圧緑内障」です。この「正常眼圧緑内障」は、眼圧が正常範囲内にありながら視神経が障害されていきます。原因として、視神経の血液循環不全、遺伝や免疫、酸化ストレスに加え加齢や近視もリスク要因とされており、通常では緑内障を起こさない程度の眼圧でも視神経が障害を受けると考えられています。

もう1つ代表的なものは、「原発閉塞隅角《へいそくぐうかく》緑内障」と呼ばれるものです。これは、目の中にある隅角という房水の流出路が急速に閉じてしまい、著しい眼圧上昇をきたし、眼痛、頭痛、吐き気などの激しい自覚症状が現れます。これを一般に「急性緑内障発作」と呼びます。

そのほか、隅角が閉じていないのに眼圧が上がる「原発開放隅角《かいほうぐうかく》緑内障」や、全身の病気が原因で眼圧が上昇する続発緑内障、生まれつきで目の構造に異常がある先天緑内障があります。

緑内障の検査

緑内障の診断や治療経過の判断には、定期的な検査が必要です。

図3　緑内障の自覚症状（視野狭窄の進行例）

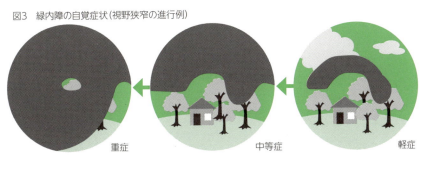

国内では正常眼圧緑内障が約7割を占めますが、眼圧測定は非常に重要な検査です。また、緑内障は眼底検査で発見されることが多く、その特徴的な視神経の構造変化が発見の契機となります。さらに、早期発見には、視神経乳頭や網膜の神経線維の厚みを測ることが可能な光干渉断層計の意義が高まってきています。緑内障は視野が欠ける病気ですので、視野検査は必ず行い、診断や病気の進行具合を判定します。また緑内障の分類には隅角検査が有用です。

緑内障の治療

緑内障の治療目的は、進行を止める、または遅らせることであり、回復させることではないことをご理解ください。ただ、早期発見できれば失明に至る危険性は低くなります。

多くの緑内障では、薬物療法が治療の基本となります。1種類の目薬だけで効果不十分の場合は、複数の目薬が処方されます。最近では2種類の薬効を1本の点眼薬にまとめた「配合剤」も発売されており、負担軽減も可能です。

手術は薬物療法やレーザー治療が功を奏さなかった場合に行われる治療です。大まかには、房水を目の外に染み出すように細工をする手術（線維柱帯切除術）と、線維柱帯を切開して房水の排出をたやすくする手術（線維柱帯切開術）の2つがあります。緑内障の手術方法は年々改良が進み、治療成績もかなり改善されてきましたが、合併症もありますし、術後に再手術が必要となる可能性もあります。また、うまく眼圧が下がっても定期的な管理が重要となります。

自己判断しないで早期発見を

代表的な目の病気について述べてきましたが、ここに載せきれない病気も非常に多く存在します。また1つの自覚症状に対して、必ずしも1つの病気が原因であるかどうかも限りません。症状から病気を自己判断することで、重大な病気を早期発見するタイミングを逃すこともあります。不安なことがあれば、まずは眼科で詳しい検査を受けてから、担当医師と治療方針を相談してください。

難聴の治療と上手な付き合い方

元耳鼻咽喉科・頭頸部外科医員　李《りー》 杏菜《あんな》

難聴は2種類

難聴とは、健康な人に比べて音や言葉が聞き取りにくい状態のことを言います。難聴の原因はさまざまありますが、一番多いのは加齢に伴う難聴です。

難聴には大きく分けて、伝音《でんおん》難聴、感音《かんおん》難聴の2種類があります。外耳《がいじ》・中《ちゅう》耳《じ》に病変がある伝音難聴と、内耳《ないじ》、あるいはそれより中枢側（脳）に病変がある感音難聴です（図1）。

伝音難聴の症状と治療

伝音難聴の原因として多いのは中耳炎で、主なものに急性中耳炎と慢性中耳炎があります。

1．急性中耳炎

急性中耳炎は耳の痛みを伴うことが多く、感染が原因ですので炎症をコントロールすればほとんどの場合が治ります。基本は抗生剤投与ですが、中耳内に大量に膿《うみ》がたまっていると鼓膜切開が必要になることもあります。急性中耳炎を放置していると、感染が脳にまで広がることもありますので、耳痛・発熱などがあるときには耳鼻咽喉科を受診してください。

2．慢性中耳炎

慢性中耳炎は鼓膜穿孔《せんこう》（鼓膜に穴が開いていること）があるものと穿孔のない癒着性中耳炎や真珠腫性《しんじゅしゅせい》中耳炎に分けられます。穿孔のある慢性中耳炎は難

図1　外耳・中耳・内耳

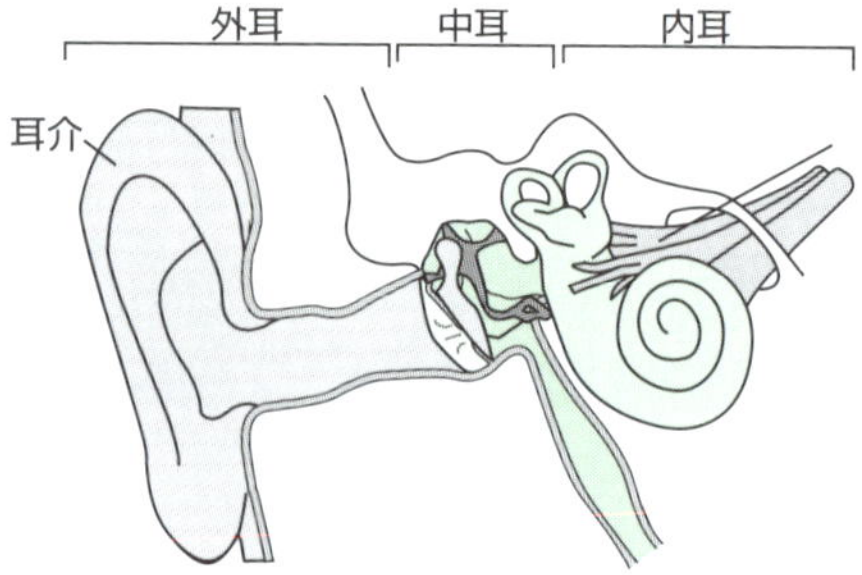

聴と持続する耳漏《じろう》に悩まされていることが多いです。鼓膜を閉鎖しても聴力が改善しないこともあり、耳漏を止める目的で手術することも多いです。慢性中耳炎は手術で聴力改善が期待できることもありますし、耳鼻咽喉科での処置で保存的に経過をみる場合もあります。

3．滲出性中耳炎《しんしゅつせい》

子どもに多いのは滲出性中耳炎と呼ばれ、中耳内に貯留液を認める中耳炎です。風邪《かぜ》に続いて発症したり、アデノイドが大きいことで鼻汁などがたまることにより起こります（図2）。通院治療が基本ですが、中にはアデノイド切除や鼓膜に貯留液を排出させるためのチューブを留置する処置が必要になることもあります。子どもは自分で難聴を訴えることは少ないので、大きな音に反応しない、聞き返しが多い、同じ年齢の子と比べておしゃべりをしないなどの行動がみられた場合には一度、耳鼻咽喉科を受診してみてください。

感音難聴の症状と治療

感音難聴の代表的なものには突発性難聴、メニエール病、老年性難聴などがあります。

1．突発性難聴

突発性難聴は原因不明で、現在確立された治療法はステロイド投与になります。難聴を自覚してから、2週間以内であればステロイド投与を行います。治療効果には個人差があり、治療しても聴力が改善しない場合もあります。発症

図2　滲出性中耳炎

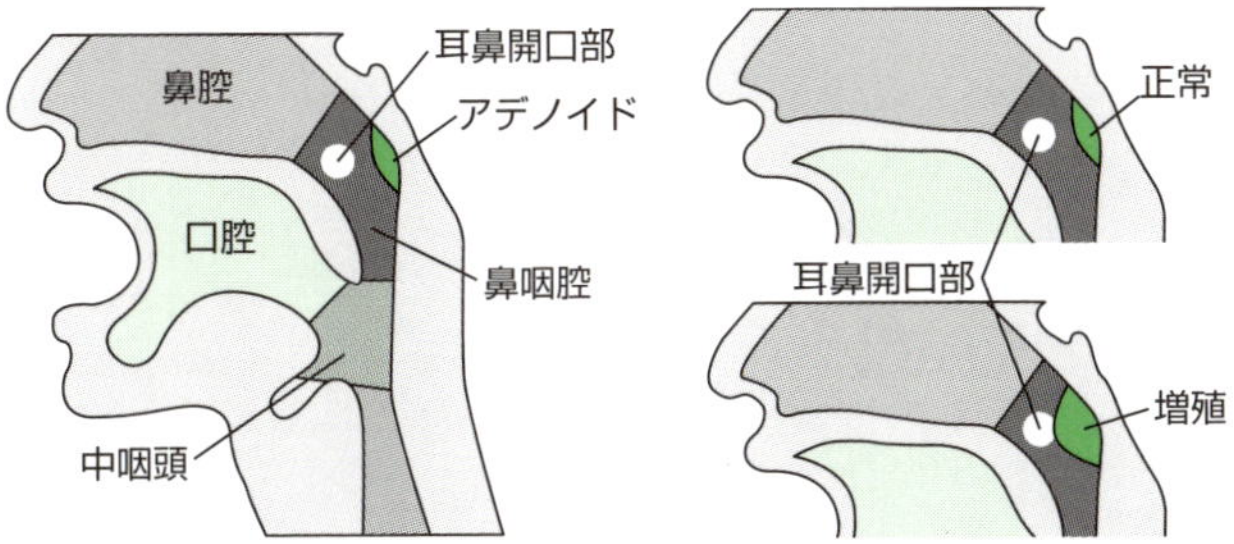

から2週間以上経過していれば治療効果は乏しいといわれています。ステロイド投与には副作用がありますので、患者さんによっては投与できなかったり、入院が必要な場合があります。

2．メニエール病

メニエール病はめまいと難聴の発作が同時に起こり、原因は内耳のむくみといわれています。治療法はむくみをとるための利尿剤を投与します。めまい発作時には不安からめまいが引き起こされることもあり、安定剤、抗不安薬を予防的に内服するのも効果があります。めまいが起こった場合は、部屋を暗くして落ち着くまで休むことをお勧めします。メニエール病は発作を繰り返しながら難聴も進みますが、初診時に診断に至ることは難しく、またストレスが発作を誘発するため、ストレスを避け休養することと適度な運動も大事です。

3．老年性難聴

高齢者に多くみられるのが加齢による難聴で、治療法はありません。難聴が進んだら補聴器の使用が有効な場合もありますが、難聴の程度で効果がない場合もありますので、耳鼻科医への相談が必要です。

また、脳腫瘍《のうしゅよう》や聴神経により難聴を引き起こす場合もあり、進行する難聴の場合は脳の画像検査が必要なこともあります。

難聴と上手に付き合おう

難聴に伴う症状として、耳鳴りが多くみられます。耳鳴りは完治するのが難しい症状で、上手に付き合っていくことが大切です。

いずれにしても、難聴を自覚したときには耳鼻咽喉科を受診して、難聴の原因・程度に応じた治療を受けることが大切です。

のどの痛み
——放っておくと本当は怖い!

耳鼻咽喉科・頭頸部外科医員　原田《はらだ》 祥太郎《しょうたろう》

命にかかわるケースも

風邪《かぜ》の症状としてよくあるのが、のどや嚥下《えんげ》のときの痛みです。のどの痛みがあると、唾《つば》を飲み込むたびに痛くて、とてもつらい思いをします。さらに食べたり飲んだりすることができなくなれば、体力も消耗し回復も遅れます。放っておくと重症になることがあり注意が必要です。

適切な治療を行わないことで、命にかかわるような事態に発展する場合もあります。例えば、扁桃周囲膿瘍《へんとうしゅういのうよう》や深頸部膿瘍《しんけいぶのうよう》、急性喉頭蓋炎《きゅうせいこうとうがいえん》といわれる病気です。

扁桃周囲膿瘍の症状と治療

まず扁桃周囲膿瘍とは、扁桃炎が悪化し、扁桃の周囲に膿《うみ》がたまる病態です（図1）。症状としては、強いのどの痛みとそれに伴い口が開きにくくなり、食事もとれなくなります。ここまで進行すると抗生剤を飲むだけでは治りません。なぜかと言うと、膿がたまっていると抗生剤が膿の中にいるバイ菌にまで到達できず効かないからです。そのため、膿がたまっている所を刺したり、切ったりして膿を出さなければなりません。水も飲めない場合は入院での治療が必要です。連日の抗生剤の点滴治療が必要であり、数日間治療を継続する必要があります。

深頸部膿瘍の症状と治療

さらに、その扁桃周囲膿瘍を放置した場合、膿が首の深い所を伝って、心臓

図1　扁桃周囲膿瘍

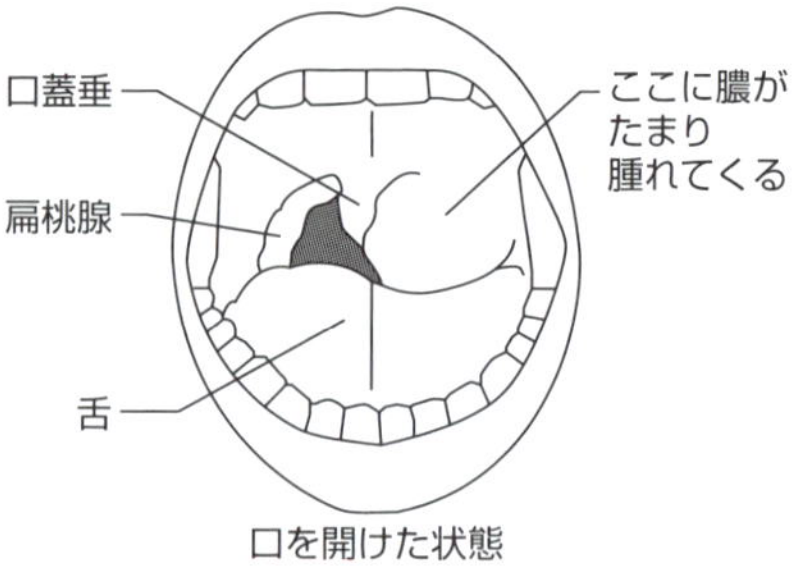

図2　喉頭蓋炎

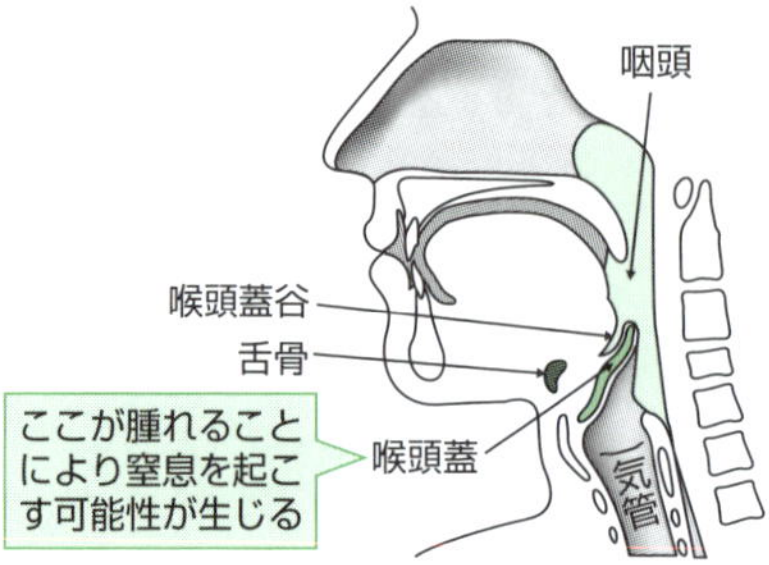

や肺の方に流れ込むことがあります。これが深頸部膿瘍です。心臓や肺まで流れ込むことはまれですが、そのような状態になれば、胸を切って膿を出す手術が必要になります。このような状態になれば最低でも1か月間の入院治療が必要です。医療が進歩した現在でも、罹患《りかん》すれば、致死率は約3割です。

急性喉頭蓋炎の症状と治療

次に、急性喉頭蓋炎ですが、喉頭蓋とは、気管内に食べ物などが入るのを防ぐための気管に蓋《ふた》をする役目を持つものです。その喉頭蓋が風邪などの病原菌により炎症を起こし、腫《は》れる病気です（図2）。喉頭蓋が腫れると呼吸の通り道が狭くなり、ふさがることで、息が苦しくなる可能性があります。このような状態から、窒息となり、生死にかかわることもあります。窒息を避けるため、首の真ん中を切開し、気管に直接空気の通り道を作る気管切開という処置を行います。気管切開まで必要な状態まで病状が進行すれば、完治するまでには、2〜3週間の入院治療が必要になります。

このようにただの風邪と思っていても、生命にかかわる病気に発展する可能性があります。これらの病気も早い段階で治療を行えば、数日間で完治することが望めます。

のどの痛みを感じたら、まず病院を受診してください。早期治療が改善の一番の近道です。

その口内炎の治療、間違っていますよ!

歯科口腔外科部長　小倉《おぐら》 孝文《たかふみ》

いろいろな口内炎《こうないえん》

口内炎とは、口の中に現れる炎症性病変のことで、種々の口内炎があります。しかし、一般には口の中が痛かったり、赤かったりしたら何でも「口内炎」として対応したり、医療側も「口内炎なら、何でもステロイド軟膏《なんこう》」といった風潮があり、口内炎に対する誤解があります。そこで、次の4つの身近な口内炎（アフタ性口内炎、壊死性潰瘍性《えしせいかいようせい》口内炎、ヘルペス性口内炎、カンジダ性口内炎）について解説します。

最もポピュラーなアフタ性口内炎（写真1）

「アフタ性口内炎」は最もポピュラーであり、ほとんどの方が一度は経験したことのある口内炎です。類円形、灰白色の偽膜《ぎまく》が付着し周囲がやや赤く、浅い潰瘍で痛みが強いのが特徴です。原因は、舌やほっぺたを噛んだりした外傷や種々のストレスによりできた潰瘍に、細菌が取り付いてできるものと考えられています。ベーチェット病やクローン病では、アフタ性口内炎が多発することが知られています。

治療法としては、うがいと口のケア、早期であればステロイド軟膏が有効です。

複数の細菌感染で起こる壊死性潰瘍性口内炎（写真2）

慢性の歯肉炎や歯周炎（歯槽膿漏《しそうのうろう》）が悪化し、出血や痛み、剥《は》げ落ちた粘膜

写真1　アフタ、アフタ性口内炎

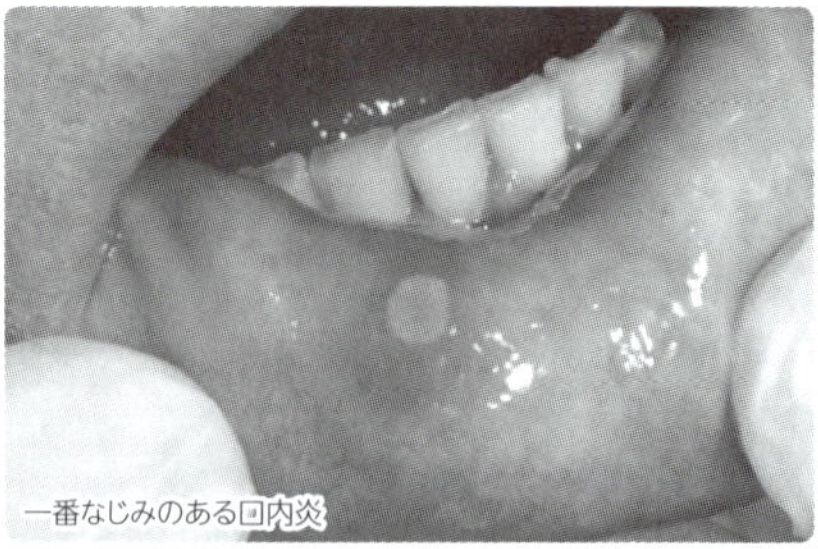
一番なじみのある口内炎

写真2　壊死性潰瘍性口内炎

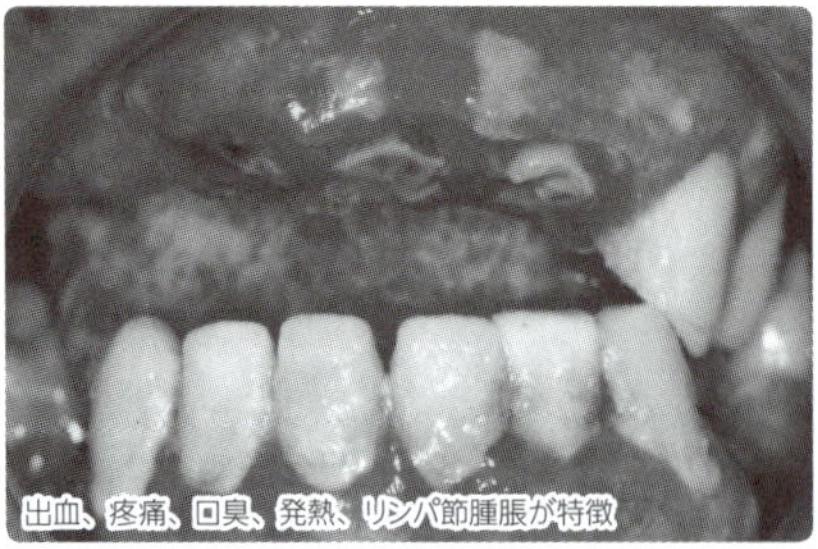
出血、疼痛、口臭、発熱、リンパ節腫脹が特徴

写真3　ヘルペス性口内炎

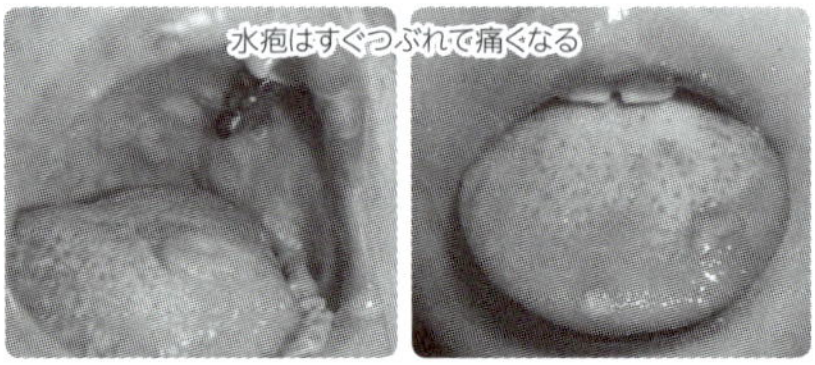
水疱はすぐつぶれて痛くなる

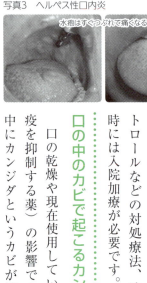

に種々の細菌が感染し、ひどい口臭を発生することがあります。これが壊死性潰瘍性口内炎です。原因は体の感染防御能力が低下して、口の中の細菌バランスが崩れるためです。

治療法は、抗生剤（内服、注射）投与、うがいを中心とした口のケア、痛みのコントロールなどの対処療法であり、沈静化するまで栄養補給と休養が必要です。

ウイルス感染によるヘルペス性口内炎（写真3）

当初は口の中に小さな水疱《すいほう》ができますが、すぐにつぶれてアフタ性口内炎のようになります。ピリピリ、チクチク痛みが出てきて口の中のあちこちにできるので、どこが痛いのか分からなくなってきます。ヘルペスというウイルスが原因です。

治療法は、抗ウイルス剤（軟膏、内服、注射）投与、痛みのコントロールなどの対処療法、沈静化するまで休養と栄養補給、重症時には入院加療が必要です。

口の中のカビで起こるカンジダ性口内炎（写真4）

口の乾燥や現在使用している薬（抗生剤、ステロイド剤などの免疫を抑制する薬）の影響でカビが生えやすい状況になると、口の中にカンジダというカビが繁殖してくることがあります。一般的

図　口内炎の治療法

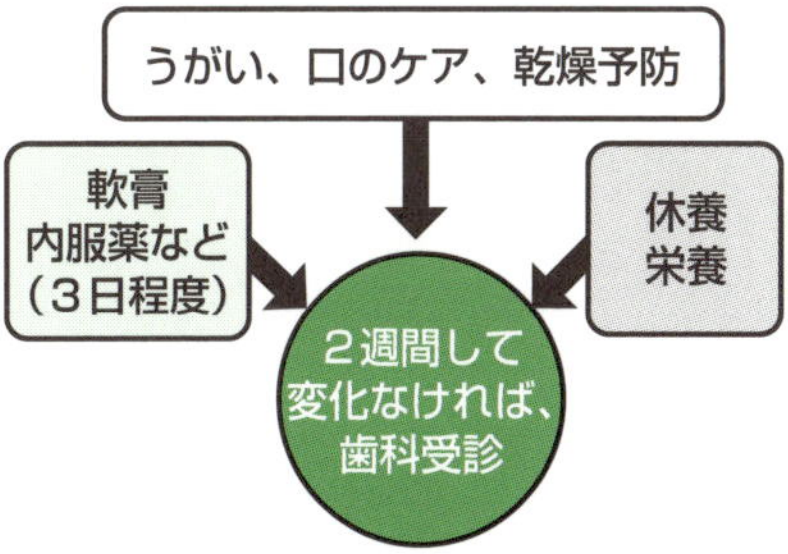

写真4　カンジダ性口内炎

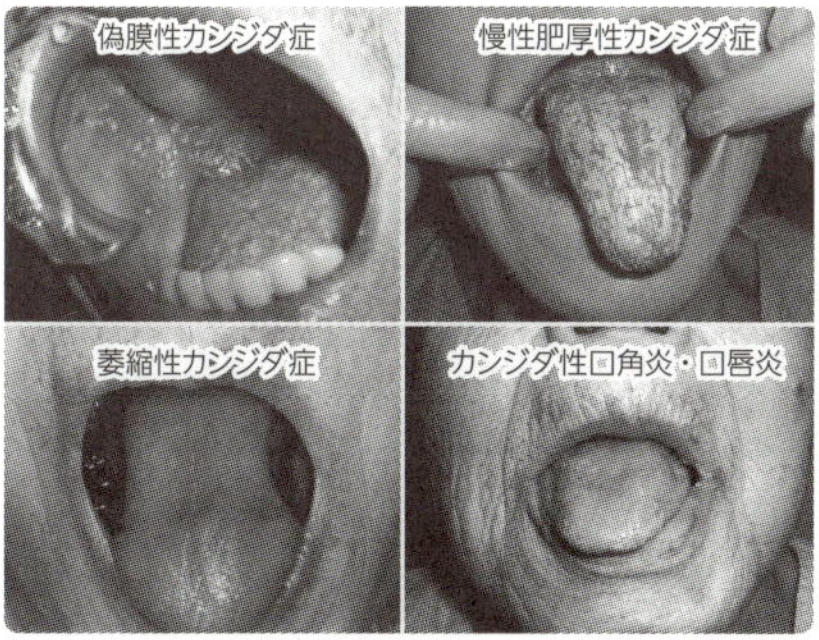

なものは白いカンジダ性口内炎であり、点状または斑状《はんじょう》の白コケみたいなものが口の中の粘膜に付着し、ガーゼなどでぬぐうと剥がれてきます。痛みはそれほどなく、違和感程度です（偽膜性カンジダ症）。放置しておくとその白いものが徐々に厚くなり、難治性に変化していきます（肥厚性カンジダ症）。また粘膜がただれてきて赤くなるカンジダ性口内炎（萎縮性《いしゅくせい》カンジダ症）や、口の端が荒れるカンジダ性口角炎ができることもあります。

治療法は、口の中をきれいにして、うがいをこまめにすること、入れ歯を使用している場合は入れ歯洗浄剤を使って洗浄すること、またカビ用の軟膏やジェルを使うと比較的早く消失します。難治性の場合には、内服薬や注射剤などを用いることもあります。

適切な診断と治療（図）

口内炎の治療は、初めの診断が大切です。ピント外れの診断や治療をすると治らないどころか悪化させたり、実はもとから「がん」であったりすることも時々あります。しばらく様子をみておかしいなと思えば、すぐに医療機関を受診しましょう。

まぶたの病気
――日常生活で不便を感じたとき

形成外科部長　泉《いずみ》 憲《けん》

形成外科医の担当

「あれ？　まぶたって眼科の先生に診てもらうんじゃないの？」と思われる方がたくさんいるでしょう。もちろん、眼科でも診る先生はいますが、まぶたは人の表情に多大な影響を及ぼす因子であり、最近では美容的な観点から形成外科医が扱う代表的な疾患となっています。

まぶたの役割

まぶたは上眼瞼《がんけん》（上まぶた）と下眼瞼（下まぶた）とから成り、眼球を保護するとともに、まばたきをすることによって、眼球の表面を涙で潤す働きをしています。また、まぶたの縁に生えているまつ毛は、ゴミが入ろうとすると目を閉じて、異物が目に入るのを防いでいます。これらに異常があると、さまざまな症状を引き起こしますが、代表的な疾患を述べます。

眼瞼下垂《がんけんかすい》の症状と治療

まぶたが垂れ下がってしまい、開けづらくなる病気です。

先天性（生まれつきの眼瞼下垂）と後天性（加齢とともにまぶたが下がってきた状態）に分類され、頻度《ひんど》が高いのは後天性の眼瞼下垂です。

「いつも眠たいような表情をしている」「おでこに深いしわがある」「よく肩こりや頭痛が起こる」といった症状を自覚される方は眼瞼下垂の可能性があります。

図　腱膜性眼瞼下垂 重症度

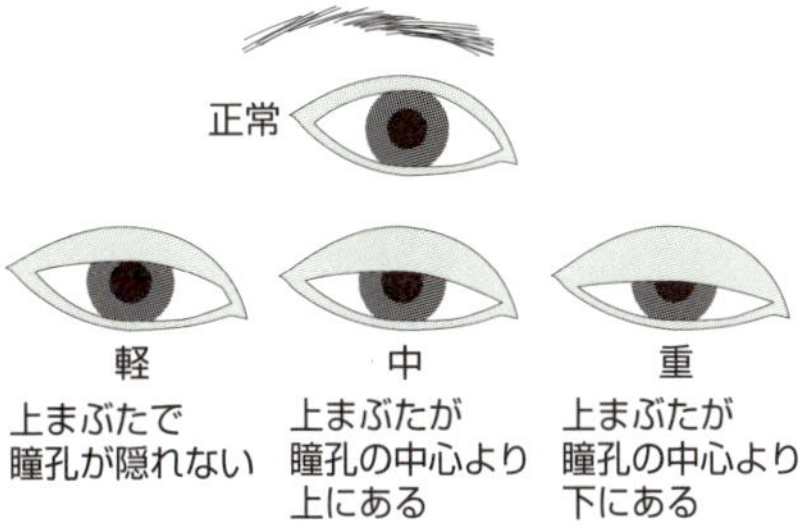

私たちは、普段は無意識にまぶたを持ち上げていますが、眼瞼下垂になると、まゆ毛を上げたりして、その不足分を補おうとします。これが習慣化すると、おでこに深いしわができてしまいますし、目周囲の疲労が蓄積されると頭痛や肩こりの原因となります。

ほとんどの後天性眼瞼下垂は、腱膜性《けんまくせい》眼瞼下垂といわれるものです。イメージとしては眼瞼挙筋《きょきん》（まぶたを挙げる筋肉）につながる腱膜がゴムひものように伸びたり緩んだりしてしまい、力がうまく伝わらず、まぶたが開けづらくなった状態です。加齢性変化の場合が多いですが、ハードコンタクトレンズの長期装用者、白内障手術や緑内障手術などの既往のある人にも生じてくることもあります。治療としては、伸びたり緩んだりした腱膜を短縮・再固定することにより、眼瞼挙筋の機能を改善させます。

次に多い後天性眼瞼下垂は眼瞼皮膚弛緩《しかん》症といわれるものです。挙筋機能は保たれていて、まぶたはしっかり開いているのに、緩んだ皮膚がまつ毛をこえて垂れ下がり視野障害を引き起こす状態です（偽眼瞼下垂）。原因としては単純に皮膚の加齢性変化ですが、生まれつき一重まぶたの方はこの病態になりやすいといえるでしょう。治療としては、しわ取り手術と同じでたるんだ皮膚を切り取りますが、症状が軽度であれば二重手術をすることでも改善することがあります。

睫毛内反症《しょうもうないはんしょう》・眼瞼内反症の症状と治療

上まぶた、下まぶたどちらにも生じます。内反症とはいわゆる逆まつ毛と呼ばれる症状を呈します。逆まつ毛とは、まつ毛が内側に向いてしまい、眼球の角膜や結膜を傷つけてしまうため、眼痛や目ヤニを生じてしまうものをいい、長い期間放置すると視力障害の原因にもなってしまいます。

睫毛内反症は、まぶたの縁は正常位置にあるのに、まぶたの皮膚が厚いことや、皮下組織（眼輪筋《がんりんきん》や眼窩《がんか》脂肪）の過剰によって内反を生じてしまうもので、若年者に多い病態です。

上まぶたで症状が比較的軽度のものは、美容外科で行われている二重手術の埋没法を行いますが、前述したような厚い皮下組織の存在が原因であれば、皮膚を切開して皮膚・皮下組織の一部を切除する切開法の適応になります。

眼瞼内反症は皮膚を含めた眼瞼周囲の支持組織の弛緩や眼球の陥没が原因でまぶたの縁が内反してしまうもので、高齢者に多い病態です。皮膚切開からの支持組織の再固定や、余剰皮膚を切除することにより改善を図ります。

気になる症状があれば、ご相談を

まぶたの病気は症状の進行もゆるやかですので、病気と認識されていない方がたくさんいます。また、日常生活で不便さを感じている方でも、手術は怖いと避けている方もいます。しかし、手術といっても局所麻酔下での手術で比較的短時間で終わり、症状によっては日帰り手術も可能です。当センターでは整容面を考慮した術式の選択を心掛けていますので、気になる症状があれば一度ご相談ください。

第12章

身近で気になる病気

レーザーを用いた下肢静脈瘤手術

形成外科医長　大崎《おおさき》 陽子《ようこ》

下《か》肢《し》静脈瘤《じょうみゃくりゅう》の症状

下肢静脈瘤は、脚の静脈が「太く浮き出ている」「コブ状に膨らんでいる」「血管が浮き出てみえる」のが特徴の病気です。見た目だけでなく、静脈瘤が引き起こすいろいろな症状に悩まされている人がたくさんいます。

夕方になると脚がむくんで靴下の跡が残ったり、夜寝ているとこむら返りになったりします。出産後に脚がおもだるくなって疲れやすくなった方も下肢静脈瘤の可能性があります。ほかにも、脚の湿疹《しっしん》や皮膚炎、かゆみの原因になったりします。

下肢静脈瘤は命にかかわるような病気ではありませんが、自然に治るということはありません。放っておくとどんどん悪くなって、脚に炎症が起こってきます（静脈炎・蜂窩織炎《ほうかしきえん》）。この炎症が持続すると、皮膚が硬化し孔《あな》が開いたり（うっ滞性皮膚潰瘍《かいよう》）、脚のボコボコした血管から大出血を起こすこともあります。

下肢静脈瘤の原因

人間の血液は心臓のポンプ作用により、動脈を通って体の隅々まで流れた後、静脈を通って肺で浄化され、また心臓に戻ってきます。特に、脚から心臓に戻る血液は重力に逆らって静脈内を昇っていますが、これを可能にしているのが、ふくらはぎの筋肉のポンプ作用と静脈の逆流防止弁です。しかし、長年立ち仕事で脚に負担をかけていると、この弁が壊れてしまいます。そうすると、静脈内の血液が重力に逆らえず逆流してしまい、脚に静脈血がたまることになります。

静脈血は使い古された血液なので、体にとってあまりいいものではありません。時間をかけてじわじわダメージが蓄積され、下肢静脈瘤の症状が現れてきます。調理師や美容師、教師、看護師、主婦、介護士、キャビンアテンダントなど立ち仕事の人に多くみられます。また、妊娠や出産を契機になる女性も多く、下肢静脈瘤の患者さんは加齢とともに増加します。

治療法――症状に合わせて選択

静脈瘤の治療方法は幾つかあり、症状などに合わせて選択することが可能です。弾性ストッキングという、圧のかかった靴下をはいて圧迫する治療が一般的に行われており、軽度であればこの治療だけで十分に症状を抑え悪化を防ぐこともできます。逆流している静脈が細く、深部からの大きな枝につながっていなければ注射で治療することができます。血管に薬を入れて、血管を固めるという硬化療法で、外来で簡単にできて、治療後すぐに歩いて帰ることが可能です。

しかし、より大きな逆流やコブは一般的に手術で治療します。血管を切除する手術は現在、小さい傷で安全に行えるように改良され広く行われていますが、少なくとも2か所、場合によっては3か所以上の皮膚切開が必要で、脚に傷が残ってしまうという問題もあります。また、2011(平成23)年から新たに下肢静脈瘤に対してレーザー治療が健康保険の適用対象となり、当センターでも導入しています。

レーザー治療の利点

レーザー治療は逆流している血管内に管を入れ、血管の内側からレーザーで照射します。血管はレーザーの熱により、まるでゆで卵のように固く縮まり、閉じてしまいます。

血管をその場所で焼いて塞《ふさ》いでしまうので、出血や痛みが少なくなります。また、狭心症や脳梗塞《のうこうそく》などのために抗凝固薬・抗血小板薬（血液をサラサラにする薬）を服用している患者さんにも、薬をやめずに行うことが可能です。ほかにも、以前、下肢静脈瘤の手術をしたのに再発した場合などは、レーザー治療の方が適している場合があります。皮膚を大きく切る必要がないので体への負担も少なく、早期の社会復帰が可能です。

下肢静脈瘤は誰でも起こる可能性がある病気です。治療方法の選択肢が幾つかあり、症状に合わせて選ぶことも可能です。脚の変化や症状に不安や疑問があれば、一度相談してください。

尿路結石症の治療と再発予防

泌尿器科副部長　芝《しば》 政宏《まさひろ》

尿路結石症の治療と再発予防

尿路結石症とは、尿の通り道（腎臓・尿管・膀胱《ぼうこう》・尿道）にできる石のことです。石のある場所により、腎結石、尿管結石、膀胱結石、尿道結石と呼ばれ、腎結石と尿管結石が尿路結石症の大半を占めています。国内では食生活の向上とともに、ここ40年間で患者数が約3倍に増加し、男性の7人に1人、女性の15人に1人が一生のうち一度は尿路結石症になるといわれています。腎結石は無症状なことが多いですが、尿管結石は、背中から脇腹にかけての激しい痛みや、尿に血が混じることがあり、救急車で運ばれてくる患者さんもしばしば見かけます。

当センターでの尿路結石症の治療

5㎜以下の石では、尿とともに石が自然に出てくることが期待できるため、多くは様子を見ますが、10㎜以上の石では、その可能性は低く、石を出すためには石を砕く（破砕《はさい》）手術が必要となります。また、10㎜未満の尿管結石でも、痛みが続く場合や約1か月以上様子を見ても石が出てこない場合は破砕手術の適応となります。手術方法の選択は、尿路結石症診療ガイドラインに準じ、石の大きさや場所により決定します。

1．体外衝撃波砕石術（ESWL） 2012（平成24）年に新機種導入（写真1、2）

体外より発生させた衝撃波を石に当て破砕します。1回の治療は60分程度で

写真1　体外衝撃波砕石装置

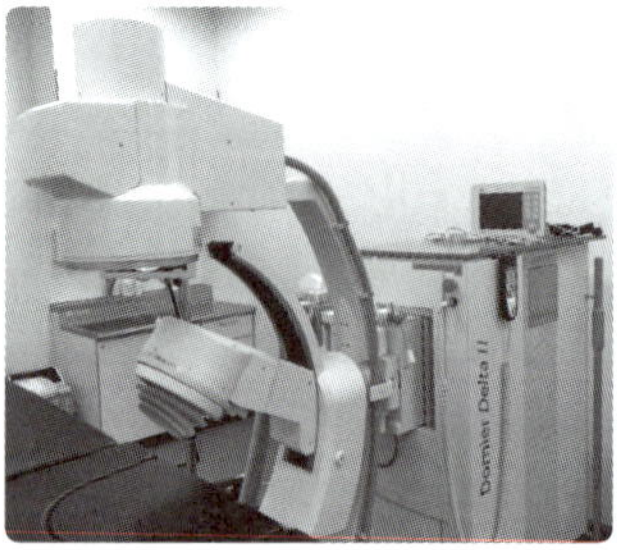

写真2　衝撃波発生源

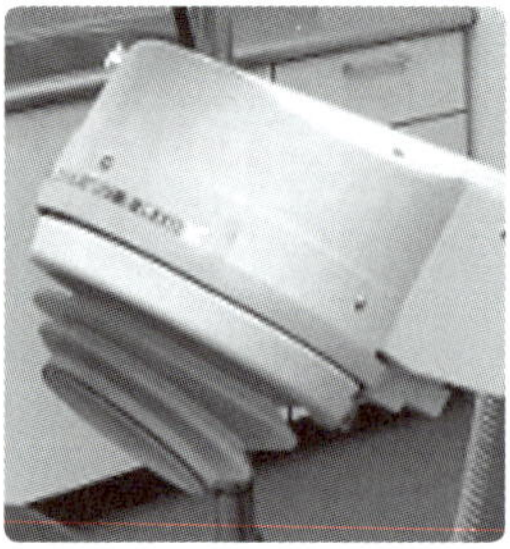

す。当センターでは年間100症例ほど同手術を行い、原則日帰りです。

2．経尿道的尿管砕石術（TUL）

尿管鏡（内視鏡《ないしきょう》）を尿道から尿管に入れて石を破砕します。破砕力は優れていますが、下半身もしくは全身麻酔で行うため入院が必要です。

3．経皮的腎砕石術（PNL）

腎盂鏡《じんうきょう》（内視鏡）を背中から腎臓に入れて石を破砕します。主に腎臓内の大きな結石が対象となります。全身麻酔で行うため入院が必要です。

尿路結石症の再発予防

尿路結石症になった人の約半数近くが、5年以内に再発するといわれています。原因としては、食事や生活習慣が大きく関係しているといわれていることから、再発予防には食事療法や生活指導が重要です。

1．水分を十分に取りましょう

水分をあまり取らないと尿が濃くなり石ができやすくなるため、汗をたくさんかく夏場や入浴・運動後には、いつもより水分を多く取るように心掛けましょう。毎日、食事以外に約2リットルの水分を取ることが目標です。

2．バランスよく食事を取りましょう

石の成分となる尿の中のシュウ酸、尿酸、カルシウムを減らすことが大切です。シュウ酸はシュウ酸を多く含む食品（表）や動物性脂肪の取り過ぎが原因で、尿酸は動物性タンパクの取り過ぎが原因で、カルシウムは塩分や砂糖の取り過

表　シュウ酸、クエン酸を多く含む食品

シュウ酸を多く含む食品	ホウレン草、タケノコ、サツマイモ、レタス、ブロッコリー、ナス、ピーナッツ、チョコ、コーヒー、紅茶、緑茶、ココアなど
クエン酸を多く含む食品	ミカン、レモン、グレープフルーツ、酢など

ぎが原因で尿の中に増えて石ができやすくなります。一方、カルシウムを多く含む食品やクエン酸を多く含む食品（表）は、尿の中で石ができるのを減らす作用があることも知られています。偏食せず、バランスよく食事を取ることが尿路結石症の予防につながります。

2．適度な運動を心掛けましょう

尿路結石症は生活習慣病の一種ともいわれており、尿路結石症の患者さんには肥満が多いことが知られています。生活習慣病予防の面からも、無理せず長く継続できるような運動を毎日30分程度心掛けましょう。

3．寝る前の食事は避けましょう

食後2～4時間すると、尿の中に石の成分となるシュウ酸、尿酸、カルシウムが出てきます。夜の間はおしっこの量も少なく、尿が濃くなることから、さらに石ができやすくなります。夕食の食べ過ぎや寝る前の食事には注意しましょう。

「めまい」への上手な対処法

耳鼻咽喉科・頭頸部外科部長　長井《ながい》 美樹《みき》

「めまい」を主訴とする患者さんは多い

めまいは、病院の外来を受診する理由として最も多いものの1つです。厚生労働省の国民生活基礎調査では、めまいを訴える人の数は約240万人にのぼると言います。

めまいの性質には、ぐるぐる回るめまい（回転性めまい）、ふわふわするめまい（浮動性めまい）、血の気がひく（立ちくらみ）や意識が遠くなるめまい（失神発作）などがあります。ほかにも衝撃的な知らせを聞いて〝目の前が暗くなる〟〝くらくらする〟という心因的なものや、急に立ち上がったときに目の前が〝ちかちかする〟といった、起立性低血圧による症状もめまい症状の仲間です。

めまいの原因は？

めまいの原因には大きく3つあります。1つは耳からのめまい、2つ目は脳からのめまい、そし3つ目は加齢に伴うふらつきによるめまいです。これらの診断をする際には、問診が重要になります。問診では先述しためまいの性質や、何をしているときにめまいが起こり始めたか、めまいの続く時間、めまい以外の随伴する症状の有無などをお聞きすることになります。

めまいに関わる器官と疾患

体のバランスを保つ器官は耳の内耳《ないじ》にあります。「図1」に耳の内耳の構造

図1　耳(内耳)の構造

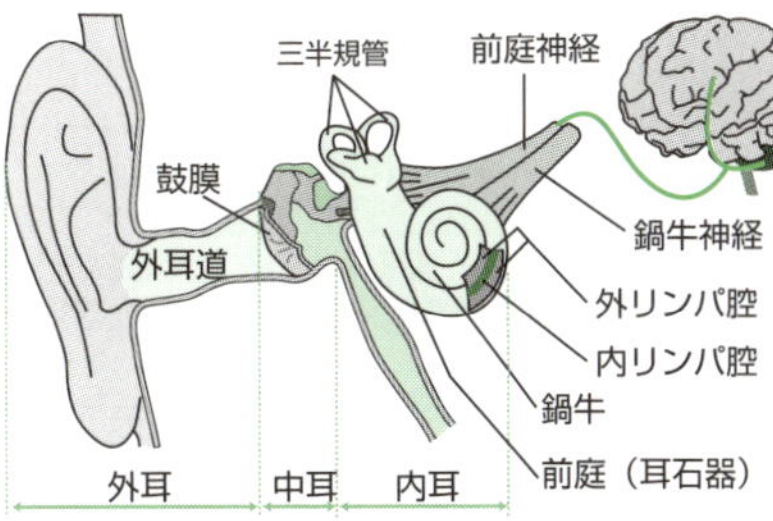

を示します。三半規管《さんはんきかん》は体の動きをとらえる器官で、回転などの動きを鋭敏にキャッチします。三半規管が障害されると、体が回転しているように感じます。耳石器《じせきき》は加速度や重力を感知する器官です。私たちの脳は三半規管や耳石器からの信号と、目から視覚情報、手足・首などの筋肉や関節からの知覚情報を受け、自分の姿勢や位置、運動を認識しています。耳からのめまいでは、多くは回転性めまいの発作となります。

しかし、脳からのめまいでも回転性のめまいのこともあります。脳からのめまいと耳からのめまいを見分けるのに、その場で立ってもらったり足踏みをしてもらったりする様子で判別できることがあります。耳からのめまいでは、足踏みをすると障害された耳側へ傾く症状（偏奇傾向《へんきけいこう》）があっても、全く立てないことはありませんが、脳からのめまいではその場で両足で立つことも難しくなります。

耳からのめまいが多いが、原因不明の場合も2割！

「図２」はめまいを訴えて市中病院を１年間に受診した症例１００７例を対象としためまいの原因の内訳を示します（図２）。じつに４割が内耳の耳石が関連したＢＰＰＶという「良性発作性頭位めまい症」が原因でした。また、２割はＢＰＰＶ以外の内耳由来のめまいでした。また、めまいを訴えた患者さんの２割は原因不明でした。心臓や脳などが原因と考えられるめまい症状の患者さんは１割でした。

図2 全めまい症例1007例の分類

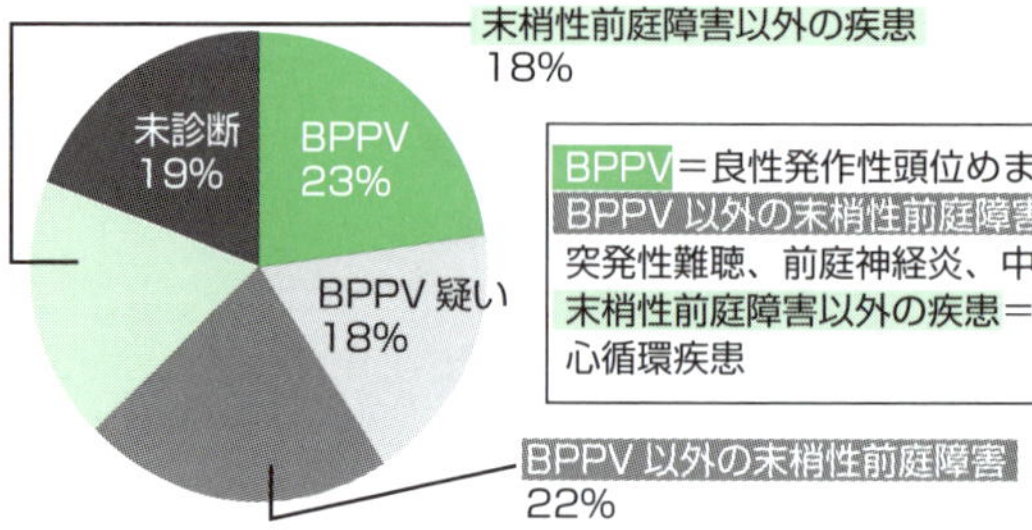

BPPV＝良性発作性頭位めまい症
BPPV 以外の末梢性前庭障害＝メニエール病、めまいを伴う突発性難聴、前庭神経炎、中耳炎などによる耳性めまい
末梢性前庭障害以外の疾患＝脳血管障害、脳腫瘍、不整脈など心循環疾患

めまいへの対応

突発的なめまい症状の場合には、原因が分からないので、病院受診をお勧めしますが、何をしているときに、どのようなめまいが、何秒くらい続いたのか、頭をじっとしているとめまいが止まるか、など受診時に教えてください。いろいろ検査をしても原因が分からないこともあるでしょう。何回目かのめまい発作で診断に至ることもあります。例えば、内耳からのめまいの1つであるメニエール病も初回のめまいでは診断できません。また、めまいはストレス、疲労や環境変化などとも関連しています。慢性的なめまいを改善するには過労を避け、十分な睡眠時間の確保と週1回は好きな運動や趣味の時間を持つなど、心身ともにストレスからの開放が大切です。また、かかりつけ医に相談し、専門医の受診が必要か相談しましょう。

参考文献
1）宇野敦彦、長井美樹、坂田義治、森脇計博、加藤　崇：市中病院耳鼻咽喉科における最近のめまい統計．日耳鼻 104：1119−1125，2001

関節リウマチは早めの診断・治療が大切

腎代謝免疫内科副医長　中林《なかばやし》 晃彦《あきひこ》

関節リウマチとは?

関節リウマチは免疫の異常で、体のあちこちの関節に炎症が起こり、関節が腫《は》れて痛む病気です。もし適切な診断と治療がなされなければ、関節の変形、脱臼、強直癒合などが起こり、関節機能が障害され、日常動作や日常生活の質が損なわれます。関節の破壊だけでなく、間質性肺炎といって自己免疫学的な仕組みによって肺が障害されることもあります。

日本人の0・3～1・5％がこの病気にかかるといわれています。男女比は1対3と女性に多い病気で、30歳代から50歳代で発病する人が多いです。

完全に病気の原因が分かっているわけではありませんが、患者さんの免疫に異常があることはよく知られています。このため遺伝子の何らかの異常か、感染した微生物（ウイルスや細菌）の影響か、あるいはこの両方の組み合わせによって起こるのではないかと考えられています。この免疫系が異常に活動する結果として、関節の毛細血管が増加し血管内から関節滑膜組織にリンパ球、マクロファージなどの白血球が出てきます。このリンパ球やマクロファージが産生するサイトカイン（ＴＮＦα、ＩＬ－６など）と呼ばれる物質の作用により関節内に炎症反応が引き起こされ、関節の内面を覆っている滑膜細胞が増殖、痛みや腫れを起こし、関節液が増加して、軟骨や骨の破壊が進んでいきます。

リウマチの診断

現在、関節リウマチの診断に使われているものは２０１０（平成22）年に改訂された基準で、これにより早期診断、早期治療ができるようになっています。関節リウマチと診断する前に、関節痛を引き起こす、似たような病気を除外することが大切です。当センターでは、ほかの似た病気と紛らわしい場合は、関節エコー（写真）やＭＲＩによって診断を確固たるものにしてから治療しています。

リウマチの治療

治療はＭＴＸ（メトトレキサート）を中心とした免疫抑制剤で、これらによって免疫の異常を改善させます。しかし、これらで活動性がコントロールできない場合や関節変形の進行が予想される場合、ＴＮＦαやＩＬ－６を選択的に阻害する生物学的製剤を当センターでは使用しています。適切な治療により今まで関節痛で苦しんでいた患者さんが、自分がまるで関節リウマチでないと実感できるくらいにまで改善することが多々あります。

写真　関節エコー

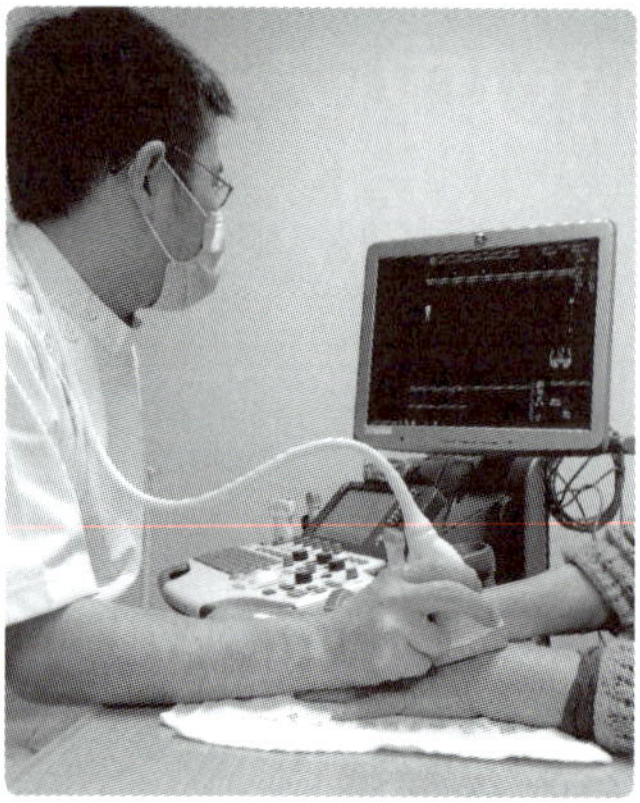

早期診断・早期治療を

関節リウマチは早期診断、早期治療が大切です。朝のこわばりや、関節痛を認める場合は遠慮なく当センターを受診してください。

現代のストレス病、顎関節症の治療法とは？

元歯科口腔外科医員
（現大阪大学医学部附属病院 口腔外科医員）
木田《きだ》 久美子《くみこ》

顎関節症《がくかんせつしょう》とは？

アゴの関節の痛みで口が開かない、口を開け閉めするとき（開閉口）にアゴの関節の音が鳴る、朝起きたときにアゴがだるい――などの症状を経験したことはありませんか。このような顎関節や咀嚼筋《そしゃくきん》（開閉口に使う筋肉）の痛み、顎関節の雑音、開口障害（口が開きにくい）という症状がある場合、顎関節症の可能性が考えられます。

顎関節は口を開け閉めするときに動く関節で、耳の前にあります（図１）。骨と骨の間にクッション（関節円板）があり、関節の骨と連動して動くことで、口の開け閉めがスムーズにできる仕組みになっています（図２上）。ところが、関節や筋肉に何らかの不具合を生じると前述のような痛み、関節雑音、開口障害の症状を呈する場合があり、その状態を顎関節症と呼びます。

原因は、関節を動かす筋肉の疲労（咀嚼筋痛障害／Ｉ型）、関節の捻挫《ねんざ》（顎関節痛障害／Ⅱ型）、関節のクッションの位置のずれ（顎関節円板障害／Ⅲ型、図２下）、関節の骨の変形（変形性顎関節症／Ⅳ型）など人それぞれで、原因によって生じる症状も異なります。症状に応じてＸ線、ＭＲＩなどの画像検査を行います。

どうやって治療するの？

顎関節症は、その多くが一時的なものであり、保存的治療により時間経過と

写真　スプリント療法（マウスピース）
夜間就寝時にマウスピースを使用し、関節や筋肉の安静を図ります

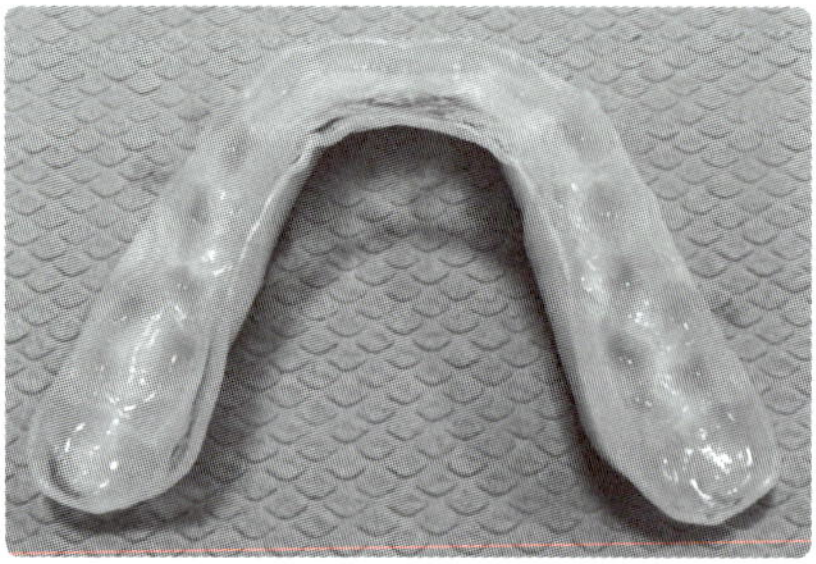

図1　顎関節の位置
顎関節は開閉口のときに動く関節で、耳の前にあります。その周囲に関節を動かす筋肉（咀嚼筋）があります

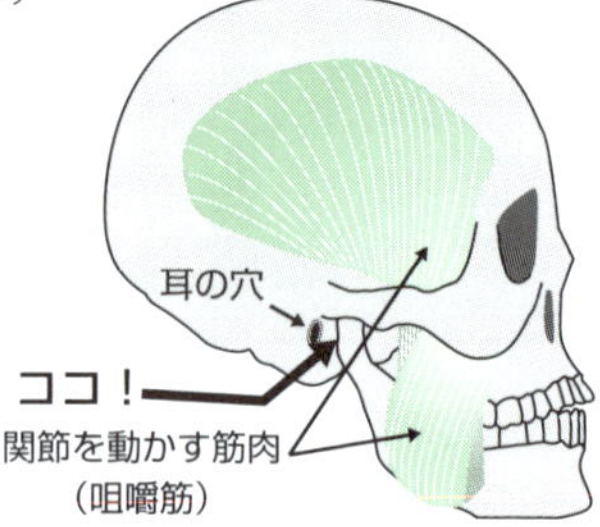

ともに改善していくとされています。顎関節症の治療は、日常生活に困らない程度に前述の症状の回復を図ることを目標として進めていきます。具体的な治療は症状のタイプによって異なりますが、以下のような方法を組み合わせて行っていきます。

①生活習慣改善

口を大きく開くことを避ける、硬いものを噛《か》まない、片噛みを避ける、頬杖《ほおづえ》をつかないなど、顎関節に負担のかかる行為を避けます。

②理学療法

温める（症状と時期によっては冷やすこともあります）、電気療法（筋肉への電気刺激により筋肉の緊張を和らげます）、運動療法など。

③薬物療法

痛み止め、筋肉を緩める薬、抗うつ薬・抗不安薬など。

④スプリント療法（写真）

歯型を採り、マウスピースを作製します。夜間就寝時に使用し、関節や筋肉の安静を図ります。定期的に歯科受診し、マウスピースの調整を行います。

⑤咬合《こうごう》治療・矯正歯科治療

⑥外科的治療

徒手的顎関節授動術・上関節腔洗浄療法（関節円板のずれが大きい場合、関節に注射をすることで関節円板のずれをできるだけ元に戻し、口が開くようにすることをめざします。一般的に外来局所麻酔下で処置を行います）。そ

図2　顎関節の正常な動きと顎関節症
上／顎関節は骨と骨の間にクッション（関節円板）が介在する構造になっており、開閉口の際にクッションが関節の骨と連動して動くことで、スムーズに開閉口できる仕組みになっています
下／関節のクッションがずれると、開閉口の際にカクっと音が鳴ったり、口が開きにくくなったりします

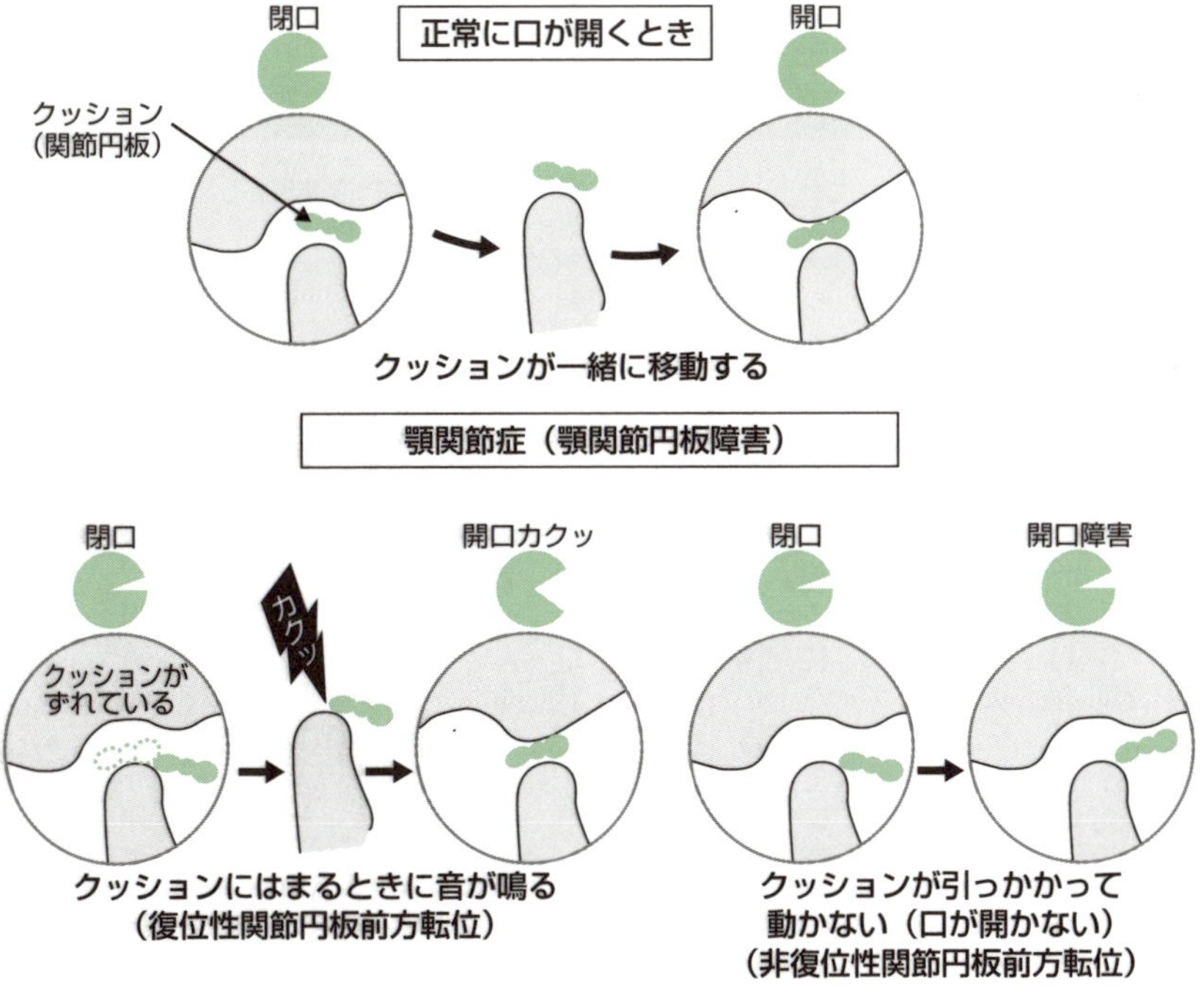

のほか、保存的治療で改善がない場合は全身麻酔下での関節の手術が選択されることもあります。

自宅での対策として……

ホームケアとして自身で行える対策は、顎関節症を悪化させるような生活習慣を排除することです。例えば、前述のような口を大きく開けることを避ける（あくび、歌唱など）、硬いものを噛まない、つめ噛みやうつ伏せ読書をしない、くいしばりを避ける（緊張する仕事やパソコン作業などではできるだけリラックスに努める）、就寝時の姿勢に気をつける（側臥《そくが》位《い》〈横向きに寝る〉より仰向《あおむ》け寝）など、顎関節に負担のかかる行為は避けましょう。捻挫をした足でマラソンをしないのと同様です。ただし、症状の改善がみられない場合は一度歯科受診を検討してください。

胆石には、どんな治療法があるの?

元肝胆膵外科副医長
(現市立貝塚病院 外科・消化器外科副部長)
星野《ほしの》 宏光《ひろみつ》

胆石症とは?

胆石とは、胆道(胆汁の流れ道)にできる結石のことで、できる場所によって胆嚢《たんのう》結石・総胆管結石・肝内結石などに分類されますが、一般的に胆石症といわれるときは、胆嚢結石のことを指します。

胆石は日本人の約10%、1000万人を超える人が持っているといわれ、年齢を経るごとにその割合は増え、80歳を超えると約2割の方が胆石を持っていると推測されます。

胆石の患者さん全てに手術適応があるわけではありません。胆石があっても多くの場合は無症状で、無症候性胆石と言います。有症状となり、胆嚢炎となれば治療対象となります。

胆嚢は脂肪の消化を助ける胆汁を一時的に濃縮して貯める役割があります。脂肪を含む食べ物が胃から十二指腸へ流れ込むと胆嚢が収縮し、胆汁と食べ物が混ざる仕組みになっています。胆石があると胆嚢が収縮した際に、胆嚢の出入り口の細くなっている胆嚢管に石が詰まり腹痛が起こります。これが胆石発作です。また、胆汁の流れが悪くなると、細菌が十二指腸から逆行性に胆嚢の中に入り込み胆嚢炎を引き起こします。

これらの症状は多くの場合、絶食や抗生剤投与で軽快しますが、一度症状が出た場合は、約7割の患者さんで繰り返し胆石発作や胆嚢炎を起こします。このため症状が出た胆石症は胆嚢摘出術をお勧めします。

無症状の胆石が症状を引き起こす確率は年率約1％（10～20年で10～20％）といわれ、あまり高くなく、基本的には手術はお勧めしません。しかし、無症状であっても、胆石が胆嚢内に充満している場合、結石が胆嚢の出入り口にはまり込んでいる場合、胆嚢壁が肥厚しがんが疑われる場合、超音波で胆嚢の状態がよく観察できない場合には手術をお勧めします。

胆石の症状とは？

多くの患者さんは、食後に右の肋骨の下やみぞおちの痛みを訴え、30分から数時間激痛に襲われます。胆石の痛みは背部や右肩へ放散する痛みがときにあります。ほかに、発熱などがあり、重症化すると敗血症などに移行し命にかかわる場合もあり得ます。

胆石の診断とは？

腹痛や発熱の症状は胆石や胆嚢炎以外の病気でも起こるので、採血および画像検査（腹部超音波検査やCTなど）を行い、まず胃十二指腸潰瘍《いじゅうにしちょうかいよう》や腸閉塞《ちょうへいそく》などほかの疾患と鑑別します。血液検査で肝機能異常がみられ、画像検査で胆嚢が大きく腫《は》れ、胆嚢の壁が厚くなっていると、胆嚢炎を引き起こしていると判断します。

画像検査で胆石はあるが、発熱がなく血液検査で大きな異常がない場合は、胆石発作の可能性が高いです。採血やエコー、CT検査は受診後数時間で結果が分かります。胆嚢を摘出するのが好ましいと判断した場合は、さらに詳しく、胆道全体を浮かび上がらせるMRCP（MRIの一種）という検査を行います。この検査では、胆嚢や胆嚢管と総胆管との位置関係や、胆石の大きさ、個数、場所が詳しく分かります。また、胆嚢内の結石に加えて、総胆管の結石もとらえることができます。

胆石の治療は原則、手術

胆石があるだけで治療というわけではありません。前述のような有症状となった場合や胆嚢炎となったときが治療対象となります。治療は原則外科手術となりますが、全身状態不良例や待機的手術前に内科的処置が行われます。胆摘をしないで保存的加療を行った場合、胆石発作再発のリスクが70％程度あります。胆石症に急性胆嚢炎を合併した場合には、まずは入院の上、絶食および抗生剤投与の治療を行います。

これら保存的治療で軽快になった場合には一時退院となり、以後外来でMRCPなどのさらに詳しい検査を進めながら手術の日取りを決めて行きます。腹痛が生じて3日以内の急性期では炎症による癒着がまだ軽微であるため、この時期に急いで手術を行う場合もあります。また、保存的治療を行っていても炎症や全身状態が悪化する場合には、緊急手術の適応となります。

重い持病を持っている、全身状態が極端に悪いなどの理由で全身麻酔を行うのが危険と判断した場合には、緊急手術を断念し、胆嚢内にカテーテルを挿入して胆汁を体の外へ排出し炎症が治まるのを待ちます。

腹腔鏡《ふくくうきょう》下《か》胆嚢摘出術《たんのうてきしゅつじゅつ》が基本

当センターでは、手術は腹腔鏡下胆嚢摘出術を基本としています。腹腔鏡下胆嚢摘出が適応とならない場合（例えば胃全摘後・胆嚢がん疑いなど）、開腹胆嚢摘出術が適応となります。

腹腔鏡下胆嚢摘出術とは、お腹《なか》に５～20㎜程度の穴を４か所ほど開けて、カメラを挿入し、お腹の中を観察しながら鉗子《かんし》を挿入、胆嚢周囲を剥離《はくり》し胆嚢を摘出する術式です。最近では炎症や癒着が軽微な場合などに、お腹に開ける穴の数を減らして、４か所から２か所（２孔式）もしくは１か所（単孔式）にして行うこともあります。

当センターでは、年間１００例以上の腹腔鏡下胆嚢摘出術を行っています。開腹胆嚢摘出術は、術前から予定されている場合と腹腔鏡下胆嚢摘出術で開始したが、術中に腹腔鏡で施行することが困難となった場合（高度炎症や癒着、臓器損傷のリスクがある場合など）、開腹胆嚢摘出術に移行（開腹移行は約２％）することがあります。術後入院日数は、腹腔鏡下胆嚢摘出術の場合で２～３日、開腹胆嚢摘出術の場合で７～10日ほどです。

また、約０・２％と極めて少ない確率ですが、術中に胆道損傷や消化管穿孔《せんこう》を合併し、翌日以降に再手術が必要な場合があります。胆石症に加えて総胆管にも結石があった場合は、まず内視鏡下で総胆管結石を除去した後に、胆嚢摘出術を行います。

睡眠時無呼吸症候群用口腔内装置（スリープスプリント）

医療技術科科長・歯科技工士 松下《まつした》 靖弘《やすひろ》

はじめに

歯科口腔外科では呼吸器内科と連携を図り、閉塞性睡眠時無呼吸症候群《へいそくせいすいみんじむこきゅうしょうこうぐん》の治療法の1つとされる歯科的治療装置の口腔内装置（スリープスプリント）を、日本睡眠学会認定歯科医である歯科口腔外科医の指示のもと歯科技工士が作製し提供しています。

睡眠時無呼吸症候群とは？

睡眠時に10秒以上の呼吸停止が1時間に5回以上、また一晩（7時間程度）に30回以上起こる病気です。

症状としては日中の眠気をはじめ、さまざまな内科的疾患（高血圧・心筋梗《しんきんこう》塞《そく》・糖尿病など）に関係があります。

口腔内装置とは？

下顎《したあご》を前突させた状態で固定できる口腔内装置です（写真1）。睡眠時に装着することによって、舌根沈下による気道の閉塞を防ぎます（写真2、図）。

口腔内装置による治療適応の方、不適応の方

●適応の方

・軽度から中等度の睡眠時無呼吸症候群の方（重度の場合はＣＰＡＰ〈持続陽

写真1　口腔内装置（スリープスプリント）

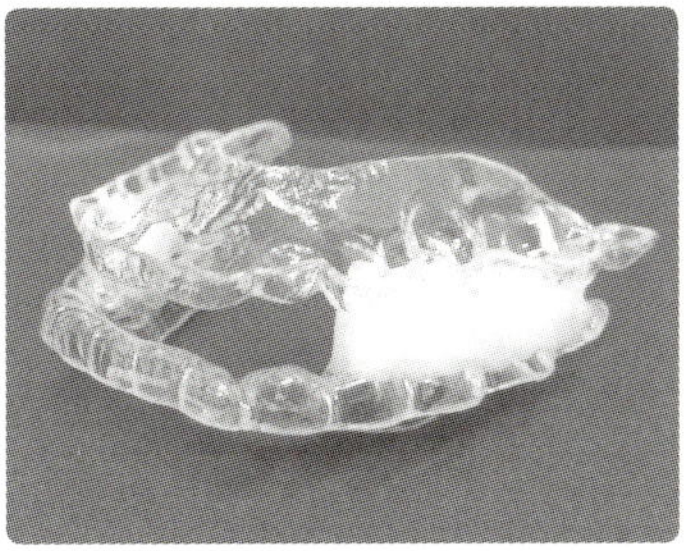

写真2　下顎を前突させた状態で固定

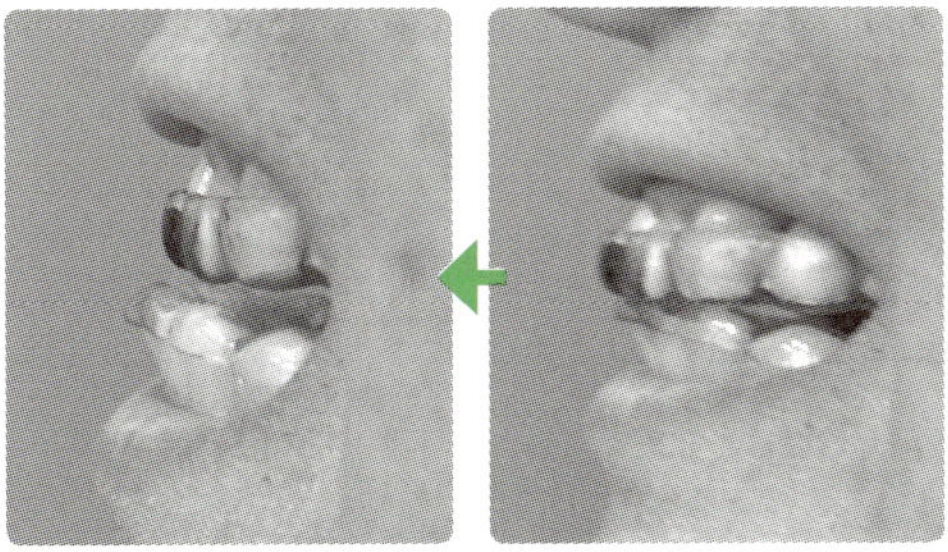

圧呼吸療法〉を適応します）

●不適応の方

・睡眠時無呼吸症候群が重度の方
・ご自身の残っている歯が少ない方（特に総入れ歯の方）
・歯周病で歯がぐらついている方
・顎関節に異常がある方
・違和感を強く感じる方

口腔内装置による治療の特徴

●保存的な治療のため体の負担が少ない

・睡眠時に口の中に装着して使用します。装着も慣れれば簡単にできます。

●副作用が少ない

・使用当初、違和感や顎の関節にだるさを感じますが多くの方は慣れます（まれに噛み合わせの違和感が出ることがあります）。

●持ち運びが容易

・口の中に装着できる大きさなので、外泊時にも容易に持ち運べます。

●費用負担が少ない

・ほかの治療法としての外科的手術やマスクによる持続陽圧呼吸療法などに比べると費用負担が低額です。

図　口腔内装置装着前後の気道の状態

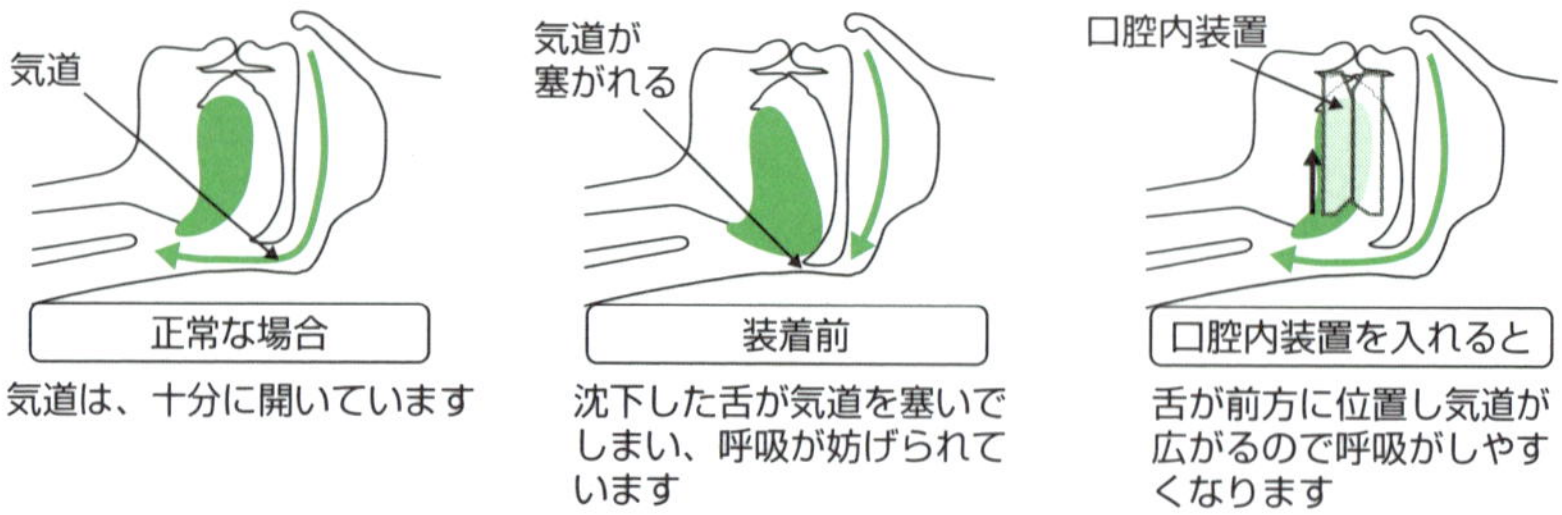

気道は、十分に開いています

沈下した舌が気道を塞いでしまい、呼吸が妨げられています

口腔内装置による治療は健康保険が適用されます

医科（呼吸器内科、耳鼻科など）にて睡眠検査（終夜睡眠ポリグラフィーなど）を行い睡眠時無呼吸症候群であると診断され、口腔内装置（スリープスプリント）での治療範囲と判断されて、当科に診療情報提供書（紹介状）を持参された場合に限り保険適用となります。

当院での特徴

歯科口腔外科の睡眠時無呼吸症候群担当の歯科口腔外科医は、日本睡眠学会認定歯科医であり、日本顎関節症学会認定の指導医でもあります。よって副作用の1つである顎の関節のだるさの程度を診ながら口腔内装置の効果が最良に発揮できるよう微調整を行っています。また、大きく修正する際には常駐する歯科技工士が即応します。

医師も知らない市販薬の落とし穴

皮膚科部長 三浦《みうら》宏之《ひろゆき》

病院や診療所の薬とドラッグストアの薬は違うのですか?

最近は、「医療用成分配合」と何やら魅力的な宣伝文句の商品をドラッグストアで見かけることがありますが、そもそも病院や診療所で処方される薬とドラッグストアで買うことができる薬ではいったい何が違うのでしょうか? この違いは一言では言えませんが、例えば、風邪《かぜ》をひいて診療所などの医療機関に行って薬を処方してもらうのと、ドラッグストアで風邪薬を買って飲むときのことを考えてみましょう。

診療所では、診察後にそれぞれの風邪の諸症状、咳《せき》、痰《たん》、鼻づまり、発熱、のど痛といった症状に対して、必要な成分をその状態に応じた強さになるよう医師が考えて処方します。のど痛が強く、軽く鼻もつまるならば、消炎鎮痛剤と弱めの抗ヒスタミン剤を作用と副作用のバランスを考えながら出されるといった具合です。

一方、ドラッグストアの風邪薬は、同じ商品名でも症状の傾向に合わせて調合を変え、どの症状に効きやすいか分かりやすいよう色分けして売っているような商品もありますが、風邪のどの症状にも効くように弱めの薬剤が複数配合された、いわゆる総合感冒薬というのが主流です。

このように病院や診療所の薬剤は注文品、ドラッグストアでは既製品なので、洋服売り場や住宅に例えるなら、オートクチュールや注文建築と他方は、プレタポルテや建て売り物件というくらいの違いがあるのです。

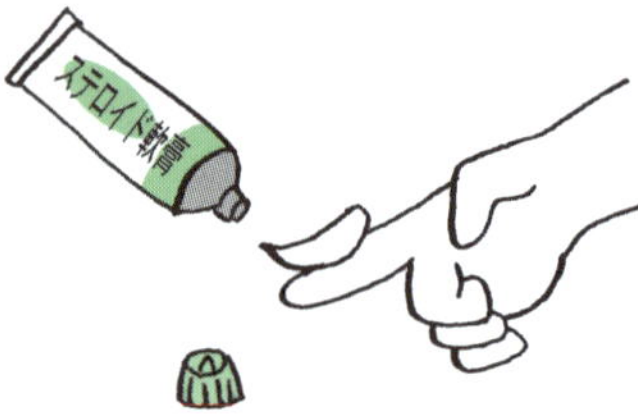

市販薬がドラッグストアでよく売れるためにはどうしましょう?

ここで誤解をしないようにしていただきたいのは、既製品は良くないと言っているわけではないことです。むしろ、よく使う成分をより安価で手軽に手に入れられるという非常に大きなメリットがあるのです。でも、薬とて商品なのですから、製造元は売り上げを伸ばすことが求められるのは当たり前です。そうすると、もしあなたがドラッグストアで売る薬を開発する業者だったとしたら、どんな工夫をしてお客さんに薬を買ってもらおうとするでしょうか?

皮膚科領域の薬で考えてみると、痛みやかゆみが早く消える、じゅくじゅくがスッとましになるといった、目に見えて早く効いた感じがするといいと思いませんか?

市販の塗り薬に入っているもの

では、「早く効いた感じ」を出すために具体的に何をするか?

手っ取り早いのは、メントールを配合して、塗った瞬間に冷やっとしたり、すっとした感じを出したりすることでしょう。さらに同じような方法としては、塗ったときにヒリヒリするのをましにするための成分を配合すること。傷に塗る消毒液がしみてヒリヒリした経験は誰にでもあるのではないでしょうか。それを和らげるのに配合されるのは、ジブカインなどの局所麻酔薬なんです。

でも、実はこの麻酔薬は、かぶれの検査をするパッチテストの中にかぶれを起こしやすい物として検査項目に入れられている、使用上の注意が必要な成分なのです。スプレー式の消毒薬や、おしりや股《また》の塗り薬、さらにはかゆみ止めや水虫の塗り薬にもこの麻酔薬が入っています。といっても、誰もがかぶれる訳ではないので、これが入っているからといって使ってはいけないという訳ではありません。もし市販の塗り薬を塗ってかえって悪くなったということがあれば、このような成分がひそかに悪さをしていることがあるのです。

そのほか、同じように注意する成分はありますか?

局所麻酔薬のほかには、抗生物質のうちフラジオマイシンといった、やはりパッチテストの検査項目としてあげられているものが同じように注意が必要と考えられます。主に、かぶれの薬として売られている塗り薬に入っていることが多く、もしあなたがこの薬との相性が悪ければ、かぶれを治すために塗った薬でかえってかぶれてしまうという悲しいことも起こり得るのです。

詳しい商品名などはここには書けませんが、背景には……

これらの成分が悪さをしているということは、医療機関でも気付かれないケースがあります。というのも、医師はドラッグストアでどのような薬が売られているかを把握していないことが一因であると想像します。

さて、最後にちょっと種明かし。タイトルで「医師も知らない」って言うけれど、おまえも医師じゃないか。そうです私も医師ですが……それ以前に実家が薬屋で市販薬に囲まれた環境で育ち、実は医師になる前から、医療機関でもらう薬と薬屋さんで買える薬の違いについて着目し続けているという背景があるのです。ということで、専門分野の皮膚腫瘍《しゅよう》と毛色がちがう話題ですが、薬剤師会で講演することもある「裏メニュー」的なお話でした。

第13章

検診・看護・薬のお話

がんから命を守るために

予防健診センター長　大成《おおなる》 功一《こういち》

全国平均より高い堺市のがん死亡率

国内における死亡率の年次推移を死因別に見ると、１９８１（昭和56）年にがん（悪性新生物）は脳血管疾患（脳卒中）を抜いて死因の第１位を占め、以後、減少の傾向なく年々増加し、２０１０（平成22）年には第２位の心疾患（心筋《しんきん》梗塞《こうそく》や心不全）の倍近い35万３４９９人に達しました。これは総死亡の３割を占めています。

堺市においてもがんは死因の第１位であり、全死亡７３４７人（２０１０年）の３分の１に当たる年間約２５００人の方が亡くなっています。

しかも堺市のがん死亡率は大阪府全体と並んで全国平均よりも高い傾向を示しています（表1）。その原因はどこにあるのでしょうか。

さまざまな要素がありますが、他府県に比べて大阪府と堺市に共通する要素としては、がん検診の受診率の低さと、喫煙率の高さが挙げられます（表2、3）。

「総合がん検診」5種類を1日で受診可能

堺市では従来から5種類（胃・肺・大腸・子宮・乳）のがん検診を個別に実施していますが、２０１２年10月から新設された「総合がん検診」では１日で5種類のがん検診を一度に済ませることが可能になりました。

当センターでは毎月第３土曜の午前、または毎週木曜の午前に「総合がん検診」を行っています。特に土曜の検診は、仕事を持っておられる若い世代の受

表1　がん（悪性新生物）の標準化死亡率（2003～2007年）

	男性	女性
全国	100	100
大阪府	112.2	110.3
堺市	111.5	109.1

厚生労働省「人口動態統計特殊報告」より

表2　「新健康さかい 21」健康づくりに関するアンケート調査結果

過去１年間にがん検診を受けた方の割合（2012年度）

検診名	アンケート結果	参考　国の受診目標値
胃がん	30.6%	40%
肺がん	35.7%	
大腸がん	33.1%	
子宮がん	34.3%	50%
乳がん	30.0%	

表3　「新健康さかい 21」最終評価

性別	喫煙率実績参考	国の喫煙率目標値
男性	27.5%	25%以下
女性	9.0%	8%以下

がんから命を守るために、検診部で受診可能な「総合検診」と「ABC検診（胃がんリスク検診）」を紹介し、喫煙者の方には禁煙をお勧めします

診に便利です。対象は40歳以上の市民の方。ただし胃・肺・大腸がん検診（男女共通のがん）は年度に1回、乳房・子宮がん検診（女性特有のがん）は偶数年齢時に1回となります。費用は男性・奇数年齢の女性は1500円（胃がん、肺がん、大腸がんの3種類）、偶数年齢の女性は2900円（胃がん、肺がん、大腸がん、子宮がん、乳がんの5種類）です。なお65歳以上の方は無料です。

ABC検診（胃がんリスク検診）で胃がんの危険度を評価可能

少量の血液の採血で胃がんになりやすいかどうか（危険度）を知ることができます。

胃がんの原因のほとんどが、ピロリ菌感染であることが分かってきました。ピロリ菌感染の期間が長くなると胃がんになりやすい萎縮《いしゅく》性《せい》胃炎になります。ピロリ菌感染の有無を調べる検査（血液中のピロリ抗体を測定）と萎縮性胃炎の程度を調べる検査（血液中のペプシノゲンを測定）を組み合わせて、胃がんになりやすいか否かのリスク（危険度）分類をする検診が胃がんリスク検診（ABC）です（表4）。

リスクの高いBC判定ならピロリ除菌し、リスクの低いA判定なら胃がん検診は毎年受ける必要はなく、5年に一度受ければよいといわれています。

バリウム検査や胃内視鏡検査のような直接胃がんを見つ

表4　ABC検診の胃がん危険度評価

危険度を４群に分類	ピロリ菌検査（−）	ピロリ菌検査（+）
ペプシノゲン検査（−）	A群	B群
ペプシノゲン検査（+）	D群	C群

A群：ピロリ菌検査（−）、ペプシノゲン検査（−）と判定された場合
胃の病気になる危険性は低いと考えられます
B群：ピロリ菌検査（+）、ペプシノゲン検査（−）と判定された場合
胃がんが発生する可能性もあり、基本的には２〜３年ごとの胃内視鏡検査をお勧めします
C群：ピロリ菌検査（+）、ペプシノゲン検査（+）および
D群：ピロリ菌検査（−）、ペプシノゲン検査（+）と判定された場合
萎縮性胃炎になっている胃粘膜で、胃がんなどの胃疾患になりやすい危険なタイプです。主治医をもち、定期的な内視鏡検査による経過観察が必要です。ピロリ菌がいるC群の方は除菌治療を受けることをお勧めします

ける検診ではありません。

胃がんになるリスクを判断し危険性のある方には精密検査（バリウム検査や胃内視鏡検査など）を受けていただく二段構えの検診です。B、C、D群の人は必ず内視鏡検査を受けてください。

胃がんは、早期発見すれば内視鏡での治療が可能です。

申し込み（受付時間8時30分〜11時で随時）は総合案内（1階正面玄関すぐ）で「ABC検診」希望とお申し出ください。手続き後、検診室にて採血します（絶食は必要ありません）。後日、判定結果を郵送します。費用は３１５０円（任意検診なので実費負担）となります。

患者さんに寄り添い、生きる力を支えたい

看護局長　谷口《たにぐち》 孝江《たかえ》

常に高水準の看護ケアを提供

堺市立総合医療センターの看護局は、常に患者さんに一番身近な存在でありたいと願う、病院内で最も大きな組織です。看護は、その人の生きる力が十分に発揮できるようお手伝いすることだと思っています。ですから疾患はもちろん、一人ひとり異なる習慣や年齢、生活を知り、私たちの知識と技術が幅広くお役に立てるよう心掛けています。

当院は救命救急センターを中心とした救急医療、がんや脳卒中、急性心筋梗《しんきんこう》塞《そく》など総合的な高度専門医療を担う病院です。地域での役割が果たせるよう、専門的な知識や資格を持った看護師が多く勤務し、常に高い水準の看護ケアの提供に努めています。

その水準を維持し、さらに高めるために、人材の育成にも力を注いでいます。例えば、卓越した看護実践能力を有する専門看護師と呼ばれる看護師は「がん看護」と「慢性疾患看護」、そして「精神看護」の分野で活躍しています。また、熟練した知識と技術を認められた認定看護師は20人以上勤務しており、褥《じょく》瘡《そう》やストマケア、がん、救急看護、感染予防など、それぞれの専門分野において、看護専門外来やチーム活動を担っています。そのほか呼吸療法や糖尿病指導、嚥下《えんげ》に関する資格を有する看護師、周産期の看護を担う助産師など、さまざまな専門知識に磨きをかける一方で、一人ひとりが看護のジェネラリストとして切磋琢磨《せっさたくま》し、患者さんや家族から信頼される看護の提供をめざしています。

他施設の看護師と研修・交流

ところで看護師の活動の場は、病院だけではないことをご存じでしょうか？今、日本は超高齢社会を迎えるにあたり、病院ごとの機能が分かれてきました。同時に医療の進歩も影響して、入院期間は短くなり、病院を移る「転院」の機会も増えました。患者さんや地域の皆さんにとって、このような病院事情の変化は複雑なものであり、それだけに不安や疑問も大きいと感じています。実際に「ほかの病院へ転院することになったけど、自分の病気を分かってくれているか不安だ」と患者さんが相談されることも少なくありません。当院では患者さんが入院された早い時期から、患者さんや家族からお話を聞き、主治医と担当の看護師、地域医療室のスタッフが協力して、退院の調整を行っています。転院のときには、当院と転院先との医師や看護師間で患者さんの病状や治療、薬、そして日常動作の注意事項などについても確認しています。

このような施設同士のやりとりがスムーズに行うことができるよう、私たちは地域の医療機関の看護師が集まって研修したり、施設間で行き来したりと活動範囲を広げています。看護師同士がつながることは、患者さんへの看護もつながることだと考えています。患者さんの病状の回復と健康の維持は、堺市立総合医療センターだけで終結し保たれるのではなく、退院後も転院後も、ずっと継続されなければならないのですから。

どうぞ看護師に、健康や生活に関する疑問や不安を投げかけてみてください。

薬とうまく付き合うための豆知識

薬剤・技術局長 石坂《いしざか》 敏彦《としひこ》

薬の一般的な注意事項

患者さんと薬との付き合いは、一般的には医療機関を受診し、薬の治療が必要となったときに始まります。

1．医師・薬剤師に伝えてほしいこと、薬を手にしたときに確認してほしいこと

薬や食べ物などのアレルギーや薬で経験した副作用、現在使っている薬、妊娠中や授乳中であればその旨など、必ず伝えてください。

薬を受け取ったときには、まず、薬袋の自分の名前を確認してください。次に、薬の量や回数、服用時間、保管場所などの確認をしてください。多くの薬局では薬の名前や効果、主な副作用に関する説明があります。不明な点は必ず確認し、そのほか、気になることがあれば、相談しましょう。

2．薬を服用するときに注意してほしいこと

薬は水か白湯で服用するのが基本です（たいていの薬はお茶でも問題ありませんが確認が必要です）。水なしで服用すると、薬が食道に付着してその部分に炎症を起こしてしまうことがあります。また、胃の中で薬が速やかに溶けて、吸収を助けるためにも水分が必要になります。近年、水なしでも服用できる薬も増えています。外出が多く、手元に水がない状況が多い日常生活を送っている方などは、特に便利ですので、一度ご相談ください。

3．薬を飲む回数やタイミングは守ってください

たいていの薬は服用した後、吸収され利用された後に排泄《はいせつ》されますが、薬に

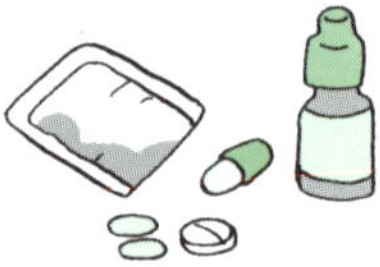

よって体の中で効いている時間が異なるため、服用回数も変わります。また、使用目的、吸収上の問題、副作用の予防などにより食後、食前、食間、就寝前などの服用方法が決められていますので、自分勝手に服用時間を変更しないようにしてください。

4．もし、食事をとらなかったら

薬は服用しないと期待する効果が得られないため、服用することが必要です。たいていの薬は食事に関係なく服用しても大丈夫と思われますが、血糖値を下げる薬や吸収が極めて低下する薬など食事の有無が大きく影響する薬もあります。食事をとれない場合や食事の間隔が不規則な方は、あらかじめ服用方法を医師や薬剤師に相談しておくようにしてください。

お薬手帳を有効に利用していただくために

お薬手帳は、自分の薬についての情報源であり、安心、安全な薬の治療には欠かせません。薬の名前や量、回数、服用方法などが分かり、自分の薬がどんな薬なのかを把握するのに役立ちます。また、複数の病院や診療所、歯科医院にかかった際に、お薬手帳を見せれば患者さんの薬情報を知ることができるので、同じ効果を持つ薬や飲み合わせに問題のある薬が処方されることを避けることができます。さらに、特定の薬や食べ物のアレルギー、過去に薬を飲んで副作用が出た経験などがある場合は、自分で記録しておくことで、正しい情報を伝えることができ、自分に合わない薬を避けることにも役立ちます。

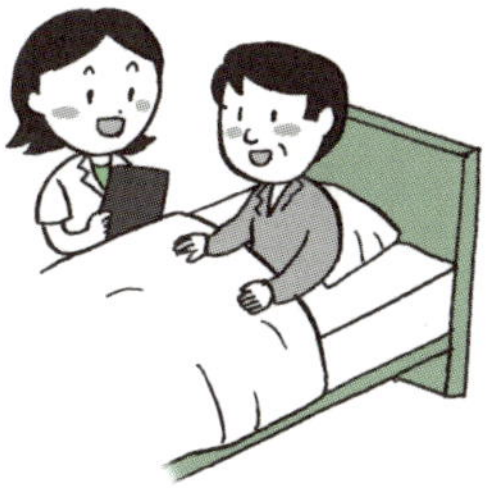

お薬手帳は、健康保険証や母子手帳と一緒に保管し、病院や診療所、歯科医院、薬局に行くときは持参しましょう。

専門・認定薬剤師が多数在籍

薬をカタカナで書くと「クスリ」、反対から読むと「リスク」になります。薬剤師は、薬の「リスク」を最小限にし、「クスリ」の効果を最大限にするためになくてはならない薬の専門家です。

病院で働く薬剤師は、一般的な薬の調剤、抗がん剤や点滴の調製、薬の管理、薬情報の収集や発信、患者さんへの薬の説明などを行います。また、近年、医師に専門分野があるように薬剤師にも、がんや感染症、緩和、糖尿病、栄養、救急医療など特別な知識をもつ専門・認定薬剤師が誕生しています。当センターには、専門・認定薬剤師が多数在籍しており、全国有数の病院です。

専門・認定薬剤師は、医師や看護師などの医療スタッフや事務職員から構成されるチーム医療の一員として参加しており、特に患者さんの薬物治療に大きくかかわっています。具体的には、薬を有効かつ安全に使用していただくために、血液中の薬の濃度を測定し、患者さん個々に適した投与量や投与方法を提案し、薬による副作用が考えられる場合には、未然回避策やその改善策を医師に提案しています。さらに、薬剤師は、新しい薬の効果や安全性を評価するための治験や臨床研究にも積極的にかかわっています。

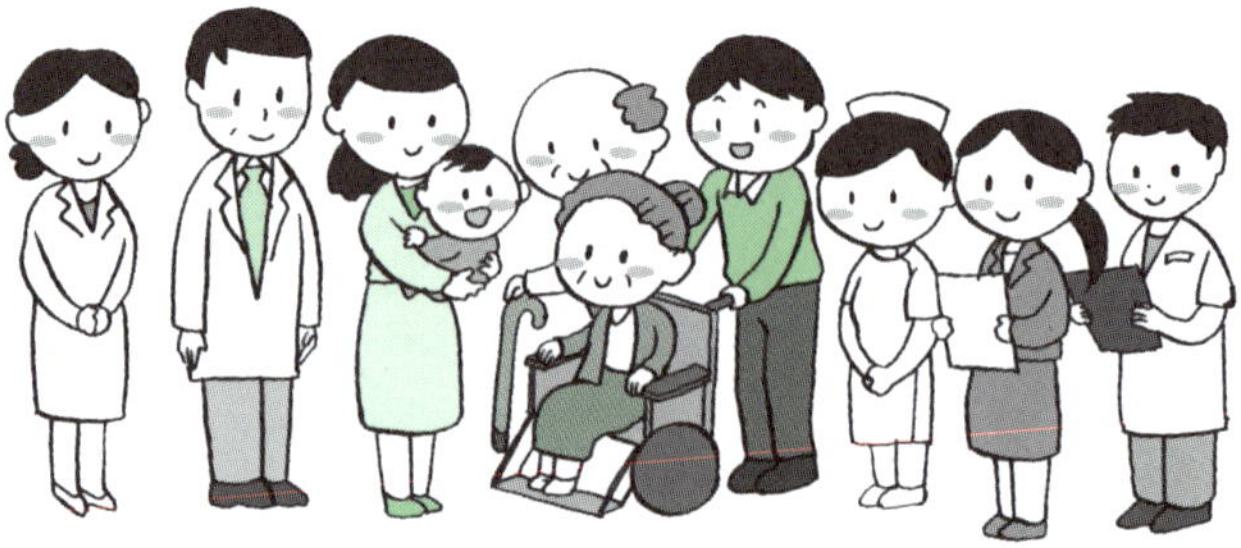

薬剤師の育成も

当センターは、専門・認定薬剤師を育成するための研修施設に認定されており、他病院の薬剤師の教育や近畿大学薬学部大学院との連携、薬剤師レジデント制度の導入など新人薬剤師の教育的施設としても有数の病院となっています。

「薬があるところには、薬剤師がいる」をモットーに活動しています。薬についての疑問は、気軽に薬剤師へご相談ください。

ジェネリック医薬品（後発医薬品）について

ジェネリック医薬品は、厚生労働省から「先発医薬品と同じ有効成分を同量含んでおり、先発医薬品と同等の効き目がある」と認められた医薬品です。それまで使われていた先発医薬品に比べて薬の値段が安くなるため、ジェネリック医薬品の普及によって、一人ひとりの自己負担や国の財政・健康保険組合の負担などの削減、ひいては高齢化社会の進展によって増大を続ける国民医療費の抑制にもつながります。また、中には先発品より工夫されたジェネリック医薬品も発売されており、当センターも使用の促進に努めています。特徴やメリットを理解していただき、ジェネリック医薬品をご活用ください。

第14章

病院を支える

あなたの血液、のぞきます！——血液一滴から何が分かるの？

臨床検査技術科主査 石橋《いしばし》 麻里子《まりこ》
臨床検査技術科技師長 齊藤《さいとう》 孝子《たかこ》

臨床検査部門とは？

臨床検査部門には臨床検査技師という国家資格を取得した技師が配置されており、患者さんから採取された血液や尿などを検査する検体検査及び細菌検査、また心電図検査、超音波検査などを行う生理機能検査など、さまざまな業務を担い、医師による診断を支えています。この中で、血液検査に特化した知識と技術を持った技師がおり、採血により得られた血液一滴から血液塗抹《とまつ》標本を作製し、各血球に異常がないか顕微鏡をのぞいて検査を行っています。

血液一滴から、何が分かるの？

「白血病」という病気をご存知でしょうか？　例えば「肺がん」は肺にできるがんですが、白血病は血液または骨髄《こつずい》（骨の中心部にある、血液を造り出す場所）の細胞ががんになる病気です。骨髄中の各細胞はそれぞれ正常に成長するための設計図として遺伝子を持っており、この設計図に従って正常な細胞にまで分化・成熟していきます。各成熟細胞は細胞ごとにさまざまな機能を発揮し、酸素を体内の細胞へ運搬したり、病原体と闘ったりと、本来の役割を果たすことになります（写真1）。

白血病ではこの遺伝子の一部に傷が付くことで、特定細胞の異常な増殖を引き起こし、本来とは異なる性質の細胞へと変化・増殖してしまいます。また、そのようにがん化した細胞（白血病細胞）の増加に伴い、他の正常血球の造血

写真1　健康な人の骨髄
多様な形態を示す細胞がバランスよく存在し、骨髄の正常な造血機能が保たれています

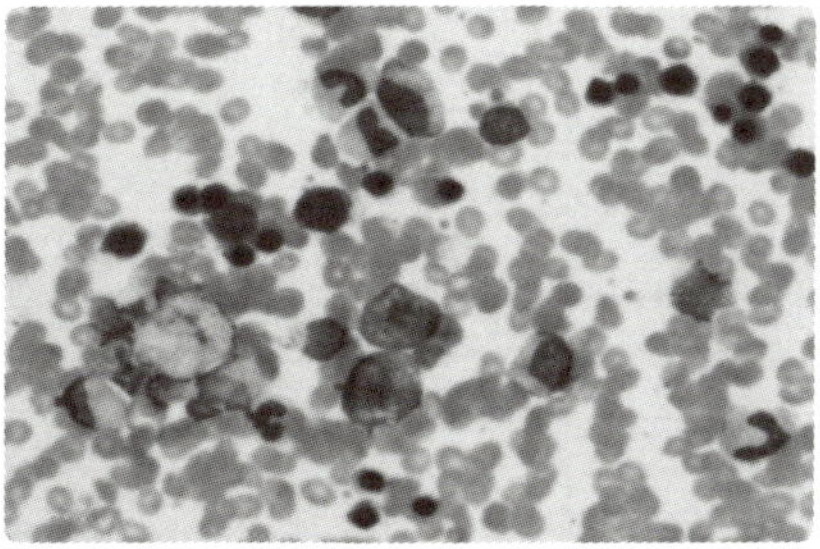

写真2　白血病患者さんの骨髄
白血病細胞の異常増殖により、骨髄には正常細胞がほとんど見られず、多数の白血病細胞で占められています

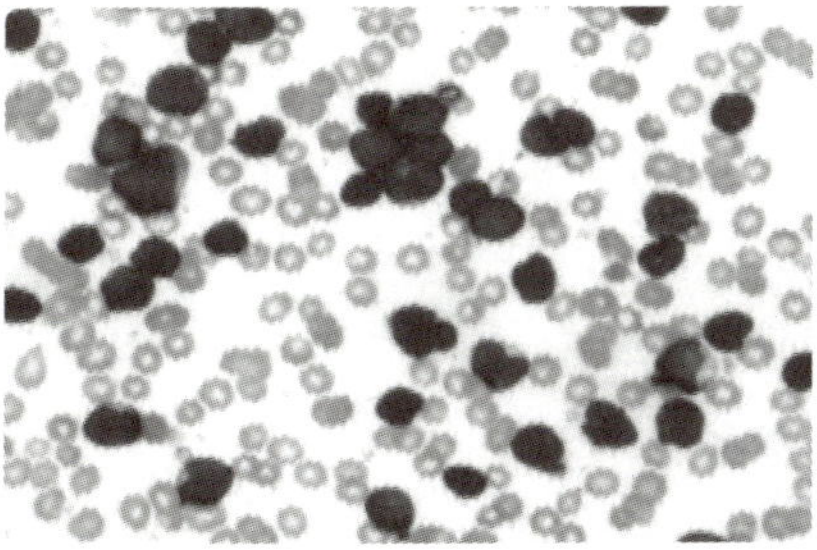

障害をきたして、感染症や貧血、止血異常などさまざまな症状を引き起こします（写真2）。白血病などの血液疾患では末梢《まっしょう》血液中に白血病細胞があふれ出すことが多く、顕微鏡でこの細胞を発見することが可能です。

さらに専門医の指示で骨髄穿刺《せんし》検査を実施し、骨髄液中の細胞を観察することで、患者さんの血液の状態を総合的に判断、報告しています。

「みれば分かる」強み——より専門的な検査へ

疾患に関する研究が進むのに伴い、臨床検査は日々進化し、より多様化しています。その中で、特別な装置を必要とせず、時間も費用も最小限で抑えられる形態検査は、現在も血液疾患の確定診断だけでなく、その治療による効果の判定にも欠かせない検査として実施されています。

技師の「みれば分かる」強みが生かされる検査ですが、当科では形態検査にとどまらず、その形態異常を引き起こす遺伝子の検査や、異常細胞の性質を表面抗原から判定する表面マーカー検査など、より専門的な検査も実施していこうと考えています。

白血病と闘う患者さんに寄り添い、専門医による正確な診断、そしてより効果的な治療を受けていただけるよう、当科技師一同、日々切磋《せっさ》琢磨《たくま》していきます。

放射線技術科——安全・安心な検査を提供

放射線技術科技師長　佐久間《さくま》 利治《としはる》

チーム医療の一翼を担う

放射線技術科は、診療放射線技師から成り、現在35人が在籍しています。

私たちの仕事は、いわゆる「レントゲン撮影室」と呼ばれる一般撮影室だけでなく、Ｘ線ＣＴ、Ｘ線ＴＶ（胃透視、注腸）、血管撮影、核医学および骨密度などの検査室でＸ線撮影の業務を行っています。また、放射線治療や放射線を使わないＭＲＩ（磁気共鳴検査）室でも業務を行っています。

医師の指示の下で、各種検査における撮影業務や放射線治療における照射業務に従事をするため、直接患者さんと接する診療サポート業務が大部分ですが、毎日発生する医療画像の管理や三次元（３Ｄ）画像の作成なども行っています。実際の医療現場において診療放射線技師単独の業務の割合は少なく、ほとんどは放射線科や診療各科の医師や看護師のみならず事務職員と協同で作業を行い、チーム医療の一翼を担っています。そして、患者さんには安全で安心して検査を受けていただくこと、検査依頼医には診断しやすい画像の提供を目標に日常業務を行っています。

当科の医療機器の半数以上を最新装置に

現病院開院（２０１５〈平成27〉年７月）とともに放射線科の医療機器の半数以上を最新装置に入れ替え、終日体制で撮影検査を行っています。

新しく整備された救命救急センターには、自走式ＣＴ装置（患者さんが横た

写真1　CT検査装置
患者さんは、上向き（仰臥位）、奥に足、手前が頭で、挙上姿勢（両手万歳）、撮影時は写真中央部の丸い部分（矢印）の中に体が入ります

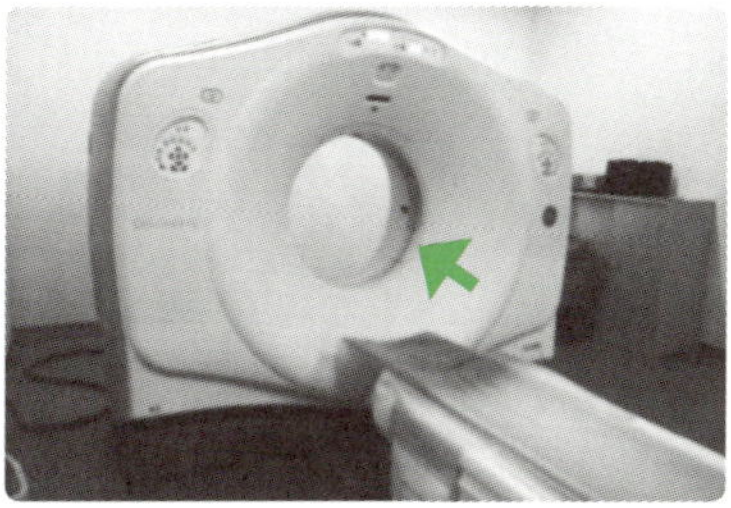

写真2　X-CT胸部画像
同一画像において、画像の表示条件を変えるだけで縦隔を診やすくしたり（上）、肺を診やすくしたり（下）することができます

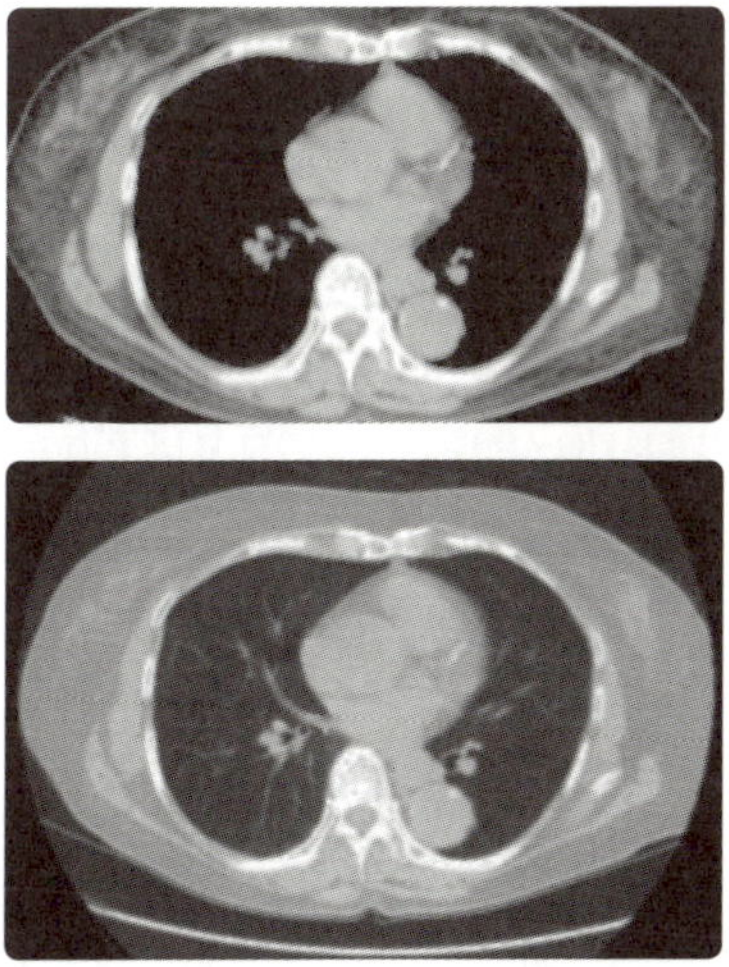

写真3　放射線治療装置

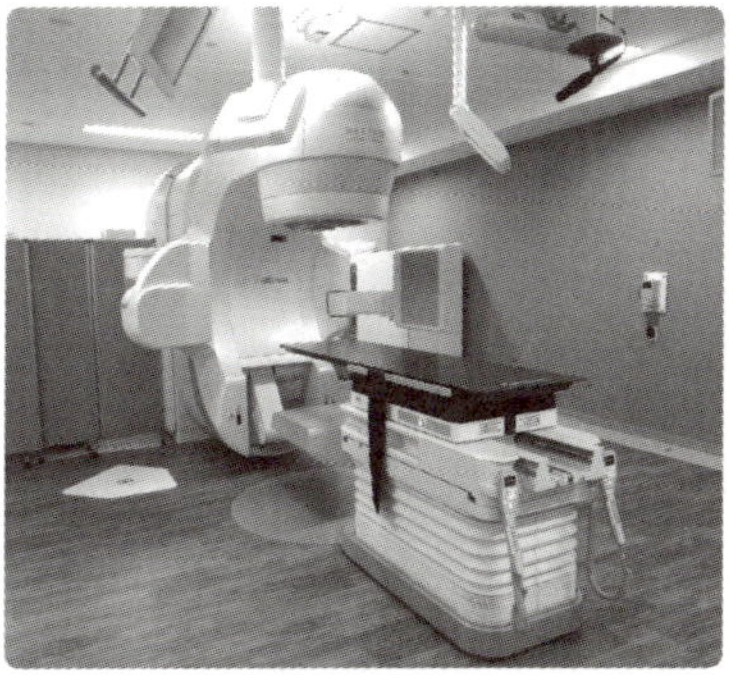

わっている検査寝台は静止したままで、ＣＴ装置本体が移動をして撮影する方式の検査装置）を導入しました（写真１）。また、この自走式ＣＴの検査寝台を救命救急センターの処置用寝台と同一の寝台にしたため、患者さんは寝台の移動なしに処置や検査を受けることができます。そのため、特に重症例の多い救命救急センターでは患者さんの負担軽減に役立っています。また最近は、撮影した画像がデジタル画像のため、画像の表示条件を変えるだけで観察部位の見やすい画像を表示できるようになりました（写真２）。

さらに、放射線治療には最新の高性能な装置を導入しましたので、従来できなかった、より高精度で低侵襲《ていしんしゅう》な放射線治療もできるようになりました（写真３）。

当科では、当院や地域の医院を受診されている患者さんを対象にした「土曜日の外来ＣＴ検査」や「平日夜間帯の外来ＭＲＩ検査」といった時間外予約検査も行っています。また、堺市に居住の方を対象とした「土曜総合がん検診」などの検診を行って、地域に密着したサービスにも努めています。

医療技術科って、どんなことをしているの?

医療技術科科長・歯科技工士　松下《まつした》 靖弘《やすひろ》

医療技術科とは?

「医療技術科? どこに?」と思われる方もいるのではないでしょうか。じつは3科（歯科技術科、眼科技術科、医療技術科）、4職種（歯科技工士1人、歯科衛生士4人、視能訓練士5人、臨床心理士1人）の専門職によって構成されています。

また、各職種がそれぞれの外来業務のみならず、院内における各チーム医療に参画し、その専門性を発揮しチーム医療の一翼も担っています（図）。

次にそれぞれの業務について紹介します。

1．歯科技術科（歯科口腔外科外来）

歯科技工士は入れ歯や差し歯などを作製しますが、当センターにおける特徴としては口腔《こうくう》外科関連の特殊性の強い（外注できない）技工物、例えば抜歯後の予期せぬ止血不良時や上顎洞《じょうがくどう》への穿孔《せんこう》時（穴が開く）に用いる保護床（カバー）などを、患者さんに安心して帰宅していただけるよう処置日に作製しています。

また、2012年度の診療報酬改定において、周術期口腔機能管理が算定可となったことにより気管内挿管・抜管時の歯牙損傷防止用プロテクター（写真1）の作製が増加し周術期の安全に寄与しています。

歯科衛生士は歯科予防処置、歯科保健指導、歯科診療補助（写真2）などを行っています。

周術期口腔機能管理における口腔ケアの有効性が確立される中、心臓血管外

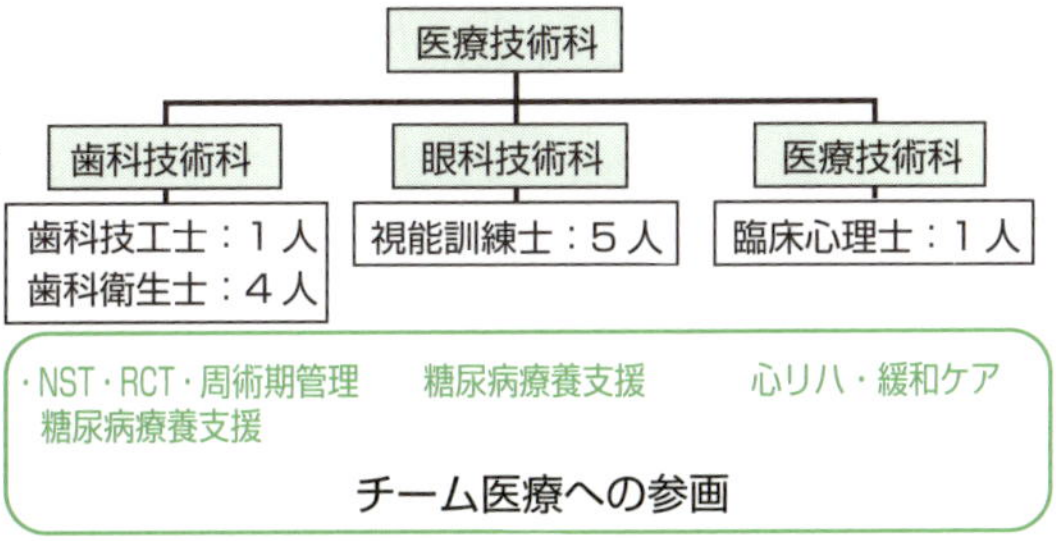

図　医療技術科の構成（3科4職種）

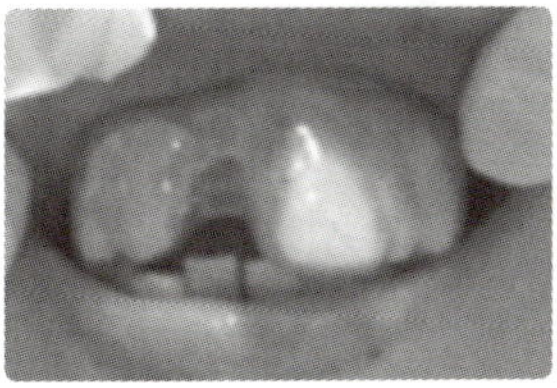
写真1　歯牙損傷防止用プロテクター

科手術を受ける患者さん、頭頸部《とうけいぶ》領域・呼吸器領域・消化器領域の悪性腫瘍《しゅよう》の手術を受ける患者さん（２０１４年度85・４％実施率）、および化学療法や放射線治療中の患者さん（２０１４年度43・２％実施率）に対する口腔ケアは、合併症の軽減を図り、入院期間の短縮に貢献しています。また、前述の手術を受けられる患者さんに対しては、手術の前日と当日の早朝（手術前）および術後にも口腔ケアを実施し、周術期の口腔機能管理を図っています。

２．眼科技術科（アイセンター）

眼科外来はアイセンターとなり、検査内容が多様化しています。

視能訓練士は外来診療業務・治験・検診業務など、医師の指示のもとに検査を行っています。

【検査】

視力検査、屈折検査、メガネ処方、眼圧検査、色覚検査
角膜形状解析検査、角膜内皮顕微鏡検査、光学的眼軸長測定、超音波検査
眼底カメラ撮影、蛍光眼底造影検査（写真３）、光干渉断層計検査（ＯＣＴ）
視野検査（ゴールドマン視野検査、ハンフリー視野検査）
斜視・弱視検査、眼位検査、眼球運動検査、ＨＥＳＳチャート検査
電気生理学的検査、網膜電位図（ＥＲＧ）、多極所網膜電位図（ＶＥＲＩＳ）

各検査の詳細は紙幅に限りがありますので、興味のある方はアイセンターまで見学にお越しください。

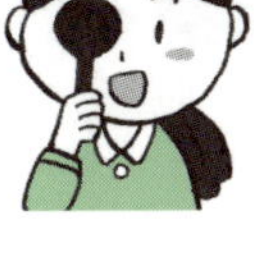

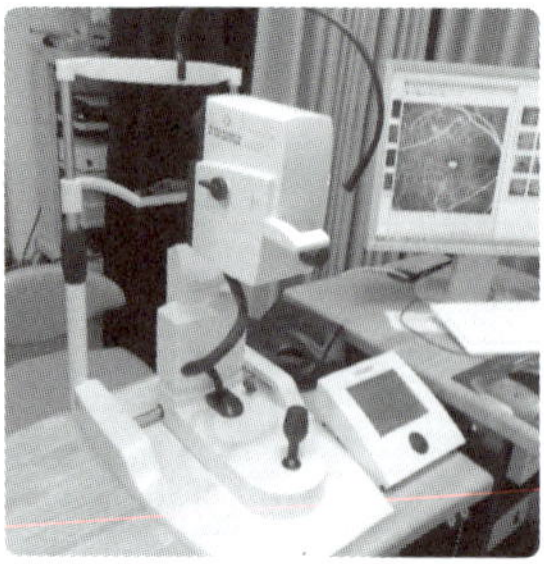
写真3　スペクトラリス HRA（造影検査、自発蛍光眼底撮影、マルチカラー撮影などが行えます）

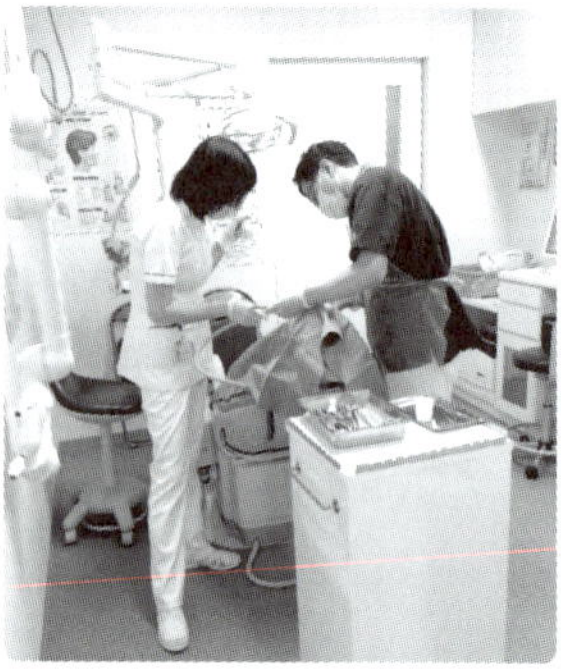
写真2　歯科技術科

3．医療技術科（小児科外来）

臨床心理士は、小児科外来で多動や不注意の強い子ども、自閉症スペクトラム障害の特性のある子ども、心身のことや対人関係に困っている子どもたちを対象に、検査やカウンセリングなどを行っています（314ページ参照）。

①心理検査

新版K式発達検査、WISC－Ⅳといった検査を使って、発達や知能の程度、ばらつきなどを調べたり、ADOSという自閉症の検査で特性を明らかにしたりして、家庭や園、学校で必要な支援を考えます。

②発達カウンセリング

不登校、暴言・暴力、身体症状、学業の不振など課題のある子どもに対し、特性に応じたカウンセリングやトレーニングを行ったり、保護者へのアドバイスを行っています。

③発達専門外来

小児科医師と一緒に発達に関する問題を伺っています。

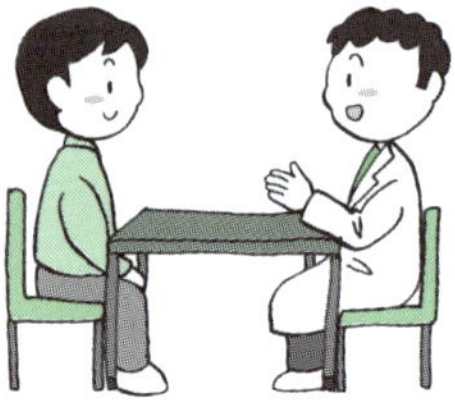

迅速で丁寧をモットーに

当科では、「迅速で丁寧な、手技・検査・カウンセリングおよび装置の提供」をモットーに、他職種とフラットな連携を図ってまいります。また、機器、設備、検査、カウンセリング、手技、装置に興味のある方は気軽に声を掛けてください。

自分らしく生きるための リハビリテーション

薬剤・技術局次長、リハビリテーション科科長　福島《ふくしま》 隆伸《たかのぶ》

PT、OT、STの3つの職種が連携

リハビリテーションとは機能回復訓練ととらえがちですが、実際にはとても広い意味があり、病院で行われるリハビリテーションには理学療法、作業療法、言語聴覚療法の3つの療法から成ります。

単に身体の機能回復だけでなく、「人間らしく生きる権利の回復」や「自分らしく生きること」が重要で、3職種が協働し、人が人らしく日常の生活が営まれるようサポートしています。

今までのリハビリテーションとは、病気、けがなどが原因で生じた身体の障害に対して、元の状態に戻るような訓練を行うことを中心に行ってきました。

昨今、病院が急性期、回復期、維持期と役割が変わってきて、当センターは三次救急を担う急性期病院として心臓疾患、脳血管疾患、呼吸器疾患、交通事故後の多発骨折など、さまざまな疾患の方が救急車などで搬送されてきます。そのため、ICU（集中治療室）に理学療法士（PT）、作業療法士（OT）、言語聴覚士（ST）などのセラピストを配置することで病気の状態を診ながら2次障害の予防、合併症の予防に努め患者さんの早期離床、早期退院をサポートしています。

理学療法士は基本動作（起きる、座る、立つ、歩くなど）、作業療法士は応用動作（家事、更衣、排泄《はいせつ》、洗面、食事動作など）、言語聴覚士は言葉によるコミュニケーションの問題や摂食嚥下《えんげ》といった食べることに関する障害を担い

ます。

この3つの職種が連携してかかわることにより、「生活」ができるようになっていきます。

がんを含めいろいろな手術も行われますが、そのほとんどにかかわり、患者さんには手術の次の日からベッドから起き上がって歩いてもらいます。早期に離床することが、不必要な体力の低下、合併症を予防することになり、早期退院につながっていきます。

困ったとき、不安なときは医療相談を

医療相談員リーダー　金海《かなうみ》 未希《みき》

公的サービスの利用

困ったとき、不安なときは公的サービスを利用しましょう。病気やけがなどをきっかけに、それまではできていた日常のことが不自由になることもあります。ただ、不自由ではあっても誰かの手助けがあればできることもあるでしょう。その「誰か」を家族などの身近な方だけではなく、公的なサービスを利用して手助けしてもらうとより安心して在宅生活を送ることができます。

【介護保険制度】

●65歳以上の方で介護が必要な場合

●40歳から64歳で医療保険に加入されている方で老化が原因とされる病気（表）により介護が必要な場合

右記に該当する場合は、お住まいの市区町村役所にある介護保険課や地域包括支援センターへ認定に必要な申請を行い、介護認定を受けると介護保険サービスが利用できます。申請から認定までの所要期間は約1か月を要しますので、早めの申請をお勧めします。ただし、認定結果の介護度によって利用できるサービスの内容や利用限度額が異なるため、利用に必要な手続きについてはお住まいの地域の地域包括支援センターへ相談されるといいでしょう。また、サービス利用の自己負担額は所得に応じて1割ないしは2割負担となります。

表　老化が原因とされる病気

がん（末期）	脊柱管狭窄症
関節リウマチ	早老症
筋萎縮性側索硬化症	多系統萎縮症
後縦靭帯骨化症	脳血管疾患
骨折を伴う骨粗しょう症	閉塞性動脈硬化症
初老期における認知症	慢性閉塞性肺疾患
進行性核上性麻痺、大脳皮質基底核変性症および パーキンソン病	糖尿病性神経障害、糖尿病性腎症および 糖尿病性網膜症
脊髄小脳変性症	両側の膝関節または股関節に著しい変形を伴う 変形性関節症

〔障害者総合支援法〕

●身体・精神・療育手帳を取得または同等の障害があり、日常生活に支援が必要な場合

●難病などで日常生活に支援が必要な場合

右記に該当する場合は、お住まいの市区町村役所にある障害福祉課などへ申請の相談をしてください。申請・審査・判定を経て認定結果が通知されます。サービス内容や利用に必要な手続きについても申請窓口へ相談されるといいでしょう。

●こんなときには医療相談にお越しください

制度がたくさんあっても、今の自分に必要なものがどれか分からなかったり、治療の状況によって困りごとは変わったりするものです。制度があることは知っていても、そこからどうしたらいいか分からない……というときにはぜひ私たち医療ソーシャルワーカーへ相談してください。

看護相談
——安心して自宅で暮らすために

看護相談師長　柳川《やながわ》 富久美《ふくみ》

看護師が応対

病気になっても安心して自宅で暮らしていくため、看護師が、不安や心配、疑問などの相談を受けています。Q＆A形式で説明しますので、こんなときには相談してください。

Q．病気を抱えながら家で暮らしていくには不安です

A．お話を伺い、自宅で生活していく上で困ることに対して必要な福祉サービスの手続きや窓口を紹介します。必要時、地域の医師、訪問看護師、訪問リハビリ、薬剤師、ケアマネジャーと連携していきます。外来から入院、自宅と切れ目ない、医療や看護、介護の提供を行えるよう支援していきます。地域包括支援センターや行政と連携し、地域で自分らしく生活していただくように支援します。

Q．介護用ベッドや車椅子をどうやって準備したらいいの

A．介護保険など制度を利用した方法や、必要な福祉用具の購入やレンタル方法について説明します。貸し出しや販売はしておりませんので、カタログから購入方法やレンタル料金のご案内をします。

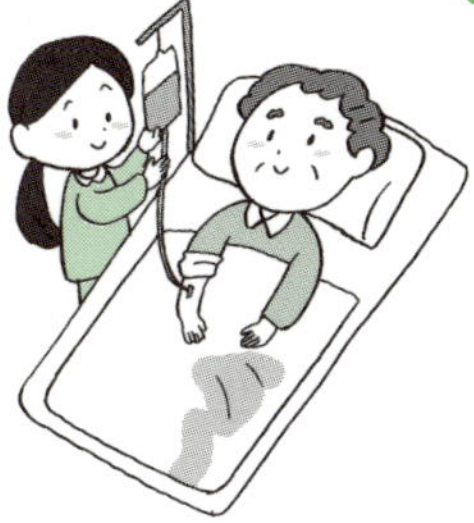

Q. 家で暮らしたいけど、食事が食べにくくなり、点滴で栄養をとることが必要と言われました

A. 自宅でも医療の継続ができるように支援します。点滴を自宅で行う方法を指導します（高カロリー輸液）。入院中に在宅用の輸液ポンプを使用し、ポンプの操作に慣れていただきます。実際の練習は、針刺し・輸液ラインの組み立て・ポンプの操作・輸液バックの接続など本人とご家族の習得にあわせて3～4回練習します。また、自宅での点滴操作は、訪問看護師の支援を受けられます。

Q. 酸素が必要といわれました

A. 自宅で酸素が使うことができるように準備します（在宅酸素療法）。自宅や通院で酸素吸入を継続できるように支援します。十分な管理ができるよう機器の使用方法・管理方法を関連業者、看護師と共に指導します。

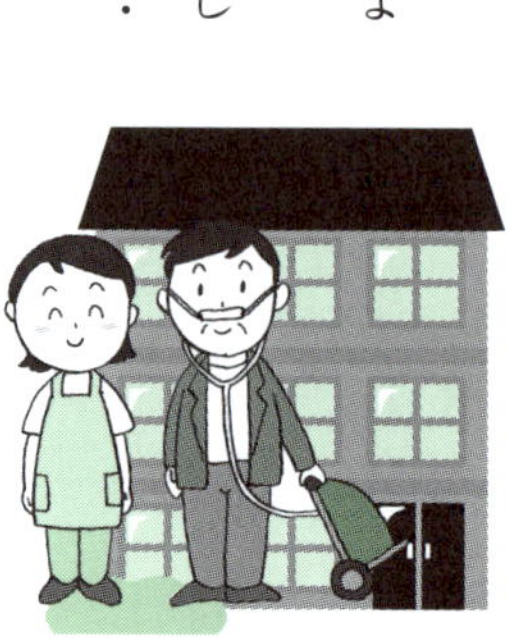

※そのほかにも自己導尿・胃瘻《いろう》栄養・経腸栄養・吸引・各種ドレーン（尿や腹部）などを指導します。自宅でも在宅医師、訪問看護師の支援を受けられます。相談内容に応じてソーシャルワーカー、栄養士、薬剤師、専門・認定看護師とも連携して対応しています。

地域連携センターの役割って?

地域連携センター次長 吉田《よしだ》 洋子《ようこ》

地域連携センターって、何をしているところ?

地域連携センター（地域医療連携担当）は、当院と各医療施設や開業医との連携窓口としての役割を担っています。専任看護師を配置しているのが特長で、各医療施設や開業医の要望に迅速かつ、的確に提供できるよう日々活動しています。

【主な業務】
①紹介患者さんの外来受診、入院、検査などの各種事前予約
②紹介患者さんの紹介状（診療情報提供書）の一括管理
③各医療施設や開業医へ、定期的なニュースの発行
④地域の医療従事者への研修会などの開催
⑤各医療施設や開業医からの紹介患者さんに関する問合せ窓口
⑥共同診療（開放型病床）に関する窓口

地域医療連携って?

地域医療連携とは、厚生労働省が推奨する事業で、当院のような高度専門医療や救急医療を提供する急性期病院と、患者さんの身近にある地域のかかりつけ医、あるいはリハビリや慢性期医療を専門にする病院とが、それぞれの持っている機能を有効活用することにより、地域の医療機関全てがお互いに円滑な連携を図り、住民が地域で切れ目のない適切な医療を受けられるようにするも

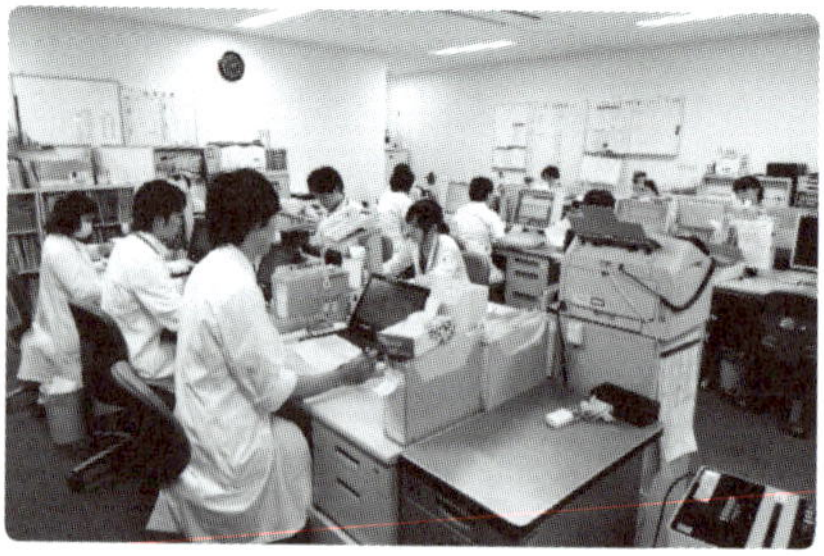
写真　地域連携センター

のです。つまり、1つの病院が全ての医療機能を提供するのではなく、それぞれの医療機関が持っている特有の機能を十分発揮し、紹介や逆紹介、医療機器の共同利用などその役割を分担していこうというものです。

当院では、市内、市外約750か所の診療所と連携しています。紹介状をお持ちになった患者さんを診療所と当院が一体となって継続的に治療にあたります。例えば、現在当院で行っている医療連携の1つに、共同診療があります。当院は開放型病床を設置していますので、紹介患者さんが入院された場合、かかりつけ医と当院の医師とが協力して診療を行うことができます。通院から入院、退院までの一貫した診療を行い、継続的に高度の医療、検査、手術などを受けていただくための仕組みです。また、退院後は引き続きかかりつけ医が患者さんの病状を診ることで、安心して最善の治療を受けることができます。

開放病床とは?

開放病床とは、紹介元の診療所の医師が、紹介患者さんの副主治医として入院後も引き続き診療し、地域の診療所と病院とが協力・連携して診断と治療にあたる病床のことです。患者さんに、きめ細かな医療サービスを提供できるように、「開放型病床」の利用を推進しています。

かかりつけ医を持ちましょう

「かかりつけ医」とは、皆さんの普段の健康管理をしてくれる身近な医師で、診察のほか健康相談や指導を含めて、さまざまな問題について気軽に相談することのできる医師のことです。近くの診療所の中から、ご自身に合う医師を選んで、「かかりつけ医」としていただくことをお勧めします。

専門的な検査や診療、入院が必要と判断された場合は、かかりつけ医から当院へ紹介されます。この際、当院あてに「紹介状（診療情報提供書）」が出されます。

紹介状（診療情報提供書）の役割って？

紹介状は、患者さんが診療所または病院で現在行っている治療内容や症状などについて記載された文書のことです。この紹介状によりほかの医療機関にかかっていても薬の内容や検査結果などが分かり、検査の重複を防いだり、余分な医療費がかかるのを抑えることができます。また、紹介状をお持ちいただくと、初診時特定療養費（自費）がかかりません。

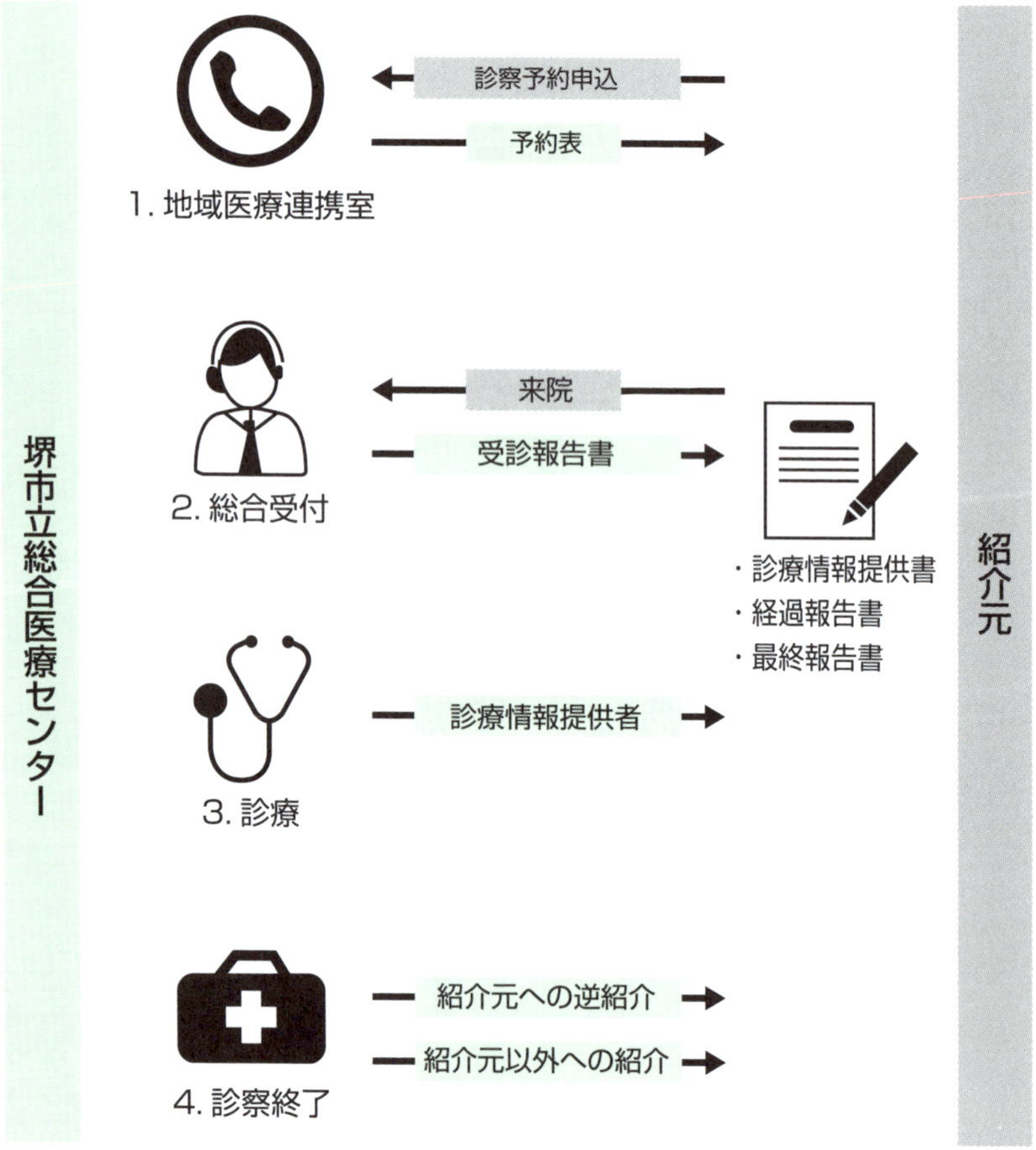
堺市立総合医療センター
紹介元
診察予約申込
予約表
1. 地域医療連携室
来院
受診報告書
2. 総合受付
・診療情報提供書
・経過報告書
・最終報告書
診療情報提供者
3. 診療
紹介元への逆紹介
紹介元以外への紹介
4. 診察終了

当センターへのアクセス

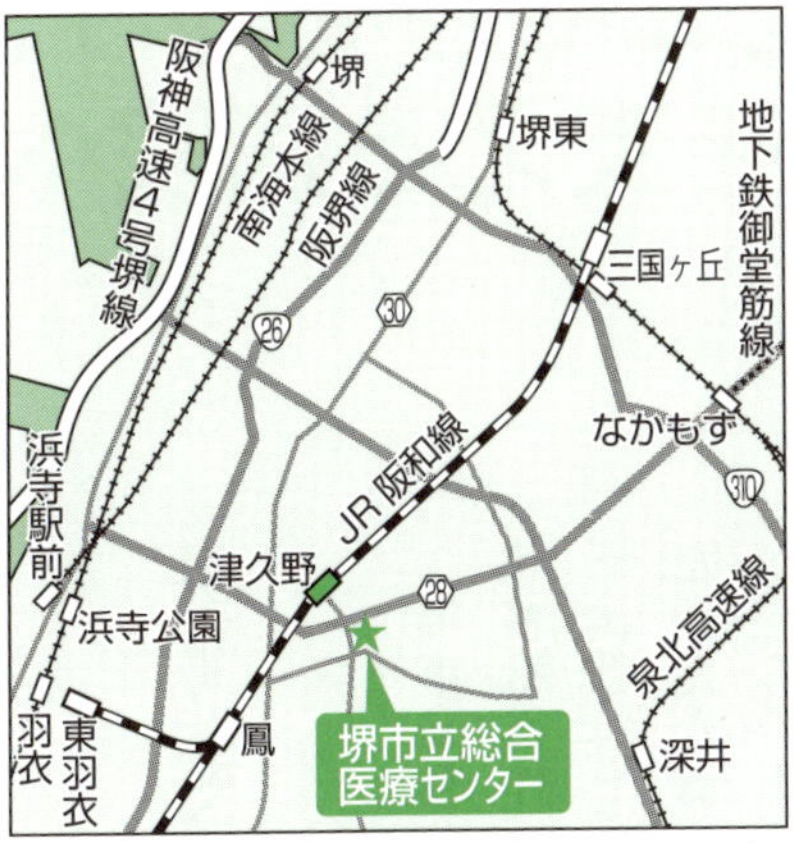

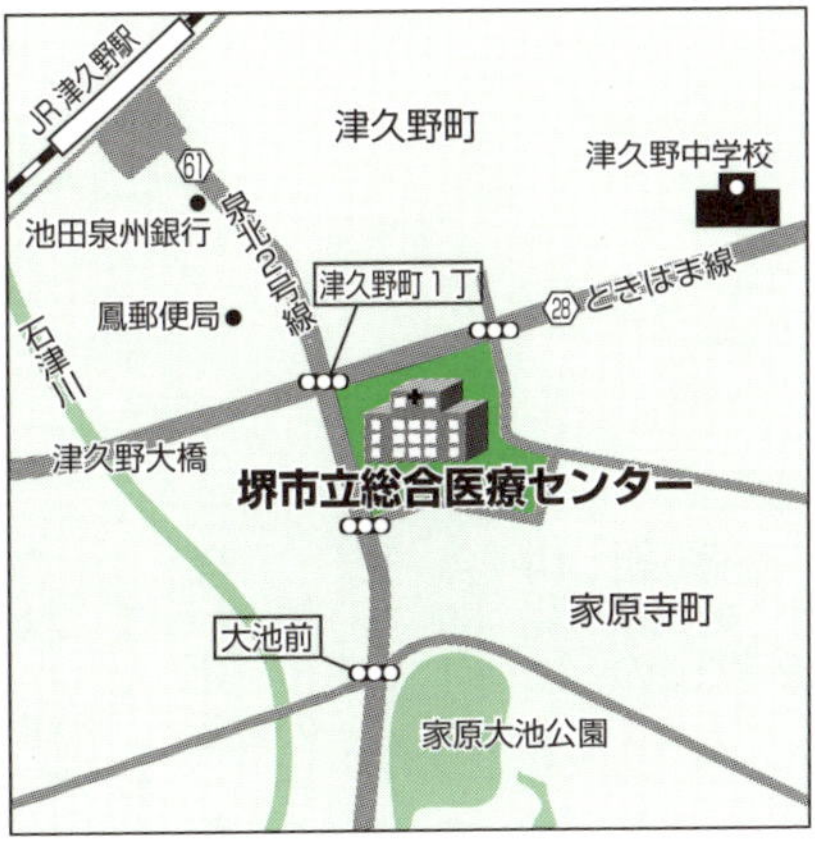

バスでお越しの方

・M1 系統　中もず駅前　～　堺市立総合医療センター前
・M2 系統　石津川駅前　～　堺市立総合医療センター前
・特 81 系統　深井駅　～　堺市立総合医療センター前　～　津久野駅前
・11-1 系統　泉ヶ丘駅　～　堺市立総合医療センター前　～　津久野駅前
・12-2 系統　泉ヶ丘駅　～　堺市立総合医療センター前　～　津久野駅前
・12-3 系統　若竹大橋　～　堺市立総合医療センター前　～　津久野駅前
・33-1 系統　栂・美木多駅　～　堺市立総合医療センター前　～　津久野駅前
・18 系統　堺東駅前　～　堺市立総合医療センター北　～　堀上緑町一丁

※時刻表につきましては、南海バス株式会社にお問い合わせください。
※バスのりばにつきましては南海バス株式会社の「堺市立総合医療センターへはバスが便利です」をご参照ください。

JR

JR 阪和線津久野駅　徒歩約 5 分

車でお越しの方

阪和自動車道「堺 IC」より 10 分
阪神高速道路 15 号堺線「堺出口」高架道を出口まで進み国道 26 号線より 15 分

地域に目を向け、地域を支える病院へ

堺市立総合医療センター 副院長兼診療局長 大里 浩樹

堺市立総合医療センターが堺市西区に開院して、はや1年がたちました。病院移転に伴い、それまで堺市になかった救命救急センターを立ち上げ、幅広い三次救急を受け入れるために心臓血管外科を新設しました。旧病院にはなかった新たな診療科の追加は正直どのように機能できるのか心配ではありましたが、この1年で市民の皆さまのニーズに少しずつお応えできるようになってきており胸をなで下ろしています。

また、救急医療だけではなく、従来からの専門医療についても医療の進歩に合わせて、なおいっそう充実させていきたいと考えています。

堺市の皆さま、医療関係者の方々のご支援のもと、このような病院をつくらせていただき、われわれ病院職員一同感謝しています。これから、超高齢化社会に向かっていく現在、これまで以上に地域に目を向け、地域を支えていける病院にならねばならないと考えています。今回の本書発刊も、このような取り組みの1つとして行わせていただきました。少しでも皆さまのお役に立てれば幸いです。

今後ともご支援、ご協力のほどよろしくお願い申し上げます。

堺市立総合医療センター

〒593-8304　堺市西区家原寺町1丁1番1号
TEL:072-272-1199
http://www.sakai-city-hospital.jp/

■堺市立総合医療センター 編集委員
副院長兼地域連携センター長　河野《こうの》 譲二《じょうじ》
事務局次長兼管理課長　牛尾《うしお》 茂爾《しげじ》
医事課兼病床管理センター 総括リーダー　松下《まつした》 雅俊《まさとし》

■装幀／久原大樹（スタジオアルタ）
■本文DTP／濵先貴之（M－ARTS）
■図版／岡本善弘（アルフぉンス）
■カバーイラスト／アミーゴスSHOZO
■本文イラスト／久保咲央里（デザインオフィス仔ざる貯金）
■編集協力／枡田 勲
■編集／西元俊典　橋口 環　二井あゆみ　石濱圭太

堺市立総合医療センター
気になる病気と治療のお話

2016年7月14日　初版第1刷発行

編　著／堺市立総合医療センター
発行者／出塚 太郎
発行所／株式会社 バリューメディカル
　　　　東京都港区芝4-3-5 ファースト岡田ビル5階　〒108-0014
　　　　TEL　03-5441-7450
　　　　FAX　03-5441-7717
発売元／有限会社 南々社
　　　　広島市東区山根町27-2　〒732-0048
　　　　TEL　082-261-8243

印刷製本所／株式会社 シナノ パブリッシング プレス
※定価はカバーに表示してあります。

ISBN978-4-86489-053-3

索引

症状、検査・診断方法、疾患名、治療方法やケアなどにかかわる語句を掲載しています（読者のみなさんに役立つと思われる箇所に限定しています）。

あ

い

う

え

お

か

け

こ

さ

し

す

せ

つ

て

と

な

に

ね

の

は

索
引

ひ

ふ

へ

ほ

ま

み

む

め

も

や

ゆ

よ

ら

り

れ

ろ

A

B

C

D